盆腔疾病 CT、MRI 鉴别诊断学

Pelvic Diseases：Differential Diagnosis with CT & MRI

主　编　郑晓林　许达生

副主编　王　刚

编　者　（按姓氏笔画排序）

王　刚　方学文　伍彩云　全海英

许达生　张旭升　张克云　杨沛钦

肖利华　邹玉坚　陈　罂　林建勤

郑晓林　郭天畅　熊巨新

中国出版集团

世界图书出版公司

西安　北京　广州　上海

图书在版编目（CIP）数据

盆腔疾病CT、MRI鉴别诊断学/郑晓林，许达生主编.
—西安：世界图书出版西安有限公司，2015.8（2017.5重印）
ISBN 978 - 7 - 5100 - 9835 - 2

Ⅰ.①盆…　Ⅱ.①郑…②许…　Ⅲ.①骨盆—疾病—
计算机X线扫描体层摄影—鉴别诊断②骨盆—疾病—核
磁共振成像—鉴别诊断　Ⅳ.①R681.604

中国版本图书馆CIP数据核字（2015）第156444号

盆腔疾病 CT、MRI 鉴别诊断学

主　编	郑晓林　许达生	
责任编辑	王梦华	

出版发行	**世界图书出版西安有限公司**	
地　址	西安市北大街85号	
邮　编	710003	
电　话	029 - 87233647(市场营销部)	
	029 - 87234767(总编室)	
传　真	029 - 87279675	
经　销	全国各地新华书店	
印　刷	西安市建明工贸有限责任公司	
开　本	889mm×1194mm　1/16	
印　张	30.5	
字　数	700千字	

版　次	2015年8月第1版
印　次	2017年5月第2次印刷
书　号	ISBN 978 - 7 - 5100 - 9835 - 2
定　价	120.00元

前 言
FORWORD

　　广东省东莞市人民医院、中山大学附属第一医院和南方医科大学附属东莞市石龙人民医院放射科,在临床工作中积累了大量盆腔病变的 CT和 MRI 资料。为了与同道们分享并交流这些资料和经验,我与早年在我院医学影像学部研读并获得影像医学博士学位、现任东莞市医学会放射学分会主任委员、享受国务院政府特殊津贴的东莞市人民医院放射科主任郑晓林主任医师一起,带领具有高级职称的相关医师,编写了《盆腔疾病 CT、MRI 鉴别诊断学》一书。

　　本书是以鉴别诊断为前提的盆腔病变 CT、MRI 专著,全书共分为五章,从基本理论、正常解剖到盆腔的各种病变都进行了详细论述。本书的编排特点是在有关章节的鉴别诊断中,都是以病征为主线,对盆腔内各器官的病变按不同病征进行鉴别。以卵巢及其周围病变的鉴别诊断为例,本书按病征分为囊性、囊实性和实性病变,囊性又再分为单囊和多囊。然后再分别列举单囊和多囊的常见病种和少见病种,并互相比对进行鉴别诊断的讨论。为了加深对每类病征鉴别诊断的理解,本书尽力做到每个病种都有病例图片。全书共计 1 500 多幅 CT、MRI 图片,使各病种之间的鉴别诊断更加直观。这也是本书的突出特点之一。

　　在本书的编写过程中,得到了许多专家、主任、教授的指点和帮助。南方医科大学附属东莞市石龙人民医院放射科杨泽年主任医师对本书的编写给予了大力支持,参加写作过程中的计划、组织工作,分配任务,并提供了大量子宫疾病章节的病例。为本书提供精彩病例图片的还有:南方医科大学附属南方医院许乙凯教授,中山大学附属第一医院郭燕教授、刘明娟副教授,中山大学附属第二医院李勇副主任医师,广东省中医院刘波教授,中山市人民医院唐秉航主任医师,佛山市第一人民医院潘爱珍主任医师,广州医学院第一附属医院放射科李新春教授,深圳市人民医院徐坚民主任医师、龚静山主任医师、彭东红副主任医师,粤北人民医院孟志华主任医师,永康市第一人民医院王骄阳医生,温州医学院附属第二医院陈伟医生，江苏省人民医院王德杭教授，空军总医院时惠平主任医师，中山市陈星海医院李清水主任医师，安徽省界首市医院张红娟主任，山西运城安国医院李自芳主任，湖北荆州第一人民医院雷红卫主任医师，湖北荆州中心医院黄原义医生，广东汕头潮南民生医院邓乐群副主任医师，东莞大郎医院刘伟萍副主任医师，东莞光华医院雷良生副主任医师，东莞寮步医院放射科韩海副主任医师等等，在此，对他们表示衷心的感谢！

本书既可供影像专业医师临床应用，也可作为临床相关科室尤其是妇科、泌尿生殖科医师的案头参考书。

由于本书以鉴别诊断为前提，因此，内容难免欠缺全面性或有所遗漏，敬请读者批评指正。

中山大学附属第一医院

2013 年 8 月

目　录
CONTENTS

第一章　CT、MRI 成像基本理论与盆腔检查方法

1

第二章　盆部正常解剖的 CT、MRI 表现

第三章　盆腔病变的 CT、MRI 鉴别诊断

第四章　阴囊内及阴囊病变的 CT、MRI 鉴别诊断

第五章　向盆腔生长的盆壁病变的 CT、MRI 鉴别诊断

中英文词汇对照

第一章 CT、MRI 成像基本理论与盆腔检查方法

第一节 CT成像基本理论与方法

一、CT的发展史

计算机体层（computed tomography，CT）扫描仪利用X线对人体某一范围进行逐层断面扫描，取得信息，经计算机处理后获得的图像为人体断面图像。它克服了普通X线摄影结构相互重叠、组织分辨率低的缺点，能充分显示人体内的结构与病变。CT的研制始于20世纪60年代。1963年，美国物理学家Allan M. Cormack首先提出图像重建的数学方法，并用于X线投影数据模型。1967年，英国工程师Hounsfield开始了模式识别的研究工作。1969年，他制作了一架简单装置，用加强的X线为放射源，对人的头部进行实验性扫描测量，取得惊人的成功，得到了脑内断层分布图像。1971年9月，他与神经放射学家合作，安装了第一部原型设备，开始了头部临床试验研究，同年10月4日检查了第一例患者。CT的诞生震动了医学界，被称为自伦琴发现X射线以来，放射诊断学上最重要的成就。为此，Hounsfield和Allan M. Cormack共同获得了1979年诺贝尔生理学和医学奖。

二、CT的基本原理

CT是用高度准直的X线束围绕身体某一个部位作一个断面的扫描，探测器记录下经过人体后不同的X线衰减信息，模数转换器将模拟量转换成数字量，输入电子计算机，计算出该断层面上各点的X线衰减数值，由这些数据组成矩阵图像，再由图像显示器将不同的数据用不同的灰度等级显示而形成CT图像（图1-1-1）。

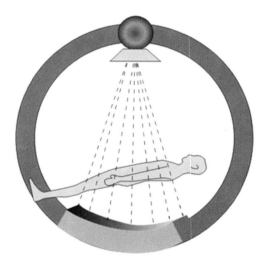

图1-1-1　CT是用高度准直的X线束围绕身体某一个部位做一个断面的扫描，探测器记录下经过人体后不同的X线衰减信息，计算出该断层面上各点的X线衰减数值，形成不同灰度等级的CT图像

X线的衰减：X线穿射人体后的衰减遵循指数衰减规律：$I = I_0 e^{-\mu d}$（式中I_0为入射X线强度，I为通过物体衰减后的X线强度，d为物体厚度，μ为物体的线性衰减系数）。如果已知I_0和d，测I后便可知该物体的μ值。μ值与X线能量和该物体的原子序数、电子密度有关。X线穿射人体经部分吸收后被探测器所接收，其强弱取决于人体断面内的组织密度。如骨组织，吸收较多的X线，探测器将测得一个比较弱的信号。反之，如脂肪组织、气腔等，吸收较少的X线，探测器将测得比较强的信号。不同组织对X线吸收不同的性质可用组织的吸收系数（亦称衰减系数）μ来表现。沿着X射线束通过的路径上，物质的密度和组成等都是不均匀的，为便于分析，可将目标分割成许多小部分，

称为体素（voxel），各体素与图像各部分对应，在图像上称为像素（pixel），每个像素的长度为 W，W 应足够小，使得每个小单元均可假定为单质均匀密度体，因而每个小单元衰减系数可以假定为常值。设第一个小单元入射的 X 线强度为 I_0 时，可求出透过此小单元的射线强度为：$I_1 = I_0 e^{-\mu 1W}$，式中 $\mu 1$ 为第一个小单元的衰减系数。对于第二个小单元来说，I_1 便是入射线的强度，设第二个小单元的衰减系数为 μ_2，射线经第二次穿射后的强度为 I_2，则 $I_2 = I_1 e^{-\mu_2W}$。将 I_2 的表达式代入上式：$I_2 = (I_0 e^{-\mu 1W}) e^{-\mu_2W} = I_0 e^{-(\mu 1W + \mu_2W)} = I_0 e^{-W(\mu_1 + \mu_2)}$ 将此过程继续下去，则最后一个小单元穿射后的 X 线强度为：$I_n = I_0 e^{-W(\mu_1 + \mu_2 + \mu_3 + \cdots\cdots + \mu n)}$，式中 μn 是第 n 个小单元的衰减系数，将方程中的未知数移至左边，得 $\mu 1 + \mu_2 + \mu_3 + \cdots\cdots + \mu n = 1/W \cdot I_n \cdot I_0/I_n$。这个方程式表明，如果入射 X 线强度 I_0、穿透强度 I_n、物质的长度总量 W 均为已知，那么沿着入射 X 线通过途径上的衰减系数之和（$\mu 1 + \mu_2 + \mu_3 + \cdots\cdots + \mu n$）就可以计算出来。为了建立 CT 图像，就必须求出每个小单元的衰减系数 $\mu 1$、μ_2、$\mu_3 \cdots\cdots \mu n$。也就是说，CT 建立图像的过程就是求每个小单元衰减系数的过程，上述方程式就是 CT 建立图像的基本方程（图 1-1-2）。n 个未知的衰减系数不可能由一次穿射而获得，因为一个方程式不可能解出多个未知数。但从不同方向上进行多次穿射，就可以收集足够多的数据，从而建立起足够数量的方程式。如果把断面等分成 512×512 个单元，X 线在每个角度上投影 512 次，这样每一个角度上可建得 512×512 个方程式，求得 512×512 个单元所对应的衰减系数。然后由电子计算机求解这些方程式，从而得出每个小单元的衰减系数。CT 机的像素越小，探测器数目越多，计算机所测出的衰减系数就越多越精确，从而可以建立清晰的图像，以满足医学诊断的需要（图 1-1-3）。

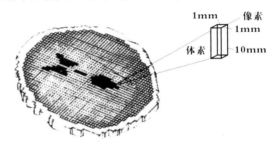

图 1-1-3 CT 图像的组成与结构，人体某断面各部分称为体素，对应于图像上各部分，图像各部分成为像素

三、CT 图像重建

用来进行 CT 图像重建的数学运算处理方法，直接关系到图像的质量和重建时间。图像重建有多种方法，包括直接投射法、迭代法和解析法。而解析法是目前 CT 图像重建技术中应用最广泛的方法，它的理论基础是傅立叶变换投影定理，即一个投影的一维傅立叶变换是图像的二维傅立叶变换在中心线的值，具体有以下 3 种方法：①二维傅立叶变换重建法，这种方法是先把扫描测得的投影值变换到频域，然后利用映照变换为二维直角坐标系，最后利用二维傅立叶变换反演到真实空间得出重建图像。②空间滤波反射投影法，先把扫描测得的投影值直接进行反投影，形成带有星状模糊的图像，然后利用二维傅立叶变换到频域，再行二维滤波，最后利用二维傅立叶逆变换反演到真实空间，得到修正后的重建图像。③褶积反投影法，首先把滤波函数和投影函数进行褶积运算，再使之反投影，以得到重建图像。此法比前几种重建法简单，无需进行傅立叶变换，因而也

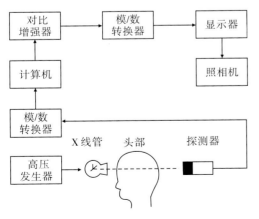

图 1-1-2 CT 的成像过程

快得多。此外,这种方法重建的图像质量较高,因此是目前应用最广泛的方法。

四、影响CT成像的因素

(一)窗宽与窗位

CT检查中,无论是矩阵图像或矩阵数字都是CT值(CT value)的代表,而CT值又是从人体不同组织、器官吸收X线后的衰减系数 μ 值换算而来的。CT 值 $=[(\mu - \mu w)/\mu w] \alpha(\mu$ 和 μw 分别为受测物体和水的衰减系数,α 为各厂商所选定的标度因素)。当 α 为500和1 000时,标出的 CT 值分别标为 EMI 单位或 Hounsfield 单位(Hu)。一个 EMI CT 值相当于两个 Hounsfield CT 值。正常人体不同组织、器官的CT值常在一定范围内变化,不同机器所测得也可略有差异(表1-1,表1-2)。

表1-1 人体组织、器官的CT值(Hu)

组织	肝	脾	肾	胰	肌肉	甲状腺
CT 值	65 ± 5	45 ± 5	30 ± 10	40 ± 10	45 ± 5	70 ± 10
组织	脂肪	脑白质	脑灰质	密质骨	疏质骨	钙化
CT 值	-65 ± 10	30 ± 2	36 ± 4	> 250	130 ± 10	> 60

表1-2 人体内各液体的CT值(Hu)

液体种类	脑脊液	血液	凝固血(新鲜)	凝固血(陈旧)	血浆	渗出液	漏出液
CT 值	5 ± 4	55 ± 5	80 ± 10	45 ± 15	27 ± 2	$> 18 \pm 2$	$< 18 \pm 2$

目前,绝大多数的CT扫描机具有1 000或2 000以上的CT值变化范围。在多数情况下,实际所需了解的只是一个较小范围的组织吸收X线值的变化,例如大多数颅内病变CT值的变化都在 $-20 \sim +100$ Hu之间。但是,有时欲了解一个较宽范围的组织吸收X线值的变化,例如作胸部CT扫描,拟同时了解肺和其他软组织的情况时就是如此。这就要求检查者选择显示的CT值的范围和范围的中点,这个范围即所谓的窗宽(window width),这个范围的中点即所谓的窗位(window level)。在CT的黑白显示器上,根据医生的习惯,往往将高CT值显示为淡色即白色,低CT值显示为深色即逐渐加深直至黑色。显示器具有一定数量的灰度等级(如16或64等)。由于人眼只能分辨有限数量的灰度等级,根据拟显示结构CT值的变化范围来确定窗宽和窗位就相当重要。每一灰度等级所包括的CT值范围随窗宽的加宽而增大,并随其宽度变窄而变小。每一灰度等级所包括的CT值范围,可用灰度级数除以窗宽而算出。窗位即窗宽所表示CT值范围的中点,只有窗位选择恰当才能更好地显示不同密度的组织。例如显示器上窗宽选择为100,而窗位为0,则CT值介于 $-50 \sim +50$ Hu之间者呈现为不同的灰度,而CT值小于 -50 Hu和大于 $+50$ Hu者分别显示为黑色和白色。

(二)噪声与伪影

扫描噪声即光子噪声,为穿透人体后到达探测器的光子数量有限,且其在矩阵内各图像点(像素)上的分布不是绝对均匀所致。所以均质的组织或水在各图像点上的CT值并不相等,而是在一定范围内呈常态曲线分布。为减少噪声,必须增加X线剂量,噪声减半需增加约4倍的X线剂量。组织噪声为各种组织(如脂肪组织和脑组织)的平均CT值的变异所致,即同一组织的CT值常在一定范围内变化,以致不同组织可以具有同一CT值。因此,根据CT值确定病理性质时需注意这一点。伪影(artifacts),由于各种因素的影响会产生被检体本身不存在的假象,这种被检体中不存在而出现在重建CT图像上的、所有不同类型的图像干扰和其他非随机干扰影像,统称为伪影。常见的有以下几种:①移动伪影:扫描时患者移动可产生移动伪迹,一般呈条状低密度影,与扫描方向一致;②高对比伪影:高密度物质如术后银夹、牙齿等造成投射经过它们时,引起衰减计算错误所致;③射线硬化伪影:为高密度结构如枕骨内粗隆和前颅窝鸡冠等引起体内 X 线硬化程度密度不匀,虽经计算和重建程序纠正但仍不完全所造成的伪影,可呈放射状或条状高密度或低密度影;④机器故障伪影;这种伪影也有多种,常见的为第三代 CT 中,部分检测器不工作或工作不正常时出现环形或同心圆状低密度伪影。

(三)部分容积效应

矩阵图像中像素代表一个体积,即像素面积×层厚,此体积内可能含有各种组织。因此,每一像素的 CT 值,实际所代表的是单位体积各种组织 CT 值的平均数,因而这种 CT 值所代表的组织密度可能实际上并不存在,例如骨骼与气体加在一起可以类似肌肉。由此在高密度区域中间的较小低密度病灶的 CT 值偏高,而在低密度区域中间的较小高密度病灶的 CT 值常偏低,结构与结构之间相互重叠,影响图像的清晰度,我们称之为部分容积效应(partial volume phenomena)(图 1-1-4)。

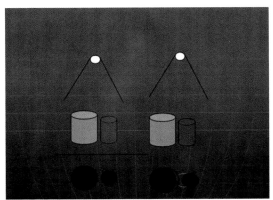

图 1-1-4　部分容积效应:左图表示 2 个结构断面,图像显示边缘清楚,无重叠。右图可见 2 个结构之间边缘重叠,显示不清,为部分容积效应

(四)空间分辨率与密度分辨率

空间分辨率(space resolving power)表示的是影像中能显示的最小细节,常用能分辨两点的最小距离表示。而密度分辨率(density resolving power)表示的是能显示的最小密度差别。两者之间有着密切关系。CT 的空间分辨率是指密度分辨率大于 10% 时能显示的最小细节,与像素大小有密切关系,一般为像素宽度的 15 倍。CT 的密度分辨率受噪声和显示物大小的制约,噪声越小和显示物越大,密度分辨率越高。CT 图像的空间分辨率不如 X 线照片高,但密度分辨率则比 X 线照片高得多。随着 CT 机的不断改进,CT 的空间分辨率和密度分辨率也在不断提高之中。

五、CT 的分代

CT 问世以来,计算机技术与设备硬件不断发展与更新,产生了一个又一个的飞跃。CT 设备于各阶段明显不同,主要包括 CT 机结构特点(探测器结构与个数)、机架扫描时运动方式、采集数据的方法等。根据 CT 机的特点,一般将 CT 机分为第一代至第五代和螺旋 CT 机。

第一代 CT 机为 Hounsfield 设计的原机型。扫描方式为平移/旋转式。扫描某一层面时先平行移动患者,X 线球管发射笔形 X 线束,穿过人体,由单一的探测器(detector)接受 X 线密度信息。然后 X 线球管进行一定角度的平移,再进行扫描,重复扫描直到旋转180°,采集的信息重建成为一个平面图像,图像矩阵为 256×256,采集一个层面需要几分钟至十几分钟。

第二代 CT 机扫描方式为窄扇形束、平移/旋转式。X 线球管发射窄扇形的 X 线束,探测器数目增加至 16~30 个。扫描时每次平移后可旋转较大的角度,反复平移180°。增加了采集效率,扫描时间大大缩短,每层图像需要30~90 s,图像矩阵为 320×320。

第三代 CT 机为宽扇形束、旋转/旋转式。扫描时 X 线球管发射宽扇形 X 线束,探测器数目达 300~800 个。球管和探测器同步旋转,宽扇形 X

线可以覆盖较多的探测器,采集效率进一步提高,扫描时间大大缩短,每层仅需要 2~9 s。这种扫描方式为多排螺旋 CT 机所采用。

第四代 CT 机为固定/旋转式。探测器环绕机架 360°固定排列,扫描时 X 线球管围绕人体做旋转运动。

第五代 CT 机为电子束 CT 机或超高速 CT 机。它是通过电子枪代替 X 线球管,电子枪发射高能电子束,经偏转后激发阳极的钨靶产生 X 线,透射人体后由靶环下部的探测器接受 X 线的密度信息。扫描速度为一般 CT 的数十倍,每层约 0.05 s,因此不受运动的干扰,用于心脏扫描。

螺旋 CT 机(spiral CT 或 helical CT),1985年滑环技术问世,解决了 CT 机球管旋转运动时,连接球管的电缆随着运动并发生扭曲的问题,此技术通过球管与电缆之间以滑环连接,使 X 线球管能进行高速、连续、同一方向的旋转运动而连接电缆无需同时运动,并能连续不间断

地采集三维数据(图 1-1-5)。螺旋 CT 机与之前 CT 机的不同之处是,它不再是逐层、间断采集数据,而是呈螺旋状连续采集数据。螺旋 CT 机的出现,再次大大提高了扫描速度,并为图像三维后处理提供了基础。为了进一步提高扫描速度与数据采集的整体性,1999 年 GE、Siemens、Marconi 和 Toshiba 四家公司同时推出了新的 CT 设计:X 线由扇形束改为锥形束,增加了 Z 轴方向的厚度,探测器也在 Z 轴方向增加排列层数,形成具有一定宽度的探测器阵列。多层螺旋 CT 的探测器层数在 4 层的基础上,先后出现了 8 层、16 层、64 层、128 层乃至 320 层、640 层。这样,每次扫描时间短至 0.5 s,采集宽度达 16~32 cm。多排螺旋 CT 大大提高了时间分辨率,实现了器官在运动中一次性"冻结",心脏扫描、全器官的灌注成像得以实现。探测器范围增大,采集数据为各向同性的"容积数据",在强大软件功能的支持下,能进行任何方位的重建,显现人体不同结构的三维模型。

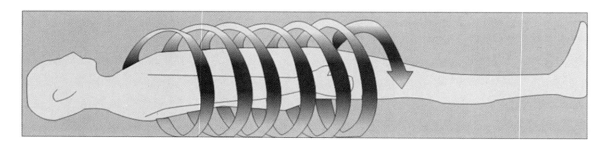

图 1-1-5 螺旋 CT 扫描方式:CT 机球管高速、连续、同一方向旋转运动,连续不间断地采集三维数据

第二节 盆腔 CT 扫描的准备

CT 检查对疾病的发现和诊断敏感性较高,被公认为是一种较好的检查方法。盆腔脏器结构复杂,病变种类较多,组织间缺乏足够的对比,需进行规范化的盆腔准备。例如对直肠和

乙状结肠病变,检查前行清洁灌肠,然后经肛门灌注稀释对比剂 150~300 mL,可满意显示肠曲本身及与盆腔脏器间的解剖关系,否则可能导致诊断困难甚至漏诊、误诊。为了提高盆腔 CT

扫描图像的质量,应尽可能使盆腔内的肠管充盈对比剂和液体,以便与软组织结构及病变如淋巴结、肿物等鉴别。彻底的清洁灌肠作为 CT 检查前的准备十分重要,干涸的粪块影可能被误认为腔内肿块。只有保证肠腔的清洁,再使肠管充盈足够的浓度适当的对比剂溶液和水样密度的溶液,才能提高肠道疾病诊断的准确率。

一、检查前注意事项

1. 盆腔检查前,禁食 4 h,前一晚吃少渣或流质食物。

2. 1 周内不服含重金属的药物,不能服用钡剂。已做钡剂检查的患者,须待钡剂排空后;急于做 CT 检查者,应先给予清洁灌肠或口服缓泻药使钡剂排完后,再行 CT 检查。

3. 检查前务必除去影响观察的高密度或金属物品。

4. 需做增强扫描的患者须签署《CT 增强检查知情同意书》。

5. 预先让患者了解检查过程,消除紧张情绪,以取得患者的合作。嘱患者保持平静、均匀呼吸。

6. 患者需携带有关的病历资料,如病史、超声检查、化验、放射性核素、MRI 和已做过 CT 检查的各种检查资料等,以备参考。

7. 部分儿科患者检查欠合作时,需使用镇静剂。

8. 危重患者需要有关医护人员陪同,以便监护。

二、肠道准备

消化道是一个很长的肌性器官,从口腔至肛门。位于盆腔内的消化道主要包括回肠、乙状结肠、直肠等部分。患者在清洁灌肠后口服稀释对比剂,只要患者能够耐受,服用的量越多,小肠充盈扩张的情况就越满意,越利于病变的发现和避免假象。

(一)使用的对比剂溶液

1. 1% ~ 1.5% 含碘溶液。

2. 生理盐水。

3. 2.5% 甘露醇。用甘露醇进行肠道准备为近来使用的新方法,该溶液具有刺激性小、被吸收量少、在肠道停留时间长、对比性佳等优点。配制方法如下:

(1)甘露醇粉剂 100 g 溶入 4 000 mL 清水;

(2)20% 甘露醇 100 mL 加 700 mL 清水。

(二)肠道准备

1. 小肠准备　空腹状态下,于检查前 2 ~ 3 h 分次口服对比剂溶液 1 000 mL,充分充盈盆腔内小肠,满意显示肠曲本身及与盆腔脏器间的解剖关系。对比较特殊的病例,如疑有囊性占位等,则口服高密度对比剂。

2. 直肠和结肠准备　清洁灌肠后,于检查前 5 ~ 10 min 用肠道对比剂溶液作保留灌肠,对比剂溶液用量为 300 ~ 400 mL。直肠和乙状结肠检查取仰卧位,左半结肠和右半结肠检查分别取左侧卧位和右侧卧位,使病变部位肠腔尽可能充盈对比剂。

据作者经验,各类对比剂中,生理盐水保留灌肠对直乙状结肠病变的显示最佳,在肠腔内水样密度和盆腔内脂肪密度衬托下,肠壁软组织影十分清楚。

三、膀胱准备

膀胱的充盈不仅可将一些小肠肠袢自然推出盆腔,减少重叠,而且有助于辨别其他盆腔器官和病灶,所以盆腔 CT 检查要求患者有尿意时(膀胱充盈)进行。膀胱充盈的具体方法有排泄法和逆行注入法。前者让患者饮水,由尿液自然充盈。后者用于肾功能不全患者,可用 Foley 管注入一定量的生理盐水。当膀胱内液体与盆腔内囊肿混淆时,让膀胱充盈阳性对比剂有助于两者的区别。

四、女性阴道准备

1. 女性患者应常规放置阴道塞。阴道常为萎陷状态,位于膀胱和直肠间,缺乏对比。置入阴道塞后,足够量的气体表现为膀胱后方圆形空气密度影,能满意显示扩张的阴道,有助于对宫颈的定位,有利于子宫颈和子宫病变显示。

2. 未婚、阴道肿瘤、阴道出血、急诊患者不置入阴道塞。

五、盆腔准备质量要求

良好的检查前准备是使盆腔结构得以清晰显示和准确判断相互关系的前提条件。CT检查前做好盆腔的各项护理准备非常重要,准备质量直接影响影像的诊断。盆腔准备质量控制标准为:

1. 清洁灌肠达标标准　直肠、结肠无较大粪块存留,无气体积聚。肠道充分清洁。

2. 保留灌肠达标标准　直肠中度充盈,内无粪块充盈缺损,对比剂充盈范围达乙状结肠远侧。

3. 口服对比剂达标标准　盆腔内小肠全面充盈对比剂,无对比剂未填充肠管。

4. 膀胱充盈达标标准　膀胱内有较多尿液,膀胱形态呈类似方形,膀胱壁黏膜皱襞充分展开。

5. 阴道塞放置达标标准　阴道塞位于阴道外口与宫颈开口之间。

第三节　盆腔CT扫描

一、盆腔CT检查方法

平扫(non-enhancement scan):在静脉注射对比剂之前进行的扫描。患者取仰卧位,采集层面为沿长轴方向的横断面扫描,范围要求从髂骨上缘至耻骨联合下缘。非螺旋CT一般扫描层厚为5~10 mm,层间距为5~10 mm。如果病灶较小或需要局部观察,可增加薄层(层厚2~3 mm)或小视野扫描。多层螺旋CT扫描采用螺距≤1,层厚越小图像分辨率越高,一般采用4 mm×1(4层CT)、16 mm×0.75(16层CT)、64 mm×0.625(64层CT)。重建矩阵为256×256、512×512、1024×1024,窗宽常用250 Hu,窗位40~50 Hu。观察腹膜结构、脂肪组织为主的病变如畸胎瘤和脂肪瘤时,窗宽、窗位分别调至400 Hu、-100~0 Hu。观察骨盆时,窗宽、窗位分别为2 000~4 000 Hu、400~600 Hu。平扫主要用于对盆腔各脏器与病变的基本密度观察,作为评估增强扫描强化程度的基础,能观察盆腔脏器囊性病变、出血、钙化、结石等。

增强扫描(enhancement scan):增强扫描的目的是增加盆腔内软组织与病变之间的对比,发现病变,观察血管结构并与其他组织(淋巴结等)鉴别,确定病变是否有血供,了解病变的血供状态即强化模式、强化程度、有无囊变坏死。因此盆腔增强扫描对疾病的诊断与鉴别非常重要,无增强禁忌证应该常规进行增强扫描。常用的增强扫描方式有多种。

CT增强扫描所用对比剂为经肾排泄的水溶性溶液,均为三碘苯环的衍生物。按分子结构分为离子型与非离子型两大类。离子型对比剂有60%泛影葡胺、65% angiografin等,渗透压较高,60%浓度渗透压为1 500 mmol/L,明显高于血浆渗透压。非离子型对比剂有优维显(Ultravist)、碘海醇(Omnipaque)、碘帕醇(Iopamiro)等,非离子型对比剂渗透压接近或略高于血浆渗透压,同样浓度的非离子型对比剂渗透压为520～675 mmol/L。非离子型对比剂不良反应发生率明显降低,为安全起见,建议使用非离子型对比剂。CT对比剂中起主要作用的是其携带的碘,可以配制为不同浓度,如碘含量为300 mgI/mL、320 mgI/mL、350 mgI/mL、370 mgI/mL、400 mgI/mL,可根据患者体重、检查要求、注射速率等选择使用对比剂的量和浓度。碘对比剂为非特异性对比剂,其在组织的分布量依靠血流量,没有组织、器官分布差异,为水溶性,在血管内停留时间短,很快进入细胞外液,因此扫描应该于对比剂在血管内和器官内的高峰期进行。碘对比剂大部分通过肾脏排泄,有一定的肾毒性,肾功能损害者不宜使用。部分患者对含碘对比剂存在变态反应和不良反应,使用时应把握好禁忌证。

常用的CT增强扫描方式有多种。

1. 一般团注(bolus injection)增强扫描　通过前臂部位静脉短时间内注入对比剂。注射量为1.0～1.5 mL/kg,对比剂流率为2 mL/s。多用300 mgI/mL碘含量对比剂。开始注射到扫描时间为40～70 s,相当于静脉期采集。扫描速度慢的非螺旋CT多用此方法,观察盆腔肿瘤、炎症等病变的强化情况。

2. 团注动态增强(dynamic enhancement)扫描　为螺旋CT采用的扫描方式。注射量为1.0～1.5 mL/kg,对比剂流率为3～4 mL/s。多用350 mgI/mL以上碘含量对比剂。为了观察组织与病变不同时期的血供状态,扫描时相分为三期;开始注射对比剂25～30 s(动脉期)、40～60 s(静脉期)、90～120 s(延迟期)。动态扫描通过观察不同时期的强化程度,为诊断提供更多的信息。

3. CT血管成像(CT angiography,CTA)　为专门显示盆腔动脉及分支的增强方法,常用高浓度对比剂,对比剂用量多为50～80 mL,注射流率要求较高,为4～6 mL/s。扫描时间的确定有两种方法:一为时间估算法,一般设定在开始注射对比剂后25～30 s扫描;二为阈值设定法,于髂外动脉或主动脉下端设定阈值(CT值),正式扫描前用单层快速扫描对设定部位进行检测,达到阈值立即触发扫描。第一种方法较简单,精确性较差,难以抓住动脉最高峰。第二种方法稳定,但阈值设定要求准确。CTA主要显示动脉影像,还可增加扫描观察组织和病变的强化情况。

4. CT静脉成像(CT vein-angiography,CTV)

目的是显示盆腔内的静脉影像。扫描方法为两种:一为经静脉团注法,于静脉期采集静脉图像,扫描时间同盆腔静脉期扫描。二为经足部静脉直接注射,为下肢静脉CTV的一部分,常将低浓度对比剂以生理盐水稀释到20%～30%,用高压注射器连接双通管,分别经双足背静脉缓慢注入对比剂,注射流率1 mL/s,对比剂注入20 mL后,开始扫描,获得纯静脉充盈图像。前一种方法能显示大静脉及静脉属支,但对比剂较淡,受动脉与软组织强化干扰。后一种方法静脉充盈好,直接显示静脉阻塞、静脉畸形、周围病变静脉侵犯情况,显示的静脉不受其他组织的干扰,但仅能显示静脉主干,不能显示盆腔脏器周围的静脉。

二、CT后处理技术

1. 多平面重组(multi-planar reformation, MPR),多平面重组是目前应用最广泛、最简单、最有诊断价值的后处理方法,非螺旋CT与螺旋CT的数据均使用。具体方法是在Z轴方向确定一定的范围,任意截取冠状位、矢状位、斜位和任意方位形成二维图像(图1-3-1)。能弥补除轴位以外的方位对病变与结构的观察。

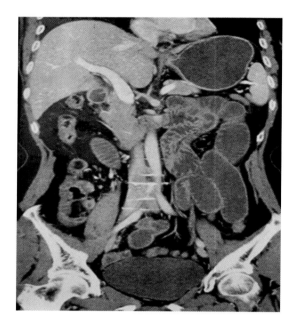

图1-3-1 多平面重组,在Z轴方向确定一定的范围,任意截取冠状位、矢状位、斜位和任意方位形成二维图像,有利于观察结构与病变

2.曲面重组(curved planar reformation,CPR),方法类似于多平面重组,在一定的容积数据范围内对某一结构或病变不是进行固定平面截取,而是根据需要任意走行画线,将所画的曲面显示在同一层面上,获得某一曲面的二维图像(图1-3-2)。

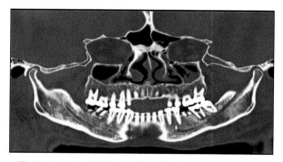

图1-3-2 CPR,下颌骨的曲面重建,将全景显示于二维图像

3.最大强度投影(maximum intensity projection,MIP),先获取感兴趣的一定厚度容积,对某层面垂直方向上每一投影轨迹上的多个数据选择最大密度值,重建成二维图像,常用于血管的显示(图1-3-3)。

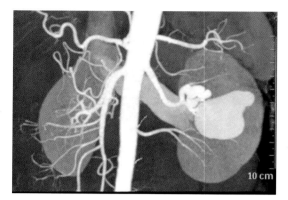

图1-3-3 MIP,从多个数据中选择最大密度值组成二维图像,常用于血管的显示

4.最小强度投影(minimum intensity projection,MinIP),其原理与最大强度投影相同,先获取感兴趣的一定厚度容积,对某层面垂直方向上每一投影轨迹上的多个数据选择最小密度值,重建成二维图像,常用于含气组织器官(气道、充气结肠等)的显示(图1-3-4)。

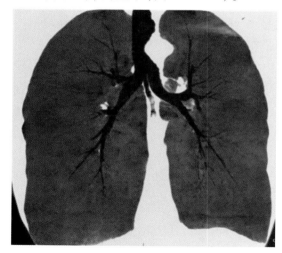

图1-3-4 MinIP,CT最小强度投影,重建为最小CT值的二维图像

5.表面遮盖显示法(shaded surface display,SSD),将容积扫描数据按数学模式进行计算机处理,将超过预设阈值的相邻像素连接组成不同明暗、颜色区别的图像,即高于阈值的像素能够显示,低于阈值的像素完全不能显示,显示的结构没有透明度的变化(图1-3-5)。

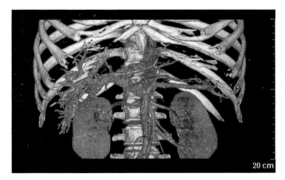

图1-3-5 表面遮盖法,显示结构表面情况,内部结构不显示

6. 容积再现技术(volume rendering, VR),它是比表面遮盖显示法更复杂的三维重建技术,与表面遮盖显示法不同,其设定多阈值,分别用不同的颜色表示。对高于或低于设定阈值的结构,用不同透明度处理。通过透明化处理,低于设定阈值的像素也能显示,故得到较丰富的结构及其与周围结构间的空间关系,具有三维的感受(图1-3-6)。

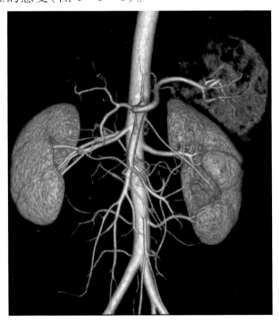

图1-3-6 容积再现技术能得到丰富的结构与结构之间的空间关系

7. 透明化处理(transparent technic),透明化处理是对扫描获得的图像数据进行阈值选择,重组出结构的外表面形态后,同时进行透明化处理,使图像不仅能显示表面,也能显示内部结构。

例如结肠的透明化处理(图1-3-7)。

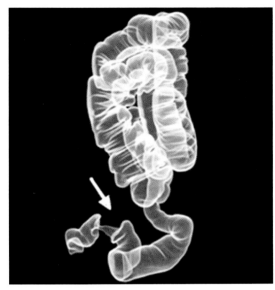

图1-3-7 CT透明化技术,能显示表面与内部结构

8. 仿真内镜(virtual endoscopy, VE),是利用快速强大的计算机功能,将螺旋CT容积扫描所获得的图像数据进行后处理,观察角度置于空腔器官内,调节不同的明暗度与色彩,重建出空腔器官内表面的立体图像,酷似纤维内镜所见(图1-3-8)。

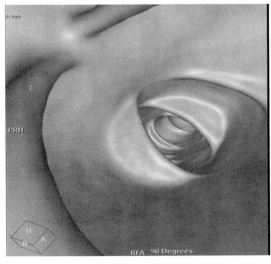

图1-3-8 结肠仿真内镜,通过导航与表面遮盖技术,显示肠黏膜表面

第四节 MRI 基本原理

一、MRI 发展史

1930 年，物理学家 Isidor Rabi 发现，在磁场中的原子核会沿磁场方向呈正向或反向有序平行排列，而施加无线电波之后，原子核的自旋方向发生翻转。这是人类关于原子核与磁场以及外加射频场相互作用的最早认识。1946 年，两位美国科学家哈佛大学的 Edward Purcell 和斯坦福大学的 Felix Bloch 发现，将具有奇数个核子（包括质子和中子）的原子核置于磁场中，再施加以特定频率的射频场，就会发生原子核吸收射频场能量的现象即核磁共振（nucleus-magnetic resonance，NMR），这就是人们最初对核磁共振现象的认识。同年两位教授宣布他们发现了核磁共振，因此获得 1952 年诺贝尔奖。核磁共振被发现后的数十年里，在物理、化学、材料科学领域应用广泛，仅有少部分用于医学，且主要用于化学分析、物质分子结构分析等，尚没有核磁共振成像的概念。

1973 年，美国伊利诺斯州立大学的 Pual Lauterbur 和英国诺丁汉大学的 Peter Mansfield 开发出利用梯度场进行空间定位，获得了第一幅磁共振图像，1978 年，又取得了人体全身核磁共振图像，这使人们长期以来的梦想——采用无损伤的方法，既能取得活体器官和组织的详细诊断图像，又能监测活体器官和组织中的化学成分和反应——终于得以实现。Pual Lauterbur 和 Peter Mansfield 也因此于 2003 年共同获得了诺贝尔生理学和医学奖。20 世纪 80 年代，美国政府开始批准核磁共振机的商品化生产，并开始临床应用。我国从 1985 年引进第 1 台核磁共振机，至今已有超过 1 000 台用于临床。目前医生们越来越认识到它在诊断各种疾病中的重要作用，其使用范围也越来越广泛。现代 MRI 已发展到 3.0T 以上，立体三维 MRI 也已出现，极大地提高了临床诊断水平。

二、MRI 成像基本原理

（一）原子核自旋与产生磁场

自然界任何原子核均存在自旋性，原子核自旋（spin）为其内在特性，也构成磁共振成像（magnetic resonance imaging，MRI）的基础。原子核（nucleus）由质子（proton）和中子（neutron）组成，质子带正电荷，中子不带电（图 1 - 4 - 1）。带电的原子核以自身的轴线为中心自旋产生电流，如果原子核质子数目为偶数，其产生的磁场会相互抵消，不能产生核磁共振现象；只有原子核质子数目为奇数，如 ^1H（氢）、^{13}C（碳）、^{19}F（氟）、^{31}P（磷）等自旋时，产生磁场，能够发生核磁共振现象。每个奇数质子的原子核自旋所产生的磁场具有方向（N/S 极）及大小，称为磁矩（图 1 - 4 - 2）。以矢量 u 来表示，其大小遵循公式：

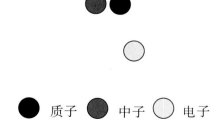

● 质子　● 中子　○ 电子

图 1 - 4 - 1　上图为 ^1H 的原子结构图，原子核由质子和中子组成，质子带正电荷，中子不带电

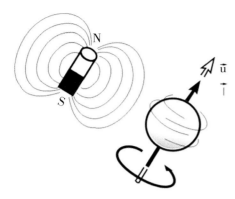

图1-4-2 带正电的自旋质子产生磁场,磁矩具有大小、方向

u = rhI(r 为磁旋比,是决定原子核本身性质的常数,例如[1]H的磁旋比 r = 42.58 MHz/T。h 为自旋大小的物理单位。I 为自旋角动量)。[1]H 为构成人体有机分子的主要成分,故人体的磁共振成像主要是[1]H 的成像。其他的奇数原子核如[19]F(氟)、[31]P(磷)等数量较小,可用于化学元素分析的波谱成像。

(二)外加磁场与[1]H质子自旋的进动

人体内的原子核如[1]H 可被看成具有自旋能力的小体,因为带电荷,所以在自旋同时必将产生磁矩。平时人体内的[1]H 原子处于无规律的状态,排列杂乱无章,自旋产生的磁矩相互抵消,整个人体不带磁性。当人体进入强大的均匀的磁场内,在外加磁场 B_0 的作用下,原来杂乱无章的[1]H 原子按外加磁场作用力的方向排列并继续自旋,使整个人体处于磁化状态。[1]H 原子矢量在外加磁场的作用下只有两种基本排列方向,一是顺向排列,磁矩方向与主磁场 B_0 方向一致;二是反向排列,磁矩的方向与 B_0 方向相反。前者为低级能态,后者为高级能态。此时两种能态的自旋原子核数目分布服从波尔兹曼分布公式:$N(-1/2)/N(+1/2) = e^{-\triangle E/kT}$,$\triangle E = N(-1/2)/N(+1/2) = rhB_0$,其中 k(波尔兹曼常数) = 1.38×10^{-23}J/K,T 为绝对温度,N 为原子核数目。令 T = 300°K(室温),$B_0 = 1$特斯拉,则 $N(-1/2)/N(+1/2) = e^{-rhB0/Kt}$ = $1.0 + 6.59 \times 10^{-7}$,即上旋态较下旋态原子核数

目多 6.59×10^{-7}。单位数目的上旋态与下旋态原子核磁化矢量相互抵消,使人体的宏观磁化矢量与主磁场一致(图1-4-3)。自旋的原子核在外加磁场的作用下,自旋频率完全一致,这种自旋称为进动(precession),进动永远保持恒定的频率特征——拉莫频率(larmor frequency)(图1-4-4)。拉莫频率取决于两个因素:一是原子核的种类,二是外加磁场的强度。外加磁场越强,拉莫频率越高,即:$W = 2\pi f = rB_0$,W 为角频率,f 为周频率,B_0 为磁场强度。[1]H 质子的磁旋比常数为 r = 42.58 MHz/T。在0.2 T 场强内其频率是 42.58 MHz/T × 0.2 = 8.5 MHz。

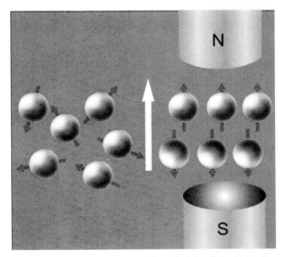

图1-4-3 人体自旋质子的磁场进入外加磁场的状态,所形成的宏观矢量与外加磁场方向一致

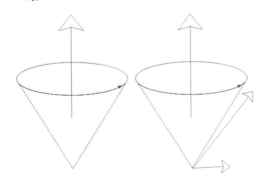

图1-4-4 自旋质子进入外加磁场,磁化矢量旋转的频率一致,方向与外加磁场相同,这种旋转状态称为进动

（三）磁场中自旋的相位

相位即平面内的旋转矢量与某一参照轴的夹角。多个自旋矢量在空间方位一致时，称为同相位（in-phase），相位不一致时称为离相位（out-phase），由相位不同达到相同时称为相位重聚（re-phase），由同相位变成不同相位称为去相位（de-phase）。磁场内的自旋质子旋进，相位不一致，它们旋进的相位是随机的。在进动过程中，质子的宏观矢量与主磁场一致（常与人体纵轴Z轴一致），根据矢量分解法在横断面也就是X、Y轴方向是不一致的，在X、Y轴方向相互抵消，不能形成宏观矢量（图1-4-5）。

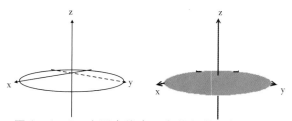

图1-4-5　左图点线表示自旋矢量同相位即相位一致、重合，在X-Y轴平面形成磁化矢量。右图示自旋矢量去相位，各自旋矢量相位不一致，分散，在X-Y轴平面不形成磁化矢量

（四）核磁共振现象

[1]H质子（人体）在主磁场 B_0 的作用下产生进动，宏观矢量平行于人体Z轴，但X、Y轴方向磁矩相互抵消。通过使用短暂的、频率与进动原子相同的射频脉冲作为激发源，自旋原子核能够吸收射频脉冲的能量，使X、Y平面磁化矢量趋向一致，宏观矢量偏离Z轴方向，这种现象称为核磁共振（图1-4-6）。产生核磁共振的射频脉冲的频率必须与主磁场中自旋的进动频率（拉莫频率）相同，只有等于拉莫频率才能使[1]H质子的磁矩从 +1/2 的低能级跃迁到 -1/2 的高能级状态。磁共振的能量吸收只能在垂直于 B_0 的横向上检测出来，因为横向磁化矢量具有时间依赖性，在横向进动过程中切割 B_0 的磁力线，可在接受线圈上感应出相应的电压。核

磁共振现象产生时，宏观矢量偏转，形成与Z轴一定的夹角，称为翻转角。翻转角的大小与射频脉冲的能量成正比，脉冲能量越高，则翻转角越大。若射频脉冲使宏观矢量与Z轴形成90°夹角，则称为90°脉冲；若射频脉冲使宏观矢量与原来方向相反，则称为180°脉冲。

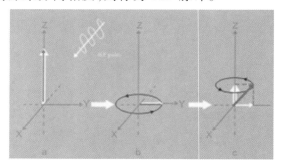

图1-4-6　核磁共振现象：使用与进动频率相同、短暂的射频脉冲，自旋质子吸收能量，相位一致，并且宏观磁化矢量偏离外加磁场方向，即称为核磁共振

（五）自旋弛豫

进动的质子在主磁场内接受射频脉冲的激发，打破了原来的平衡状态，产生核磁共振。当射频脉冲停止，自旋质子释放能量，从激发状态恢复到原来的平衡状态，这个过程称为弛豫（relaxation），是一个非常重要的概念。弛豫包括纵向矢量的恢复即纵向弛豫，以及横向磁化恢复过程即横向弛豫（图1-4-7）。纵向弛豫（longitudinal relaxation），又称自旋-晶格弛豫或 T_1 弛豫，是指90°脉冲终止后，纵向磁化逐渐恢复到平衡的过程。纵向磁化 M_z 的弛豫速率呈指数曲线的形式，公式：$M_z = M_0(1 - e^{-t/T1})$，M_z 为纵向磁化的即时值，M_0 为平衡态纵向磁化，t 为弛豫时间，T_1 为纵向弛豫的时间常数，e 为自然对数的底。上式中，令 $t = T_1$，则 $M_z / M_0 = 1 - e^{-1} = 63\%$。即纵向磁化恢复到平衡态的 63% 所需要的时间称为 T_1 时间（图1-4-8）。它是组织纵向磁化恢复快慢的一个度量。T_1 长则纵向磁化恢复慢，MRI信号低。T_1 短则纵向磁化恢复快，MRI信号高（图1-4-9）。不同组织的 T_1 长度不同，形成的信号强度不同，从而

产生对比。图像的 MRI 信号主要依赖组织 T_1 的不同所产生的对比，称为 T_1 加权图像（T_1 weighted imaging, T_1WI）。横向弛豫（transverse relaxation），也称自旋－自旋弛豫、T_2 弛豫。是指射频脉冲终止后，横向磁化矢量由最大恢复到原来平衡态的过程。90°脉冲作用于自旋质子，磁化矢量因共振形成横向磁化矢量，自旋磁矩形成相位一致性，也称自旋耦合。磁场中每个自旋磁矩都经历了外加磁场与邻近自旋产生的局部磁场的双重作用，均匀磁场中单个自旋间的相互作用（自旋－自旋作用）产生了随机磁场的不均匀性，这种自旋－自旋作用的不均匀性在射频脉冲终止后导致自旋质子的相干性消失。在理想的均匀磁场中，横向磁化随时间的弛豫过程也呈指数函数：$M_{xy} = M_0 \cos wt \, e^{-t/T_2}$，$M_{xy}$ 为横向磁化矢量，M_0 为平衡态纵向磁化，t 为弛豫时间，T_2 为横向弛豫的时间常数，e 为自然对数的底。令 $t = T_2$，则 $M_{xy} / M_0 = 1/e = 37\%$。由此可见横向磁化恢复到平衡态的 37% 所需要的时间称为 T_2 时间（图 1 - 4 - 10）。T_2 为横向弛豫时间常数，它是组织横向磁化衰减快慢的一个量度。T_2 长则横向磁化衰减慢，MRI 信号高；T_2 短则横向磁化衰减快，MRI 信号低（图 1 - 4 - 11）。图像的 MRI 信号主要依赖组织 T_2 的不同所产生的对比，称为 T_2 加权图像（T_2 weighted imaging, T_2WI）。

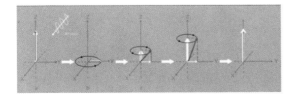

图 1 - 4 - 7　当射频脉冲停止，自旋质子释放能量，从激发状态恢复到原来的平衡状态，这个过程称为"弛豫"，是一个非常重要的概念。弛豫包括纵向矢量的恢复即纵向弛豫，以及横向磁化恢复过程即横向弛豫

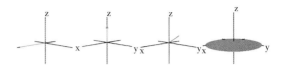

图 1 - 4 - 8　纵向弛豫也称为 T_1 弛豫，是指脉冲（如 90°）关闭后，在主磁场的作用下，纵向磁化矢量开始恢复，直至恢复到平衡状态的过程

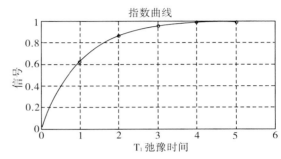

图 1 - 4 - 9　将纵向矢量恢复到原来 63% 所需要的时间称为 T_1 时间

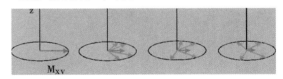

图 1 - 4 - 10　横向弛豫，也称自旋－自旋弛豫、T_2 弛豫，是指射频脉冲终止后，横向磁化矢量由最大恢复到原来平衡态的过程

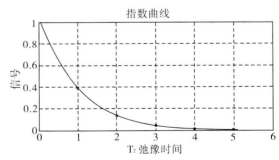

图 1 - 4 - 11　将横向磁化矢量减少到 37% 所需要的时间称为 T_2 时间

（六）磁共振信号的产生

射频脉冲激发后，磁化矢量被翻转到 X - Y 平面，绕 Z 轴旋进，它就像在 X - Y 平面的一个旋转磁体，可以在接受线圈内产生感应电压，这个随时间波动的电压就是 MRI 信号。磁化矢量在 X - Y 平面以拉莫频率旋进，所以感应电压信

号也以拉莫频率变化。射频脉冲停止后，M_{xy}在X－Y平面的旋进由于相位相干逐渐丧失，横向磁化迅速消失，$M_{xy} = M_0 \sin\theta t e^{-t/T_2^*}$，$\theta$为翻转角，因此以拉莫频率在X－Y平面内自由旋进的横向磁化矢量在线圈内感应出的频率相同、幅度快速衰减的信号称为自由衰减信号（free induction decay，FID；图1－4－12）。

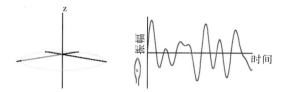

图1－4－12　射频脉冲激发后，磁化矢量被翻转到X－Y平面，绕Z轴旋进，它就像在X－Y平面的一个旋转磁体，可以在接受线圈内产生感应电压，这个随时间波动的电压就是MRI信号

（七）MRI图像的形成

最简单的MRI设备仅能提供FID信号，为整个参与磁共振的组织样体的总和，仅能代表被射频脉冲激发部位的MRI信号的平均值，没有空间定位信息，也不能区分组织结构。如果需要获得MRI定位信息，就需要有梯度磁场。

梯度及梯度磁场：梯度如一个有斜坡的路面的倾斜度，这是数学意义上的斜率。在物理上梯度定义为在一定方向上随空间变化的率，所以梯度是一个矢量，具有大小和方向。电流流经环形导体或线圈都可以产生磁场，其方向遵守楞次定律。梯度线圈是位于磁体内成对的线圈，每一对线圈内电流大小相等、方向相反。一对线圈在一个方向上产生呈线性变化的梯度磁场（图1－4－13）。根据坐标轴向，将X、Y、Z方向上产生梯度磁场的线圈称为X、Y、Z梯度线圈。

MRI层面定位：以Z轴为例，在Z轴方向上不同的位置，由于梯度场的作用，质子的进动频率也不同。选定与某个平面的质子的进动频率相同的射频脉冲频率进行激发，这一平面的质子产生共振，而其他部位的质子不发生共振。同样在X、Y方向上也可以选择层面。层面的位

置都是以与磁场中心频率（w_0）点的距离来计算。以Z轴方向为例，垂直于Z轴的某一层面对应于磁场中心频率（w_0），所以层面移位为0。假设Z轴磁场梯度为GzT/m，层面移位为△Z，相应的频率变化为△w。由此可见梯度选择确定后，射频频率改变，层面的位置相应发生改变，即随△w变化而变化。频率增加，层面移向一端，频率减少，层面移向另一端。实际上测量层面应该为一个薄层三维块，因此激发脉冲应该具备一定频率的宽度（带宽），就是指围绕中心频率的一段连续频率，其中最高与最低频率之差为该射频脉冲的带宽。带宽、梯度、层厚三者密切相关，三者中任何两者确定，则第三者也确定。设△w为带宽，Gz为Z轴梯度场，△D为层厚，根据梯度定义与拉莫定理推出：$\triangle w = r \cdot Gz \cdot \triangle D$，由此看出三者的关系，梯度一定时，带宽与层厚成正比；带宽一定时，梯度与层厚成反比；层厚一定时，带宽与梯度成正比。

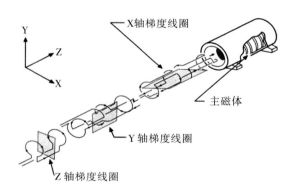

图1－4－13　梯度线圈是位于磁体内成对的线圈，每一对线圈内电流大小相等、方向相反。一对线圈在一个方向上产生呈线性变化的梯度磁场

三、MRI图像重建

MRI图像由众多的不同灰阶基本单元组成，每一个单元称为一个像素。构成一幅图像的像素行与列的乘积称为矩阵。如果一幅图像的矩阵为256×256，Z轴为选层方向，则在X－Y方向形成256×256（行×列）的图像。

（一）频率编码（列编码）

在X轴方向施加梯度线圈，使自旋质子产生不同的频率。施加的频率在数据读出期间持

续存在。也就是说,沿 X 轴体素频率不同,对应其空间位置不同,这种编码方式被称为频率编码。所产生的 MRI 信号是沿 X 轴被激发的自旋态的混合信号,必须应用傅立叶方法计算每一种频率的信号强度。

(二)相位编码(行编码)

在与频率编码垂直方向施加另一梯度场,使沿着梯度方向不同位置的自旋处于不同相位,即不同的相位在不同列的位置,所以将这种编码称为相位编码。

傅立叶转换与图像重建:傅立叶转换就是将信号的时间 – 强度函数关系变换为频率 – 强度关系。在 MRI 成像中,一维傅立叶转换是将

一个混合频率信号在频谱仪中转换成若干单一频率成分,并计算其强度,再将强度变换为相应体素的灰阶值,每一列体素信号都通过不同的灰阶值表示出来。二维傅立叶转换就是将成像平面按成像矩阵划分不同的行,这个过程与频率编码方向垂直,根据自旋的不同相位,即不同的相位对应不同的位置,将相位编码方向进行傅立叶转换。一维傅立叶转换与二维傅立叶转换可得到每行每列体素所对应的灰阶值,即 MRI 图像。傅立叶转换所用的 K – 空间中,每一小块都含有整幅图像的信息,K – 空间的中心决定图像的对比度,周围决定图像的分辨率。

第五节　MRI 基本序列与对比

一、常规扫描序列

(一)自旋回波序列

自旋回波(spin echo,SE)序列,是在 90° 脉冲终止后,FID 信号快速衰减,很难检测到信号,必须在 90° 脉冲终止后自旋弛豫一定时间,横向磁化矢量逐渐分散、减弱,再使用 180° 反向脉冲,待逐渐分散的磁化矢量再度重聚,形成较强的横向矢量。如此 90° 和 180° 脉冲多次重复,反复进行横向磁化矢量的重聚。90° 到下一个 90° 脉冲的时间称为重复时间(repetition time,TR);90° 到自旋回波横向矢量聚焦时间及采集信号的时间称为回波时间(echo time,TE;图 1 – 5 – 1)。

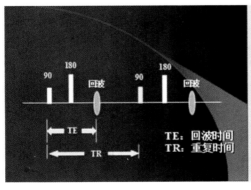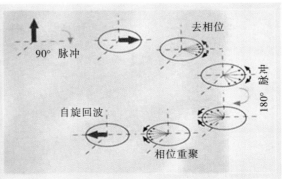

图 1 – 5 – 1　自旋回波序列示意图

（二）反转恢复序列

反转恢复（inverse recovery，IR）序列，是先用180°射频脉冲使纵向磁化进行180°反转，即宏观矢量方向与原来相反，而横向磁化矢量为0。射频停止后，纵向磁化矢量开始恢复，先从负向恢复到0，再由0恢复到正向，最终恢复到平衡态。在恢复的过程中，不同组织恢复的速度不同，故180°脉冲终止一定的时间，如果施加90°脉冲使产生横向磁化矢量，180°脉冲与90°脉冲之间的时间间隔称为反转时间（time of inverse，TI）。在IR序列中，可以根据不同组织T_1时间的快慢产生不同的对比。如脂肪组织磁敏感性较强，T_1时间较短，从最大反向磁化矢量恢复到0需要约150 ms，将TI设在150 ms，脂肪组织的磁化矢量为0，此时脂肪组织无MRI信号，这样的序列称为脂肪抑制（fat saturation，FS）序列。同样水的T_1时间长，从最大反向磁化矢量恢复到0需要约1 500 ms，将TI设在1 500 ms，水的磁化矢量为0，此时水无MRI信号，这样的序列称为水抑制（water saturation，WS）序列（图1-5-2）。

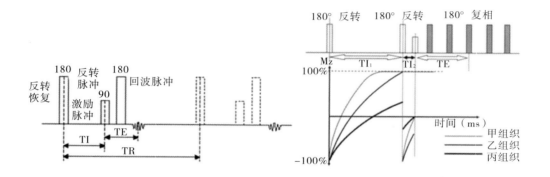

图1-5-2 反转恢复序列射频图和矢量恢复图

（三）快速自旋回波序列

快速自旋回波（fast spin echo，FSE）序列，是在SE序列基础上，90°脉冲激励后，施加180°脉冲聚焦，采集信号。此后不是重复90°脉冲激励，而是再次施加180°脉冲使横向矢量再次聚焦，产生信号，如此多次反复。一次激励至多可产生240个回波，这样大大提高了成像速度（图1-5-3）。

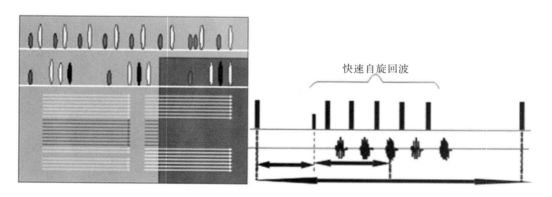

图1-5-3 快速自旋回波序列，一次激励，反复聚焦采集信号

半傅立叶采集单次激发快速自旋回波（half-fourier acquisition single-shot turbo-SE，HASTE-SE）是一个单次激发快速自旋回波序列，与半傅立叶采集相结合，使一幅 256×256 矩阵的图像能在 1 s 内完成。HASTE 序列是在一次激发脉冲后，使用 128 个 180°聚焦脉冲，采集 128 个回波信号，填写 240×256 的 K－空间。其 K－空间的实际采集数据多于 K－空间的一半，利用 K－空间数据的对称性，剩余的 K－空间区域可用 0 代替，无需再采集数据，以减少采集时间。数据采集完后，用一种特殊的 K－空间重排技术，有效地将时间控制在 100 ms 内，以获得最佳的 T_2 对比。由于水的 T_2 时间长，重 T_2 加权成像（水成像）用于显示胆管、泌尿道和椎管等（图 1－5－4）。

（四）梯度回波序列

为了节省时间、增加患者舒适度、减少运动伪影，需要提高成像速度，因此梯度回波序列已广泛应用于快速成像。梯度回波（gradient echo，GRE）快速成像的关键在于：采用小于 90°翻转角。小角度激发使纵向磁化矢量在 X－Y 平面产生一个横向磁化分量，并保持具有一定的纵向磁化矢量，这就意味着使用很短的 TR，在下一个激励周期仍然能产生较强的横向磁化矢量。自旋回波应用射频脉冲进行磁化矢量聚焦，而梯度回波施加正反梯度进行聚焦，激励脉冲停止时，应用一个梯度使横向磁化矢量去相位，接下来使用一个方向相反、时间较前一个去

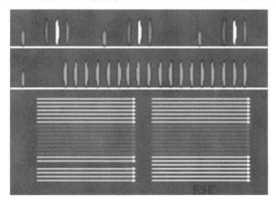
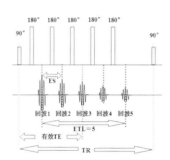
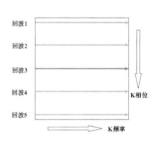

图 1－5－4　半傅立叶快速自旋回波，一次激励，多次射频脉冲聚焦、采集信号，仅填充 K－空间的一半，大大缩短成像时间

相位梯度长一倍的梯度，使横向磁化矢量聚焦产生回波，一次激励可以多次聚焦产生多个回波信号（图 1－5－5）。常用的梯度回波序列有：①小角度激发快速梯度回波序列（fast low angle shot，FLASH），该序列为每次采集信号后，将残存的横向磁化矢量破坏、消除。其过程为首先纵向磁化矢量在选层梯度与小角度射频脉冲的激励下，产生一个横向磁化矢量，由于选层梯度去相位，需要在选层梯度方向施加方向相反、持续时间为选层梯度 1/2 的梯度，消除选层梯度的去相位作用。又在频率编码方向施加一个去相位梯度，同时在相位编码方向施加相位编码梯度，而后在频率编码方向施加与去相位梯度相反的梯度，使相位重聚。当相位重聚、梯度时间与去相位梯度相等时，横向磁化矢量产生的信号达到峰值，可采集信号。当该梯度持续为去相位梯度 2 倍时，在相位重聚后，产生去相位反应。如此反复，当信号采集完毕时，立即沿选层梯度施加扰相梯度，将残存的横向磁化矢量破坏，再进行下一次激励。②稳态旋进快速成像序列（fast imaging with steady state precession，FISP），与 FLASH 不同，该序列不是破坏残存的横向磁化，而是充分利用残存的横向磁化矢量，使其参与 MRI 信号的产生。FISP 保持了纵向磁化的稳定性，同时在每次采集完毕后，分别在频率编码方向与相位编码方向施加极性相反的梯度，消除横向磁化矢量的去相位效应，使其在下一次脉冲激发时保持稳定状态。该序列

在每次激发时,射频脉冲同时激发纵向磁化矢量与横向磁化矢量,由于射频脉冲正、负角度交替使用,则横向磁化矢量与纵向磁化矢量相互转化。纵向磁化矢量含有横向磁化矢量的 T_2^* 的成分,因此 FISP 图像含有 T_1 与 T_2^* 对比。③真实稳态快速自旋回波序列(TRUE-FISP),在 FISP 中,由于液体流动,产生残存横向磁化矢量去相位,流动液体表现为非均匀性高信号。其原因是流动所致的去相位未得到完整补偿。TRUE-FISP 序列时每次采集完成后,在选层方向、相位编码方向和频率编码方向均使用平衡梯度,又称为流动补偿梯度,使流动的液体与静态液体表现为明显的、均匀高信号。静态组织在每次激发前也达到真正的相位重聚。

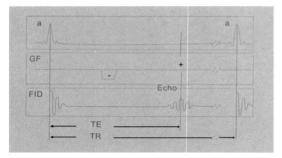

图1-5-5 梯度回波序列,射频脉冲激励后,用正反梯度进行聚焦后采集信号

(五)平面回波成像

平面回波成像(echo of planar imaging,EPI)是目前最快的 MRI 成像技术,是一次射频脉冲激发后,在极短的时间内连续采集一系列梯度回波,用于重建一个平面的 MRI 图像。单次激发 EPI,一次激发后利用读出梯度快速连续振动,产生一系列的回波链(图1-5-6)。EPI 可与任何形式的脉冲结合,产生不同的对比。其中弥散加权成像(diffusion weighted imaging,DWI)为 EPI 成像最重要、应用最广泛的一种。DWI 是唯一能活体检测组织水分子弥散状态的序列,目前已在临床上用于发现病灶及鉴别良、恶性病变等。弥散运动是分子的自然特性,为微观运动,即热运动。它是无方向、无规律和随

机的。如果组织发生病变,细胞内分子的运动状态会发生改变而被 DWI 序列检出。物质的弥散特性通常用弥散系数 D 来表示。它是以一个水分子在单位时间内自由随机弥散的平均范围来表示(单位为 mm²/s)。在室温下,自由水的弥散系数 D 为 2.0×10^{-3} mm²/s。由于组织环境不是理想的物理环境,其水分子弥散状态受周围环境的影响而发生变化,故组织水分子弥散状态用表观弥散系数(apparent diffusion coefficient,ADC)来表示。测量组织水分子的弥散状态,应采用平面回波序列,加上弥散敏感梯度的方法,即在射频脉冲激励产生横向磁化矢量,在180°聚焦脉冲前后分别施加强度相等、持续时间相同和方向相反的弥散敏感梯度。组织内水分子弥散度较大时,施加弥散敏感梯度后,横向磁化矢量去相位效应明显,以后所采集的平面回波信号减低,相反组织水分子弥散受限时,施加弥散敏感梯度后,横向磁化矢量去相位不明显,自旋矢量会聚合,信号较高(图1-5-7)。在 DWI 中 b 值为 DWI 的重要参数,称为弥散敏感因子。b 值与磁旋比、弥散梯度强弱、持续时间及两者的间隔时间有关,其公式为:$b = r^2 \cdot G^2 \cdot \delta^2 \cdot (\triangle t - \delta/3)$(s/mm²),(r 为磁旋比及常数,G 为弥散梯度的强度,δ 为每个弥散梯度持续的时间,$\triangle t$ 为两个弥散梯度中心的相距时间)。以上公式表示 b 值越大,即弥散梯度越强、持续时间越长,间隔时间越长,检测组织弥散状态越敏感。

(六)MRI 波谱成像

MRI 波谱成像(MR spectroscopy,MRS)是利用 MRI 成像中的化学位移作用对组织的化学物质含量进行分析,为活体分析组织化学物质的技术,能检测体内局部组织的代谢物含量及病理状态下含量的变化。在均匀磁场中,同种元素同一原子由于化学结构的差异,其外层电子的数目也不同,会对原子核产生屏蔽作用。所以虽然外加磁场相同,但核外电子云使其拉莫

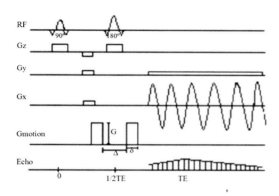

图 1-5-6　平面回波序列,一次激发后利用读出梯度快速连续振动,产生一系列的回波链

RF:射频脉冲;Gz:选层梯度;Gy:相位编码梯度;Gx:频率编码方向梯度;Gmotion:弥散敏感梯度(G:梯度强度,△:间隔时间,δ:梯度持续时间);Echo:平面回波(DWI)信号

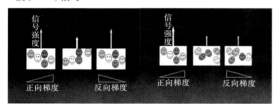

弥散度较低的组织,施加弥散敏感梯度后,信号减低不明显　　弥散度高的组织,施加弥散敏感梯度后,信号降低

图 1-5-7　弥散加权成像信号强度与分子弥散度的说明图

频率不同,这种频率的差异称为化学位移。MRS 基本技术多用以下几种:一种是激发回波采集模式(stimulated echo acquisition mode,STEAM),连续应用 3 个相互垂直的 90°射频脉冲,采集 3 个脉冲相交处的回波信号,其他层面用一个打击脉冲去相位。另一种为点分辨波谱(point resolved spectroscopy,PRESS),由一个层面选择激发脉冲,紧接着两个层面选择重聚脉冲,三者相互垂直,完成"定域"共振,在 ^{1}H 谱中,回波时间常为 134 ms 或 280 ms。以上两种用于单体素成像。还有方法为多体素技术,又称化学位移成像(chemical shift imaging,CSI),采集为多体素成像,可选二维或三维的多体素采集。一次采集获得多个兴趣区进行逐个分

析。MRS 实际上为某种化学原子化学位移的分布图,X、Y 平面的一系列波峰图,其横轴上各峰代表不同的化学物质,峰高与峰宽(或峰的面积)代表化学物质的含量,横轴上的位置代表化学位移(单位为 ppm,1/100 万)(图 1-5-8)。例如横轴 2.2 ppm 位置为脑组织代谢物谷胺酰胺(NAA)的位置、3.2~3.5 ppm 代表胆碱和肌酸。盆腔的 MRS 成像主要用于检测胆碱和枸橼酸钠,前列腺癌组织内枸橼酸钠明显减低。

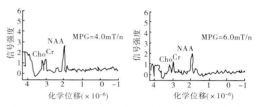

图 1-5-8　脑组织波谱图,X 轴为某化合物的化学位移(单位:ppm),Y 轴为信号强度(化合物的浓度)

二、MRI 图像对比与基本参数

不同组织的 MRI 信号特征决定所用的脉冲间隔等参数,以及组织 T_1、T_2 弛豫时间的常数。MRI 成像组织分辨率高,能显示各种正常组织。当组织发生病变时同样能显示病变组织。

(一)T_1 对比与基本参数

T_1 加权图像所形成的组织对比,正如以上弛豫中讲到的组织 T_1 弛豫,是由纵向磁化的差别形成。当射频脉冲激励终止后,组织的纵向磁化矢量逐渐恢复,而不同组织纵向磁化矢量恢复速度不同,但射频脉冲终止后的短期内会存在差别,这时施加激励脉冲,各种组织产生的横向磁化矢量不同,立即采集回波,所得的信号强度也不同。因此自旋回波 T_1 加权成像射频脉冲重复激励的间隔(TR)短,一般为600 ms 左右,不能超过 800 ms。采集信号时间即回波时间(TE)也较短,一般为 10~20 ms,否则组织的对比特征会改变。梯度回波中,短的 TR(5~150 ms),短 TE(1~10 ms),中至大的翻转角(40°~80°)产生 T_1 对比(图 1-5-9)。

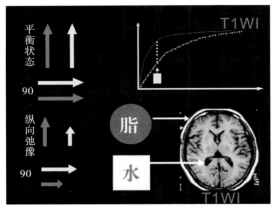

图 1-5-9 T₁对比:水为低信号,脑组织为中等信号,脂肪为较高信号

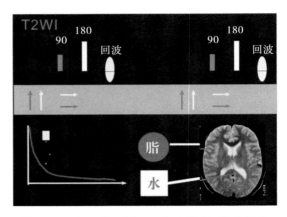

图 1-5-10 T₂对比:水为高信号,脑白质为低信号,脂肪组织为稍高信号

(二)T₂对比与基本参数

T₂加权图像所形成的组织对比,为主要以组织的 T₂ 时间常数不同所产生的对比。射频脉冲激励终止,给予充分的时间使不同组织的纵向磁化矢量恢复到最大,无明显差别。这时施加射频脉冲,各组织形成的横向磁化矢量基本无差别。产生的横向磁化矢量随着时间的推移,横向磁化矢量发生弛豫,在一定的时间,不同组织的横向磁化强度不同,此刻采集的信号强度也不同。所以,T₂加权成像 TR、TE 均较长,自旋回波序列分别为 1 500～3 000 ms 和 90～120 ms。梯度回波序列中,长 TR(> 500 ms)、长的 TE(20～40 ms)、小的翻转角(5°～10°)产生 T₂ 对比。T₂加权图像中的重 T₂ 对比,因为水的 T₂ 时间非常长,设置参数为射频脉冲激励后,对横向磁化矢量用 180°射频脉冲或梯度反复多次聚焦,则信号增强(图 1-5-10)。

(三)质子密度对比与基本参数

质子密度(proton density,PD)对比,组织的对比度主要来源于质子密度的差别所产生的对比。当射频脉冲终止后,使纵向磁化矢量充分恢复,各种组织的纵向磁化矢量无明显差别。此刻给予射频脉冲,其横向矢量无差别,短期内采集回波信号,因为各组织的横向磁化均较大,无弛豫产生的差别,此时图像的对比仅依赖质

子的密度,称为质子密度对比。质子密度加权成像 TR 较长,TE 较短。在自旋回波序列中,TR 为 1 500～3 000 ms,TE 为 10～20 ms。梯度回波序列中,长 TR(< 500 ms),短 TE(1～5 ms),小角度(5°～10°)产生质子密度对比(图 1-5-11)。

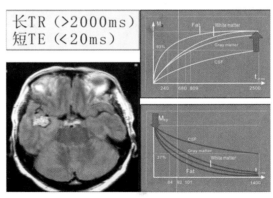

图 1-5-11 质子对比,以质子密度的多少成像,表现为轻度的 T₂WI 对比

(四)T₂*对比与基本参数

T₂* 对比主要来源于组织的磁化率的差异,T₂* 又称有效弛豫时间。由于外加磁场不可能绝对均匀,又受相互间自旋快慢的影响,使周围磁场发生不均匀性变化,由拉莫定理可知,磁场不均匀则自旋磁矩的旋进频率不同,因而加速各种组织的横向弛豫过程。由于磁场不均匀性所致横向弛豫和 T₂弛豫效应共同作用产生的横

向弛豫称为T_2^*弛豫,常用于发现磁化率不同的病变,又可称为磁敏感对比。长TR、长TE的T_2加权图像,采集信号时不用聚焦脉冲,使横向弛豫自由衰减,以及在自旋回波序列中,不用180°脉冲聚焦,均可形成T_2^*对比。例如脑功能成像、磁敏感加权成像(susceptibility weighted imaging,SWI)等序列均属于此类(图1-5-12)。

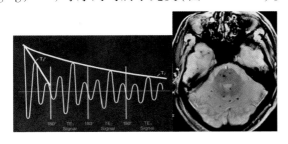

图1-5-12 由于内在磁场的不均匀性,信号迅速衰减,使含铁等组织成分为低信号(箭头)

(五)弥散对比

弥散加权图像形成的对比,主要突出组织水分子热运动状态。在平面回波成像中,通过单次激发,在180°脉冲的前后施加一对大小相等、持续时间相同和方向相反的弥散敏感梯度,形成弥散对比。通过检测组织的弥散状态,能敏感地检出常规序列不能显示的病变,也用于良、恶性病变的鉴别诊断。目前逐渐应用于盆腔的检查,如检测淋巴结转移、前列腺癌等(图1-5-13)。其参数一般为单次激发,用长的平面回波链,采集信号。

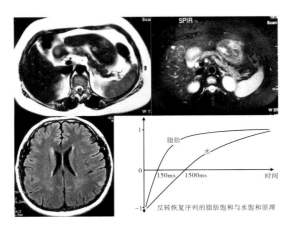

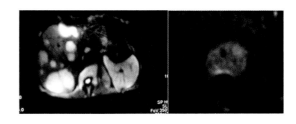

图1-5-13 弥散加权对比,显示弥散受限组织(肝转移瘤和前列腺癌呈明显高信号)敏感

(六)反转恢复对比

反转恢复(inverse recovery,IR)序列一般指自旋回波序列,原理是先用一个180°射频脉冲将Z轴上的纵向磁化矢量方向反转,射频脉冲终止后,不同组织的纵向磁化矢量随时间向原来状态恢复,在一定时间内,各组织的纵向磁化矢量幅度产生差别,并正、反向不同,此刻施加90°脉冲激励,各组织的横向磁化矢量不同,产生反转恢复对比。该方法能增加组织间的对比度,有利于检测微小病变。并可用作脂肪抑制,即脂肪的纵向磁化矢量恢复接近0时,进行90°脉冲激励,使脂肪不产生信号,要产生脂肪抑制效果,所用的TI时间为150ms。也可用来进行水抑制,即当水的纵向磁化矢量恢复到0左右时,施加90°脉冲激励,使水不产生信号,达到水抑制的效果,因为水的纵向磁化矢量恢复时间较长,故反转恢复水抑制序列为T_2加权图像,TR必须非常长,为9 000~10 000 ms,不得<8 000 ms,TI时间为1 500 ms,才能达到水抑制的效果(图1-5-14)。

图1-5-14 左上图为上腹部常规序列,T_2WI,脂肪组织呈高信号。右上图为反转恢复脂肪抑制序列,脂肪呈低信号。左下图水抑制反转恢复序列,脑脊液(自由水)为低信号。右下图反转恢复序列示意图

第六节 盆腔 MRI 准备

一、盆腔 MRI 检查安全防范基本原则

1. MRI 检查室为强恒磁场,金属物品及磁性物品进入 MRI 检查室室内或使用不当均会引起人员损伤及机器、磁性物品的损害。进行检查时所有护士、技术员、医生、患者及家属必须严格遵守相关注意事项。对于所有进行 MRI 检查的患者,应安排患者或其家属签署《MRI 检查知情同意书》和《MRI 安全检查确认单》,并嘱患者及陪同家属认真阅读 MRI 检查注意事项,按要求做好相关准备。

2. 检查前心理护理。认真核对 MRI 检查申请单,了解病情,确认患者无 MRI 检查禁忌证。检查前关注患者的感受,与患者进行有效的沟通,了解患者的心理;向患者说明检查的部位、检查所需时间、如何配合,并要求患者在扫描过程中不得随意运动,平静呼吸,如有不适可通过话筒与工作人员联系;保护患者的隐私;消除患者的紧张心理状态,取得患者的配合。

3. 掌握 MRI 检查禁忌证,避免造成人员、机器损伤。如有以下情况,不能进行 MRI 检查:

(1)装有心脏起搏器;

(2)使用带金属的各种抢救用具而不能去除者;

(3)术后体内留有金属夹子者,检查部位附近有不能去除的体内金属植入物;

(4)体内金属植入物不能确定有无磁性的患者;

(5)患有 MRI 对比剂有关的禁忌证;

(6)早期妊娠(3 个月内)者应避免 MRI 扫描。

二、盆腔 MRI 检查的具体要求

1. 放置节育环的妇女进行盆腔 MRI 检查时,须取出节育环后方能进行检查。

2. 盆腔 MRI 检查时,膀胱中等充盈为宜。

3. 盆腔 MRI 检查的呼吸训练技术:进行盆腔 MRI 检查前,正确指导患者进行呼吸训练和掌握屏气要领(屏气时要求腹部无起伏),避免产生呼吸伪影。方法:呼吸训练时,患者取放松体位,指导患者检查时根据语音提示先闭口用鼻深吸气,然后用鼻吐气 2/3 之后再屏气约 15 ~ 20s(要求屏气时腹部无起伏),扫描单次结束后再根据语音提示恢复正常呼吸,根据检查要求重复配合。

4. 特殊患者的准备要求:对婴幼儿及创伤、意识不清、躁动不安或幽闭恐惧症患者,检查前给予适当的镇静剂,以防止患者摔伤及产生移动伪影。一旦发生幽闭恐惧症,应立即停止检查,让患者脱离检查室。

5. 根据 MRI 各机型的配置,选择合适的盆腔表面线圈。

6. 盆腔 MRI 检查患者的定位原则与体位标准:根据 MRI 检查技术的要求,患者可取仰卧位、俯卧位,双手置于身体两旁,双脚稍微分开避免交叉形成环路。定位时要求线圈横轴中心对准检查部位,移动床面位置,使十字定位灯的纵横交点对准中点,即以线圈中心为采集中心,锁定位置,并送至磁场中心。

7. 早期妊娠(3 个月内)者应避免盆腔 MRI 扫描,如必须进行 MRI 检查,检查前要向临床医生、患者及直系家属告知注意事项及后果,并安排签署《知情同意书》以预防医疗纠纷。

8. 钆对比剂高压注射时的观察:钆对比剂极少出现副作用,注射钆对比剂前可以向患者描述注射时的反应、注射所需时间,消除患者的紧张心理,取得患者的合作。注射过程中要密切观察患者反应,发现异常及时处理,准确记录。建立MRI检查中突发事件应急预案。

9. 根据MRI检查技术的要求,合理选用肠道MR对比剂,可以提高肠腔与肠壁的信号对比以及扩充肠腔。

10. 检查中要评价各项护理准备的质量,发现钆对比剂显影、图像质量不达标,要及时发现原因并采取补救措施,以确保图像质量。

(郑晓林 全海英)

参考文献

[1]梁长虹. 肝脏疾病CT诊断[M]. 北京:人民卫生出版社,2009:23 – 41.

[2]吴沛宏,卢丽霞. 螺旋CT诊断学[M]. 广州:广东科技出版社,2000:5 – 9.

[3]余建明. 重视影像技术成像方法的研究[J]. 放射学实践,2008,23(8):830 – 830.

[4]郑晓林. CT图像后处理技术及临床应用[J]. 国外医学临床放射学分册,1994,17(3):149 – 152.

[5]苏友恒,邱丹红. 窗口技术在CT检中的应用体会[J]. 实用医学杂志,2007,14(5):56.

[6]莫瑞嘉. CT窗EI技术的选择与应用[J]. 中华现代影像学杂志,2005,2(1):93.

[7]Napoli A,Fleischman D,Chan FP,et al. Coputed tomographyangiography:state-of-the- imaging using muhidetector-rowtechnology[J]. J Comput Assist Tomogr,2004,28:32 – 45.

[8] Guven K,Acunas B. Muhidetector computed tomography angiographyofthe abdomen[J]. Eur J Radiol,2004,52:44 – 55.

[9]张玉兰,郑晓林,黄军荣,等. 多层螺旋CT后处理技术在下颌骨骨折中的应用[J]. 中国CT和MRI杂志,2010,3:51 – 53.

[10]全海英,郑晓林. 女性盆腔CT护理准备质量分析[J]. 罕少疾病杂志,2011,18(6):39 – 41.

[11]史小平,张惠生,褚盘兴. 女性盆腔CT检查前下腹部准备[J]. 实用医技杂志,2008,15(7):5842 – 6842.

[12]李笑琴,张绍伟,谢颖. 不同肠道准备方法在盆腔CT检查中的效果对比分析[J]. 按摩与康复医学,2012,3(8):200 – 201.

[13]Sodickson DK,Griswold MA,Jakob PM. SMARSH imaging[J]. Magn Reson Imaging Clin Am,1999,7:237 – 254.

[14]Hansen J. Pulsed NMR study of water mobility in muscle and brain tissue[J]. Bio-chem Biophys Acta,1971,230:482 – 486.

[15]Hahn M. Spin-echoes[J]. phys Rev,1950,80:580 – 594.

[16]Stejskal E,Tanner J. Spin diffusion measurememts:spin echoes in the presence of a time-dependent field gradient[J]. J Chem Phys,1964,42:288 – 292.

[17]肖利华,郑晓林,蔡庆文,等. MRI扩散加权成像对前列腺癌的诊断价值[J]. 临床放射学杂志,2010,29(7):923 – 925.

[18]Woodfield CA,Tung GA,Grand DJ,et al. Diffusion-weighted MRI of peripheral zone prostate cancer:comparison of tumor apparent diffusion coefficient with Gleason score and percentage of tumor on core biopsy[J]. AJR,2010,194(4):316 – 322.

[19]郑晓林,徐辉雄,吕明德,等. 肝脏扩散加权成像方法研究[J]. 临床放射学杂志,2006,25(8):738 – 741.

[20]丁荭芬,郭友,陈塈,等. 两次激发SE – EPI在肝脏MRI的应用[J]. 影像诊断与介入放射学,2005,14(2):101 – 104.

[21]Tanner J,Stejskal E. Restricted self-diffusion of protons in colloidal systems by pulsed-gradient,spin-echo method[J]. J Chem Phys,1968,49:1768 – 1777.

[22]Carr H,Purcell E. Effects of diffusion on free precession in nuclear magnetic resonance eperiments[J]. Phys Rev,1954,94:630 – 635.

[23]Tomohiro F,Yasuyuki Y,Seiya S,et al. Focal liver masses:characterization with diffusion-weighted echo-planar MR imaging[J]. Radiology,1997,204:739 – 744.

[24]Bihan Le,Breton E,Syrota A. In vivo self-diffusion

magnetic resonance imaging. In：Abstracts of the 4ᵗʰ annual meeting of the Society of Megnetic Resonance in Medicine. Berkely，Calif：Society of Magnetic Resonance in Medicine，1985：1238 – 1239.

[25]Bihan Le，Breton E. Imagerie de diffusion in viov par resonance magnetique[J]. CR Acad Sci Paris，1985，301 serie II，15：1109 – 1112.

[26]陈妙玲,李新春.周围神经损伤的磁共振成像研究进展[J].国际医学放射学杂志,2010,33（4）：325 – 328.

[27]谭绍恒,梁长虹,郑君惠,等.Gd – DTPA 对不同器官质子3.0T MR 波谱预扫描的影响[J].中国医学影像技术,2010,3：571 – 573.

第二章　盆部正常解剖的 CT、MRI 表现

第一节 盆壁及盆腔内脏器

一、盆壁的解剖

盆壁为周围封闭、上下开放的桶状结构,由骨盆与盆壁软组织构成;骨盆构成骨为骶骨、尾骨及左右两块髋骨。两耻骨之间有纤维软骨形成耻骨联合。以耻骨联合上缘、髂耻缘及骶胛上缘的连线为界,可将骨盆分为大骨盆(也称假性骨盆)和小骨盆(真骨盆)。骨盆骨质在CT上为高密度,骨皮质致密,边缘光整;其内松质骨密度相对减低,骨窗见交错呈网格状排列的骨小梁,随年龄骨小梁疏密不同。骨盆骨质在MRI上,年轻人因含红骨髓为主,T_1WI 呈稍低信号,T_2WI 呈稍高信号。成年人或中、老年人由于骨髓内脂肪含量增高,T_1WI 和 T_2WI 均呈高信号,但低于皮下脂肪,信号均匀或不均匀,骨皮质于各序列均呈低信号。脂肪抑制序列骨髓信号明显减低,关节(骶髂关节、髋关节与耻骨联合等)软骨显示清楚,呈中等度或稍高信号,边缘规则。盆壁软组织从内层向外层由腹膜壁层、腹膜外组织、深筋膜、肌肉、韧带、皮下脂肪(浅筋膜)及皮肤组成。腹膜壁层、腹膜外组织正常时CT和MRI不能显示。盆壁肌肉包括闭孔内肌、梨状肌、肛提肌和尾骨肌4对,分别参与真性骨盆壁侧壁和底壁的构成(图2-1-1)。假性骨盆壁侧壁有髂肌、腰大肌附着,前壁有腹直肌、腹内斜肌、外斜肌和腹横肌组成,在CT上表现为均匀软组织密度。肌间脂肪为低密度。MRI盆壁肌肉 T_1WI 呈稍低信号,T_2WI 为低信号,边缘清楚,盆壁脂肪组织 T_1WI、T_2WI 均为高信号(图2-1-2)。

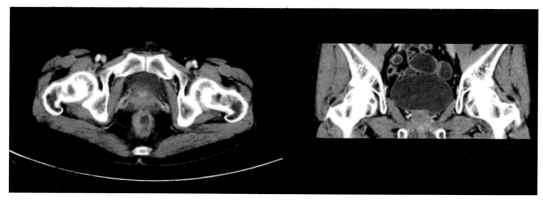

图2-1-1 盆壁结构CT,显示盆壁内外肌肉呈软组织密度。横轴位图片于盆腔内见闭孔内、外肌,于盆腔外前、后方见闭孔外肌、臀大肌、臀中肌和臀小肌。冠状位于盆腔内两侧壁见闭孔内肌和盆底肌

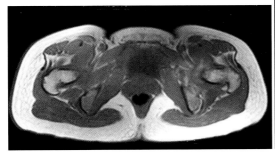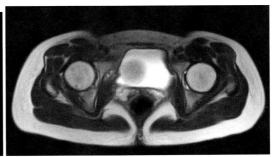

图2-1-2　MRI图像,左侧图为 T_1WI ,盆腔内外肌呈中等偏低信号,右图为 T_2WI ,盆腔肌肉为低信号。盆壁骨质(因含脂肪)与皮下脂肪均为高信号

二、盆腔内脏器

大盆腔内主要为肠道,中间为小肠、乙状结肠,两侧为升、降结肠。肠管依其位置、黏膜、形态在 CT、MRI 上能够区分,肠内容物如气体、液体等,含蛋白成分不同,其密度与信号不同。真性盆腔内由前向后为泌尿、生殖、消化 3 个系统的器官,男性最前方为膀胱、尿道前列腺部和前列腺,中部为输精管壶腹和精囊腺,后方为直肠。女性前方亦为膀胱和尿道,中部有卵巢、输卵管、子宫和阴道,后方为直肠。

第二节　女性盆腔内器官 CT、MRI 正常表现

一、膀胱和输尿管

膀胱(bladder)位于盆腔的前下方,耻骨联合后方,可分为底、体、顶 3 部分。膀胱底部为输尿管入口及尿道内口组成的三角区,位置较固定。体部分前后及双侧壁。顶部及后壁上方覆有腹膜,其位置因膀胱充盈程度而异。膀胱大小形态因充盈程度而异,在 CT 图像上,正常状态下适度扩张的膀胱壁光滑且均匀一致,其厚度一般不超过 2~3 mm。增强后,膀胱黏膜见线状、波浪状强化。延迟扫描中,膀胱内充盈对比剂呈高密度,对进一步显示腔内占位性病变有帮助。输尿管(ureter)进入盆腔后沿髂腰肌内后方下行,从后方与子宫动脉交叉至膀胱水平位于膀胱外后方,于膀胱三角区两侧进入膀胱,平扫为两个软组织密度圆点,直径约4 mm左右,与血管影不能鉴别(图 2-2-1)。增强后则呈明显高密度,连续观察能与血管区分。在 MRI 图像上,膀胱内尿液 T_1WI 为低信号, T_2WI 为明显高信号。膀胱肌层 T_1WI 呈稍低信号, T_2WI 呈低信号,厚薄均匀,边缘规则。膀胱黏膜受腔内液体影响显示不清。盆腔内脂肪组织与膀胱之间分界清晰。增强膀胱壁明显强化(图 2-2-2)。输尿管于非脂肪抑制序列呈低信号,脂肪抑制序列呈中等信号。

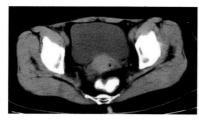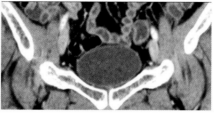

图2-2-1　盆腔CT正常膀胱图像,膀胱呈中等度充盈,壁厚薄均匀,内充盈液体,周围脂肪密度清晰,膀胱后方两侧见输尿管影像。左图为横轴位,右图为冠状位MPR像

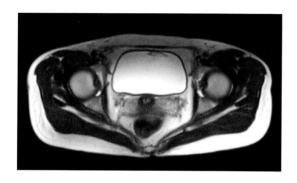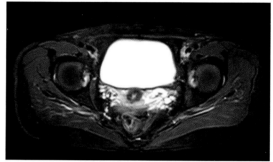

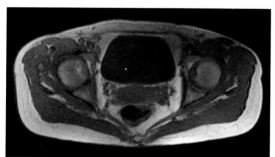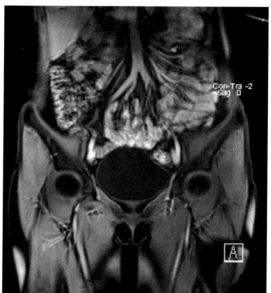

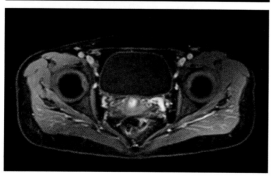

图2-2-2　膀胱MRI,女性,T_2WI与T_2WI-FS,膀胱充盈好,其内液体呈均匀高信号,T_1WI膀胱内液体呈低信号,非脂肪抑制序列膀胱壁厚薄均匀,呈线状,周围脂肪规则,信号均匀。增强膀胱壁中等度均匀强化。膀胱后壁与子宫颈相邻

二、阴道与子宫

子宫(uterus)位于盆腔中部,膀胱与直肠之间,分为子宫颈、子宫体、子宫底与子宫角四部分。下端与阴道相连,两侧由子宫角与输卵管相连。子宫一般呈前倾、前屈位,位于膀胱后上方,也可后倾、偏左或偏右侧。CT平扫子宫底呈软组织密度,接近肌肉。轴位子宫底呈"纺锤"状,子宫体、子宫颈呈卵圆形,肌层较厚,子宫腔呈低密度。增强子宫肌层,由于血供丰富而明显强化。多排螺旋CT扫描作冠状位、矢状位重组,能较整体观察子宫形态(图2-2-3)。在MRI,T_1WI子宫肌层为稍低信号,信号接近盆壁肌肉,非脂肪抑制序列子宫周围脂肪能清楚衬托出子宫的边缘,子宫腔与子宫内膜呈更低信号。T_2WI能显示子宫结构,子宫内膜呈规则高信号,厚薄随月经周期而变化。与子宫内膜结合的肌层呈均匀的低信号,成为结合带主要构成部分。结合带外周肌层较厚,呈略高信号,信号不均匀。矢状位T_2WI观察子宫及子宫内膜最为清楚。增强子宫肌层明显强化,结合带信号较低(图2-2-4)。

阴道(vagina)位于子宫颈的下方,前邻尿道,后邻直肠。下端为阴道外口,上端包绕子宫颈,连接处形成阴道前、后、左、右穹隆。CT平扫于横断面阴道呈圆形,壁较薄,软组织密度。增强为轻度均匀强化。在MRI,T_1WI图像呈稍低信号,周围脂肪分界清晰,与尿道、直肠之间见脂肪信号相隔,T_2WI能清楚显示阴道壁,呈稍低信号,阴道黏膜呈高信号,矢状位呈线状高信号。增强为均匀轻度强化(图2-2-3C,图2-2-4C、E)。

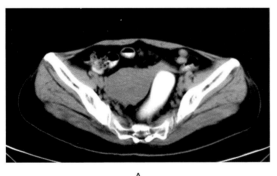

A

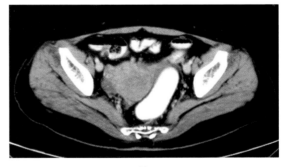

B

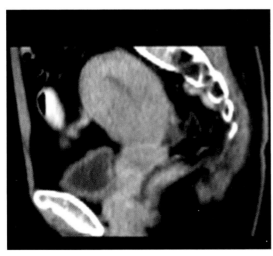

C

图2-2-3 子宫体CT图像,子宫呈梭形,肌层较厚、密度均匀。中部为子宫腔,呈低密度。两侧为输卵管与阔韧带。增强子宫肌层明显、均匀强化。矢状位MPR,子宫为纺锤状,中央子宫腔为低密度,下方为阴道

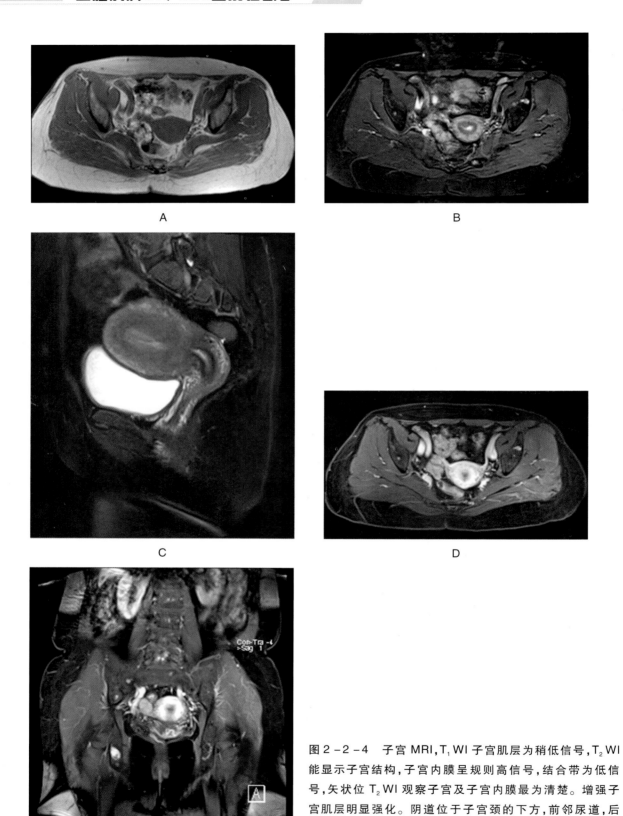

A

B

C

D

E

图2-2-4 子宫MRI，T_1WI子宫肌层为稍低信号，T_2WI能显示子宫结构，子宫内膜呈规则高信号，结合带为低信号，矢状位T_2WI观察子宫及子宫内膜最为清楚。增强子宫肌层明显强化。阴道位于子宫颈的下方，前邻尿道，后邻直肠

三、卵巢与输卵管

卵巢（ovary）左右各一，呈扁卵圆形，位于子宫体两侧的真性盆腔侧壁的卵巢窝内（相当于髂内、外动脉夹角处），被子宫阔韧带（broad ligament of uterus）所包裹。成年女子卵巢大小约 3 cm×4 cm，幼儿卵巢较小，表面光滑。老年妇女卵巢萎缩，CT、MRI 上常显示不清楚。成年女子卵巢形态随月经周期变化，卵巢内有多个大小不等卵泡，排卵前期卵泡较大，位于卵巢的边缘。CT 平扫仅部分被检者卵巢能显示，呈结节状软组织密度（图 2－2－5），有时见较大的卵泡，为液性低密度，易误认为是囊肿。增强卵巢中度强化，卵泡壁可线状强化。MRI 显示双侧卵巢具有优势。T_1WI 于子宫体两侧见卵圆形或结节形稍低信号，薄层扫描可见低信号囊性结构。T_2WI 能显示卵巢结构，在育龄期女子，见多个高信号囊状结构的卵泡（图 2－2－6，图 2－2－7），排卵前期可见卵泡排列在卵巢的周边，优势卵泡较大，突出于卵巢之外，卵巢间质呈低信号，位于卵泡之间。增强扫描见卵巢间质明显强化，位于卵泡的周围。输卵管连于子宫底与卵巢之间，位于子宫阔韧带上缘。正常情况下 CT、MRI 均不能显示，如发生积水、炎症，内含液体和壁增厚才能显示。

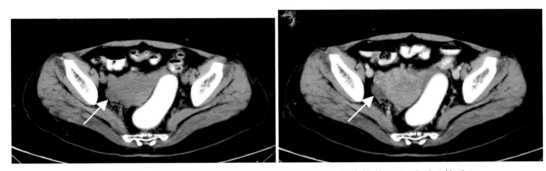

图 2－2－5　CT 图像显示双侧卵巢为子宫两侧结节状软组织密度（箭头）

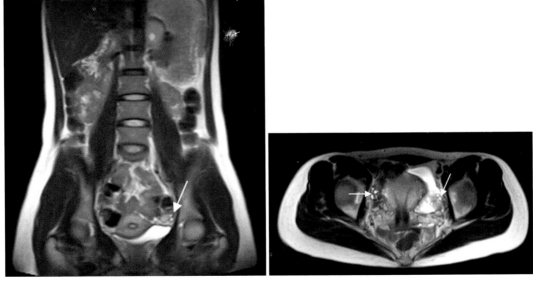

图 2－2－6　T_2WI 能显示多个高信号囊状结构的卵泡位于卵巢周围，中间为间质（箭头）

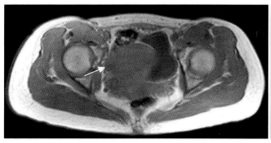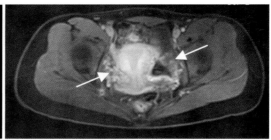

图2-2-7　T_1WI（左）于子宫体两侧见卵圆形或结节形稍低信号（箭头），薄层扫描可见低信号囊性结构。增强扫描（右）见卵巢间质明显强化，泡状结构不强化（箭头）

四、直　肠

直肠（rectum）是消化道位于盆腔下部的一段，下连肛门，上于第3骶骨延续为乙状结肠（sigmoid flexure）。位于子宫颈、阴道与骶骨之间。直肠腔粗细不均，下段膨大，称为直肠壶腹，上段与乙状结肠连接处肠腔较小。直肠壁厚薄均匀，内黏膜呈纵、横状。CT平扫直肠壁呈软组织密度，厚薄均匀，周围衬以低密度脂肪，与阴道子宫颈分界清楚，直肠黏膜呈低密度，具有一定形状的皱褶。增强扫描黏膜线清晰，明显强化，直肠肌层轻中度强化（图2-2-8，图2-2-9）。在MRI，T_1WI直肠壁为稍低信号，直肠黏膜呈线状低信号，肠腔内气体为极低信号，如肠内容物蛋白成分丰富，为高信号。非脂肪抑制序列，直肠由周围高信号脂肪衬托，

边缘清晰规则，与子宫颈、阴道与骶骨分界清楚。T_2WI直肠肌层呈低信号，其内黏膜为线状高信号，矢状位观察较全面。增强扫描见直肠黏膜明显强化，直肠壁其余部分中度强化（图2-2-10，图2-2-11）。

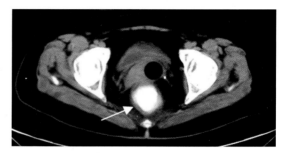

图2-2-8　直肠CT，平扫直肠壁呈软组织密度，厚薄均匀，周围密度脂肪与阴道子宫颈分界清楚（箭头）

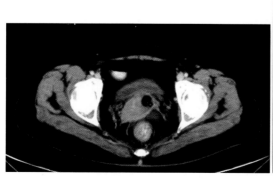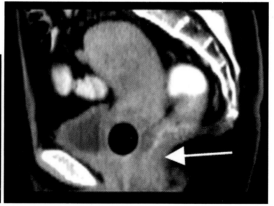

图2-2-9　增强扫描见直肠肌层轻中度强化，MPR矢状位能显示全貌（箭头）

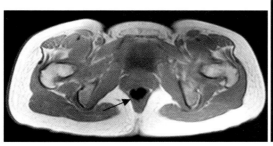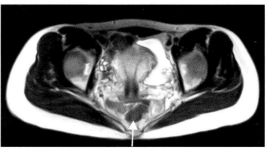

图2-2-10　直肠MRI T₁WI,直肠壁为稍低信号,肠腔内气体为极低信号。非脂肪抑制序列,直肠由周围高信号脂肪衬托,与子宫颈、阴道与骶骨分界清楚(箭头)。T₂WI直肠肌层呈低信号,其内黏膜为线状高信号(箭头)

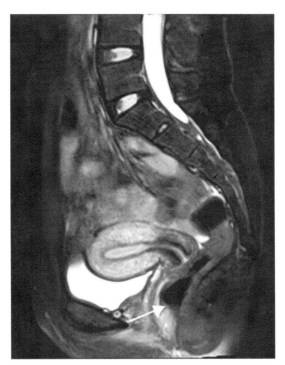

图2-2-11　T₂WI-fs矢状位观察直肠较全面(箭头)

第三节　男性盆腔内器官 CT、MRI 正常表现

一、膀胱和输尿管

膀胱位于盆腔的前下方,耻骨联合后方,可分为底、体、顶三部分。膀胱底部为输尿管入口及尿道内口组成的三角区,位置较固定。体部分前后及双侧壁。顶部及后壁上方覆有腹膜,其位置因膀胱充盈程度而异。膀胱大小形态因充盈程度而异,在 CT 图像上,正常状态下适度扩张的膀胱壁光滑且均匀一致,其厚度一般不超过 2 ~ 3 mm。增强后膀胱黏膜见线状、波浪状强化。延迟扫描中,膀胱内充盈对比剂呈高密度,对进一步显示腔内占位性病变有帮助。输尿管进入盆腔后沿髂腰肌内后方下行,从后方与之交叉至膀胱水平位于膀胱外后方,于膀胱三角区两侧进入膀胱,平扫为两个软组织密度圆点,直径约 4 mm 左右,与血管影不能鉴别。增强后则呈明显高密度,连续观察能与血管区分。在 MRI 图像上,膀胱内尿液 T_1WI 为低信号,T_2WI 为明显高信号。膀胱肌层 T_1WI 呈稍低信号,T_2WI 呈低信号,厚薄均匀,边缘规则。膀胱黏膜受腔内液体影响显示不清。盆腔内脂肪组织与膀胱之间分界清晰。增强膀胱壁明显强化。输尿管于非脂肪抑制序列呈低信号,脂肪抑制序列呈中等信号。

二、前列腺与精囊腺

前列腺(prostate)呈栗子形或倒锥形,位于耻骨后、直肠前;上邻膀胱颈,下部为骨盆底的三角韧带,中有尿道及射精管(ejaculatory duct)通过。在正常 30 岁以下男性,其上下径平均为 30 mm,前后径为 23 mm,左右径为 31 mm;在 60 ~ 70 岁男性,可分别增大至 50 mm、43 mm 及 48 mm。在解剖

上,前列腺分 5 个叶:前叶、中叶、后叶和两外侧叶。中叶位于尿道前列腺部与两侧射精管之间。CT 平扫在耻骨联合下缘以上层面,前列腺呈圆形或椭圆形密度均匀的软组织影,CT 值 30 ~ 75 Hu,增强有强化。周围尚有足量的脂肪衬托,前列腺外形轮廓清楚(图 2 - 3 - 1,图 2 - 3 - 2)。无论平扫及增强,均分不出不同的组织学区域。在 MRI,组织分辨率强,能显示前列腺各叶结构。T_1WI 前列腺呈稍低信号,各叶信号无差别,边缘由于脂肪衬托显示清楚。T_1WI 平扫主要用于观察有无出血、钙化、边缘与增强对照。T_2WI 能显示前列腺各叶结构,于横断面,前列腺中叶位于中央,呈略不均匀低信号。双外侧叶与后叶位于前列腺周围,呈均匀的高信号,边缘规则。外侧叶与后叶称为周围带。前叶位于中叶前方,年轻者显示清楚,为信号较低的肌质结构,老年人组织器官退化,故显示不清。T_2WI 矢状位与冠状位可从不同方位显示前列腺结构,前列腺中叶呈上宽下窄的栗子形,并见尿道经过。增强扫描见前列腺中叶血供丰富,明显强化,周围带强化不明显,包膜呈线状强化(图 2 - 3 - 3,图 2 - 3 - 4)。DWI 对显示前列腺病变特别是显示前列腺癌很重要,在大于 500 s/mm^2 序列,前列腺外侧叶为均匀略高信号,中叶呈偏低信号,无结节状明显高信号,ADC 图信号较均匀(图 2 - 3 - 5)。

精囊腺(seminal vesicle)左右各一,由迂曲的管道组成长椭圆形的囊性器官,位于前列腺后上方、膀胱底部的后方。CT 平扫双侧精囊腺表现为长梭形,倒"八"字排列,密度低于软组织,边缘清楚呈波浪状。增强轻度强化,薄层扫描可见线状强化之分隔(图 2 - 3 - 6)。MRI

上,T$_1$WI精囊腺呈低信号,边缘与周围脂肪分界清楚。T$_2$WI呈迂曲管状高信号,管状高信号粗细均匀,管壁为线状低信号。增强扫描见精囊腺内管壁结构呈轻度线状强化(图2-3-7,图2-3-8)。

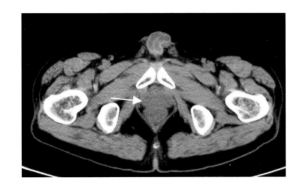

图2-3-1　CT平扫能显示前列腺轮廓,呈栗子形(箭头),边缘清楚

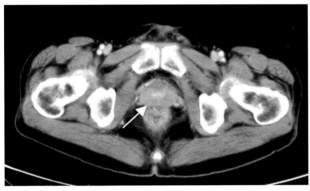 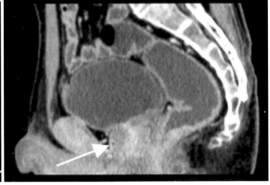

图2-3-2　CT增强扫描(左)见前列腺轻中度强化(箭头),矢状位(右)重建见前列腺位于膀胱下方(箭头)

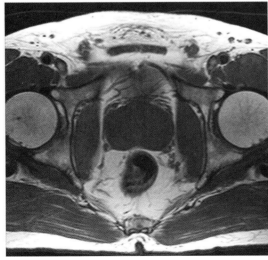 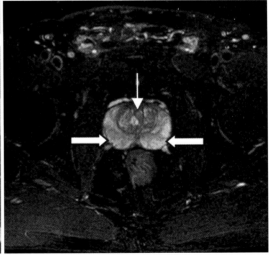

图2-3-3　T$_1$WI前列腺呈稍低信号,不能显示内部结构,边缘由于脂肪衬托显示清楚。T$_2$WI-fs能显示前列腺各叶结构,于横断面,前列腺中叶位于中央,呈略不均匀低信号(细箭头)。双外侧叶与后叶位于前列腺周围,呈均匀的高信号(粗箭头)

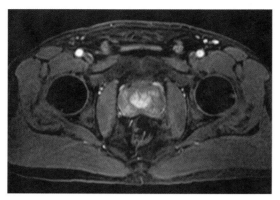

图 2 – 3 – 4　T₁WI – fs 增强扫描,前列腺中央带较周围带强化明显

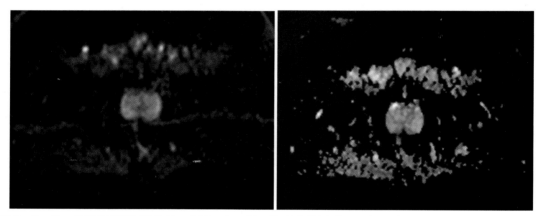

图 2 – 3 – 5　前列腺 DWI 图像(b =800 s/mm²),前列腺外侧叶为均匀略高信号,中叶呈偏低信号,无结节状明显高信号,ADC 图信号较均匀

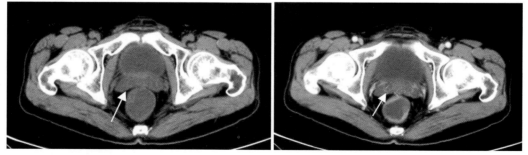

图 2 – 3 – 6　精囊腺 CT,平扫双侧精囊腺表现为长梭形,倒"八"字排列,密度低于软组织(左图箭头)。增强见轻度强化,薄层扫描可见线状强化之分隔(右图箭头)

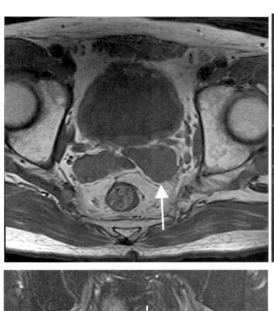
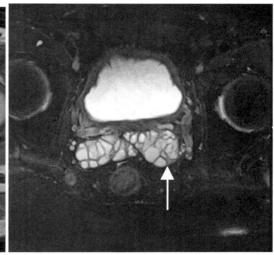
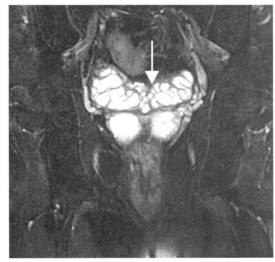

图 2－3－7　精囊腺 MRI,T$_1$WI 精囊腺呈低信号,边缘与周围脂肪分界清楚。T$_2$WI 呈迂曲管状高信号,管状高信号粗细均匀,管壁为线状低信号(箭头)

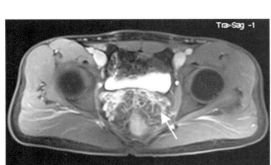
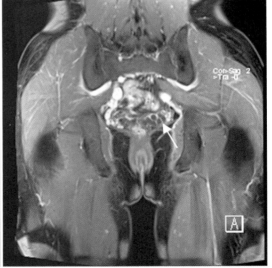

图 2－3－8　增强扫描,精囊腺内管壁结构呈轻度线状强化(箭头)

三、男性尿道与生殖器官

男性尿道(urethra)起自膀胱尿道内口,止于阴茎头的尿道外口,尿道分为三部分:前列腺部、膜部和海绵体部。前列腺部为穿过前列腺部分,是尿道中最宽的部分。膜部为穿过尿生殖膈的部分,周围有尿道膜部括约肌,尿道膜部位置最固定。海绵体部为穿过尿道海绵体部分,是尿道最长的一段,其背侧相邻两个阴茎海绵体。CT平扫,尿道呈软组织密度,圆形,内部结构无法分辨,增强有轻度强化。多排螺旋CT矢状位和冠状位重建可以较全面显示(图2-

3-9)。MRI能显示尿道周围海绵体、皮下脂肪等结构,T_1WI尿道海绵体及双侧阴茎海绵体呈稍高信号,但低于周围的皮下脂肪,周围的尿道海绵体与其背侧的阴茎海绵体呈"品"字形排列,双侧阴茎海绵体分别附着于耻骨下支,各海绵体之间分隔呈线状低信号。T_2WI海绵体呈高信号,海绵体之间分隔呈低信号,脂肪抑制序列显示更为清楚,尿道本身于T_1WI、T_2WI不能显示。MRI冠状位、矢状位成像具有全面显示尿道周围结构的优势。增强海绵体强化不明显(图2-3-10)。

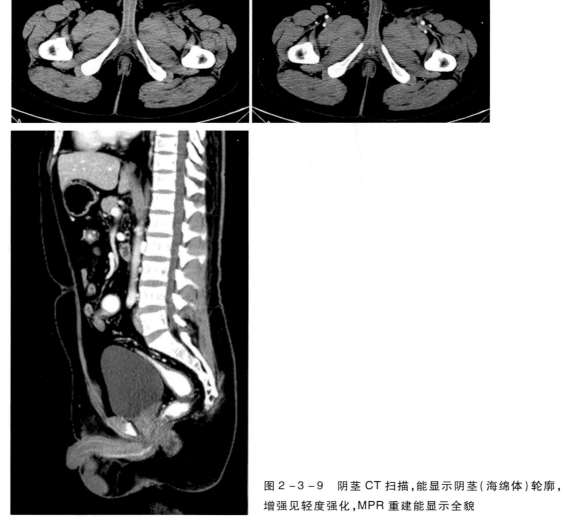

图2-3-9 阴茎CT扫描,能显示阴茎(海绵体)轮廓,增强见轻度强化,MPR重建能显示全貌

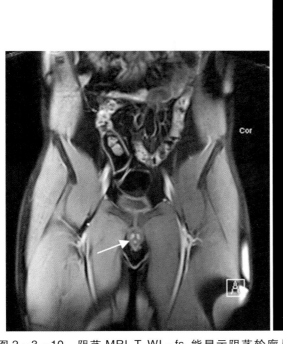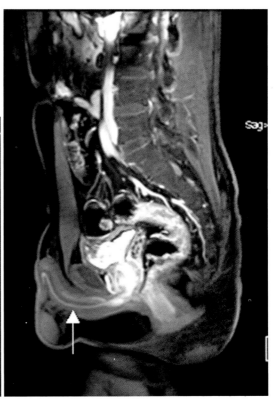

图2-3-10　阴茎MRI,T₁WI-fs,能显示阴茎轮廓与内部结构,冠状位见阴茎内海绵体呈"品"字形排列(左图箭头),矢状位增强扫描清楚显示阴茎与海绵体结构(右图箭头)

精索(spermatic cord)为柔软的圆索状结构,从腹股沟管腹环经腹股沟管,出皮下环延至睾丸上缘。精索主要由输精管(ductus deferens)、血管和腹膜鞘突形成的韧带组成。CT轴位平扫精索呈沿腹股沟管走行的索状结构,软组织密度,波浪状。腹股沟以下呈数个小圆形点状,位于海绵体和阴囊的后方。有周围脂肪组织衬托,显示清楚。增强扫描见其内血管明显强化。MRI上,T₁WI精索位于腹股沟区、阴茎后方的脂肪内,呈条索状、点状低信号,T₂WI呈等信号。精索下端附着于睾丸的一侧。增强明显强化。冠状位增强扫描能显示精索与伴随血管。

睾丸(testicle)为男性的生殖腺,位于阴囊内,左右各一。呈卵圆形,表面光滑。后缘与附睾和输精管相接触,附睾为新月形,由盘曲的管状结构构成。CT平扫,睾丸呈卵圆形,密度均匀,低于软组织,附睾显示不清,如其鞘膜内液体较多,可见周围带状低密度区。增强睾丸轻中度均匀强化,其一端附睾呈不均匀较明显强化(图2-3-11)。MRI上,T₁WI睾丸为低信号,信号均匀一致,边缘光滑,其一端见附睾附着,高于睾丸信号。睾丸附睾周围见阴囊壁与中隔,呈中等信号,厚薄均匀。T₂WI睾丸为明显高信号,均匀一致。其信号高于脂肪组织,低于水,具有一定特征,附睾呈结节状高信号,低于睾丸,信号不均匀。两侧睾丸之间阴囊中隔呈低信号。增强扫描见睾丸轻中度强化,信号均匀。附睾呈结节状、不均匀明显强化(图2-3-12,图2-3-13)。

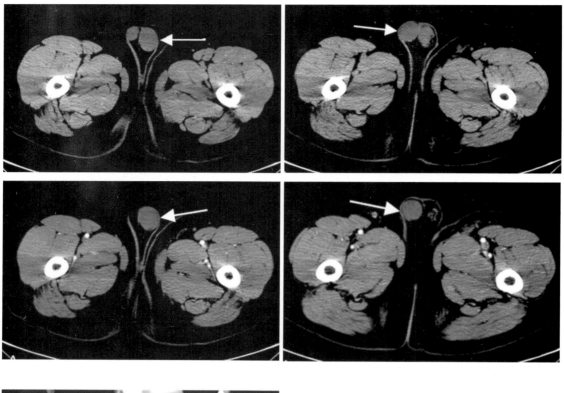

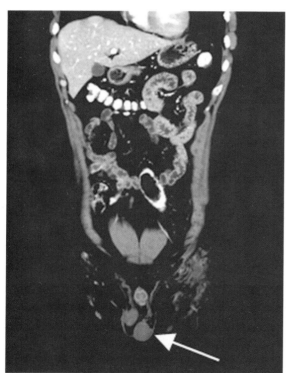

图2-3-11 睾丸CT,睾丸呈卵圆形,密度均匀,低于软组织(箭头),增强见睾丸轻中度均匀强化(箭头)

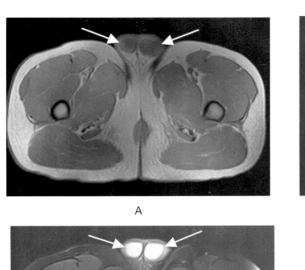

A

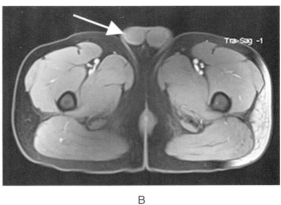

B

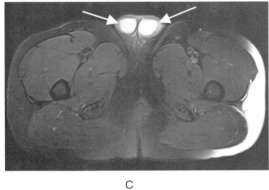

C

图2-3-12　睾丸 MRI，T₁WI 及 T₁WI-fs 睾丸为低信号（A 图箭头），信号均匀一致，边缘光滑，其一端见附睾附着，高于睾丸信号（B 图箭头）。T₂WI-fs 睾丸为均匀一致明显高信号（C 图箭头）

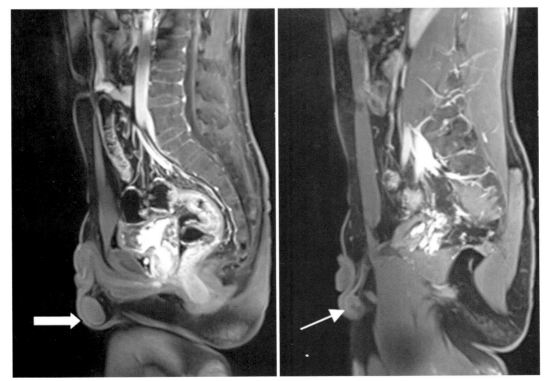

图2-3-13　增强扫描见睾丸轻中等度强化，信号均匀（粗箭头）。附睾呈结节状，不均匀明显强化（细箭头）

四、直 肠

男性直肠形态信号与女性相似,但毗邻不同,位于前列腺、精囊腺与骶骨之间。直肠腔粗细不均,下段膨大,称为直肠壶腹,上段与乙状结肠连接处肠腔较小。直肠壁厚薄均匀,内黏膜呈纵、横状。CT 平扫直肠壁呈软组织密度,厚薄均匀,周围衬以低密度脂肪,与前列腺、精囊腺分界清楚,直肠黏膜呈低密度,具有一定形状的皱褶。增强扫描见黏膜线清晰,明显强化,

直肠肌层轻中度强化。在 MRI,T_1WI 直肠壁为稍低信号,直肠黏膜呈线状低信号,肠腔内气体为极低信号,如肠内容物蛋白成分丰富,为高信号。非脂肪抑制序列,直肠由周围高信号脂肪衬托,边缘清晰规则,与前列腺、精囊腺及骶骨分界清楚。T_2WI 直肠肌层呈低信号,其内黏膜为线状高信号,矢状位观察较全面。增强扫描见直肠黏膜明显强化,直肠壁其余部分中度强化。

第四节 盆腔的血管、神经和淋巴结

一、盆腔血管

腹主动脉在第 4 腰椎水平分叉,形成左、右髂总动脉,在相当骶髂联合水平分叉形成髂内、外动脉。髂内动脉主干较短,分支供应盆腔脏器。髂外动脉沿髂腰肌内缘行走,在腹股沟韧带下出盆腔,形成股动脉。髂总动脉之间发出骶正中动脉沿骶骨前下行。盆腔内大静脉有髂内、外静脉,髂外静脉起于股静脉,与动脉伴行(图2-4-1,图2-4-2)。盆腔脏器周围静脉丰富,形成静脉丛,例如直肠静脉丛、膀胱静脉丛、子宫阴道静脉丛等,静脉丛汇合成髂内静脉。髂内外静脉在骶髂关节前方汇合成髂总静脉。髂总静脉于第 5 腰椎水平汇合成

下腔静脉。CT 平扫中,盆腔内大血管依其位置、走行、形态能够辨认,为软组织密度。增强动脉期能显示髂内、外动脉及分支,MPR 冠状位重建能够更全面观察。静脉丛平扫也为软组织密度,分布较密集,走向迂曲,容易与淋巴结混淆,有些静脉退化、闭塞形成静脉石,表现为点状、圆形高密度,需要与泌尿系结石相鉴别。增强后,于静脉期,盆腔静脉丛明显强化,能与淋巴结区分开来。MRI 中,盆腔内大动脉、静脉容易分辨,T_1WI 可为高信号或低信号,T_2WI 动脉由于流空多为低信号,静脉流速较慢为高信号。增强扫描均明显强化,多方位扫描能显示血管走行。

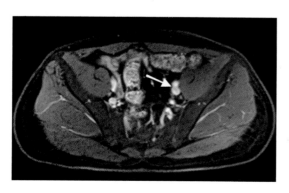

图 2 - 4 - 1 盆腔血管 MRI,T_1WI - fs 增强扫描见血管明显强化(箭头)

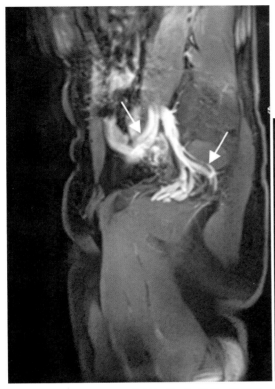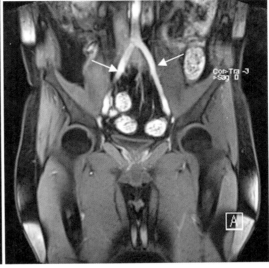

图2-4-2　T₁WI-fs增强扫描,矢状位、冠状位,动静脉均伴行(箭头),静脉远侧分支较多

二、盆腔淋巴结

(一)盆腔淋巴结分组

1. 髂总动脉淋巴结　位于髂总动脉的周围,每侧有2~6个。各淋巴结间由淋巴管相连成链。根据其与髂总动脉的关系分为髂总外侧、内侧和髂总中间淋巴结。

2. 髂外淋巴结　沿髂外动、静脉排列,有3~10个。

3. 髂内淋巴结　沿髂内动脉干及其壁支排列,包括闭孔、臀上和臀下淋巴结。

4. 髂间淋巴结　位于髂内、外动脉起始部所形成的夹角内。

5. 主动脉分叉下淋巴结　位于腹主动脉分叉的下方,相当于第5腰椎体及骶骨岬的前面。

6. 盆腔内脏淋巴结

(1)膀胱旁淋巴结:位于膀胱的侧面及前面,其输出淋巴管注入髂内及髂间淋巴结。

(2)阴道旁淋巴结:位于阴道上部侧方的结缔组织内,接受阴道上部及宫颈的集合淋巴管,其输出淋巴管注入髂间淋巴结。

(3)直肠旁淋巴结:位于直肠壶腹部的后部及两侧,接受壶腹部的集合淋巴管,其输出淋巴管注入肠系膜淋巴结。直肠周围有丰富的脂肪层,常可见小点状软组织影,一般直径在8 mm以下。

(二)淋巴结CT、MRI表现

CT扫描,部分淋巴结能够显示,平扫淋巴结为软组织密度,形态卵圆形、结节状,边缘清楚,如周围脂肪组织丰富,则衬托得更为清楚,正常淋巴结大小多在5~10 mm之间。CT增强后,正常淋巴结表现为血管旁结节状软组织密度,与平扫比较轻度至中度强化,强化程度低于血管,部分密度与血管相似,较难鉴别。MRI中淋巴结形态与CT相同,T₁WI呈软组织信号,边缘清楚。在非脂肪抑制序列,与周围高信号脂肪形成对比。T₂WI呈较高信号,能与流空血管鉴别。增强呈轻至中度强化(图2-4-3~图2-4-5)。

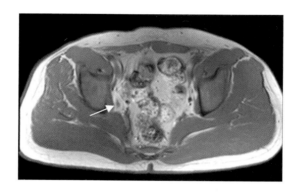

图2-4-3　盆腔内淋巴结位于盆壁血管附近，T₁WI呈软组织信号，边缘清楚（箭头）

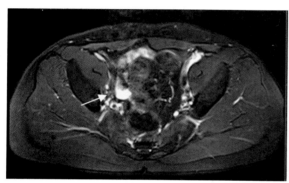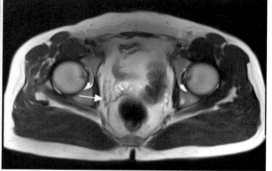

图2-4-4　T₂WI，盆腔淋巴结位于盆壁附近，呈稍高信号，无流空效应（箭头）

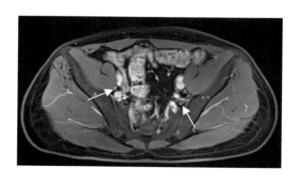

图2-4-5　T₁WI-fs增强扫描，盆腔淋巴结呈轻至中度强化（箭头），强化程度明显低于血管

三、盆壁及盆腔神经

脊髓第12胸神经、第1至4腰神经组成腰丛。第4、5腰神经合成骶丛，其中最大的神经为腰骶干。上述神经丛于椎间孔处神经节发出，形成股神经和坐骨神经两个体内最大的周围神经。CT平扫和增强难以显示盆腔壁与盆腔内的周围神经分支。MRI能清楚地显示神经的节前部分、神经节与节后部分。T₁WI非脂肪抑制序列，上述神经表现为线条状低信号，边缘规整，周围脂肪形成沿神经分布的"双轨状"。T₂WI特别是脂肪抑制序列，神经节呈稍高信号，神经分支为中等偏高信号，其神经鞘膜含水

较丰富,呈明显"双轨状"高信号。盆腔内周围神经如股神经沿腰大肌侧缘进入盆腔,行走在腰大肌和髂肌间,在腹股沟韧带下出盆腔,位于股动脉外侧,坐骨神经沿梨状肌下缘通过坐骨大孔出盆腔,根据其 MRI 表现和走行容易识别(图 2-4-6,图 2-4-7)。

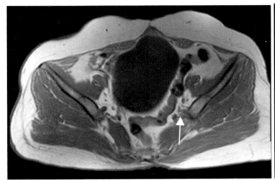
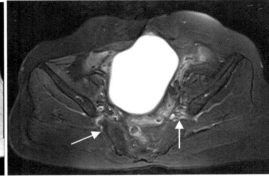

图 2-4-6 盆腔神经 MRI,较大神经及分支位于盆腔后部,T₁WI 为低信号,T₂WI - fs 显示高信号线状分支(箭头)

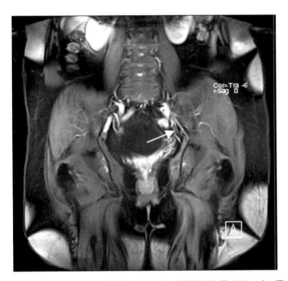
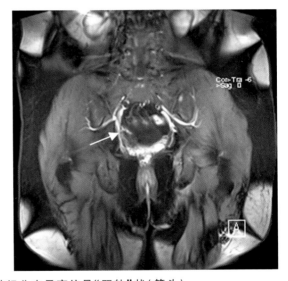

图 2-4-7 冠状位 T₂WI - fs 见神经分支呈高信号"双轨"状(箭头)

(郑晓林)

参考文献

[1]彭裕文 . 局部解剖学[M]. 北京:人民卫生出版社,2001,151 - 176.

[2]张雪林 . 临床影像诊断指南[M]. 北京:科学出版社,2006,764 - 810.

[3]张莉 . CT 与 MR 对女性盆腔肿块诊断能力的对比研究[J]. 实用医学影像杂志,2007,8(3):198 - 199.

[4]郝楠馨,诸静其,王葳,等 . 多层螺旋 CT 对膀胱癌的诊断价值[J]. 中国医学计算机成像杂志,2010,16:135 - 138.

[5]高向涛,胡仕北 . 臀部盆腔 CT 冠状扫描诊断宫颈癌的研究及评价[J]. 四川肿瘤防治,2001,14(1):38 - 39.

[6]胡海平,李基臣,李新春,等 . MSCT 在盆腔和下肢血管联合成像中的方法研究[J]. 中国中西医结合影像学杂志,2011,9(3):239 - 242.

［7］李新春,梁荣光．髋关节常见疾病的影像学诊断［J］．中华关节外科杂志(电子版),2008,2(4):53－54.

［8］李新春,何建勋,孙翀鹏,等．育龄妇女不同月经周期子宫内膜MRS初步分析［J］．放射学实践,2008,23(4):417－419.

［9］雷子乔,韩萍,余建明,等．多层螺旋CT三维重建技术在泌尿系疾病诊断中的应用［J］．中国医学影像技术,2004,20(9):1400－1402.

［10］邹玉坚,郑晓林,杨沛钦,等．MRI诊断隐睾症的临床价值［J］．放射学实践,2006,21(7):706－708.

［11］郑晓林,徐辉雄,吕明德,等．扩散加权MRI定性诊断肝脏局灶性病变的研究［J］．中华放射学杂志,2005,39(2):173－176.

［12］郑晓林,徐辉雄,吕明德,等．磁共振弥散加权成像检测肝内小病灶的临床应用［J］．中国医学影像技术,2004,20(10):1510－1512.

［13］郑晓林,王承缘,等．单次激发快速自旋回波及其在腹部的应用［J］．临床放射学杂志,2001,20(7):549－551.

［14］杨沛钦,李新春,郑晓林,等．MRI对早期宫颈癌的诊断和分期价值［J］．放射学实践,2006,21(7):706－6708.

［15］肖利华,郑晓林,王志炜,等．腰骶脊神经根MRI成像术在腰椎间盘突出中的应用［J］．临床放射学杂志,2008,27(7):930－932.

［16］A. Oto, A. Kayhan, M. Tretiakova, 等．应用MRI扩散加权成像和动态增强成像鉴别前列腺中央腺体癌与良性前列腺增生［J］．国际医学放射学杂志,2011,1:43－44.

第三章　盆腔病变的 CT、MRI 鉴别诊断

第一节　子宫病变

一、子宫腔内病变

子宫腔内病变,为病变来源于子宫内膜、位于子宫腔内的病变;也包括病变来源于子宫肌层或其他组织,突向、侵犯子宫内或向宫腔生长的病变。

(一)子宫腔内病变的定位征象

按照以上定义,宫腔内病变可见于多种疾病,因此在CT、MRI诊断中,准确的定位非常重要,通过对病变的定位,才能进一步明确病变性质。CT、MRI表现为子宫内膜局部或弥漫性增厚而子宫结合带完整时,多为来源于子宫腔内膜的较早期病变。凡病变主要位于子宫腔,周围子宫肌层均匀性或一侧性受侵犯的,可以判断为子宫内膜病变向肌层侵犯。凡子宫腔内结节状或肿块状病变,周围宫腔扩大、变形,可考虑为子宫内膜肿瘤、息肉,黏膜下肌瘤也应考虑。如果病变位置主要位于子宫肌层或子宫外,部分位于子宫腔,则应考虑子宫腔以外的病变侵犯子宫腔。

(二)常见的子宫腔内病变

1. 子宫内膜癌　子宫内膜癌(carcinoma of the endometrium)又称子宫体癌,是女性生殖系统常见恶性肿瘤之一,好发于绝经期妇女,发病高峰年龄55～65岁,40岁以下少见,主要为腺癌,分局限型和弥漫型。局限型,癌组织局限于局部宫腔,呈息肉样或菜花样,质脆软、表面易破、易出血,易侵犯肌层。弥漫型,癌组织侵犯大部分或全部内膜,早期较少浸润肌层,晚期侵犯肌层并扩展至宫颈,常造成宫颈管阻塞,导致宫腔积脓。大多患者早期无症状,晚期表现为阴道出血,其余症状有阴道分泌物增多、疼痛、下腹部包块。

CT、MRI表现:子宫内膜增厚呈局限性结节状或肿块状病变。CT显示增厚内膜密度不均匀,肿瘤密度稍低于子宫肌层密度(图3-1-1)。MRI则表现为增厚内膜信号不均匀,T_1WI上大部分肿瘤信号与子宫肌层信号相近,难以辨认(图3-1-2A),若出现斑点状高信号出血灶,则易于发现内膜病变;T_2WI上肿瘤信号呈中等信号或稍低信号,信号低于正常子宫内膜和宫腔内液体,高于子宫肌层,常介于正常内膜与子宫肌层信号之间。T_2WI显示子宫结合带是否完整,是评估子宫肌层有无被癌肿侵犯的重要标志(图3-1-2B)。CT和MRI增强扫描,肿块呈轻度强化(图3-1-2C),正常子宫内膜明显强化,子宫肌层强化较肿瘤明显。子宫内膜癌原发灶不明显的,也可发生淋巴结、卵巢等处转移(图3-1-3,图3-1-4,图3-1-5)。

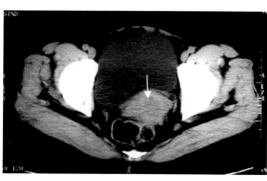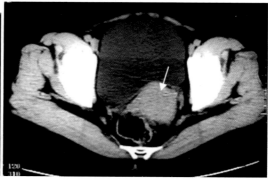

图3-1-1 子宫内膜癌,见子宫内膜增厚,略呈低密度(箭头),较难分辨

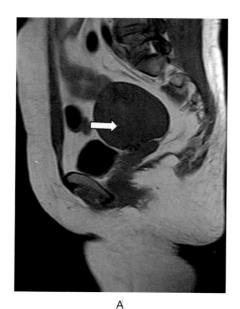

A

图3-1-2 A.子宫内膜癌,T₁WI平扫,示子宫增大(箭头),病变显示不清

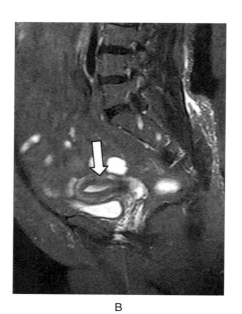

B

B. T₂WI示子宫内膜癌侵犯结合带(箭头)

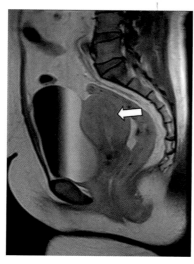

C

C. T₁WI,MRI增强,内膜结节状明显强化(箭头)

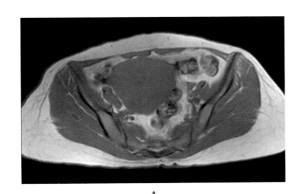

A

图3-1-3 A. 子宫内膜癌,T₁WI,子宫腔与病变显示不清

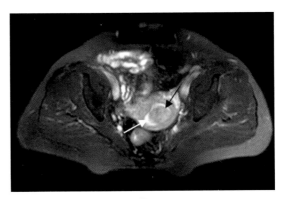

B

B. T₂WI-fs,子宫内膜癌(黑箭头),子宫腔内病变信号低于正常子宫内膜和宫腔内液体(白箭头),高于肌层

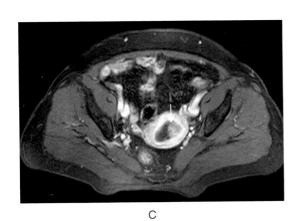

C

C. T₁WI,增强见肿瘤位于子宫腔内,呈不均匀结节状强化(箭头)

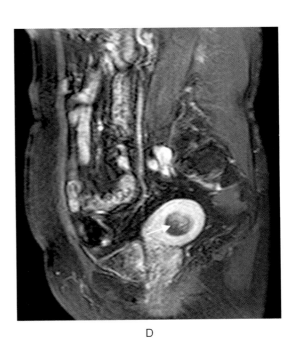

D

D. T₁WI-fs 矢状位,增强见肿瘤位于子宫腔内,呈不均匀结节状强化(箭头)

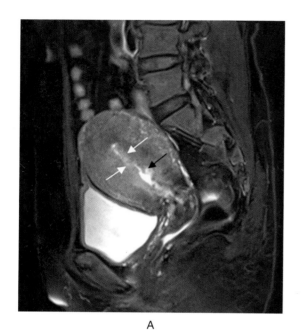

A

图 3-1-4　A. 子宫内膜癌，T₂WI-fs 矢状位，子宫内膜增厚（白箭头），边缘不规则，增厚子宫内膜后侧见溃疡（黑箭头）。病变与肌层分界不清楚

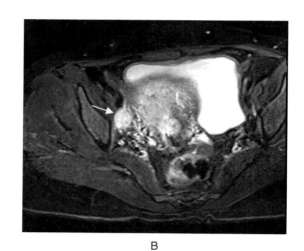

B

B. T₂WI-fs，右侧盆壁见闭孔淋巴结肿大（箭头）

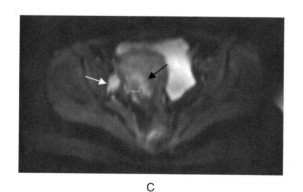

C

C. DWI（b 值为 800 s/mm²），上图肿大淋巴结呈明显高信号（白箭头），子宫内膜也为高信号（黑箭头）

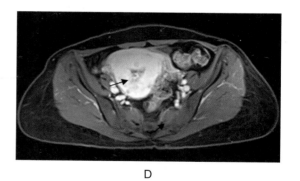

D

D. T₁WI-fs，增强见肿瘤位于子宫腔内，呈不均匀强化（箭头）

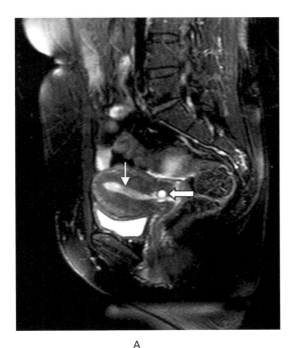

A

图3-1-5 A. 子宫内膜癌,T₂WI-fs 矢状位,子宫内膜增厚(细箭头),边缘不规则,病变与肌层分界不清楚。子宫颈黏膜见囊肿(粗箭头)

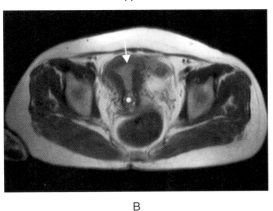

B

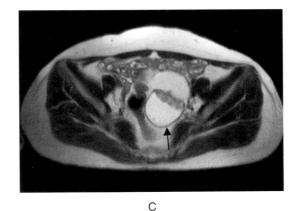

C

B、C. T₂WI 子宫内膜增厚(白箭头),左侧附件区见囊实性肿块(黑箭头),诊断为卵巢囊腺癌。手术病理为子宫内膜腺样中分化癌,并左侧卵巢子宫内膜腺样中分化转移癌

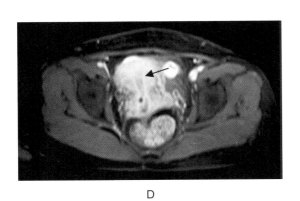

D

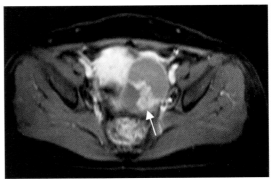

E

D、E. T₁WI-fs,MRI 增强,子宫内膜增厚(黑箭头)轻度强化。左侧附件区见囊实性转移灶实性部分明显强化(白箭头)

鉴别诊断：子宫内膜癌主要与子宫内膜增生、子宫内膜息肉、子宫其他部位的肿瘤侵犯宫腔以及宫腔内血块等相鉴别。子宫内膜癌增厚的子宫内膜边缘僵硬、不规则，信号较低，由于肿瘤浸润性生长，与周围分界不清。子宫内膜增生信号较高、边缘规则，边界较清楚。子宫息肉呈结节状，信号均匀，与周围结构分界清楚，增强强化程度高于癌组织。增强扫描增加了肿瘤、子宫肌层、子宫内膜和宫颈黏膜之间的密度与信号差别，对于发现肿瘤、了解其侵犯程度及与其他子宫病变的鉴别诊断有着重要的临床意义。淋巴结肿大（转移）也是子宫内膜癌与其他病变的鉴别点。子宫内膜癌发生卵巢转移时，卵巢病变可大于原发性子宫内膜癌病变，容易误诊为卵巢肿瘤，需要仔细观察与鉴别。宫腔内血块增强扫描无强化，而子宫内膜癌则轻度强化。

2. 子宫黏膜下平滑肌瘤　子宫黏膜下平滑肌瘤（leiomyomas of uterus below mucous membrane）又称子宫黏膜下肌瘤，是黏膜下肌瘤突入宫腔内生长（有部分突入，也有全部突入），突入的肌瘤表面仅覆盖一层子宫内膜。子宫黏膜下肌瘤约占子宫肌瘤的 21%。子宫黏膜下肌瘤易造成反复流产或月经过多、周期过长。单个黏膜下肌瘤，子宫外形无明显改变，子宫腔增大，宫腔内见软组织肿块及宫腔内积液。

CT、MRI 表现：单个黏膜下肌瘤，子宫外形无明显改变，只见子宫腔内软组织肿块或结节，从肌层突入宫腔，肿块或结节的基底与子宫肌层相连，增大的宫腔受压呈弧形。CT 上肿块或结节密度与子宫肌层密度一致，边缘见受压呈弧形的低密度宫腔包绕（图 3-1-6）。CT 增强扫描，子宫肌瘤因血供较丰富而明显强化。体积较大的肿瘤，动脉期可见供血血管及较早期强化，静脉期和延迟期呈持续性强化（图 3-1-7）。MRI 中，T_1WI 呈等信号，与子宫肌层信号相似；T_2WI 呈明显低信号，低信号区周围见弧形高信号带包绕，该高信号带为子宫内膜（或并有宫腔内积液）的信号（图3-1-8）。肌瘤较大时，可出现变性、囊变，囊变区呈长 T_1/T_2 信号，增强囊变区不强化（图 3-1-9）。

鉴别诊断：子宫黏膜下肌瘤应与子宫内膜癌鉴别。子宫内膜癌侵犯子宫肌层表现为团片状边界不清晰的软组织肿块；而黏膜下肌瘤则呈特征性弧形凸起，与子宫肌层分界十分清晰。子宫黏膜下肌瘤还要与子宫内膜增生（腺瘤样）鉴别。黏膜下肌瘤一般边缘整齐，呈典型的弧形突向宫腔内，边缘有内膜包绕；而子宫内膜增生（腺瘤样）则边缘不整齐，无包膜。子宫黏膜下肌瘤变性时，因变性肌瘤血运较差，强化不明显，此时与子宫内膜癌、子宫内膜增生（腺瘤样）、宫腔内血块等鉴别存在一定困难，临床工作中应警惕这类情况。

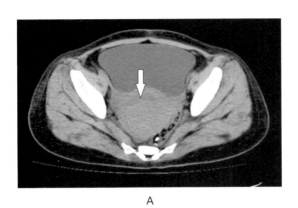

A

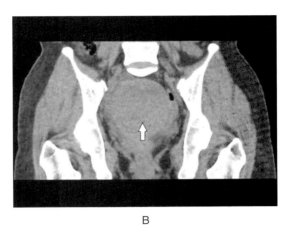

B

图3-1-6 A. 子宫黏膜下肌瘤,CT平扫示
与子宫肌层等密度的类圆形肿块突入宫腔
(箭头)

B. CT平扫冠状位重建,示与子宫肌层等密度
的类圆形肿块突入宫腔(箭头)

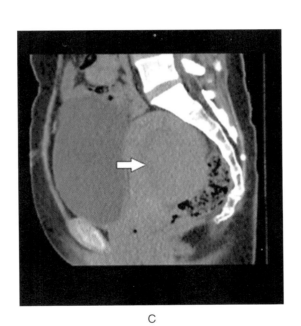

C

C. CT平扫矢状位重建,示与子宫肌层等密度的类圆形肿块突入宫腔,周围见弧形低密度
宫腔包绕(箭头),边缘清楚

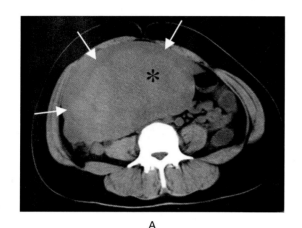

A

图3-1-7 A. 子宫黏膜下平滑肌瘤,CT平扫见巨大肿块,内见稍高密度团块(星状标记),周围见弧形低密度宫腔包绕(箭头),边缘清楚

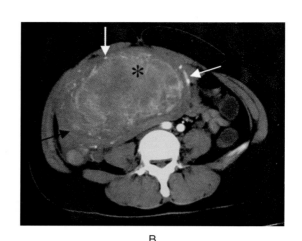

B

B. 子宫黏膜下平滑肌瘤,CT增强扫描动脉期,子宫腔内肿块明显强化(星状标记),周边子宫肌层内见供血血管(白箭头),周围见弧形低密度宫腔包绕(黑箭头)

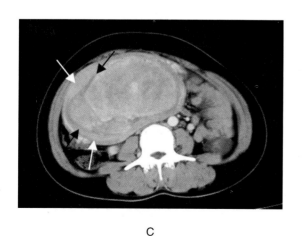

C

C. CT增强扫描静脉期,子宫腔内肿块明显强化,未见囊变,肿块与子宫肌层(白箭头)之间,见弧形低密度的宫腔包绕肌瘤(黑箭头)

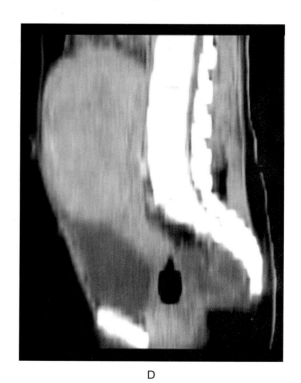

D

D. CT矢状位重建,见增大的子宫轮廓自盆腔突入腹腔

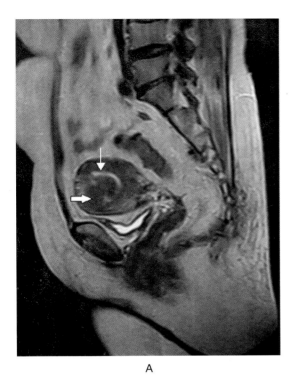

A

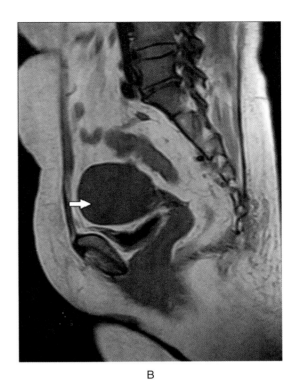

B

图3-1-8　A.子宫黏膜下肌瘤,T$_2$WI矢状位,肌瘤呈类圆形稍低信号突入宫腔,信号与子宫肌层一致(粗箭头),内膜受压呈弧形(细箭头)

B.T$_1$WI矢状位,与肌层信号类似的结节突入宫腔(箭头)

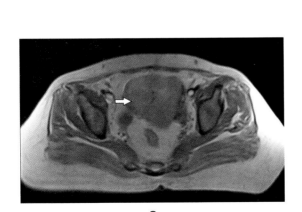

C

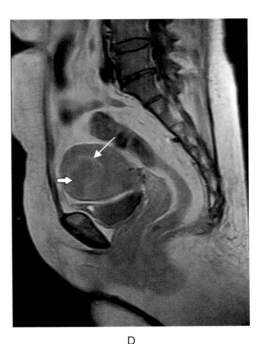

D

C.T$_1$WI增强扫描,突入腔内的结节明显强化(与子宫肌层强化一致;箭头)

D.T$_1$WI增强扫描,明显强化(与子宫肌层强化一致)的类圆形结节(粗箭头)突入宫腔内,子宫内膜线状强化,呈弧形受压(细箭头)

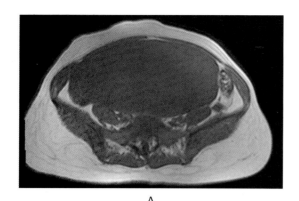

A

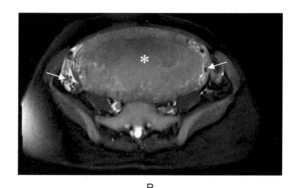

B

图3-1-9　A.子宫黏膜下肌瘤,T₁WI平扫,
自盆腔向腹腔突入的巨大肿块,呈均匀低信号,
边缘清晰

B. T₂WI-fs,子宫腔内肿块(星形标记)以低信号
为主,不均匀,未见明显囊变坏死,周边的子宫肌
层血管丰富,见流空效应(箭头)

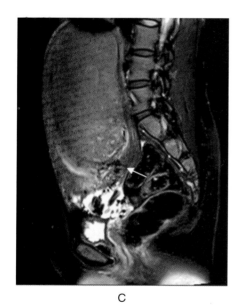

C

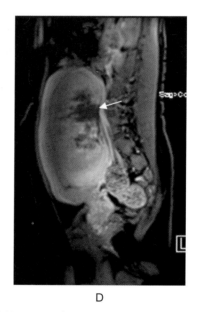

D

C. T₂WI-fs,子宫腔内肿块以低信号为
主,不均匀,周围为子宫肌层,子宫颈部
见较多的流空血管(箭头)

D. T₁WI-fs 矢状位,增强扫描,子宫腔内肿块
明显强化,部分低信号区为退行性变(箭头),
子宫肌层均匀强化

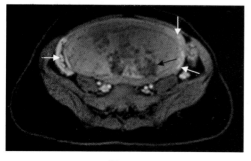

E

E. T₁WI-fs,增强扫描,子宫腔内肿块明显强化,部分低信号
区为退行性变(黑箭头),子宫肌层均匀强化,见粗大血管(白
箭头)。子宫肌层与肿块之间有假包膜环绕

3. 子宫内膜息肉　子宫内膜息肉(polyp of endometrium)是指子宫内膜局部的腺体和间质以及伴随的血管过度生长,突入到子宫腔内形成的一种带蒂的瘤样病变,但不是真正的肿瘤。好发于30岁以上的妇女。它可以长在子宫腔内的任何部位,可以单个生长,也可以多个弥漫生长在整个子宫里面,肉眼观呈粉红、类圆形。临床上表现为无诱因阴道流血,较小的息肉一般无临床症状。

CT、MRI表现:CT或MRI平扫见子宫腔内光滑软组织密度或信号的类圆形肿物,蒂长短不一,长蒂的息肉可突出于宫颈口外。病灶边界清晰,较大息肉使宫腔扩张明显。CT上肿物呈等密度;MRI上 T_1WI 呈等信号, T_2WI 呈稍高–高信号,可低于正常内膜信号(图3–1–10A)。增强扫描宫壁明显强化,息肉可轻度强化或不强化(图3–1–10B),这与息肉内血流丰富程度有关。子宫内膜息肉血供不丰富时CT及MRI的特点是:增强扫描无或轻度强化,此特征性表现与子宫内膜癌、子宫黏膜下肌瘤及子宫内膜增生症增强后轻至中度强化有着明显区别。宫腔内血块也不强化,但血块密度高或 T_1WI 呈高信号,而子宫息肉密度或信号类似软组织,因而不难分辨。病变不大且血供中等至丰富的子宫内膜息肉,则难以与子宫内膜癌、子宫黏膜下小肌瘤及子宫内膜增生症鉴别,最终只能通过刮宫进行病理诊断。

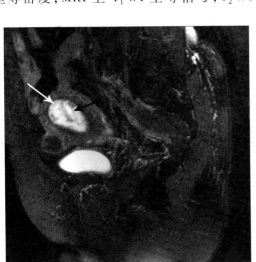

A

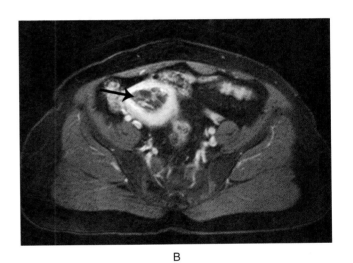

B

图3–1–10　A. 子宫内膜息肉 T_2WI –fs 矢状位,宫腔内息肉呈不均匀高信号(白箭头),部分低于正常内膜信号(黑箭头)

B. 子宫内膜息肉, T_1WI –fs 增强,息肉呈团状或多个结节、肿块状(黑箭头),与肌层比较为轻度强化

4. 子宫内膜增生症　子宫内膜增生症(endometrium hyperplasia)是无排卵性子宫功能性出血,多见于青春期女性,其次为更年期女性。临床表现为经期不正常或不规则子宫出血。主要病理改变为内膜普遍增生、过长。一般有3种类型:单纯型、复合型、不典型,不典型增生过长被认为是癌前病变。有时增生过长的内膜堵塞宫颈,造成子宫腔积液而扩大。

CT、MRI表现:CT平扫表现为子宫腔扩大、低密度(图3–1–11A),其内见结节状增生内膜,密度低于子宫肌层,边缘清楚或不清楚。增强后见子宫腔内膜呈结节状、斑片状、线状强化,与子宫肌层有线状强化高密度分隔(图3–1–11B~D)。MRI于 T_1WI 显示不清,主要在 T_2WI 上表现为子宫内膜弥漫性增厚,呈高信号,边缘规则,与正常子宫黏膜信号一致。增强后子宫腔内膜呈均匀一致的强化,边缘规整(图3-1-12),增厚的子宫内膜则呈斑片状、结节状强化,但仍可见子宫肌层内缘规整(图3-1-

13)。部分病例MRI可见内膜呈多发结节或息肉状突出,边缘不整齐。

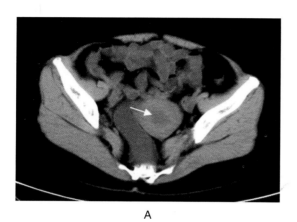

A

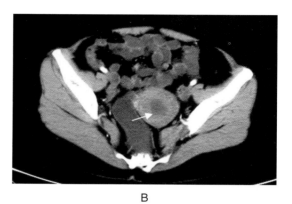

B

图3-1-11　A.子宫内膜增生症,CT平扫,子宫腔扩张,呈低密度区(箭头)

B. CT增强扫描动脉期,子宫肌层均匀强化,增大的子宫腔密度均匀,强化不明显(箭头)

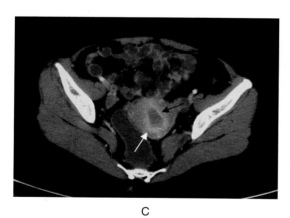

C

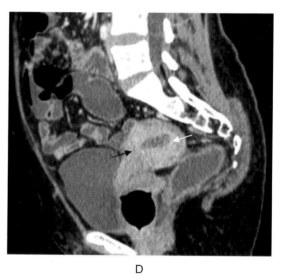

D

C. CT增强扫描静脉期,增大的子宫腔轻度强化、密度均匀,子宫内膜缘厚薄不一,呈结节状强化(白箭头)或线状强化(黑箭头)

D. CT增强扫描静脉期,正中矢状位重建。增大的子宫腔均匀强化(黑箭头),子宫内膜线状强化(白箭头)

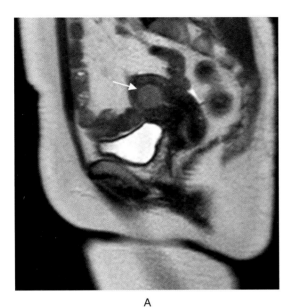

A

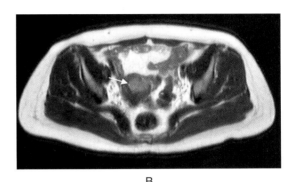

B

图 3 - 1 - 12　A. 52 岁女性,宫腔刮诊为子宫内膜增生症,T$_2$WI 矢状位,子宫内膜增厚,子宫腔扩大,呈均匀高信号(箭头),边缘规整

B. T$_2$WI,子宫内膜增厚,子宫腔扩大,信号均匀(箭头),边缘规整

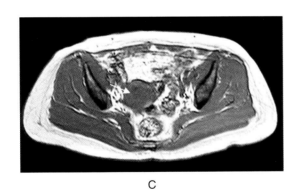

C

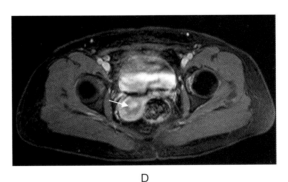

D

C. T$_1$WI,子宫腔扩大,均匀低信号(箭头)

D. T$_1$WI - fs 增强扫描,增厚的内膜明显强化,呈均匀高信号(箭头)

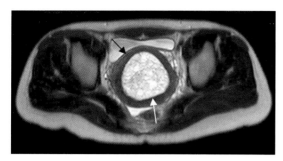

A

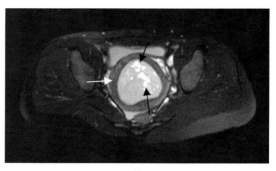

B

图 3 - 1 - 13　A. 25 岁女性，长期月经不规则，近来阴道流血数月，宫腔刮诊为子宫内膜增生症。T₂WI，子宫腔扩大，内充满高信号，边缘规整（白箭头），与子宫肌层（黑箭头）分界清楚

B. T₂WI - fs，子宫腔内充满高信号区，内见斑片状、点状更高信号（黑箭头），边缘规整，与子宫肌层（白箭头）分界清楚

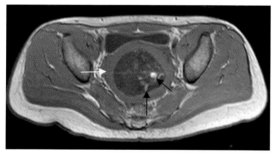

C

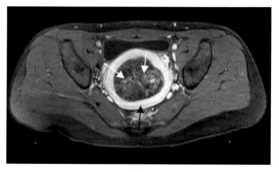

D

C. T₁WI，子宫腔扩大，为低信号，内见斑片状、点状高信号（黑箭头），边缘规整，与子宫肌层（白箭头）分界清楚

D. T₁WI - fs，增强扫描，子宫腔扩大，内见斑片状、点状、细网状强化（白箭头），边缘规整，与子宫肌层（黑箭头）分界清楚

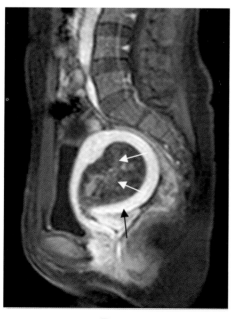

E

E. T₁WI - fs，增强扫描，子宫腔内容物呈片絮状强化（白箭头），与子宫肌层（黑箭头）分界清楚

鉴别诊断:子宫内膜增生症应与子宫内膜癌鉴别。子宫内膜增生症边缘规整,子宫结合带完整,增强多为片状轻度强化,子宫肌层内缘线状强化;而子宫内膜癌边缘不规整、僵硬,侵犯子宫肌层,破坏结合带。当子宫内膜增生症合并宫腔粘连时,与子宫内膜癌侵犯子宫肌层不易鉴别,应作增强扫描进行鉴别。增强后子宫内膜增生症并发宫腔粘连多数呈条片状,强化均匀一致,强化程度与子宫肌层相近;而子宫内膜癌多数呈结节状或弥漫片状强化,子宫结合带被破坏,其强化程度与子宫肌层明显不同。子宫内膜增生症有的呈息肉样增生或不典型增生,影像表现与子宫内膜癌没有明显差异,确诊主要靠病理活检。在鉴别诊断中年龄也为重要的鉴别点。青年女性或更年期妇女,在结合典型影像学表现的前提下,应多考虑子宫内膜增生症。而绝经期妇女,如子宫内膜增厚呈结节状或弥漫片状并破坏子宫结合带,强化程度低于子宫肌层的,多数考虑子宫内膜癌。子宫内膜增生(腺瘤样)应与子宫黏膜下肌瘤鉴别,黏膜下肌瘤一般边缘整齐,呈典型的弧形凸向宫腔内,边缘有内膜包绕,而子宫内膜增生(腺瘤样)边缘不整齐,无包膜。

5. 子宫颈癌侵犯宫体 子宫颈癌(cervical carcinoma)是子宫颈上皮细胞恶变,病理学上分为宫颈原位癌和宫颈浸润癌,组织学类型以鳞状上皮癌(占95%)为主,其次为腺癌,其他还有黏液表皮样癌、小细胞未分化癌、类癌等,腺癌和其他类型共占5%。宫颈浸润癌肉眼观察分为4种类型:外生型、内生型、溃疡型和管壁浸润型。子宫颈癌生长到一定程度时,可因宫颈管堵塞形成宫腔积液,若沿子宫颈内膜向上蔓延,则侵犯子宫腔。子宫颈癌临床表现为阴道排液增多、阴道流血、流脓血性分泌物。

CT、MRI表现:除子宫颈癌本身病变(宫颈增大、形态不规则、强化不明显)外,子宫腔内见结节状病变,增强扫描轻至中度不均匀强化,宫腔积液、扩大。MRI上 T_2WI 表现为宫腔扩大、内膜增厚,呈稍高信号,正常子宫内膜高信号消失,周围结合带模糊,与宫颈基底间的低信号形

成明显反差(图3-1-14A、B)。DWI呈高信号,病灶边界清晰,增强后不均匀轻、中度强化(图3-1-14C)。T_2WI 见受侵的子宫内膜高信号消失变为等信号(图3-1-15)。

鉴别诊断:子宫颈癌侵犯宫体应与子宫内膜癌侵犯子宫颈鉴别。子宫内膜癌可蔓延并侵入子宫颈管内膜或扩展到阴道穹隆。与子宫颈癌侵犯宫体不同,子宫内膜癌主要病变位于子宫体,向下呈结节样侵犯。而宫颈癌首先于子宫颈形成肿块,向上侵犯子宫体下部及内膜,子宫上部肌层及内膜尚存留。如果肿瘤侵犯广泛,子宫颈与子宫体混为一体则难以鉴别。宫颈癌在向上侵犯宫体的同时也向宫颈旁组织侵犯,故宫颈旁侵犯多见于子宫颈癌;而子宫内膜癌侵犯宫颈时子宫颈旁侵犯不明显。良性息肉样增生的子宫内膜则仅局限于宫颈管内口以上,子宫肌层及结合带完好。

(三)少见的子宫腔内病变

1. 子宫腔内脓肿 子宫腔内脓肿(endometrium abscess)是细菌经阴道上行感染引起的急、慢性子宫内膜炎,加上子宫颈堵塞,宫腔内炎性分泌物未能及时排出而形成宫腔积脓。临床上多见于老年女性绝经后,因子宫、卵巢功能减退,阴道自净能力减低所致。典型宫腔积脓有发热、腹痛和阴道流液等表现,实验室检查血白细胞增高。有时临床表现不明显,患者往往因子宫增大压迫周围脏器或触及腹部包块就诊。

CT、MRI表现:CT见子宫增大,子宫壁明显增厚,密度不均,宫腔内积液并见气液平面。增强扫描,内膜异常不均匀强化,周围可见较多蚯蚓状血管丛。MRI上子宫增大,宫腔内见混杂信号,T_1WI 呈等、低信号,T_2WI 呈等、高及低信号(气体信号),见小"气泡征"。增强扫描子宫内膜强化明显,液性部分无强化。本病CT及MRI特征性表现是:子宫腔内出现"气泡征",这是子宫腔内细菌感染所产生的气体,是化脓性炎症的特征表现。

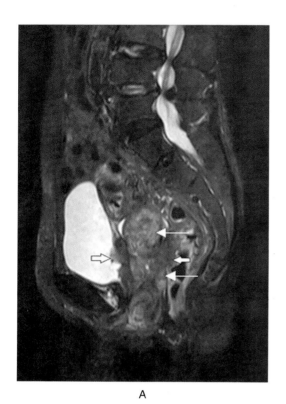

A

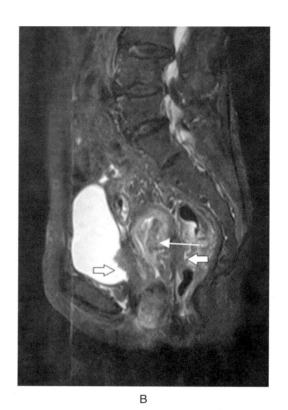

B

图 3 - 1 - 14 A. 宫颈癌侵犯子宫体，T₂WI - fs 矢状位，子宫颈及子宫体内膜增厚呈结节状或肿块状（细箭头），膀胱后壁及直肠前壁被侵犯（粗箭头）

B. T₂WI - fs 矢状位，子宫内膜增厚（细箭头），膀胱后壁及直肠前壁被侵犯（粗箭头）

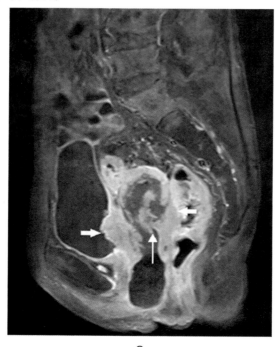

C

C. T₁WI - fs 矢状位，增强扫描，子宫颈癌侵犯子宫体、子宫内膜、膀胱及直肠（箭头），肿块明显强化，子宫内膜增厚不规则强化（细箭头）

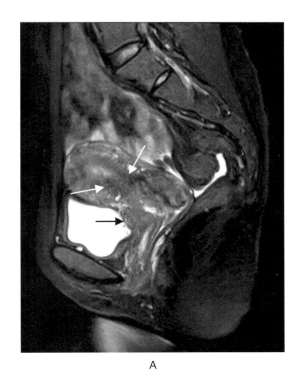

A

图 3 - 1 - 15　A. 子宫颈癌侵犯子宫体内膜,T$_2$WI - fs 矢状位,子宫颈黏膜增厚,信号减低,子宫颈增厚,前壁形成肿块(黑箭头)。子宫内膜受侵、增厚,信号减低(白箭头)

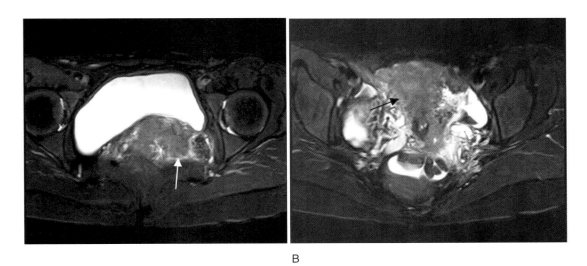

B

B. 同一病例的上一层面,T$_2$WI - fs,子宫颈见肿块(白箭头)。子宫内膜增厚,信号减低,子宫肌层结合带模糊(黑箭头)

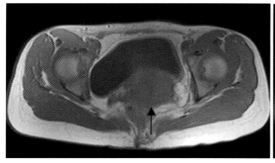
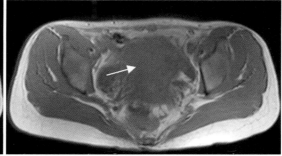

C

C. T₁WI,子宫颈见肿块(黑箭头)。子宫腔正常低信号消失(白箭头)

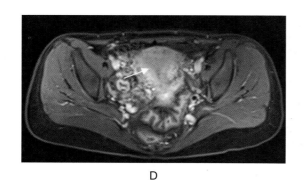

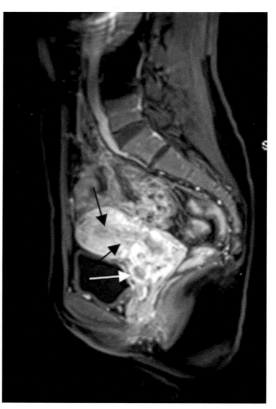

D

D. 增强扫描,T₁WI-fs,子宫内膜与结合带分界不清,强化程度低于周边肌层(箭头)

E

E. T₁WI-fs矢状位增强,子宫颈黏膜增厚,子宫颈增大,前壁形成肿块,呈不均匀强化(白箭头)。子宫内膜受侵、增厚,强化程度减低(黑箭头)

鉴别诊断:子宫腔内脓肿主要与因宫腔口堵塞而产生的单纯性宫腔积液鉴别。上述的"气泡征"就是子宫腔内脓肿与单纯性宫腔积液的重要鉴别点。

2. 良性妊娠滋养细胞疾病(葡萄胎) 良性葡萄胎(简称葡萄胎;hydatidiform mole)来源于胚胎的滋养细胞,由于绒毛水肿增大,形成大小不等的水泡,相连成串,状似葡萄,故称葡萄胎。病变局限于子宫腔内,未侵犯子宫肌层和不转移到其他器官。临床表现:闭经及妊娠反应、阴道流血、腹痛、妊娠高血压综合征症状、贫血和感染。

CT、MRI表现:CT见子宫增大,与孕期子宫大小相等,宫腔内见不均质混杂密度影,增强后宫壁明显均匀强化,子宫壁厚薄一致,宫腔内胎盘绒毛间质因缺乏血供而呈轻度强化,表现为宫腔内"雪花征"或"水泡征"改变,这是间质与绒毛水肿形成的水泡相互衬托的结果。MRI上,T$_1$WI呈混杂等、低信号(图3-1-16A),T$_2$WI呈等、高信号,宫腔有不同程度扩大,宫腔内病灶呈"蜂窝征"、"团块征"或"雪花征"(图3-1-16B、C),增强扫描见宫腔内病灶无或轻度强化,边缘清晰(图3-1-16D~F)。

鉴别诊断:良性葡萄胎应与子宫内膜增生症鉴别。临床上,葡萄胎有停经史,HCG明显增高;而子宫内膜增生症多见于年轻不孕妇女,有长期月经不调、阴道流血病史。影像学上,葡萄胎宫腔内见"雪花征"或"水泡征"、"蜂窝征"或"团块征"等CT或MRI表现。良性葡萄胎也要与宫腔脓肿鉴别。宫腔脓肿多见于老年女性,脓肿内见"气泡征"。良性葡萄胎还要与恶性或侵袭性葡萄胎鉴别。良性葡萄胎主要位于宫腔内,子宫肌层、结合带完整,边缘清楚,增强后结合带呈线状强化(图3-1-17)。恶性或侵袭性葡萄胎则子宫结合带中断、受侵。

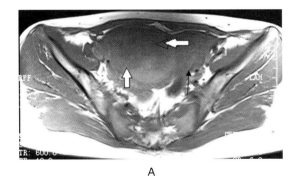

A

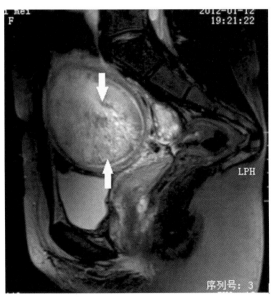

B

图3-1-16　A. 良性葡萄胎、双子宫畸形,T$_1$WI,子宫体增大,宫腔扩张,充满信号不均匀高低混杂信号(粗箭头),同时见扩大的子宫左侧有另一子宫(黑箭头)　B. T$_2$WI-fs矢状位,宫腔扩大,内呈混杂高信号及"雪花征"(箭头)

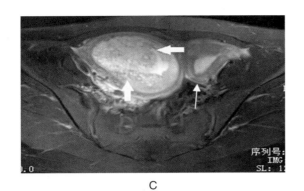

C

C. T₂WI-fs轴位，宫腔扩大，内呈混杂高信号及"雪花征"（粗箭头），其左侧另一子宫及子宫腔显示清楚（细箭头）

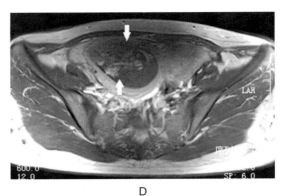

D

D. T₁WI增强，子宫体增大，子宫肌层变薄，均匀强化，宫腔扩张，其内容物呈"片絮状"和"雪花状"强化（箭头）

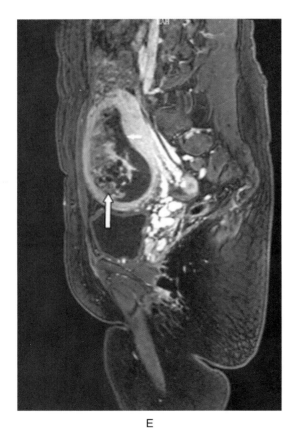

E

E. T₁WI-fs矢状位增强，子宫体增大，子宫肌层变薄，均匀强化，宫腔扩张，其内容物呈"片絮状"和"雪花状"强化（箭头）

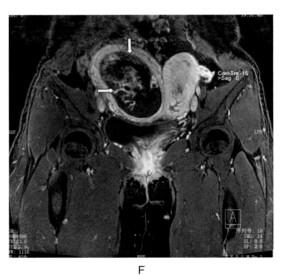

F

F. T₁WI冠状位增强，子宫体增大，子宫肌层变薄，均匀强化，宫腔扩张，其内容物呈"片絮状"和"雪花状"强化（箭头）

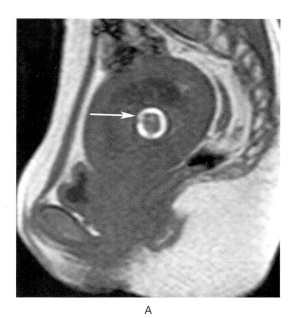

A

图 3-1-17　A. 葡萄胎，T₁WI 矢状位，子宫增大，子宫腔扩张，中部见环状高信号出血（箭头）

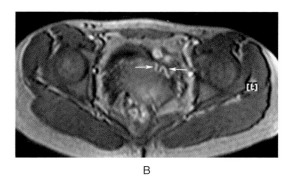

B

B. T₁WI 增强扫描，子宫增大，见子宫供血动脉明显增粗（箭头）

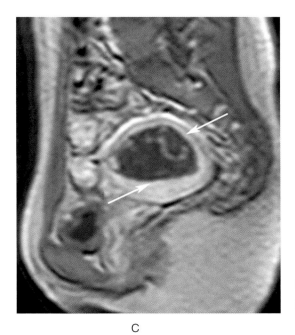

C

C. T₁WI 矢状位增强，子宫增大，宫腔扩张，内见"片絮状"强化，子宫结合带完整，线状强化（箭头）

3. 恶性滋养细胞肿瘤（恶性葡萄胎、绒毛膜癌）　侵蚀性葡萄胎或恶性葡萄胎、绒毛膜癌（invasion hydatidiform mole，malign hydatidiform mole，choriocarcinoma）系滋养细胞发生的恶性肿瘤，由高度增生异型性明显的滋养层细胞构成，排列成片块状，有较强的局部浸润、破坏能力，较早侵犯子宫肌层，并侵入血管发生转移。本病多数在葡萄胎清除后 6 个月内发生。临床表现为停经后发生阴道流血、腹痛。最常见的是肺转移,出现咳嗽、胸痛,血清 HCG 异常增高。

CT、MRI 表现:CT 见子宫增大,子宫肌层不规则增厚且厚薄不均,宫腔内多发大小不等的低密度"囊泡影"及等密度软组织影,出血则可见不规则高密度区。增强扫描显示囊壁及宫腔内病变呈斑片状强化。MRI 平扫子宫增大,较小的病灶呈结节状,较早侵犯子宫肌层,故病灶可位于子宫肌层内,T_1WI 呈混合信号或高信号(出血),T_2WI 呈不均匀高信号,内可有小囊,增强扫描病灶轻度强化,边缘不规则,与周围肌层分界不清(图 3 - 1 - 18A ~ E),小的病变也可出现肺转移(图 3 - 1 - 18F)。病变较大时,子宫腔形态不规则,宫腔明显扩大变形,内充满长 T_1、长 T_2 信号,宫腔内病灶夹杂短 T_1 斑点、小片状出血信号灶。局部子宫肌层可见大量血管流空信号。同时有子宫肌层受侵犯,表现为子宫结合带中断、模糊不清或消失,子宫肌层断裂内见囊状长 T_1、长 T_2 信号灶或等信号结节。增强后宫腔内病变呈斑片状、网格状中度强化,邻近的肌层组织明显强化,形状呈环形或条片状(图 3 - 1 - 19,图 3 - 1 - 20)。

鉴别诊断:恶性葡萄胎主要与良性葡萄胎鉴别。两者的区别在于,恶性葡萄胎与子宫肌层分界不清,侵入子宫肌层内。良性葡萄胎与宫壁分界清晰,病变局限于宫腔内,对宫壁肌层未造成侵犯。因而只要观察子宫内壁肌层是否完整,就可以准确作出良、恶性葡萄胎的鉴别诊断。若出现肺部或其他脏器转移,更可明确恶性葡萄胎的诊断。恶性葡萄胎还要与子宫内膜增生症鉴别,根据典型的临床病史和 HCG 增高可鉴别。

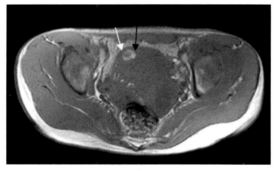
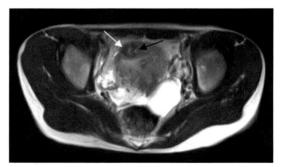

A

B

图 3 - 1 - 18　A. 恶性葡萄胎并出血,T_1WI,子宫底肌层内见结节病变(白箭头),周边高信号、中间等信号,病变左缘见片状更高信号(黑箭头)

B. T_2WI,子宫底肌层内病变周边低信号、中间高信号(白箭头),病变左缘见片状高信号(黑箭头)

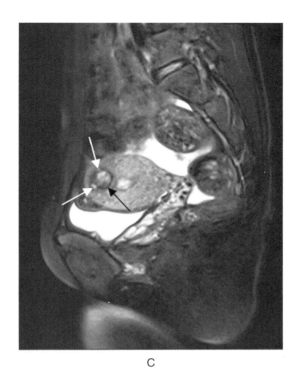

C

C. T₂WI－fs 矢状位,子宫底肌层内病变周边为低信号(黑箭头),中部为高信号,前上、下方各有点状高信号(白箭头)

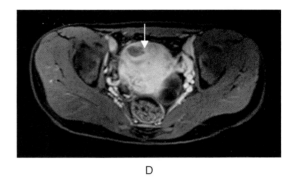

D

D. T₁WI－fs,增强扫描子宫底病灶轻度强化,中心的小囊及左侧小出血灶未强化(箭头)

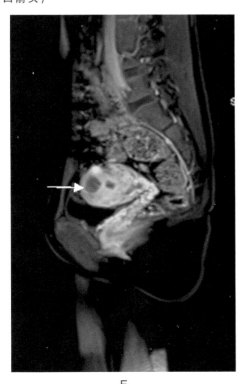

E

E. T₁WI－fs,增强扫描子宫底病灶轻度强化,边缘不清楚(箭头)

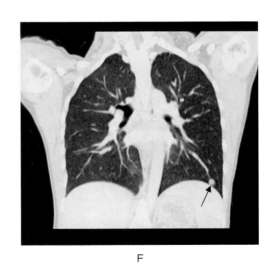

F

F. 左下肺见转移灶(箭头)

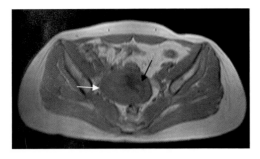

A

图3-1-19 A. 恶性葡萄胎,T₁WI,子宫增大,子宫腔扩张,内见不规则低信号区和条状等信号区(黑箭头),子宫右侧壁增厚(白箭头)

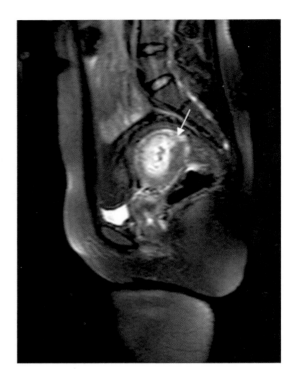

B

B. T₂WI-fs 矢状位,子宫腔扩大,内见不均匀高信号,子宫肌层受侵犯(箭头)

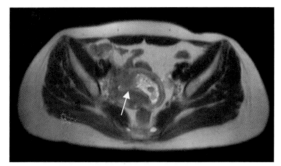

C

C. T₂WI,子宫腔扩大,内见不均匀高信号,子宫肌层受侵犯(箭头)

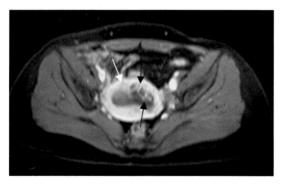

D

D. T₁WI-fs,增强扫描,子宫腔内呈"片絮状"、"网状"强化(黑箭头),子宫肌层受侵犯(白箭头)

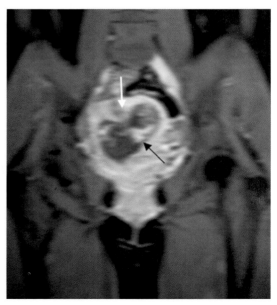

E

E. T₁WI-fs 冠状位,增强扫描,子宫腔内呈"片絮状"、"网状"强化(黑箭头),子宫肌层受侵犯(白箭头)

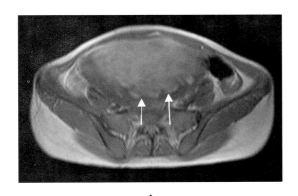

A

图 3 - 1 - 20　A. 绒毛膜上皮癌, T_1WI, 子宫腔内巨大高信号, 边缘不规则, 子宫肌层受侵犯(箭头)

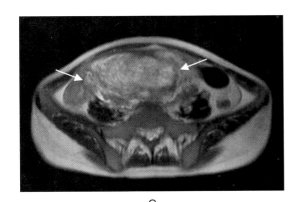

C

C. T_2WI, 子宫内巨大肿块, 内见混杂高、低信号, 子宫肌层破坏(箭头)

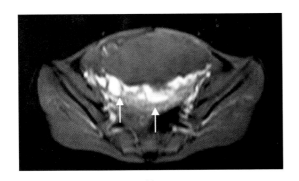

D

D. T_1WI - fs, 增强扫描, 子宫内肿块轻度强化, 子宫后壁明显强化, 见粗大的血管强化(箭头)

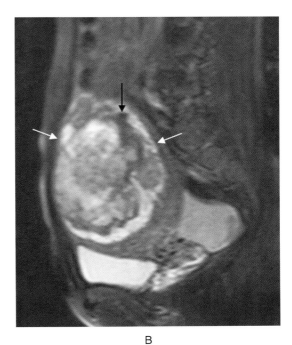

B

B. T_2WI - fs 矢状位, 子宫内巨大肿块, 内见混杂高、低信号, 子宫肌层破坏(白箭头), 见流空血管(黑箭头)

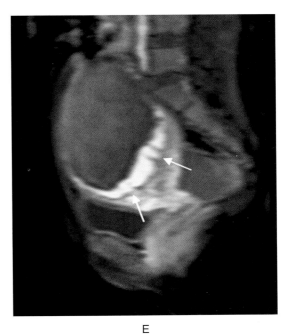

E

E. T_1WI - fs 矢状位, 增强扫描, 子宫内肿块轻度强化, 子宫后下壁明显强化, 见粗大的血管强化(箭头)

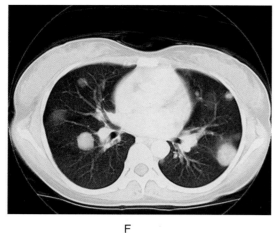

F

F. 肺部见多发性转移灶

4. 胎死宫内　妊娠 20 周以后,胎死宫内(fetus death in uterus)称死胎(death fetus)。缺氧可能是造成死胎常见的原因。临床表现:孕妇自觉胎动消失,腹部不再继续增大,乳房松软变小;腹部检查发现宫底高度小于停经月份,无胎动及胎心音。

CT、MRI 表现:若胎儿死亡过久,X 线照片可显示颅骨重叠、颅板塌陷、颅内结构不清,胎儿轮廓不清。CT 见胎儿颅骨重叠,颅骨塌陷。MRI 上,T₂WI 见全身皮肤呈高信号,腹部膨胀明显,全身水肿,颅骨塌陷,骨骼重叠。本病早期可表现为胎盘出现多发散在短 T1、短 T2 信号出血灶,胎儿形态尚可(图 3 - 1 - 21)。

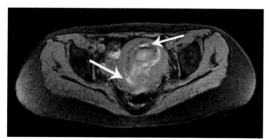

图 3 - 1 - 21　死胎,MRI,T₁WI - fs 横断位,胎盘出现短 T₁ 信号出血灶(箭头)

5. 妊娠初期　早期妊娠(inchoate gestation)的第一个表现是停经,停经是女性妊娠最早和最重要的症状。生育年龄女性平时月经周期规则,一旦月经过期 10d 或以上,应疑为妊娠。若停经已达 8 周,妊娠的可能性更大。可以通过检测血、尿 HCG 水平或通过 B 超检查来确定是否妊娠。CT 也可以确定女性是否妊娠,但因 X 线对胎儿损害较大,尤其是在妊娠初期,所以禁止针对胎儿行 CT 检查。只有在患者妊娠合并其他疾病且自愿放弃妊娠的情况下,CT 才作为鉴别诊断的一种手段。妊娠初期 CT 主要表现为子宫增大,宫腔内见椭圆形囊状结构,边缘清楚,囊性部分 CT 值均为水样密度(8 ~ 24 Hu),实性部分密度均匀,呈软组织密度影,呈半圆形改变。增强扫描囊壁线状强化,囊内无强化。MRI 表现为子宫增大,宫腔内见囊状长 T₁、T₂信号即孕囊结构,代表胚胎的羊膜囊,孕囊边界清,增强后孕囊边缘强化,呈线状,一侧较厚为胎盘部位(图 3 - 1 - 22)。

鉴别诊断:早孕孕囊边缘清晰,内为液体密度/信号,一般位于子宫底部,增强囊内不强化,其边缘一侧强化、较厚为胎盘附着处。临床表现有早孕反应、停经史,HCG 阳性。而葡萄胎或恶性葡萄胎子宫腔内见片絮状结构,少见完整囊性结构。

(熊巨新)

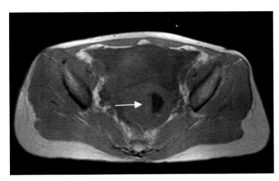

A

图3-1-22 A. 早孕，T₁WI，子宫腔内见低信号孕囊，边缘清晰，右侧平直为胎盘附着处（箭头）

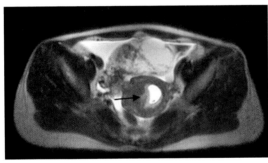

B

B. T₂WI，子宫腔内见高信号孕囊，边缘清晰，右侧平直为胎盘附着处（箭头）

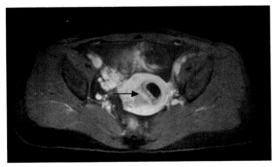

C

C. T₁WI-fs，增强扫描，子宫腔内见高信号孕囊，边缘清晰，右侧较厚处为胎盘附着处（箭头）

二、子宫壁间病变

子宫壁间病变指来源于子宫肌层或主要位于子宫肌层的病变，按其形态、范围分类，可分为子宫壁间局限性病变和子宫壁间弥漫性病变。

（一）子宫壁间病变的定位征象

CT、MRI上子宫壁间病变的定位征象是：子宫壁间局限性病变，主要局限于子宫肌层内，体积较小者子宫肌层无明显外形改变；体积大者可向子宫腔或子宫表面突出，突出处有子宫肌层环绕，并以钝角与子宫壁相交，子宫腔变窄、移位。子宫壁间弥漫性病变，主要累及子宫肌层全部或大部分，密度/信号异常，伴子宫体积增大，子宫壁弥漫性均匀增厚。

（二）子宫壁间局部实性病变

1. 常见的子宫壁间局部实性病变

（1）子宫壁间平滑肌瘤：子宫平滑肌瘤（leiomyomas of uterus）为子宫常见的良性肿瘤，分为肌壁间型、黏膜下型、浆膜下型。主要由平滑肌细胞组成。子宫壁间平滑肌瘤（leiomyomas of uterus between muscles）CT、MRI表现上具有一定特征性。

CT、MRI表现：较小的壁间肌瘤可单发或多发，位于子宫肌层内的局限性等密度/等T₁短T₂信号病变，边缘清楚，增强后明显、均匀强化，子宫无变形，病变以外的肌层组织密度信号正常（图3-1-23A～D，图3-1-23E～I）。较大的壁间肌瘤引起子宫局限性隆起，外形轮廓可呈波浪状，宫腔移位，肌瘤境界清楚，常有假包膜。CT平扫呈等密度，增强时与子宫肌层强化可不一致，明显强化，边界清楚，无变性时均匀强化（图3-1-24），有变性则不均匀强化。MRI在T₂WI边界清，瘤内信号稍低于子宫肌层（图3-1-25），有变性时则T₂WI信号不均匀增高，增强不均匀强化。MRI的软组织对比度高，具有较高的诊断敏感性和定位准确性，因此在判断肿瘤组织是否变性方面优于CT检查。

鉴别诊断：子宫壁间肌瘤主要与局限型子宫腺肌症、子宫平滑肌肉瘤等鉴别。子宫壁间肌瘤与周围分界清楚，多有假包膜，一般呈均匀或不均匀明显强化；局限型子宫腺肌症边界不清，无假包膜，T₂WI信号呈结节状增高，强化不明显或边缘环形强化，临床上有继发性进行性痛经病史。子宫平滑肌肉瘤由于生长迅速，常

出现坏死液化,内见不规则近似液体密度/长

T₁、长 T₂信号,周边肿瘤部分明显强化。

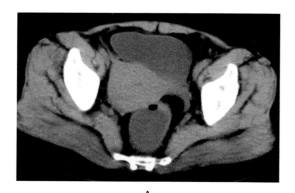

A

图 3 - 1 - 23   A. 子宫壁间小肌瘤,CT 平扫病变
显示欠佳

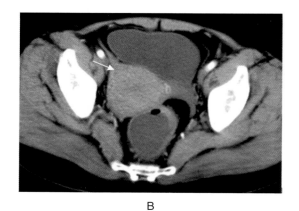

B

B. CT 增强扫描动脉期,肌瘤见强化,与子宫肌层
相仿(箭头),子宫形态正常

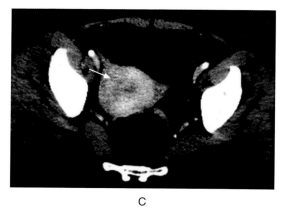

C

C. CT 增强扫描静脉期,肌瘤见强化,边缘清楚,
见"假包膜"(箭头)

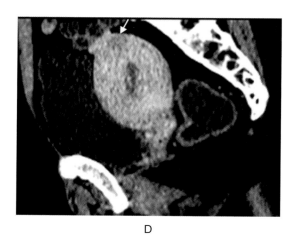

D

D. 子宫壁间肌瘤(箭头),增强后矢状位重建,密
度低于子宫肌层

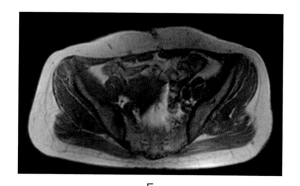

E

E. T₁WI,子宫壁间小肌瘤显示不清,子宫无变形

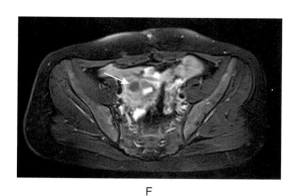

F

F. T₂WI - fs,子宫壁间肌瘤(箭头),呈低信号,边
缘清楚

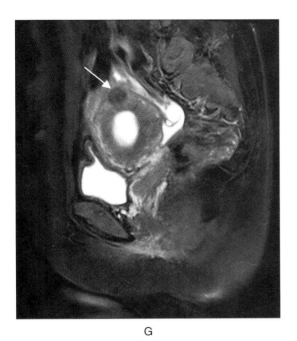

G

G. T₂WI－fs 矢状位,子宫壁间肌瘤(箭头),呈低信号,边缘清楚

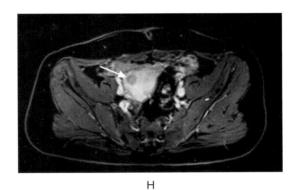

H

H. T₁WI－fs 增强,子宫壁间肌瘤(箭头),中度强化,边缘清楚

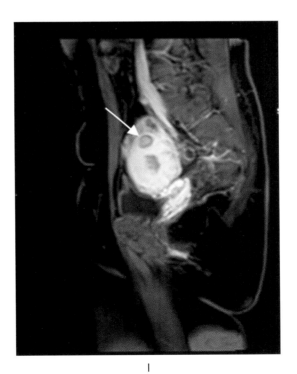

I

I. T₁WI－fs 增强矢状位,子宫壁间肌瘤(箭头),中度强化,边缘清楚

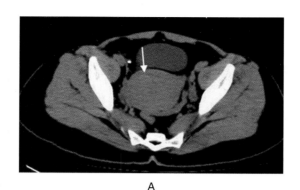

A

图 3 - 1 - 24   A. 子宫壁间肌瘤，CT 平扫呈等密度，子宫增大变形，仅见前壁弧形低密度"假包膜"（箭头）

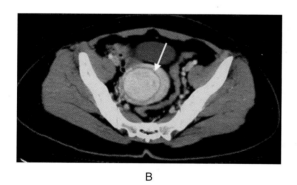

B

B. CT 增强扫描明显强化，呈均匀高密度，"假包膜"呈环形线状低密度（箭头）

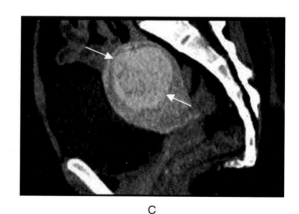

C

C. CT 增强扫描矢状位重建，子宫肌层内见边界清楚强化肿块（箭头），子宫增大

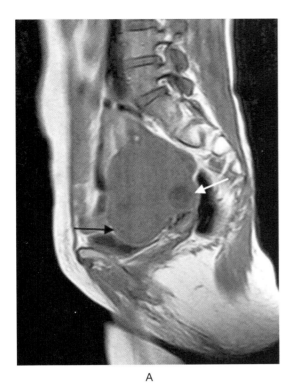

A

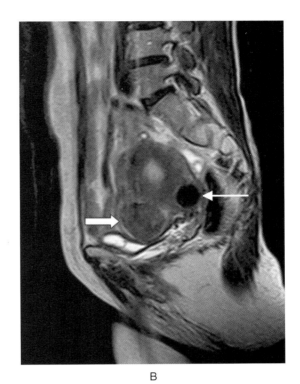

B

图3-1-25 A.子宫多发壁间肌瘤,子宫增大,
T₁WI矢状位,表面不规则,边缘呈分叶状,前壁结节
呈等信号(黑箭头),后壁见低信号结节(白箭头)

B.T₂WI矢状位,子宫表面不规则,边缘呈分叶
状,前壁结节呈较低信号(粗箭头),后壁见低信
号结节(细箭头)

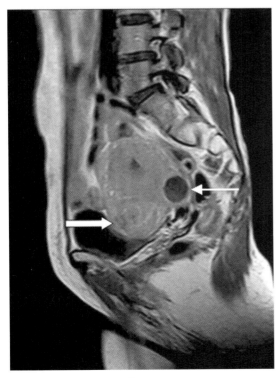

C

C.T₁WI矢状位增强,子宫表面不规则,边缘呈分叶状,前
壁结节呈较明显强化(粗箭头),后壁结节边缘强化,内部
轻度强化(细箭头)

（2）局限型子宫腺肌症

局限型子宫腺肌症（adenomyosis of uterus），又称子宫腺肌瘤（adenomyoma of uterus），异位内膜仅侵及某部分肌壁，导致内膜呈局限性结节或团块增生和纤维组织增生。病理上为异位的子宫内膜与纤维结缔组织，急性、亚急性、慢性出血灶。出现继发性进行性加重的痛经是本病的主要症状。

CT、MRI表现：CT平扫子宫肌层局限性增厚，呈边界不清的结节状或团块状低密度，增强扫描病变强化程度低于子宫肌层，边缘不清楚，内见斑点状强化灶，宫腔受压移位不明显，无"假包膜"。MRI于T_2WI显示位于子宫肌层边界不清的结节状低信号，局部结合带与之分界不清，内可见散在斑点状的高信号，其信号强度与子宫内膜相仿，增强后亦与子宫内膜强化相仿（图3-1-26）。病变较大时子宫壁局限性增厚明显，子宫增大变形，但宫腔受压移位不明显或仅轻度受压（图3-1-27）。病灶信号在不同月经周期可有不同，月经后有时病灶内可见T_1WI、T_2WI及反转恢复脂肪抑制序列均呈高信号的斑点状影，为亚急性出血灶；T_1WI增强扫描其强化程度与结合带相仿，强化一般较均匀（图3-1-28）。

鉴别诊断：局限型子宫腺肌症主要与子宫壁间肌瘤鉴别。子宫腺肌症临床上有进行性加重的痛经史，病变边界不清，无包膜，T_2WI常见斑点状高信号异位的内膜，月经前后病灶信号可有不同，呈结节状、斑片状强化，病变较大时宫腔受压移位不明显；子宫壁间肌瘤边界清楚，常有假包膜，密度/信号类似肌肉组织，一般强化较均匀、明显，病变较大时宫腔受压移位较明显。近年研究发现子宫腺肌症患者血清CA125水平明显高于单纯子宫肌瘤患者，以CA125 >

35 U/mL为阈值，其敏感性和特异性均 > 85%，且CA125在监测疗效上有一定价值。

2. 少见的子宫壁间局部实性病变

（1）子宫平滑肌肉瘤：子宫平滑肌肉瘤（leiomyosarcoma of uterus）较为罕见，好发于更年期及绝经后的妇女，一般无特殊症状，有症状时多表现为阴道异常出血，可伴下腹疼痛。子宫平滑肌肉瘤可原发于子宫平滑肌，也可由平滑肌瘤恶变而来，两者从临床上和病理上很难区分，肌瘤恶变常自瘤核中心部分开始，向周围扩展直到整个肌瘤发展为肉瘤。平滑肌肉瘤最常发生坏死，以凝固性坏死为主，其特征为坏死灶与周围组织的转变突然，其间无肉芽组织或透明变性的结缔组织为中间带。有学者认为肿瘤组织坏死是病理诊断平滑肌肉瘤不可缺少的一个指标，这一病理特点也是影像学改变的基础。

CT、MRI表现：肿瘤较小时，可表现为子宫肌层局限性实性病变，酷似子宫壁间肌瘤（图3-1-29），可有假包膜，密度或信号不均匀，增强后肿瘤强化，密度或信号也不均匀。肿瘤若发生坏死囊变，坏死区与周围分界截然、边缘不规则，增强后更明显（图3-1-30）。

鉴别诊断：子宫平滑肌肉瘤需与子宫肌瘤鉴别，若肿瘤边界较清或有假包膜，且坏死不明显时，则与肌瘤难以鉴别。若肿瘤边界不清或坏死较明显且坏死区与周围有截然分界，应考虑本病可能，确诊需病理学检查。子宫平滑肌肉瘤有时需与局限型子宫腺肌症鉴别。子宫平滑肌肉瘤多有明显强化，坏死较明显，而子宫腺肌症CT增强扫描于低密度中有散在点状高密度，MRI上T_2WI见低信号内有散在点状高信号，强化程度与结合带大致相仿，对鉴别有一定作用。

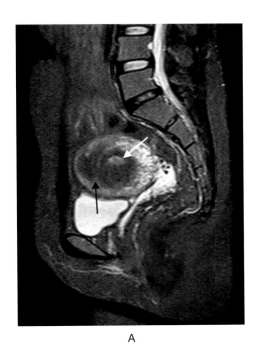

A

图 3 - 1 - 26　A. 局限性子宫腺肌症，T₂WI – fs 矢状位，子宫前壁局限性低信号，边缘不清楚，子宫结合带消失（黑箭头），宫腔无受压移位（白箭头）

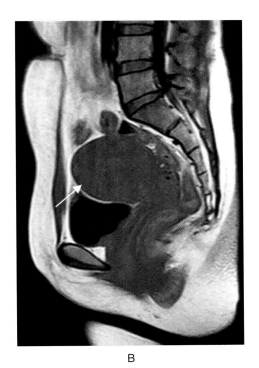

B

B. T₁WI 矢状位，子宫前壁病灶呈等信号（箭头）

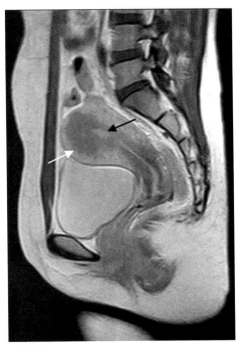

C

C. T₁WI 增强矢状位，病变强化程度低于子宫肌层，边缘不清楚（白箭头），与邻近结合带分界不清，宫腔无受压移位（黑箭头）

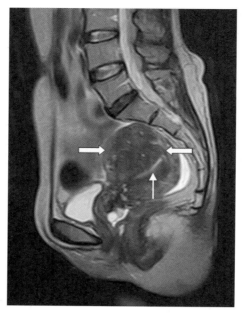

A

图 3-1-27　A. 子宫腺肌瘤,子宫前壁明显增厚,T₂WI 见低信号结节(粗箭头),部分边界不清,内见多发性高信号点状结节,病变较大,宫腔仅轻度受压移位(细箭头)

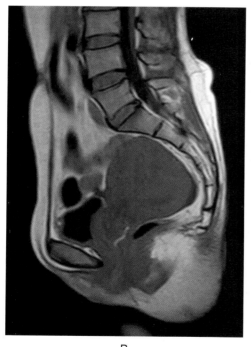

B

B. T₁WI 矢状位,子宫前壁病变信号不均匀,内见高、低不等之信号

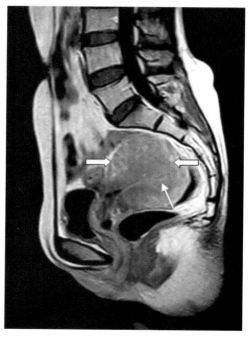

C

C. T₁WI 增强矢状位,子宫前壁病变不均匀强化,内见点状高信号,病变较大,宫腔仅轻度受压移位(细箭头),子宫腺肌瘤病变边缘不清(粗箭头)

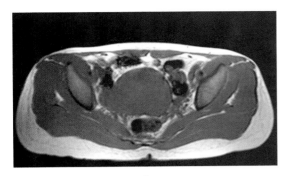

A

图 3 - 1 - 28　A. 子宫局限性腺肌瘤,T₁WI,
子宫体积增大,病变显示不清楚

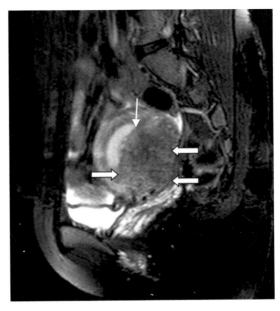

B

B. T₂WI - fs 矢状位,子宫后壁不均匀信号病变
(粗箭头),以低信号为主,内见点状高信号,结
合带消失,边界不清,病变虽较大但宫腔后壁保
持原状,无受压凹陷(细箭头)

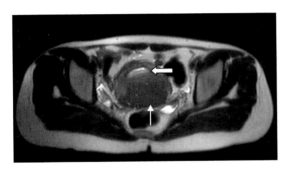

C

C. T₂WI,子宫后壁病变边缘不清楚(细箭头)。
宫腔后壁保持原状,无受压凹陷(粗箭头)

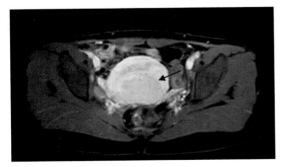

D

D. T₁WI - fs 增强,子宫后壁病变强化,强化边
缘部分不清楚、部分清楚(箭头)

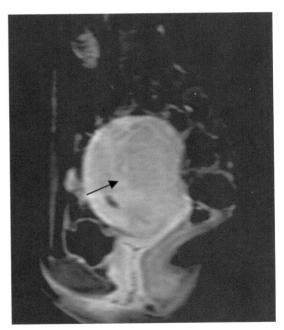

E

E. T₁WI - fs 增强,内见点状或小结节强化(箭头)

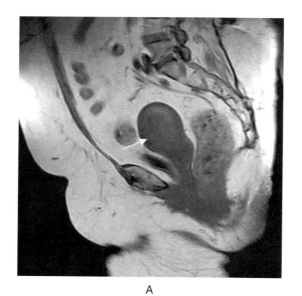

A

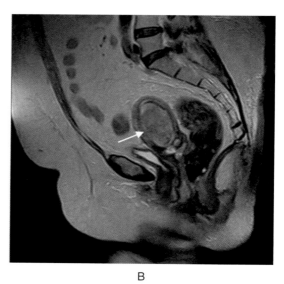

B

图3－1－29　A. 子宫平滑肌肉瘤，T₁WI 矢状位，呈等、低信号（箭头）

B. T₂WI 矢状位，肿瘤呈不均匀高信号，边界清楚（箭头）

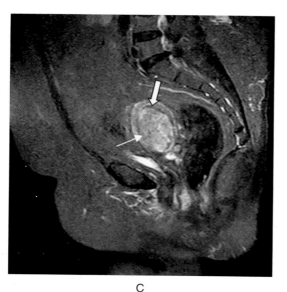

C

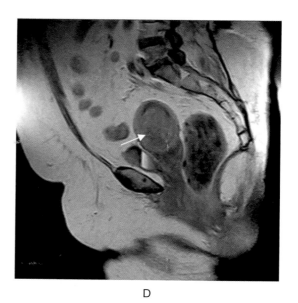

D

C. T₂WI－fs 矢状位，肿瘤信号高于子宫肌层（细箭头），信号欠均匀，有假包膜（粗箭头）

D. T₁WI 增强矢状位，肿瘤强化欠均匀，强化程度与子宫肌层相仿（箭头）

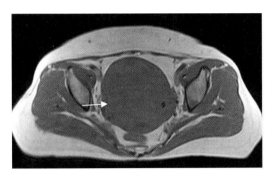

A

图3-1-30　A. 子宫平滑肌肉瘤，T₁WI 子宫不规则增大（箭头），呈等信号，中间似有稍低信号

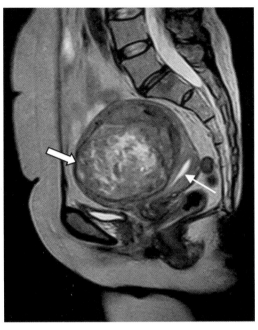

B

B. T₂WI 子宫前壁见不均匀高信号肿块，边界清楚，有假包膜（粗箭头），子宫腔及子宫内膜受压后移（细箭头）

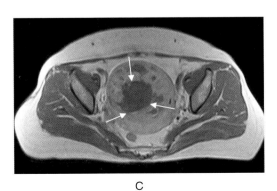

C

C. T₁WI 增强扫描，肿瘤明显强化，边缘不规则，坏死区无强化，与周围组织分界截然（箭头）

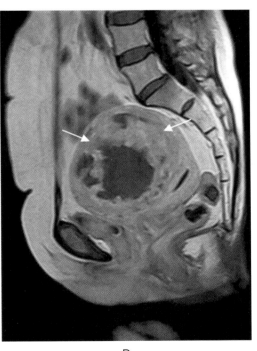

D

D. T₁WI 矢状位增强扫描，肿块明显强化，与子宫肌层相仿（箭头），内见大片不规则坏死，坏死区与周围组织分界截然

（2）子宫淋巴瘤：原发于子宫的淋巴瘤（malignant lymphoma of uterus）十分罕见，绝大多数为非霍奇金淋巴瘤，可仅发生于子宫，也可是全身淋巴瘤的一部分。临床主要表现为乏力、消瘦、低热。肿瘤体积较大可触及下腹部包块，浅表淋巴结可肿大。

CT、MRI表现：子宫肌层内单发或多发性结节，结节以实性为主，可见子宫增大、变形，很少发生囊变，发生囊变多为小局灶性。CT上密度低于子宫肌层，边缘欠清楚，增强轻度强化。MRI病变显示较CT清楚，呈稍长 T_1、T_2 实性信号区，边缘可规则或不规则，如发生囊变见小灶状长 T_1、T_2 信号区，DWI序列病灶呈高信号，与周围肌层明显不同。肿瘤增强扫描轻、中度强化，可侵犯子宫腔，也可伴有盆腔淋巴结肿大

（图3-1-31）。

鉴别诊断：局限于肌层的淋巴瘤应与退变性子宫肌瘤鉴别。子宫淋巴瘤实质部分密度/信号均匀一致，呈稍长 T_1、T_2 信号，囊变坏死少见，可伴有盆腔内淋巴结肿大和盆腔邻近骨质破坏。退变性子宫肌瘤MRI上呈等 T_1、稍短 T_2 信号，较接近平滑肌组织信号，子宫内膜完整，一般无淋巴结肿大与盆腔骨质破坏。

（3）子宫转移瘤：子宫转移瘤（metastasis of uterus）较少见，CT、MRI表现无特征性，可发生在子宫肌层、子宫内膜、子宫外膜及周围。单纯侵犯肌层时表现为类圆形结节，与变性的子宫肌瘤无法鉴别，确诊需病理学检查。子宫转移瘤多有明确原发恶性肿瘤病史。

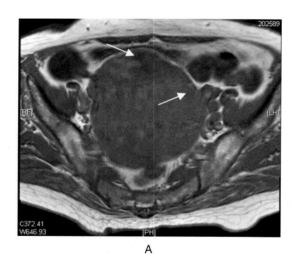

A

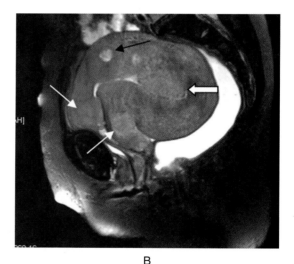

B

图3-1-31 A. 局限性子宫淋巴瘤，T_1WI轴位平扫，子宫体积增大，子宫肌层内见局限性稍低信号病变（箭头）

B. T_2WI-fs矢状位，子宫体积明显增大，子宫腔内见实质性肿块（粗箭头），子宫颈和子宫体见多发性稍高信号结节（白箭头），部分结节囊变，呈局灶性高信号（黑箭头）

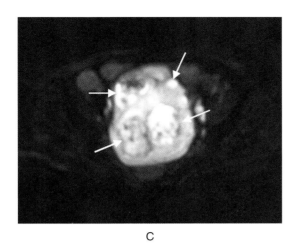

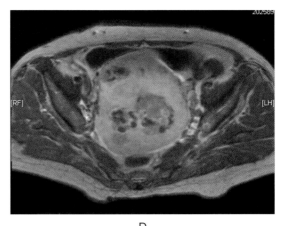

C. DWI(b=800 s/mm^2),子宫内淋巴瘤结节呈多发性明显高信号(箭头)

D. T$_1$WI轴位增强,子宫内病变轻度强化,强化程度低于子宫肌层,囊变部分未见强化

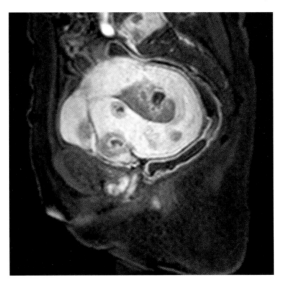

E

E. T$_1$WI矢状增强,子宫内多发性病变轻度强化,子宫肌层明显强化

(三)子宫弥漫性实性增大

1. 常见的子宫弥漫性实性增大

(1)弥漫型子宫腺肌症:弥漫型子宫腺肌症(adenomyosis of uterus)为异位的子宫内膜侵入整个子宫的肌壁内,在不同部位其侵入范围和深浅可不同;临床上多有继发性进行性痛经,部分患者可有月经过多症状。

CT、MRI表现:CT见子宫弥漫性均匀性增大,宫腔无明显变形或移位(图3-1-32)。MRI上T$_2$WI显示结合带均匀或不均匀弥漫性增厚,边界不清,异位于肌壁内的子宫内膜呈斑点状高信号,其信号强度与子宫内膜相仿,增强扫描后强化程度也与子宫内膜相仿。弥漫的腺肌增生还表现为多个大小不等的、高信号环绕的稍低信号结节(图3-1-33)。月经前后CT、MRI上的病灶信号可有所不同。

鉴别诊断:弥漫型子宫腺肌症要与子宫多发性肌瘤鉴别。弥漫型子宫腺肌症的子宫呈弥漫均匀性增大,病变无边界,虽有多个大小不等的结节状病变,但子宫内膜显示清楚、宫腔无变形移位等是弥漫型子宫腺肌症与子宫多发性肌瘤的鉴别点。子宫内膜癌侵犯肌层也可表现为子宫弥漫性实性增大,但子宫内膜癌的子宫内膜及结合带破坏消失,宫腔变形。子宫平滑肌肉瘤常见范围较大的液化坏死,是与弥漫型子宫腺肌症的重要鉴别点。子宫淋巴瘤以其密度或信号均匀,增强后轻度均匀强化,可与弥漫型子宫腺肌症鉴别。

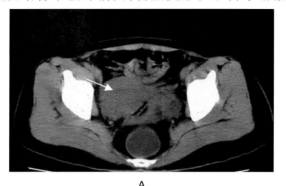

A

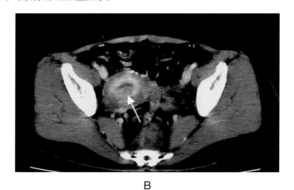

B

图3-1-32 A. 弥漫型子宫腺肌症 CT 平扫,子宫增大、肌层增厚,宫腔位于子宫中央(箭头)

B. CT 增强扫描,静脉期,子宫肌层不均匀强化,子宫结合带不完整(箭头),部分为低密度

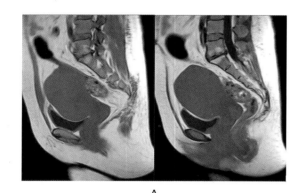

A

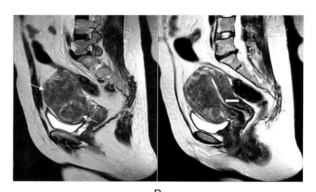

B

图3-1-33 A. 弥漫型子宫性腺肌症,T_1WI 矢状位,子宫弥漫性增大,呈等信号,内见少许略高信号斑点

B. T_2WI 矢状位,结合带增厚信号不均匀,边界不清,肌层内见散在斑点状高信号,宫腔无变形移位(粗箭头),病变以子宫前壁明显,前壁见多个高信号环绕的、大小不一的稍低信号结节(箭头)及散在斑点状高信号

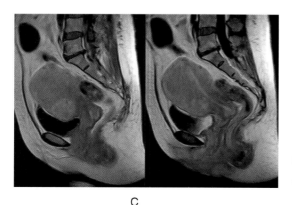

C

C. T_1WI 矢状位增强,增厚子宫肌层不均匀明显强化,边界不清

（2）子宫内膜癌：Ⅲ期或Ⅳ期子宫内膜癌（carcinoma of the endometrium）向周围浸润性生长，侵犯子宫大部分或全部，引起子宫弥漫性实性增大。CT、MRI表现：子宫弥漫性增大，密度/信号不均，呈混杂密度/信号，形态也不规则，子宫壁各层结构分界不清，子宫腔消失（MRI T₂WI也不能观察到子宫腔）。增强后弥漫性增大的子宫不均匀强化，密度很不均匀，囊变坏死较多（图3-1-34）。

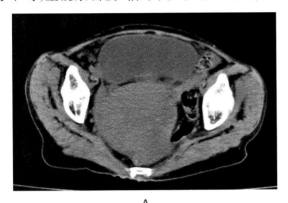

A

图3-1-34　A.Ⅲ期子宫内膜癌，CT平扫，子宫不规则增大，呈等密度

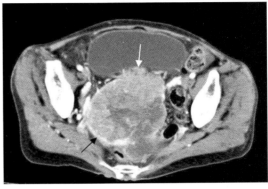

B

B.CT增强扫描，子宫正常结构消失，边界不清，明显不均匀强化，内见不规则片状低密度区，肿瘤突破浆膜层，向子宫周围侵犯（白箭头），部分周围区域残留少许子宫肌层组织，明显强化（黑箭头）

鉴别诊断：Ⅲ期或Ⅳ期子宫内膜癌主要与弥漫型子宫腺肌症鉴别。子宫内膜癌的子宫不规则增大，子宫正常结构消失，内膜破坏，宫腔消失，强化明显不均匀，可见较多囊变坏死。弥漫型子宫腺肌症的子宫均匀增大，内膜仍居中，宫腔无变形或移位，病变区强化与结合带相仿。

（3）子宫多发性平滑肌瘤：子宫平滑肌瘤分为黏膜下肌瘤、壁间肌瘤、浆膜下肌瘤4种。子宫多发性平滑肌瘤可以包含多个同类型或不同类型肌瘤。

CT、MRI表现：CT、MRI上子宫弥漫性增大，轮廓凹凸不平，可见多个类圆形肿块，边界清，多有假包膜。CT肿瘤密度大致为等密度，各肿瘤密度可有不同（图3-1-35）。MRI上各个肿瘤信号不一，以等T₁、短T₂信号为主（图3-1-36）。有时可见退行性变、囊变等CT和MRI表现（图3-1-37）。增强后各个肿瘤强化程度不一，有时边缘部可见粗大的血管影围绕。子宫多发性肌瘤边界清及各瘤信号或密度不一、强化不一的特点，在鉴别诊断上具有重要意义，它反映了各肌瘤不同程度、不同类型变性的病理特征。

鉴别诊断：子宫多发性肌瘤与弥漫型子宫腺肌症、Ⅲ期或Ⅳ期子宫内膜癌的鉴别，已在前文有关章节中叙述。

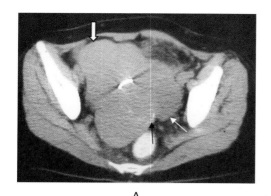

A

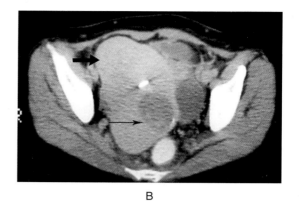

B

图3-1-35　A. 多发性子宫肌瘤,CT轴位平扫,子宫体积明显增大,子宫右前壁等密度结节(粗白箭头)、左后壁略低密度结节(细白箭头),部分周壁钙化(黑箭头)

B. CT轴位增强,子宫体积明显增大,子宫右前壁肿块轻度强化,密度等于子宫肌层(粗箭头),左后壁肿块轻微强化,密度低于子宫肌层(细箭头)

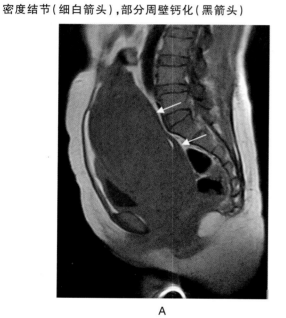

A

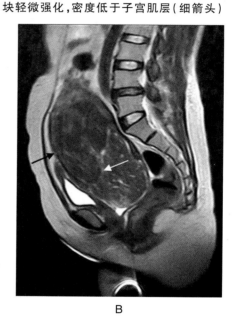

B

图3-1-36　A. 多发性子宫肌瘤,子宫多个肌瘤融合,T₁WI矢状位,子宫弥漫性增大,呈等信号,子宫边缘呈波浪状(箭头)

B. T₂WI矢状位,子宫体积增大,内见多个低、稍低信号结节,结节间有不完整的分隔(白箭头),见"假包膜"(黑箭头),宫腔显示不清

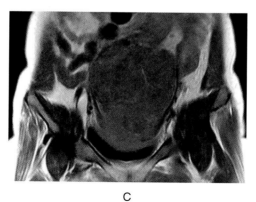

C

C. 增强扫描,肿瘤不均匀强化,各分隔强化

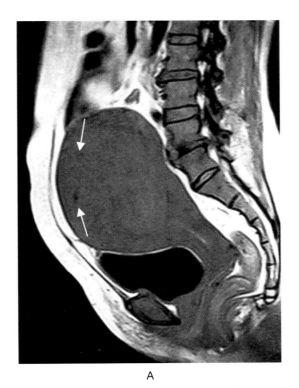

A

图3-1-37　A. 子宫肌层多个肌瘤融合并玻璃样变性，T₁WI子宫弥漫性增大呈等信号，内见不规则片状、斑点状稍低信号灶（箭头）

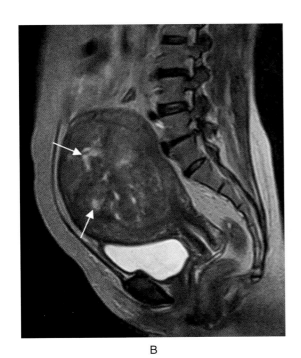

B

B. T₂WI矢状位，肿块信号不均匀，边界尚清，内见不规则片状、斑点状高信号灶（箭头）

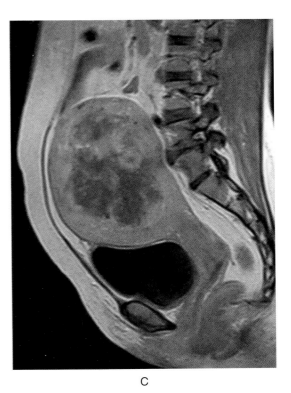

C

C. T₁WI矢状位增强，肿块不均匀强化，内见不规则无强化区，宫腔未显示，酷似恶性肿瘤

2. 少见的子宫弥漫性实性增大

（1）子宫平滑肌肉瘤：子宫平滑肌肉瘤（leiomyosarcoma of uterus）较大时，可侵犯子宫全部或大部分。

CT、MRI表现：子宫弥漫性不规则增大，弥漫性增大的子宫内，可见密度或信号不均匀的肿块，边界清或不清，可有假包膜，但常不完整。子宫平滑肌肉瘤的主要特点是极易发生坏死囊变，坏死区与周围分界截然、边缘不规则，可有斑点状钙化灶，有时可见出血（图3-1-38，图3-1-39）。

鉴别诊断：子宫平滑肌肉瘤有时与变性的子宫肌瘤的CT和MRI表现相似，鉴别困难。当肿块边界不清或假包膜不完整，坏死区与周围组织又截然分界时，应多考虑子宫平滑肌肉瘤。此外，子宫平滑肌肉瘤生长迅速，有子宫肌瘤病史，子宫增大迅速，尤其是绝经后不仅未缩小反而不断增大，或伴阴道出血、腹痛等症状，应考虑恶变可能性。子宫周围侵犯、盆腔淋巴结增大及远处转移亦提示恶性病变。子宫平滑肌肉瘤与Ⅲ期、Ⅳ期子宫内膜癌单凭CT、MRI表现很难鉴别，确诊需结合临床及病理学检查。

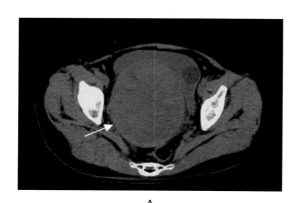

A

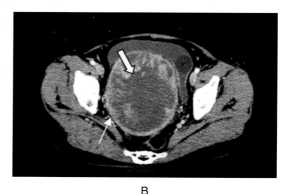

B

图3-1-38　A. 子宫平滑肌肉瘤，CT平扫，呈不均匀低密度肿块，子宫正常形态消失（箭头）

B. 增强扫描，肿块边界清楚（细箭头），内见大片不规则坏死，坏死区与周围组织分界截然（粗箭头）

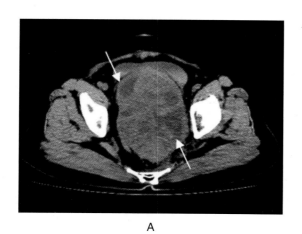

A

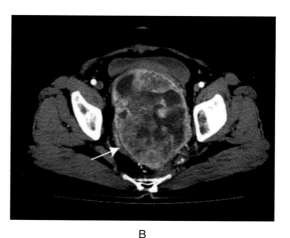

B

图3-1-39　A. 子宫平滑肌肉瘤，CT平扫，子宫为不均匀低密度肿块所代替，子宫正常形态消失，内见多发不规则坏死囊变的低密度区（箭头）

B. CT增强扫描，肿块边缘较清，肿瘤实质部分明显强化，内见大片不规则坏死，坏死区与周围组织分界截然，见不完整的假包膜（箭头）

（2）子宫淋巴瘤：子宫淋巴瘤（malignant lymphoma of uterus）具有不同的生长方式，可呈局限性生长，表现为单发或多发性结节和肿块。另一种生长方式为浸润性生长，肿瘤沿组织间隙浸润、代替正常结构，表现为子宫弥漫性增大。

CT、MRI表现：子宫弥漫性增大，形态不规则，子宫正常结构消失，整个子宫为肿块状，肿块为实质性，密度或信号均匀，较少囊变坏死。有时肿瘤内可见团块状肿瘤结节，结节之间见间隔。CT上为均匀软组织密度，MRI为稍长T_1、稍长T_2信号。增强后均匀强化。可见子宫周围及附件受侵犯、盆腔和腹膜后淋巴结增大等恶性肿瘤表现（图3-1-40）。

鉴别诊断：需与子宫平滑肌肉瘤、子宫内膜间质肉瘤及侵犯肌层的子宫内膜癌等恶性肿瘤鉴别。以上肿瘤肿块内可见范围较大的囊变坏死，肿瘤部分明显强化。而淋巴瘤较少囊变坏

死，呈轻度强化，盆腔、腹膜后淋巴结肿大较常见。部分病例鉴别较困难，需组织病理学确诊。

（3）子宫内膜间质肉瘤：子宫内膜间质肉瘤（endometrial stromal sarcoma）少见，50%发生于绝经前妇女，少数发生于年轻和未婚女性。病理特点是浸润性生长，生长方式有3种：①肌层弥漫增厚，无明确肿块；②结节状生长；③融合成团的肿块充满宫腔。第1种生长方式表现为子宫弥漫性增大。临床见不规则阴道出血。

CT、MRI表现：子宫不规则增大，密度或信号不均匀，肿瘤边界清或不清，一般血供丰富，强化明显，但强化多不均匀，常有坏死。肿瘤主要侵犯子宫肌层时，与子宫平滑肌肉瘤表现相似。肿瘤主要侵犯内膜时，与子宫内膜癌相似，肉瘤可由宫腔脱出至阴道。因此，子宫内膜间质肉瘤与上述恶性肿瘤鉴别诊断较为困难，多需手术病理确诊（图3-1-41）。

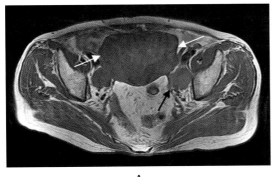

A

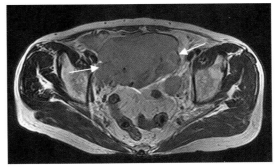

B

图3-1-40　A.子宫淋巴瘤（弥漫性），T_1WI,子宫明显增大，边缘不规则，肿瘤组织呈实性，稍低信号，子宫腔消失（白箭头）。同时见盆腔内肿大淋巴结（黑箭头）

B.T_2WI,子宫明显增大，边缘不规则，肿瘤组织呈实性，肿块为稍高信号，内部无明显囊变坏死（箭头）

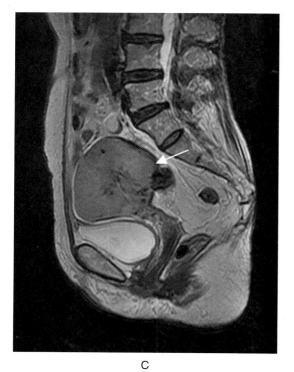

C

C. T$_2$WI 矢状位,子宫明显增大,呈稍高信号（箭头）

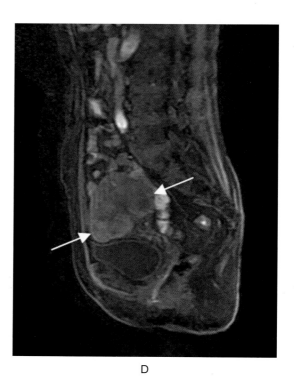

D

D. T$_1$WI－fs 增强扫描矢状位,子宫明显增大,内见肿块为轻度强化,信号均匀,结节之间见分隔,未见囊变坏死（箭头）

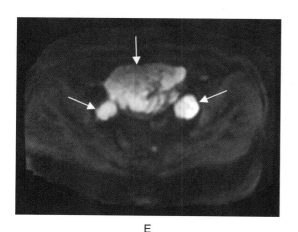

E

E. DWI(b ＝800 s／mm^2),子宫淋巴瘤与盆腔淋巴结为明显高信号改变（箭头）

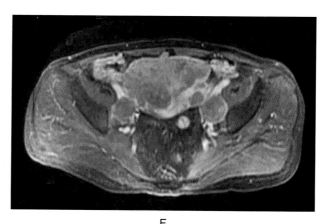

F

F. T$_1$WI－fs 增强,肿块为轻度强化,信号均匀,结节之间见分隔,未见囊变坏死

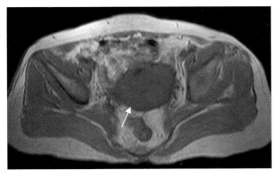

A

图 3 - 1 - 41　A. 子宫内膜间质肉瘤, T_1WI, 子宫增大, 呈等信号(箭头)

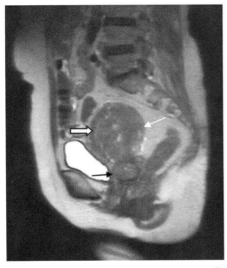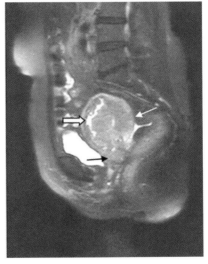

B

B. T_2WI 矢状位(左图)、T_2WI - fs 矢状位(右图), 显示子宫不规则, 有信号不均匀肿块向宫腔生长, 侵犯子宫内膜(粗白箭头), 肿块还侵犯后壁肌层(细白箭头), 边界不清, 部分向宫颈突出(黑箭头)

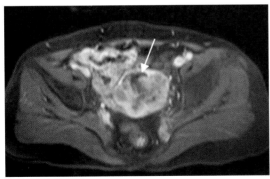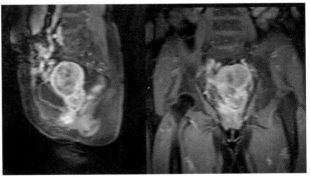

C

C. T_1WI - fs 轴位(上图)、矢状位(左图)、冠状位(右图)增强扫描, 肿瘤强化较肌层低, 内见不规则坏死区(箭头)

(郭天畅)

三、与子宫相连的子宫旁病变

与子宫相连的宫旁病变指来源于子宫的肿瘤或其他病变向子宫外生长,最大经线位于子宫以外;或来源于子宫周围脏器的病变与子宫紧密相连。

（一）与子宫相连的宫旁病变的定位征象

CT、MRI上本类病变的基底部紧贴子宫,无论病变基底部是宽是窄或是带蒂,基底部始终与子宫相延续。子宫与病变相接触的边缘部分可受压凹陷,子宫因受压、变形而向远离病变侧移位。

（二）常见的与子宫相连的宫旁病变

1. 子宫浆膜下平滑肌瘤 子宫浆膜下平滑肌瘤（leiomyoma below chorion of uterus）为子宫平滑肌瘤的一种。是指平滑肌瘤大部分突出于子宫浆膜面生长,常表现为子宫旁与子宫相连的实性肿块,约占平滑肌瘤的 20% ~30%。浆膜下平滑肌瘤可以长得很大而无其他症状,患者常因触摸到腹部包块而就诊。肿瘤可单发或多发,为球形或不规则形实性结节,质硬。肿瘤本身无包膜,但周围组织受压可形成假包膜,因而与子宫分界清楚。肿瘤内可出现变性、出血、坏死及囊变。少数肿瘤内还可出现脂肪变性和钙化。

CT、MRI 表现:在 CT 上,肿瘤的实性成分与子宫肌层密度相等或相似（图 3 - 1 - 42）。在 MRI 上,肿瘤实性成分 T_1WI 呈等信号,T_2WI 呈低信号、稍低或等信号（图 3 - 1 - 43）;增强扫描与子宫肌层强化程度一致（图 3 - 1 - 44）。浆膜下肌瘤突出于子宫之外,子宫肌层与肌瘤分界清楚,受推压移位,CT 多平面重组与 MRI 多方位扫描均显示清楚（图 3 - 1 - 45）。病灶内可出现不规则囊变区,CT 上呈低密度,MRI T_1WI 呈低信号,T_2WI 呈高信号,增强扫描囊变区不强化（图 3 - 1 - 46 ~ 图 3 - 1 - 48）。

鉴别诊断:子宫浆膜下平滑肌瘤需与阔韧带平滑肌瘤、卵巢纤维瘤、卵巢无性细胞瘤等鉴别。子宫浆膜下平滑肌瘤宽基底与子宫相连,

肿瘤和子宫间关系密切,而阔韧带平滑肌瘤与子宫间多有较明显分界。带蒂的子宫浆膜下平滑肌瘤,影像检查难以显示病灶与子宫间的相互关系,常会误诊为宫外占位,尤其与阔韧带平滑肌瘤鉴别困难。带蒂的子宫浆膜下平滑肌瘤可发生扭转,在急腹症的鉴别诊断中应加以注意。卵巢纤维瘤 MRI 具有短 T_2 信号特征,常合并胸腹腔积液。卵巢无性细胞瘤为少见的恶性肿瘤,见于年轻女性,伴生殖器官发育不良,临床病史较重要,详见卵巢实性病变章节。

2. 阔韧带平滑肌瘤 阔韧带平滑肌瘤（leiomyoma of broad ligament）少见。分为真性与假性两种,真性阔韧带平滑肌瘤起源于阔韧带内的平滑肌组织或血管平滑肌组织;假性阔韧带平滑肌瘤是指从宫体或宫颈侧壁向阔韧带前、后叶腹膜间生长的平滑肌瘤。病理改变与其他类型子宫平滑肌瘤相同。

CT、MRI 表现:阔韧带平滑肌瘤位于子宫旁,可表现为不与子宫相连的实性肿块,病灶内可出现不规则囊变区。典型表现为子宫左侧或右侧类圆形结节,边缘光整。密度/信号特点与子宫平滑肌瘤相同（图 3 - 1 - 49,图 3 - 1 - 50）。阔韧带平滑肌瘤也可表现为与子宫相连的实性肿块,与子宫浆膜下平滑肌瘤表现相同,造成鉴别诊断困难（图 3 - 1 - 51）。

鉴别诊断:阔韧带平滑肌瘤位于子宫旁且紧贴子宫,但与子宫有清楚的分界;CT 上其密度与子宫肌层相仿;MRI 上 T_2WI 呈低信号,这些特点是与其他宫旁肿瘤鉴别的主要依据。需要注意的是:当阔韧带平滑肌瘤囊变区巨大时,表现为以囊性成分为主的囊实性肿块,容易误诊为卵巢来源的肿瘤（如囊腺瘤或囊腺癌）。此时,鉴别诊断要抓住阔韧带平滑肌瘤未囊变的实性成分在 MRI 上 T_2WI 呈低信号、增强后强化程度与子宫肌层一致的特点。阔韧带平滑肌瘤如发生蒂扭转,肿瘤可以位于直肠子宫凹陷内,并可见盆腔积液。仔细观察可见变尖扭转的蒂,结合临床症状做出诊断。

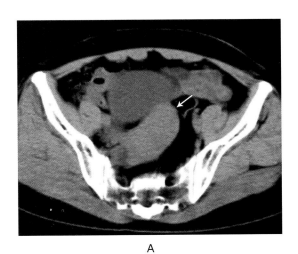

A

图 3 - 1 - 42　A. 浆膜下子宫肌瘤,CT 平扫,
肿瘤密度与子宫肌层相仿(箭头)

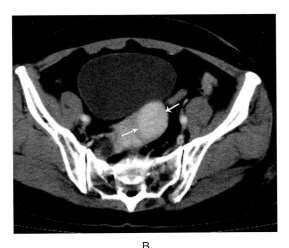

B

B. CT 增强扫描,肌瘤明显强化(箭头),边缘清
楚,密度高于子宫肌层

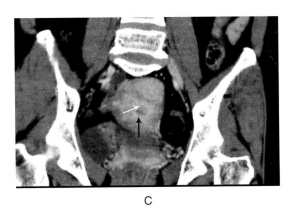

C

C. 冠状位 MPR,肌瘤位于子宫肌层以外,子宫肌层受压呈弧形(白箭头)。子宫腔(黑箭头)可见

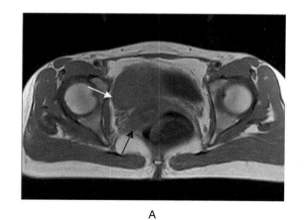

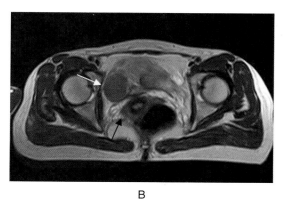

A

B

图3－1－43　A. 浆膜下子宫肌瘤，T₁WI，子宫肌瘤（白箭头）信号均匀，与子宫肌层相仿（黑箭头），位于子宫右前方

B. T₂WI，子宫肌瘤（白箭头）信号均匀，与子宫肌层（黑箭头）相仿，位于子宫右前方

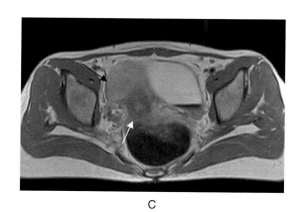

C

C. T₁WI增强扫描，子宫肌瘤均匀、明显强化（黑箭头），信号高于子宫肌层（白箭头）

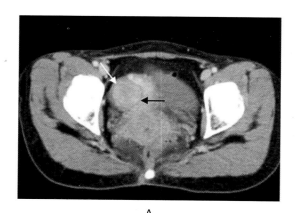

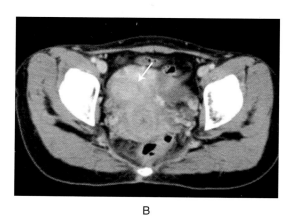

A

B

图3－1－44　A. 子宫浆膜下肌瘤，CT增强扫描，肿瘤（白箭头）与子宫肌层分界清楚（黑箭头），子宫体受压呈弧形（黑箭头）

B. CT增强扫描，示肿瘤与子宫肌层分界清楚（箭头），子宫体受压呈弧形

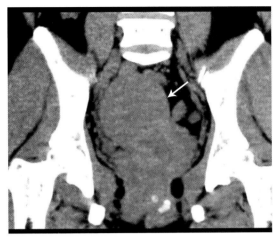

A

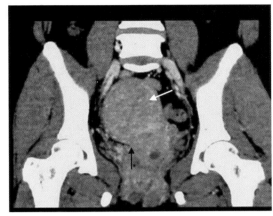

B

图 3 - 1 - 45　A. 子宫体部浆膜下肌瘤,CT 平扫 MPR 冠状位,肿瘤密度均匀,位于子宫体部后上方(箭头)

B. CT 增强扫描 MPR 冠状位,肿瘤均匀强化,位于子宫体部后上方(白箭头),子宫体受压,与肿瘤分界清楚(黑箭头)

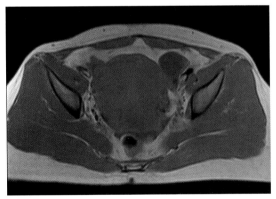

A

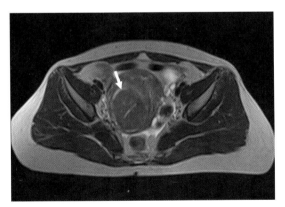

B

图 3 - 1 - 46　A. 子宫体部浆膜下肌瘤,T_1WI,肿瘤信号与肌层相同,分界不清

B. T_2WI,肌瘤位于子宫体后方,呈低信号,与子宫后壁之间见"假包膜"(箭头)

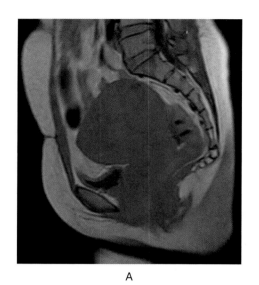

A

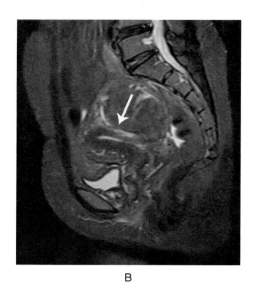

B

图3-1-47　A. 子宫浆膜下肌瘤,T₁WI 矢状位,肌瘤与子宫肌层信号相等

B. T₂WI-fs 矢状位,肌瘤位于子宫体后方,呈低信号,与子宫后壁之间见"假包膜"(箭头)

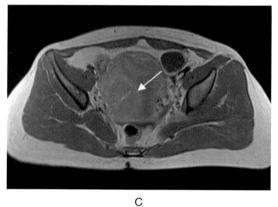

C

C. T₁WI 增强扫描,肌瘤均匀强化,假包膜明显强化(箭头)

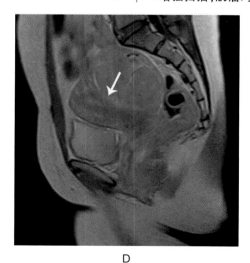

D

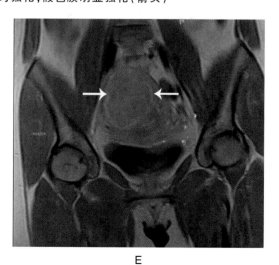

E

D. T₁WI 矢状位增强扫描,肌瘤均匀强化,假包膜明显强化(箭头)

E. T₁WI 冠状位增强扫描,肌瘤均匀强化,假包膜明显强化(箭头)

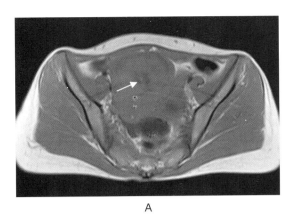

A

图 3 - 1 - 48　A. 子宫前壁浆膜下平滑肌瘤，T₁WI，肌瘤位于子宫前部，中部见囊变，为长 T₁信号（箭头）

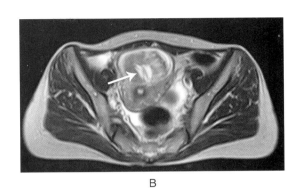

B

B. T₂WI，肌瘤位于子宫前部，中部见囊变，为长 T₂信号（箭头）

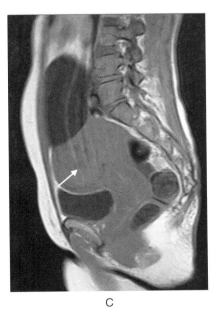

C

C. T₁WI 矢状位，肌瘤位于子宫前部，中部见囊变，为长 T₁信号（箭头）

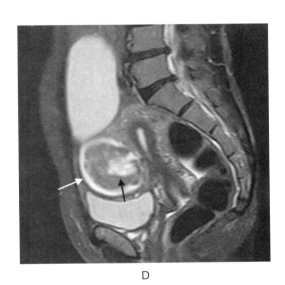

D

D. T₂WI－fs 矢状位，肌瘤位于子宫前部，中部见囊变，为长 T₂信号（黑箭头），周围"假包膜"呈高信号（白箭头）

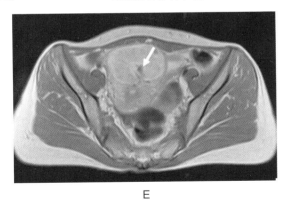

E

E. T₁WI 增强扫描，肌瘤均匀强化，中部囊变区无强化（箭头）

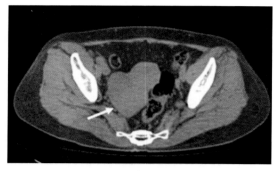

A

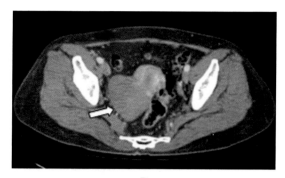

B

图3-1-49　A. 右侧阔韧带平滑肌瘤,CT平扫,子宫体右侧见软组织密度结节,边缘光整,密度均匀一致(箭头)

B. CT增强扫描,子宫体右侧见软组织密度结节,边缘光整,轻度强化(箭头)

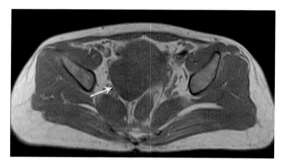

A

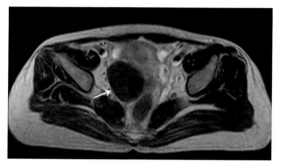

B

图3-1-50　A. 右侧阔韧带平滑肌瘤,T_1WI,子宫右侧结节状稍长T_1信号,信号均匀,边缘光整

B. T_2WI,子宫右侧结节状短T_2信号(低信号),信号均匀,边缘光整(箭头)

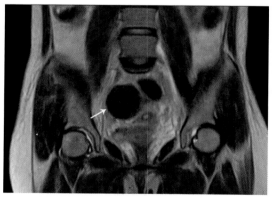

C

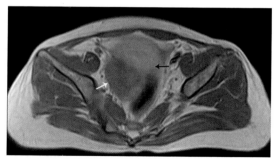

D

C. T_2WI冠状位,显示肌瘤位于子宫一侧,为均匀低信号(箭头)

D. T_1WI增强扫描,子宫右侧结节轻度均匀强化(白箭头),与明显强化的子宫(黑箭头)分界清楚

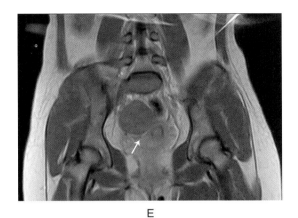

E

E. T₁WI 增强扫描冠状位,子宫右侧结节轻度均匀强化,与明显强化的子宫(箭头)分界清楚

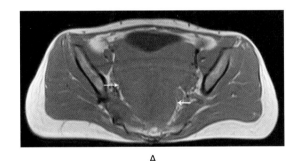

A

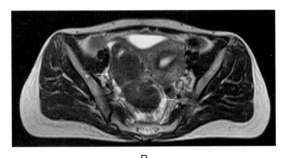

B

图 3 - 1 - 51   A. 阔韧带平滑肌瘤,T₁WI 平扫,子宫右后侧见较大的实性肿块,均匀等信号(箭头)

B. T₂WI,子宫右侧肿块呈低信号(箭头)

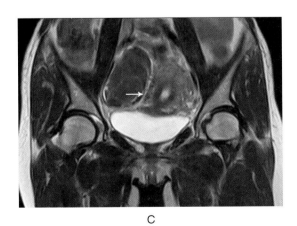

C

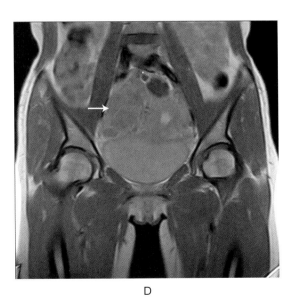

D

C. T₂WI 冠状位,子宫右侧低信号肿块与子宫紧贴,但分界清楚(箭头),子宫受压轻度左移

D. T₁WI 增强冠状位,子宫右侧肿块较均匀强化(箭头)

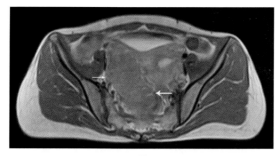

E

E. T₁WI 增强,子宫右侧肿块较均匀强化(箭头)

3. 宫外孕　本小节所述宫外孕(pregnancy outside uterus)是指受精卵着床发生于子宫以外的异位妊娠(abnormal local pregnancy),不包括宫颈妊娠。根据受精卵着床部位分为输卵管妊娠、腹腔妊娠、卵巢妊娠,其中以输卵管妊娠(tubal pregnancy)最为常见,约占异位妊娠的95%。宫外孕是妇产科常见的危险的急腹症之一。输卵管及子宫结构和功能上的异常是导致宫外孕的主要原因,如输卵管炎症、输卵管手术、输卵管及子宫发育异常、节育或助孕技术等。临床常见腹痛、阴道流血、停经、HCG升高。当宫外孕未破裂时,腹痛为一侧下腹隐痛或胀痛;宫外孕破裂或流产时,患者突感一侧下腹撕裂样疼痛。陈旧性宫外孕临床表现不典型,HCG也为阴性。

CT、MRI表现:宫外孕常表现为子宫旁囊性或囊实性包块,呈类圆形或分叶状。宫外孕破裂时出现盆腔积液(积血),甚至腹腔大量积液(积血)。子宫稍大或正常,宫腔空虚。当胎龄较大时,见胎儿(胚胎)影。结合临床突发腹痛及HCG阳性,一般不难做出诊断(图3-1-52,图3-1-53)。实际工作中需要注意的是,临床症状典型的宫外孕患者大都接受B超检查,而症状不典型的患者常因腹部包块、腹痛查因、泌尿系结石等接受CT或MRI检查。当影像学发现育龄妇女盆腔囊性、囊实性包块并腹腔积液时,鉴别诊断应考虑宫外孕的可能,并详细询问病史及进行HCG检查。

鉴别诊断:宫外孕若为陈旧性,CT与MRI上表现为子宫旁囊性或囊实性包块,增强扫描不强化或轻度不均匀强化,部分患者不出现盆腔积液。因临床症状不典型,HCG也为阴性,这种陈旧性病变与卵巢来源的肿瘤很难鉴别(图3-1-54)。宫外孕若合并孕囊出血,需与巧克力囊肿鉴别。孕囊出血边缘清楚,出血新鲜为高密度;巧克力囊肿同时见新鲜与陈旧性出血,分别表现为高低不等密度。临床上结合激素水平、停经及是否有长期痛经病史有助于诊断。

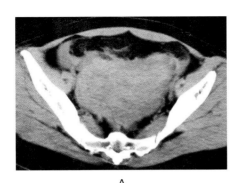

A

图 3 - 1 - 52　A. 宫外孕破裂并盆腔积血,CT 平扫示盆腔不规则混杂密度肿块

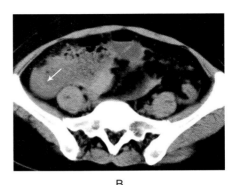

B

B. CT 平扫示右侧髂窝积血(箭头)

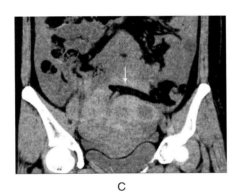

C

C. CT 平扫冠状位重建,子宫上方见密度不均匀肿块,周围腹腔见高密度出血征象(箭头)

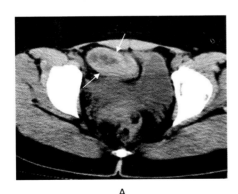

A

图 3 - 1 - 53　A. 宫外孕,CT 平扫见膀胱右前侧椭圆形混杂密度团块(箭头),边缘清楚

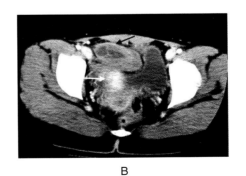

B

B. CT 增强扫描包块壁呈线状强化(黑箭头),子宫明显强化(白箭头)

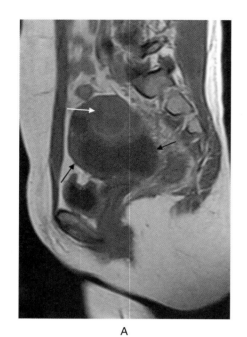

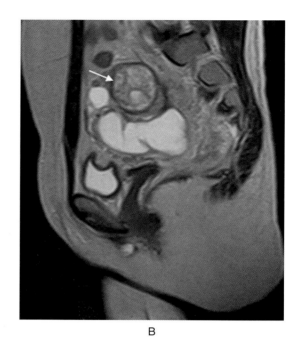

A

B

图 3-1-54 A. 陈旧性宫外孕,T_1WI 矢状位,子宫上方见囊实性结构(黑箭头),内见胚胎结节(白箭头)

B. T_2WI 矢状位,囊性结构为长 T_2 信号,胚胎为稍长 T_2 信号(箭头)

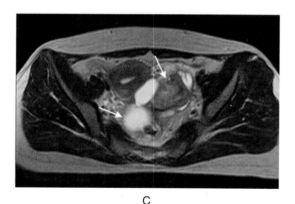

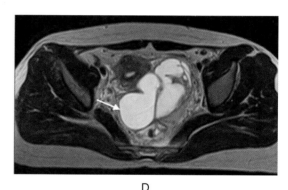

C

D

C. T_2WI,宫外孕囊实性结构位于子宫左后侧(箭头)

D. T_2WI 另一层面,宫外孕下部以多囊性改变为主(箭头)

(三)少见的与子宫相连的宫旁病变

1. **不对称型双子宫畸形** 双子宫畸形(abnormality of dual uterus)系两侧副中肾管发育后完全未融合,或仅在尾端融合,但中隔完全未吸收而形成。临床主要表现为月经异常(包括无月经、月经过少、月经延迟、痛经、月经不调、月经过多、经期延长等)以及不孕和病理妊娠。不对称型双子宫畸形是由一侧副中肾管发育正常而另一侧副中肾管不同程度发育异常所致。

CT、MRI 表现:双子宫畸形表现为两个不对称的羊角形软组织结构,平扫密度、信号较均匀,与子宫平滑肌一致。增强扫描,周围明显强化的是子宫壁,中央的子宫腔无强化。当双子宫伴双阴道且有一侧阴道闭锁时,由于月经血不能排出体外,积聚在子宫腔内导致子宫腔扩大(图 3-1-55)。

上述扩大的宫腔平扫表现为类圆形厚壁囊性包块，在其周围可见另一个子宫。增强扫描见此类圆形厚壁囊性包块囊壁强化，其强化程度与另一侧子宫强化程度一致（图3-1-56）。双子宫尚可并发子宫内膜肿瘤，表现为其中一个子宫增大，宫腔内见肿块，另一子宫体积较小，保持子宫及宫腔形态（图3-1-57）。

鉴别诊断：不对称型双子宫均存在宫腔，诊断并不困难。但当一侧副中肾管发育不完全时，可无子宫腔，在CT、MRI上表现为子宫旁实性包块，强化程度与子宫一致，与子宫平滑肌瘤鉴别困难。

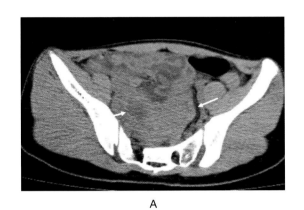

A

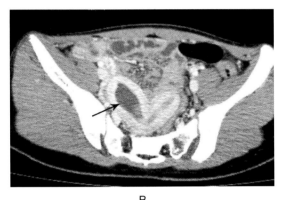

B

图3-1-55　A. 不对称性双子宫畸形，CT平扫，见双子宫（箭头）

B. CT增强扫描，右侧子宫腔扩张（箭头），提示下部梗阻

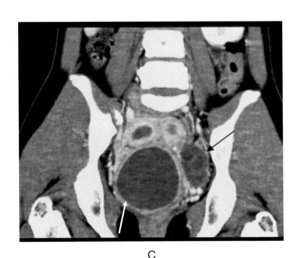

C

C. CT增强扫描MPR冠状位，双子宫的左下部（黑箭头）及右侧下部囊性病变（白箭头），为合并巧克力囊肿

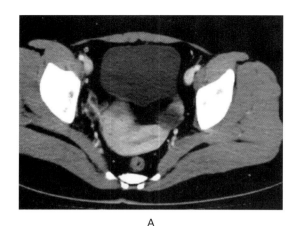

A

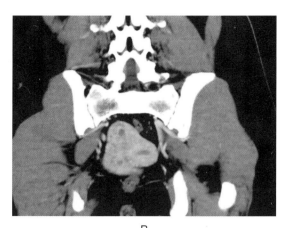

B

图3-1-56　A. 双子宫畸形,CT增强扫描,双子宫肌层明显强化　　B. CT增强扫描冠状位MPR,双子宫显示清楚,形如"羊角"状

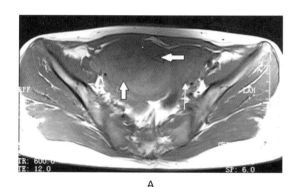

A

图3-1-57　A. 双子宫畸形并良性葡萄胎,T₁WI,右子宫体增大,宫腔扩张,充满不均匀的高低信号(粗箭头),同时见左侧有另一子宫(细箭头)

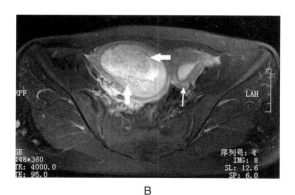

B

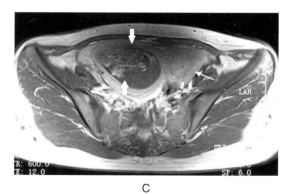

C

B. T₂WI-fs轴位,右宫腔扩大,内见混杂高信号,呈"雪花征"(粗箭头),左侧另一子宫及子宫腔显示清楚(细箭头)　　C. T₁WI增强,右子宫增大,宫腔扩张,子宫肌层变薄,宫腔内容物呈"片絮状"和"雪花状"强化(粗箭头)。左侧较小子宫肌层见强化(细箭头)

2. 盆腔纤维瘤病　纤维瘤病(fibromatosis, desmoid tumor)也称侵袭性纤维瘤病(aggressive fibromatosis)或肌肉腱膜纤维瘤病(musculoapo-neurotic fibromatosis),是来源于肌肉腱膜的介于良、恶性之间的纤维组织肿瘤。身体各部位的纤维瘤病均有报道,常见的发病部位是腹部、四肢,而盆腔纤维瘤病异常罕见。纤维瘤病好发于女性,具有局部侵袭的特点,不发生远处转移。临床表现为巨大、质硬盆腔包块,与周围组织粘连、不活动。肿瘤常位于盆壁附近,并侵犯邻近的肌肉、器官、神经和血管。镜下由分化好的成纤维细胞和胶原纤维构成,成纤维细胞无明显异型性。手术疗效差,术后易复发。

CT、MRI表现:盆腔纤维瘤病多表现为盆腔边界不清的不规则肿块,盆壁及邻近器官常受累;亦有报道少数病例呈膨胀性生长,边界较清。CT平扫密度等于或稍高于肌肉(图3-1-58)。MRI平扫 T_1WI 呈低、等或稍高信号, T_2WI 呈低、等或高信号,STIR呈高信号。 T_2WI 瘢痕样胶原纤维呈星芒状,位于中部,呈低信号或高信号。增强扫描可轻度、明显、显著强化(图3-1-59,图3-1-60);病灶内胶原纤维区域无明显强化,延迟扫描肿瘤呈持续强化,同时见瘢痕强化。少数病例可出现斑点状、斑片状钙化灶。

鉴别诊断:需要与阔韧带肌瘤、子宫浆膜下肌瘤、卵巢实性肿瘤和盆腔神经源性肿瘤鉴别。阔韧带肌瘤和子宫浆膜下肌瘤与子宫联系更密切,边缘光整,可有"假包膜",信号/密度与子宫肌层一致,一般无盆腔积液。盆腔纤维瘤位置较偏后侧,边缘不清,信号/密度接近纤维组织,包绕盆腔后部神经、血管,沿肌间隙生长,增强可见明显强化。卵巢来源肿瘤和神经源性肿瘤CT多为低密度,MRI为较长 T_1 、 T_2 信号,囊变较常见。

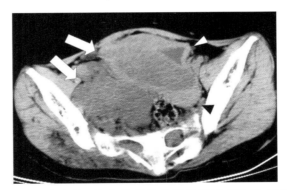

图3-1-58　17岁女性,10年前因盆腔纤维瘤手术治疗,现发现盆腔包块复查。CT示盆腔内巨大不规则实性肿块(白箭头),与膀胱(白三角)、子宫(黑三角)分界不清

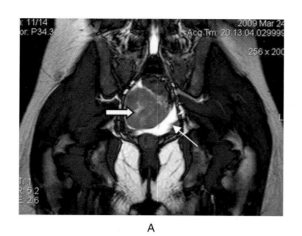

A

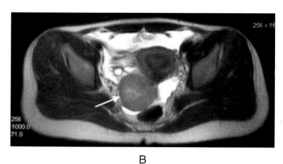

B

图3-1-59　A. 盆腔纤维瘤,T₂WI 冠状位,肿瘤呈稍低信号,中部见不规则高信号(粗箭头),瘤周见积液(细箭头)

B. T₂WI,纤维瘤(箭头)位于子宫后方,接近骶骨,盆腔内见多量积液

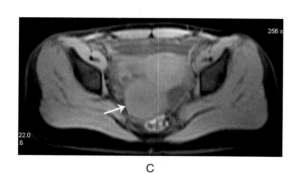

C

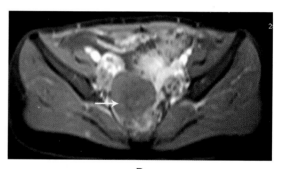

D

C. T₁WI-fs,肿瘤位于盆腔偏后侧(箭头)

D. T₁WI-fs 增强扫描,肿瘤呈轻度强化,中部瘢痕强化较低(箭头)

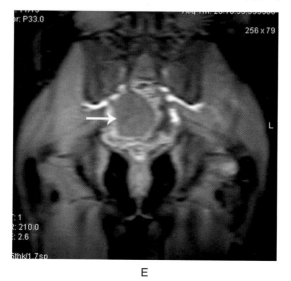

E

E. T₁WI-fs 冠状位增强扫描,肿瘤位于骶骨前方(位置偏后)

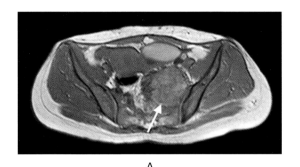

A

图3-1-60　A.盆腔内纤维瘤,T_1WI,肿瘤为实性、稍高信号,边缘不规则(箭头),位置偏后侧

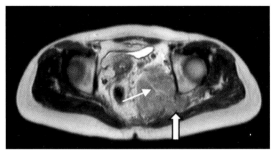

B

B.T_2WI,肿瘤呈稍高信号,中部见稍高信号条状瘢痕(细箭头),子宫向右前方移位,肿瘤侵犯盆腔后壁,沿盆壁间隙生长(粗箭头)

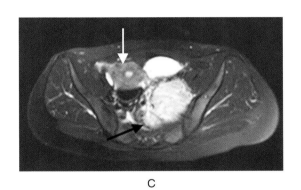

C

C.T_2WI-fs,肿瘤呈高信号(黑箭头),边缘不清楚,子宫(白箭头)右侧见少量液体信号

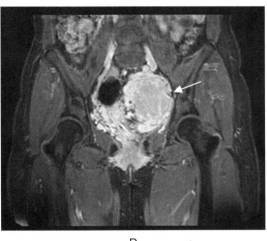

D

D.T_1WI-fs增强扫描冠状位,肿瘤明显强化,边缘不清晰和不整齐,有包绕盆腔神经血管趋势(箭头)

3.输卵管癌　输卵管癌(tubal carcinoma)是罕见的女性生殖系统恶性肿瘤,占女性原发生殖道恶性肿瘤的1.0%。好发于绝经后女性。多发生在输卵管中段或外侧1/3处黏膜。肿块阻塞输卵管可造成近端输卵管积水。单侧发病多见,26%为双侧发病。临床典型症状为阴道排液(可为血性、清亮或乳状)、下腹痛、盆腔包块三联征。但同时出现三联征者较少见。据张润驹报道,一组病例三联征出现率为16.22%,阴道排液出现率为72.97%,盆腔包块出现率为86.47%。

CT、MRI表现:输卵管癌分为实质性和囊实性两种类型。实质性肿块呈梭形、蛇形或腊肠形。若肿块呈圆形、椭圆形,则与盆腔其他来源的实性肿块鉴别困难。囊实性肿块的病理基础是,实性部分为位于输卵管远侧的肿瘤组织,而囊性部分为位于肿块近端的积水的输卵管。因此影像学上常见一囊一实两个病灶紧密相连,并有以下几种表现形式:①相连的两个病灶中有一个表现为腊肠形、蛇形、曲颈瓶状,或两个均表现为蛇形、腊肠形(图3-1-61);②相连的两个病灶均为圆形或椭圆形,二者联合呈葫芦状(图 3 - 1 - 62);③圆形、椭圆形实性肿块周围见新月形囊性区(图 3 - 1 - 63);④囊性病灶具有输卵管积水特征,于积水的输卵管内见到乳头状结节或实性肿块(图 3 - 1 - 64)。

鉴别诊断:晚期肿瘤突破浆膜,侵犯卵巢、子宫及盆腔其他脏器,形态不规则,边缘不清

楚,与周围种植灶融合,伴盆腔外腹膜、大网膜转移时,往往误诊为卵巢癌。结合临床下腹疼痛、阴道排液或绝经后阴道流血、盆腔包块"三联征"表现,或仅出现阴道排液、盆腔包块"二联征"表现,对提示诊断有一定意义。但临床表现和影像学征象不典型者,则鉴别诊断困难。

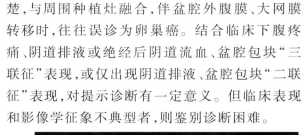

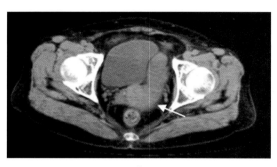

A

图 3 - 1 - 61　A. 左侧输卵管癌,59 岁女性,下腹部不适 2 个月,发现盆腔包块。CA125、CA72 - 4 增高。CT 横断位平扫示左侧附件区"腊肠"形实性肿块(箭头)

B

B. CT 增强扫描,左侧附件区"腊肠"形实性包块呈中度不均匀强化,强化呈线条状

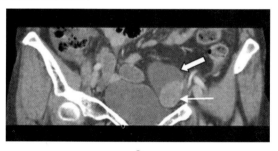

C

C. CT 增强扫描冠状位 MPR,见囊实性病变,实性部分为输卵管癌(细箭头),囊性部分为扩张的输卵管(粗箭头)

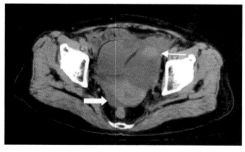

A

图 3 - 1 - 62　A. 左侧输卵管癌,CT 平扫,左侧附件区囊实性占位,呈"腊肠"状扩张的输卵管内见实性结节(细箭头)。子宫直肠隐窝见少量积液(粗箭头),输卵管扩张呈"腊肠"形

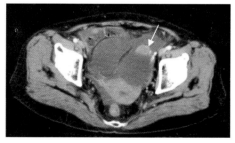

B

B. 左侧附件区囊实性占位,积水的输卵管内实性结节中度强化(箭头),输卵管扩张呈"腊肠"形

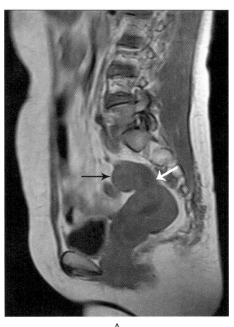

A

图3-1-63　A.46岁女性,白带增多,双侧附件区扪及实性包块。手术病理:双侧输卵管乳头状癌,侵犯肌层。矢状位 T$_1$WI 示子宫左上方囊实性肿块,实性部分呈类圆形等信号(黑箭头),囊性部分呈椭圆形低信号(白箭头),两部分紧紧相连呈"葫芦"形

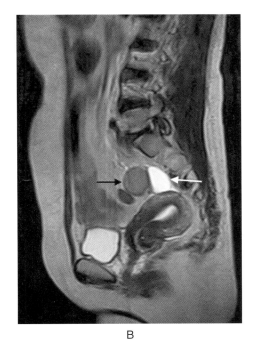

B

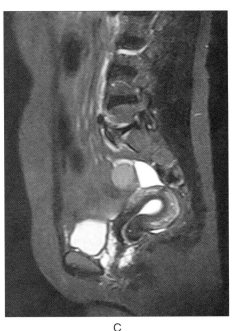

C

B. T$_2$WI 矢状位,实性部分为软组织信号中等信号(黑箭头),囊性部分为高信号(白箭头),两者形成"葫芦"形

C. T$_2$WI-fs 矢状位,病变显示清楚

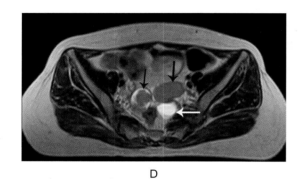

D

D. T₂WI 显示输卵管癌（黑箭头）与输卵管扩张（白箭头）

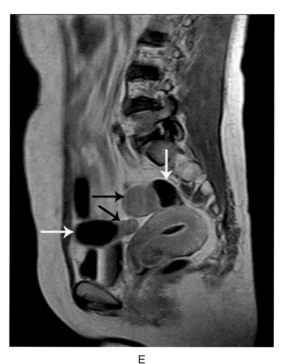

E

E. T₁WI 矢状位增强，输卵管癌结节见均匀强化（黑箭头），扩张输卵管无强化（白箭头）

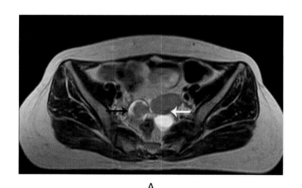

A

图 3-1-64 A. T₂WI，子宫上方层面两个囊实性肿块。右侧囊实性病灶的囊性部分呈新月形包绕实性肿块，呈"抱球征"（黑箭头）。左侧为一囊一实两个紧紧相连的病灶呈"葫芦"形（白箭头）。

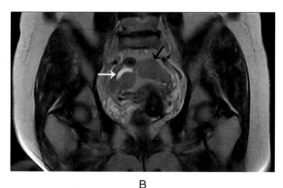

B

B. T₂WI 冠状位，子宫右上方囊实性肿块，实性部分呈椭圆形等信号，椭圆形实性肿块上缘见新月形高信号囊性区（白箭头）。左侧囊实性肿块在此层面只见实性部分（黑箭头）

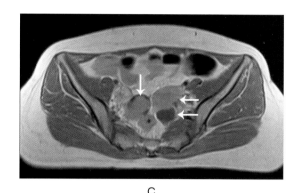

C

C. T₁WI增强,双侧附件区囊实性病灶,实性部分明显强化(箭头)

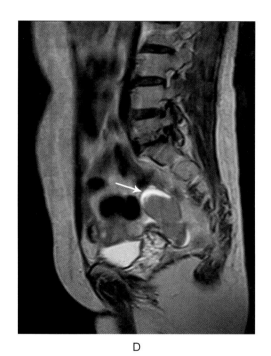

D

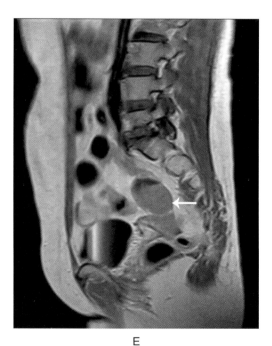

E

D. T₂WI – fs矢状位,子宫右上方囊实性肿块,实性部分呈椭圆形等信号,椭圆形实性肿块上缘见新月形高信号囊性区(箭头)

E. T₁WI增强矢状位,附件区囊实性病灶,实性部分明显强化(箭头)

(林建勤)

四、子宫颈病变

(一)子宫颈癌

宫颈癌(cervical carcinomas)是妇科最常见的恶性肿瘤,约占女性生殖道恶性肿瘤的2/3。组织学以鳞癌最多见,约占95%,腺癌较少。宫颈癌的临床病理分期为:0期,宫颈原位癌,局限于黏膜内;I期,癌肿限于宫颈;II期,癌肿侵犯到宫颈外,但未扩展到盆壁及阴道下1/3;III期,癌肿扩展到盆壁及阴道下1/3,同时侵犯到周围组织;IV期,癌肿已超出真骨盆或侵犯到膀胱及直肠,或有远处转移。临床主要表现为接触性阴道流血或阴道排液。

CT、MRI表现:CT平扫显示肿瘤呈等密度或稍低密度,囊变坏死见低密度和极低密度(气体)。增强后病灶强化程度低于正常组织或等于正常组织,很难与正常宫颈组织分辨清楚,但形态上可表现子宫颈一侧增厚、肿块或弥漫性增大(图3-1-65),癌灶如有坏死则呈不均匀强化(囊变、坏死区无强化)(图3-1-66)。宫颈癌病变增大后,CT可见宫颈周围脂肪组织密度增高、不均匀,与周围盆腔脏器分界不清。MRI上局限于黏膜内的宫颈原位癌,可见宫颈局部内膜增厚(图3-1-67)。I、II期宫颈癌,癌灶T_1WI呈等信号,T_2WI呈高信号,如子宫颈结合带信号增高、模糊,应考虑受到侵犯(图3-1-68)。宫颈癌病变增大后,T_2WI上子宫颈出

现高信号肿块或子宫颈弥漫增厚、增大、信号增高(图3-1-69),可伴有坏死囊变。增强后宫颈癌呈不均匀强化。若宫颈外缘不规则、毛糙不光整或宫旁有软组织信号,则为宫旁受侵,此时T_1WI见宫颈周围高信号的脂肪组织信号降低,与周围盆腔脏器分界不清。增强后宫颈周围见轻度、中度强化的软组织病变,坏死囊变区则无强化,呈低信号(图3-1-70)。由于CT分辨率有限(图3-1-71),术前评估宫颈癌肿瘤分期主要靠MRI。MRI能清楚显示肿瘤侵犯子宫体、阴道和盆腔其他脏器,对于评估肿瘤分期非常重要,为术前的常规检查。

鉴别诊断:子宫颈原位癌或早期癌(子宫结合带未受侵犯)需与子宫颈内膜炎鉴别,主要依靠组织细胞学检查才能确诊。子宫颈癌还需与子宫颈息肉、子宫颈平滑肌瘤、子宫内膜癌侵犯子宫颈鉴别。子宫颈息肉主要表现为黏膜增厚呈梭形或结节状,带蒂或突出子宫颈外为其典型征象。CT呈稍低密度,子宫颈边缘光整;MRI为长T_1、T_2信号,少见囊变坏死,边缘规则,肿块较大而子宫结合带和肌层完整等征象可与子宫颈癌鉴别。子宫颈平滑肌瘤主要生长在肌层内,边缘光整,子宫颈内膜完整,MRI信号类似肌肉组织信号有助于鉴别。子宫内膜癌侵犯子宫颈,可见肿块主要位于子宫内膜并见子宫体受侵,子宫颈病变与子宫体病变不能分开。

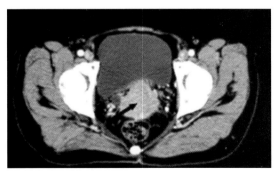

A

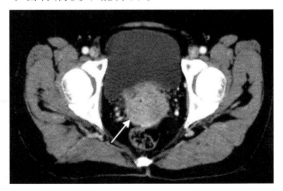

B

图3-1-65　A. 子宫颈癌,CT增强扫描,子宫颈肿块中度、不均匀强化(箭头),横断面子宫颈增大,边缘不规则

B. CT增强扫描,子宫颈明显增大(箭头),密度不均匀,边缘不规则

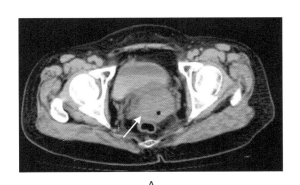

A

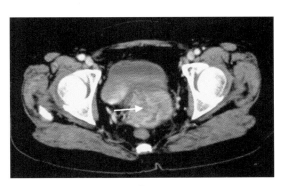

B

图3-1-66　A. 宫颈癌,CT横断位平扫,增大宫颈内软组织肿块,密度均匀(箭头)

B. 另一层面,增强扫描,宫颈病变明显不均匀强化,内见低密度坏死区(箭头)

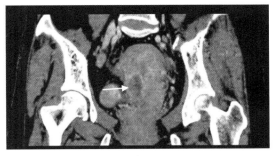

C

C. CT增强扫描冠状位MPR,肿块不均匀强化,内见片状低密度无强化区(箭头)

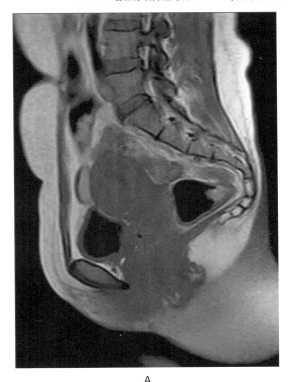

A

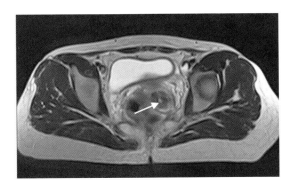

B

图3-1-67　子宫颈原位癌,T_1WI矢状位,子宫颈未见异常信号

B. 子宫颈原位癌,T_2WI轴位,子宫颈内膜可疑增厚(箭头)

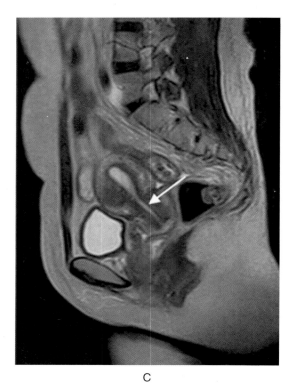

C

C. T$_2$WI 矢状位，子宫颈内膜可疑增厚（箭头），结合带及肌层信号正常

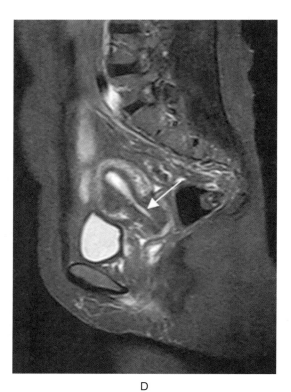

D

D. T$_2$WI-fs 矢状位，子宫颈内膜可疑增厚（箭头），结合带及肌层信号正常

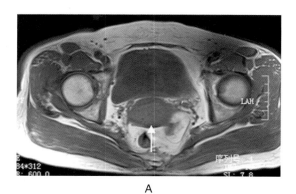

A

图 3-1-68　A. 子宫颈癌，T$_1$WI，子宫颈后壁增厚，呈等信号（箭头）

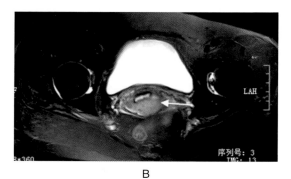

B

B. T$_2$WI-fs，子宫颈后壁增厚，呈高信号（箭头），其前方的结合带信号增高

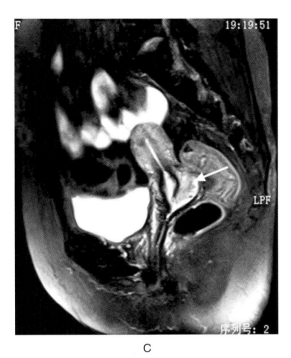

C

C. 子宫颈后壁增厚,呈高信号(箭头)

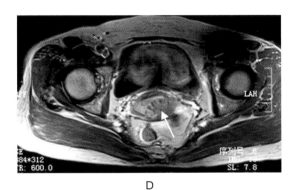

D

D. T_1WI 增强扫描,子宫颈后壁病变呈不均匀强化(箭头)

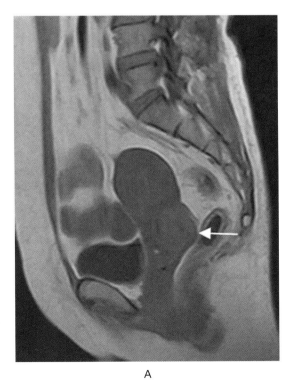

A

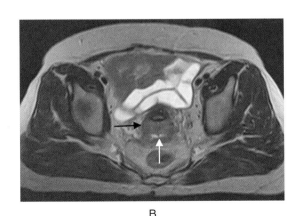

B

图 3-1-69　A. 子宫颈癌,T_1WI 矢状位,子宫颈后壁见类圆形肿块(箭头),呈等信号

B. T_2WI 轴位,肿块为稍高信号(黑箭头),内见更高信号囊变区(白箭头)

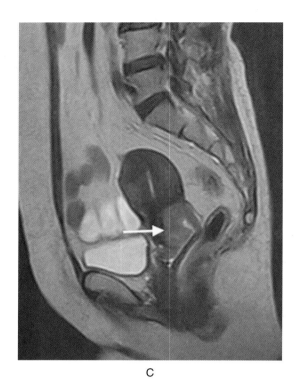

C

C. T₂WI 矢状位,肿块为高信号(箭头)

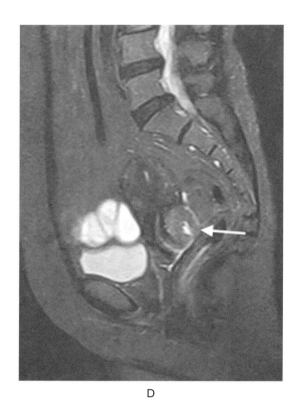

D

D. T₂WI – fs 矢状位,肿块为高信号(粗箭头)

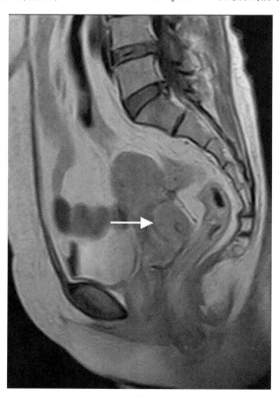

E

E. T₁WI 矢状位增强,肿块中度强化(箭头),信号高于子宫颈肌层,囊变部分无强化

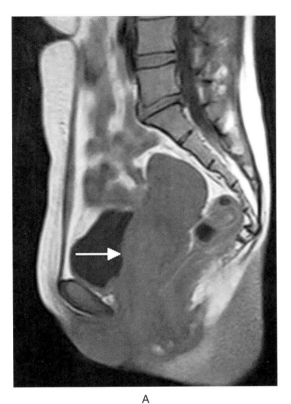

A

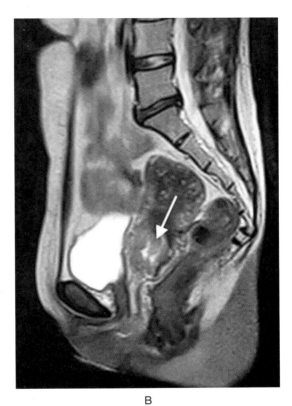

B

图3－1－70　A. 子宫颈癌,T_1WI 矢状位,肿瘤呈等信号,子宫颈明显增大,与膀胱之间的脂肪间隙消失(箭头)

B. T_2WI 矢状位,子宫颈肿块高信号,边缘不规则(箭头),与膀胱的分界上段模糊,下段清楚

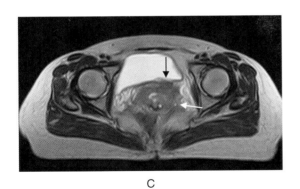

C

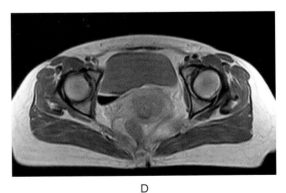

D

C. T_2WI,子宫颈增大,呈高信号,其黏膜周围结合带消失,子宫颈周围脂肪信号带部分消失(白箭头),与膀胱之间的高信号脂肪间隙左段模糊(黑箭头)

D. T_1WI 增强,子宫颈肿块中度强化

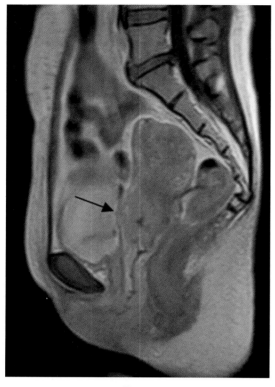

E

E. T₁WI 矢状位增强,子宫颈肿块中度强化。与膀胱的分界上段模糊,下段清楚(黑箭头)

CT、MRI 表现:子宫颈管内软组织结节或肿块,有或无蒂相连,病变可突出到子宫颈管外口。CT 为等密度或低密度,边界清楚。增强后轻度强化,边界清楚,息肉与子宫颈肌层之间见线状低密度(3-1-72)。MRI 上 T₁WI 呈低信号,T₂WI 呈高信号,宫颈基质信号正常,增强扫描为中度较均匀强化,与强化的子宫颈肌层间以线状稍低信号相隔(3-1-73)。也可表现为子宫颈管内黏膜明显增厚,呈长 T₁、T₂信号,边缘规整,增厚的黏膜向阴道突出,增强呈均匀强化(3-1-74)。

鉴别诊断:子宫颈息肉主要与子宫颈癌鉴别,鉴别要点是宫颈息肉不累及宫颈肌层,宫颈结合带低信号完整,增强后宫颈黏膜上皮线状强化完整,与肌层有线状间隔。而宫颈癌宫颈基质的低信号环消失或中断,宫颈黏膜上皮线状强化不完整。

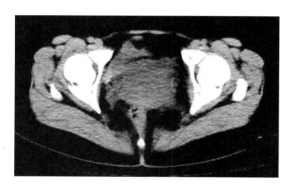

图 3-1-71　子宫颈癌,CT 平扫,仅显示子宫颈体积增大,肿瘤结构显示不清

(二)子宫颈息肉

子宫颈息肉(cervical polypoid)是慢性宫颈内膜炎的一种病变,慢性炎症刺激使子宫颈管黏膜组织局部增生,由于子宫自身有排异倾向,致使增生的黏膜逐渐自基底部向宫颈外口突出而形成息肉样改变。

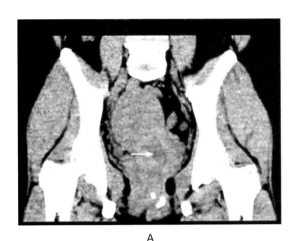

A

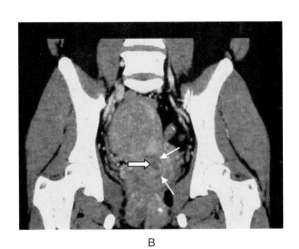

B

图3-1-72　A.子宫颈息肉,CT平扫冠状位MPR,子宫颈见密度低于子宫肌层的小结节(箭头),小结节两旁弧形低密度线是增宽的子宫颈管

B.CT增强扫描冠状位MPR,子宫颈见低密度小结节,轻度强化,边缘清楚(粗箭头),小结节的上缘及左缘见线状低密度影(增宽的子宫颈管,细箭头)

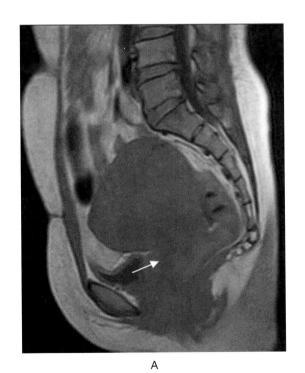

A

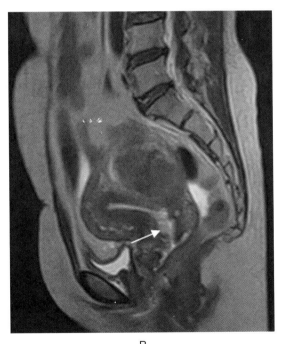

B

图3-1-73　A.子宫颈息肉,T₁WI矢状位,子宫颈管内见稍低信号区(箭头)

B.T₂WI矢状位,子宫颈管内充满长T₂信号,边缘呈节结状突起(箭头),信号均匀,子宫结合带完整

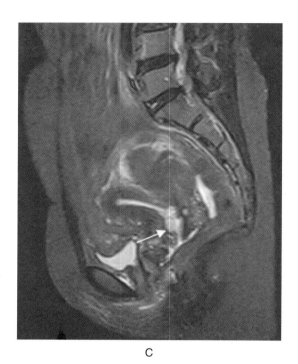

C

C. T₂WI–fs 矢状位，子宫颈管内病变显示清楚

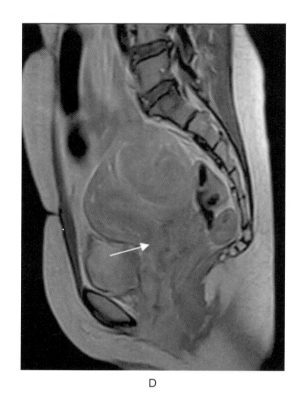

D

D. T₁WI 矢状位增强，子宫颈管内病变均匀强化，与子宫颈壁之间以线状低信号相隔（箭头）

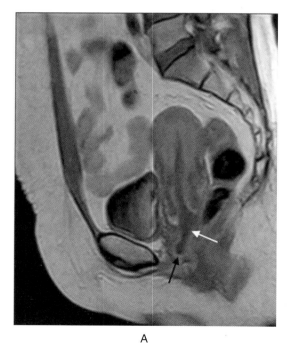

A

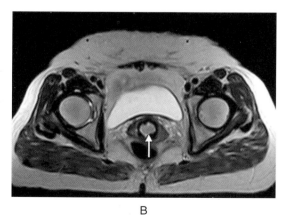

B

图 3–1–74　A. 子宫颈息肉，T₁WI 矢状位，子宫颈管增宽，内见低信号小结节（白箭头），结节下端向阴道突出（黑箭头）　　B. T₂WI，子宫颈内高信号环，环绕等信号小结节（箭头），宫颈结合带完整

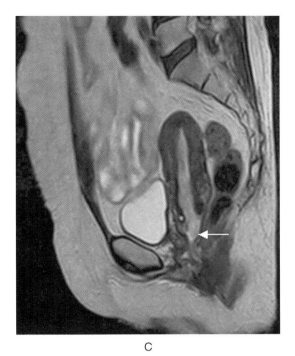

C

C. T₂WI 矢状位,子宫颈管内见均匀高信号结节状突起(箭头)

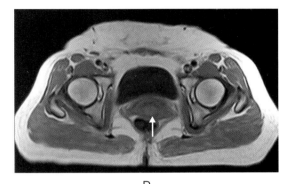

D

D. T₁WI 增强扫描,子宫颈管内见中度强化结节(箭头)

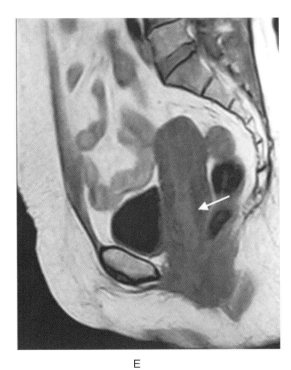

E

E. T₁WI 矢状位增强扫描,子宫颈管内见中度强化结节(箭头)

（三）子宫颈平滑肌瘤

子宫颈平滑肌瘤（cervical leiomyosarcoma）偶可生长于子宫颈部，多引起宫颈形态改变。宫颈肌瘤与位于子宫体部肌瘤一样，可分为3种类型，分别为黏膜下肌瘤、肌壁间肌瘤和浆膜下肌瘤。

CT、MRI表现：子宫颈平滑肌瘤CT/MRI的密度/信号类似子宫体平滑肌瘤。CT上平扫等密度，与子宫肌层信号类似。增强扫描中度到明显均匀强化，强化程度与肌层一致。MRI上T_1WI呈中等信号、T_2WI呈低信号，与子宫肌层信号类似。肌瘤边缘光整，有时见"假包膜"。

增强扫描中度均匀强化，强化程度与肌层一致。如果肿瘤伴发囊性变，则CT及MRI将出现囊变的相应表现。肌瘤若发生变性或坏死，则CT密度或MRI信号不均匀（3-1-75）。

鉴别诊断：子宫颈平滑肌瘤需与子宫颈癌鉴别。平滑肌瘤密度/信号均匀，类似子宫肌层，边缘见"假包膜"，无周围侵犯破坏。子宫颈癌边缘不清楚，密度/信号与平滑肌瘤不同，侵犯周围组织，见结合带破坏。若肌瘤较大，发生变性或坏死，则两者鉴别困难，有无不规则阴道出血有助于鉴别诊断。

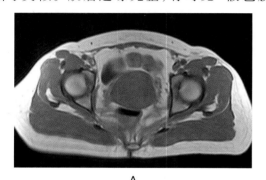

A

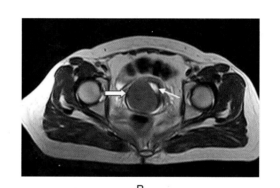

B

图3-1-75 A．子宫颈平滑肌瘤，T_1WI，子宫颈增大，边缘光整，呈等信号

B．T_2WI，子宫颈右后壁见结节状病变，信号低于子宫肌层（粗箭头），边缘光整，子宫颈管黏膜完整（细箭头）

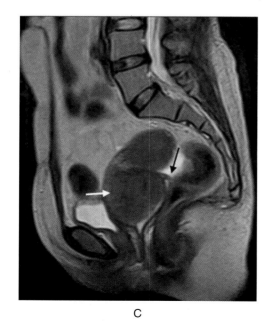

C

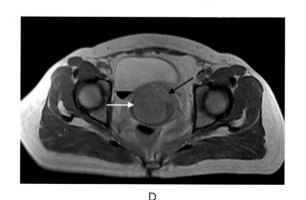

D

C．T_2WI矢状位，子宫颈管后壁结节（白箭头）边缘清楚，与周围脏器之间见脂肪间隔（黑箭头）

D．T_1WI增强扫描，子宫颈右后壁结节均匀强化（白箭头），子宫颈管黏膜完整强化（黑箭头）

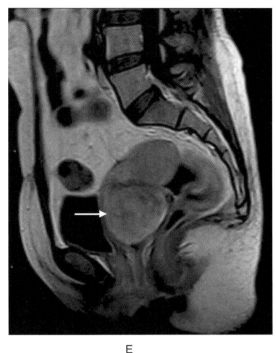

E

（四）子宫颈囊肿

子宫颈囊肿（cervical cyst），又称纳博特囊肿，是由于宫颈腺口狭窄导致宫颈黏液聚积所致。

CT、MRI表现：宫颈实质内小圆形、边界清楚的囊性病灶，可单发或多发。CT为低密度，增强无强化。MRI上T_1WI呈低信号（内含液体）或等、高信号（内含黏液）（3-1-76），T_1WI信号不同主要因囊内成分不同。T_2WI为水样高信号，边缘清楚。增强扫描宫颈管囊肿，囊壁及囊内均无强化（3-1-77）。

鉴别诊断：子宫颈囊肿单凭MRI或CT表现即可做出诊断，但有时需与子宫颈息肉鉴别。子宫颈息肉为结节状，信号类似子宫内膜，增强见强化。子宫颈囊肿为长T_1、T_2液体信号，部分T_1WI为高信号，边缘清楚，增强后无强化。

（五）子宫内膜癌侵犯子宫颈

子宫内膜癌（carcinoma of the endometrium）好发于绝经后妇女，进展期肿瘤呈浸润性生长，可侵犯子宫各部分，包括子宫颈。

E. T_1WI矢状位增强扫描，结节均匀强化（箭头）

CT、MRI表现：CT上，子宫内膜癌表现为较子宫肌层密度低的黏膜增厚或肿块，强化程度低于子宫肌层。MRI上，T_1WI肿块与子宫肌层相比呈等信号，T_2WI为高信号，病变形状不规则，增强为不均匀轻至中度强化。子宫内膜癌侵犯宫颈，肿瘤从宫体向宫颈内延伸，使宫颈信号/密度异常，形态改变（3-1-78）。

鉴别诊断：子宫内膜癌侵犯宫颈需与子宫内膜息肉、子宫黏膜下肌瘤鉴别。子宫内膜息肉长入宫颈，MRI上不易与子宫内膜癌侵犯宫颈区别。子宫颈结合带完整提示子宫内膜息肉，必要时可做活检鉴别。子宫黏膜下肌瘤突入子宫颈，CT表现密度均匀一致，MRI上T_1WI均呈略低或等信号，T_2WI多为均匀低信号，轮廓规整，边界清楚，与子宫内膜癌影像表现不同。子宫内膜癌侵犯宫颈还需与宫颈癌侵犯宫腔鉴别，单凭两者信号或密度较难鉴别，但两者的主体位置不一样，前者的主体位于宫体，宫颈仅部分受累，很少累及整个宫颈，更极少累及阴道；而后者的主体位于宫颈，易侵犯阴道，当肿块较大时可向上累及宫腔。

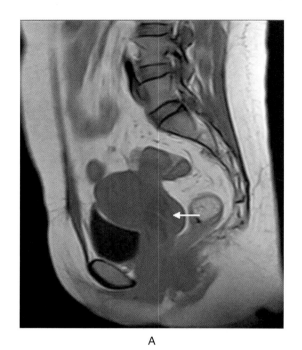

A

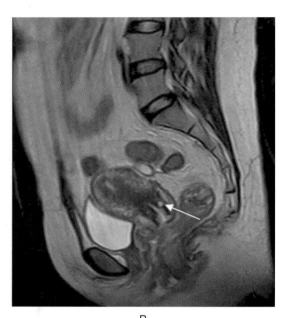

B

图3-1-76　A.子宫颈管囊肿,T₁WI矢状位,子宫颈内膜后方见小圆形稍高信号区(箭头)

B.T₂WI矢状位,上图T₁WI中圆形稍高信号结节呈明显高信号,边缘清晰(箭头)

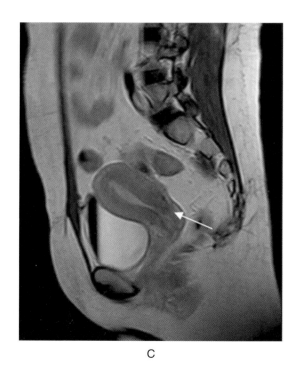

C

C.T₁WI矢状位增强扫描,病变无强化

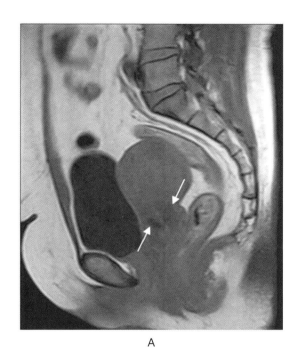

A

图 3 - 1 - 77 A. 多发性子宫颈管囊肿，T₁ WI 矢状位，子宫颈管前后侧见多发性小囊样低信号病变（箭头）

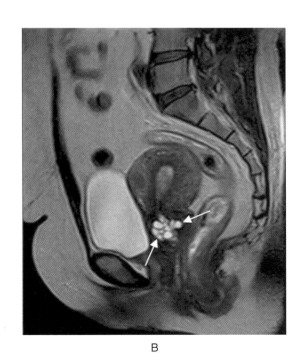

B

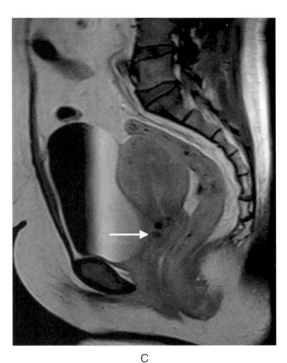

C

B. T₂ WI，子宫颈管见多发性高信号区（箭头），信号高于子宫内膜，边缘清晰

C. T₁ WI 增强扫描矢状位，子宫颈管低信号病灶未见强化

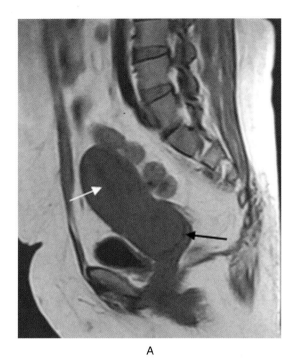

A

图 3-1-78　A. 子宫内膜癌侵犯子宫颈，
T₁WI矢状位，子宫腔扩大，呈低信号（白箭头），
子宫颈变形，后缘突出（黑箭头）

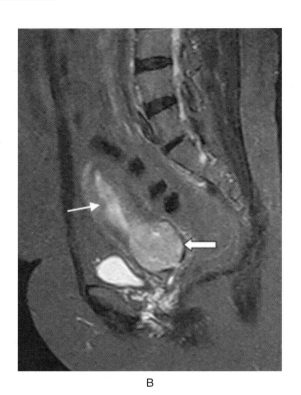

B

B. T₂WI-fs 矢状位，子宫内膜增厚（细箭头），其下
方子宫颈见长 T₂ 信号肿块（粗箭头）

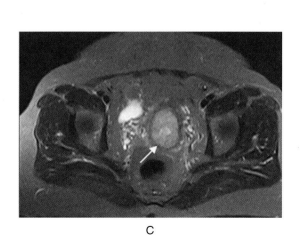

C

C. T₂WI-fs，子宫颈内见高信号结节（箭头），
边缘不规则

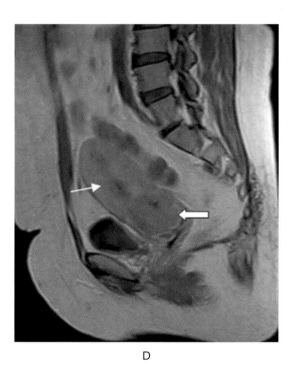

D

D. T₁WI 矢状位增强扫描，子宫腔内膜增厚，不均匀强化，
信号低于子宫肌层（细箭头），子宫颈肿块中度强化，信号
与子宫内膜类似（粗箭头）

（六）子宫颈妊娠

子宫颈妊娠（cervical pregnancy）属于异位妊娠，是指受精卵种植在子宫体腔外的非正常部位（宫颈）。临床上应结合病史、临床表现、HCG检测及B超检查进行诊断。

CT、MRI表现：有关子宫颈妊娠的CT和MRI表现，国内外相关文献报道较少。MRI显示宫颈管处囊状长 T_1、长 T_2 信号病变，边界清晰，信号均匀或不均匀，T_1WI 边缘见环形高信号，T_2WI 边缘见环形低信号，以矢状 T_2WI 显示最佳；增强扫描边缘出现环形强化。子宫腔内

未见异常信号，子宫增大及宫腔扩张程度可小于同期宫内妊娠（图3-1-79，图3-1-80）。病变信号不均匀及增强扫描无强化时，多为破裂或流产型妊娠。

鉴别诊断：本病若为破裂或流产型妊娠，单凭CT或MRI无法与宫颈管囊肿鉴别，但MRI囊壁周围见短 T_1、T_2 信号，可能为滋养细胞侵蚀形成的出血带，有助于破裂或流产型妊娠的诊断。应结合临床停经史、HCG检测、宫腔内及附件区未见孕囊确诊。

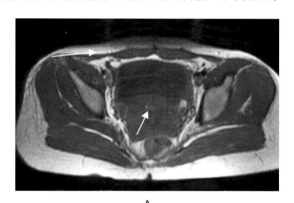

A

图3-1-79　A.子宫颈妊娠，28岁女性，停经42天，HCG（+）。T_1WI，子宫颈上段类圆形稍低信号，周边见环形高信号（箭头）

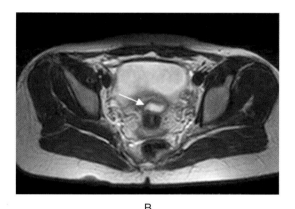

B

B. T_2WI，子宫颈前壁内见高信号囊样结构，周围见稍低信号环（箭头）

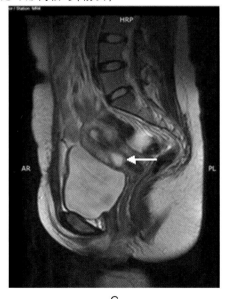

C

C. T_2WI 矢状位，子宫颈上段见高信号囊样信号（箭头）

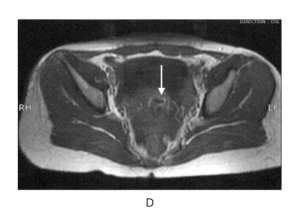

D

D. T_1WI 增强扫描，子宫颈前壁囊样结构呈环形强化（箭头）

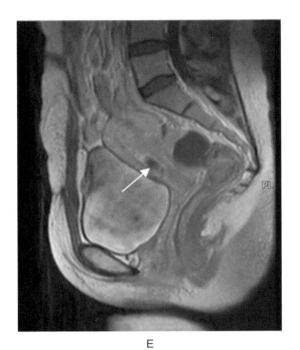

E

E. T₁WI 矢状位增强扫描,囊内结构无强化(箭头)

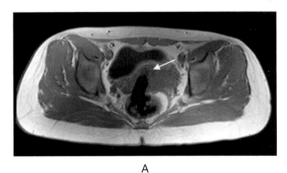

A

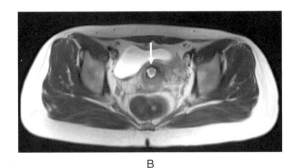

B

图3-1-80　A. 子宫颈妊娠,一女性患者,HCG(+)。T₁WI,子宫颈前壁类圆形稍低信号,周边见环形高信号(箭头)

B. T₂WI,子宫颈前壁见多层结构异常信号区(箭头),中央部分为稍高信号结节(胚胎),其外为水样高信号,最外层为低信号环绕

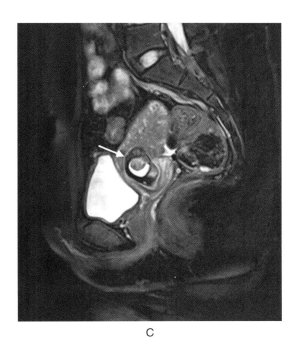

C

C. T$_2$WI – fs 矢状位,子宫颈孕囊结构显示清楚(箭头),从内至外为胚胎、胚囊、囊壁及出血的子宫肌层

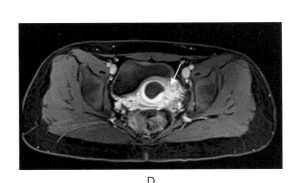

D

D. T$_1$WI – fs 增强扫描,胚囊周围子宫肌层明显强化,左侧见血管增多(箭头),胚囊内未见强化

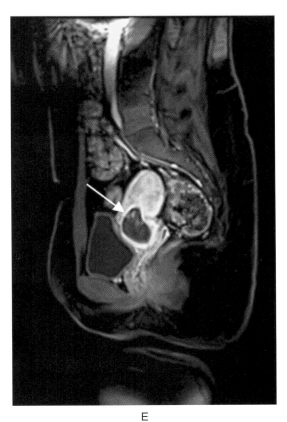

E

E. T$_1$WI – fs 矢状位增强扫描,胚囊周围子宫肌层明显强化,胚囊内未见强化(箭头)

(伍彩云)

参考文献

[1] 孔令春,孙晓颉,崔新芳,等.子宫内膜癌的MRI表现及诊断[J].医药论坛杂志,2006,27(3):35 – 36.

[2] 张若成,张洁.子宫内膜癌的影像学表现及对比分析[J].中国医药导报,2008,5(16):154 – 154.

[3] 曹廷志,吴元赭,张宗军.CT和MRI联合检查在晚期子宫内膜癌术前分期中的价值[J].医学研究生学报,2011,24(3):293 – 301.

[4] 周福梅.子宫内膜增殖症的超声图像分析[J].中国中医药现代远程教育,2008,6(12):56.

[5] 张传宏,王勇.子宫息肉一例[J].临床放射学杂志,2005,24(3):217 – 217.

[6] 单锦露,王 阁,王 东,等.CT和MRI在宫颈癌诊断与分期上的对比研究[J].局解手术学杂志,2007,16(6):382 – 384.

[7] 林开武,张碧清,薛晓玲.宫颈癌的MRI分期与临床及病理分期的对照研究[J].医学影像杂志,2010,20(12):1853 – 1855.

[8] 王凤鸣,余晓燕.超声显像对子宫腔积脓的诊断价值[J].浙江预防医学,2001,13(11):49.

[9] 张洪标,吴炯松,罗赫赫,等.盆腔脓肿的CT诊断与鉴别诊断[J].医学影像,2009,47(3):125 – 127.

[10] 陈瑞莹,许乙凯,吴元魁.妊娠滋养细胞疾病的MRI表现[J].临床放射学杂志,2011,30(2):223 – 226.

[11] 李红,苏家贵,洪剑,等.侵蚀性葡萄胎的MRI诊断[J].临床放射学杂志,2008,27(4):473 – 475.

[12] 刘名娟,余深平,许达生.女性盆腔与乳腺肿瘤临床CT诊断[M].广州:广东世界图书出版公司,2004:146 – 153.

[13] 孟悛非,梁碧玲.临床MRI诊断学[M].广东:广东科技出版社,2005:241 – 243.

[14] 高元桂,蔡幼铨,蔡祖龙.磁共振成像诊断学[M].北京:人民军医出版社,1997:600 – 605.

[15] 张梅花,沈钧康,钱铭辉,等.46例子宫腺肌症的MRI征象分析[J].放射学实践,2006,(01):57 – 59.

[16] 雍昉,张发林,高明勇,等.子宫平滑肌肉瘤的MRI诊断[J].放射学实践,2010,(02):186 – 187.

[17] 侯刚强,张小静,周文兰,等.子宫淋巴瘤的影像学表现(附4例报告)[J].临床放射学杂志,2010,(09):1260 – 1262.

[18] 李红.陈旧性宫外孕的影像诊断及评价[J].实用医学进修杂志,2000,28(4):217 – 218.

[19] 张世科,付根,谢光辉.宫外孕的CT诊断[J].临床放射学杂志,2006,25(5):56 – 58.

[20] 查二南,冯掌凤,钱向宇,等.宫外孕与盆腔炎性包块的CT诊断(附14例分析)[J].中国临床医学影像杂志,2000,11(6):447 – 448.

[21] 宋春燕.对宫外孕CT与MRI在临床中的影像分析[J].新医学导刊,2009,8(4):3 – 4.

[22] 崔英,张玲,汪昌清.阔韧带肌瘤的声像图诊断与鉴别诊断分析[J].中华临床医药,2004,5(17):50 – 51.

[23] 郭钰珍.阔韧带肌瘤临床及误诊原因分析[J].中国妇幼保健,2008,23(8):1148 – 1149.

[24] 王晶,韩毅敏,隋丽华,等.子宫阔韧带肌瘤69例临床分析[J].肿瘤学杂志,2004,10(4):256 – 257.

[25] 李颖,肖红新.子宫阔韧带肌瘤138例临床分析[J].中国基层医药,2006,13(5):860.

[26] 史宏晖,朱兰,常晓燕,等.盆腔纤维瘤病四例临床分析[J].中华妇产科杂志,2007,42(1):60 – 62.

[27] 韩博,杨广夫.双侧原发性输卵管癌1例分析[J].中国误诊学杂志,2007,7(24):5945.

[28] 陈小祥,彭素蓉.原发性输卵管癌26例临床分析[J].河南肿瘤学杂志,2001,14(1):40 – 41.

[29] 俞琳玲,石一复,王吉达,等.原发性输卵管癌的CT征象分析[J].中华肿瘤杂志,2004,26(5):318 – 319.

[30] 张润驹,徐开红,卢佳.原发性输卵管癌的手术前诊断(附37例分析)[J].现代肿瘤医学,2006,14(8):996 – 997.

[31] 范余娟,彭芝兰,刘辉.原发性输卵管癌46例分析[J].实用妇产科杂志,2004,20(4):240 – 241.

[32] 李真,岳瑛.原发性输卵管癌误诊为盆腔炎性包块2例[J].临床和实验医学杂志,2007,6(12):187 – 188.

[33] 杨芳,张迎光.双子宫双阴道并单侧处女膜闭锁1例[J].现代医用影像学,2000,9(3):102.

[34] 周晓燕.双子宫同时妊娠B超误诊1例报告[J].中国社区医师(医学专业),2010,12(13):173.

[35]李江红,李飒英,魏风华. MR 用于诊断苗勒管畸形合并肾发育不全 57 例分析[J]. 中国医刊, 2006,41(5):39 – 40.

[36]陈建伟,魏会林,周陆云. 双子宫畸形并巧克力囊肿 CT 诊断一例[J]. 临床放射学杂志,2003,22(6):516.

[37]杜国忠,王艳玲,张水平. 带蒂浆膜下子宫肌瘤的 CT 诊断(附 18 例报告)[J]. 中国临床医学影像杂志,2007,18(11):825 – 827.

[38]单军,王晓玫,徐坚民,等. 动态 MRI 对卵巢纤维瘤与浆膜下子宫肌瘤的鉴别诊断价值[J]. 中华放射学杂志,2004,38(4):386 – 388.

[39]吴军,胡彦军. 浆膜下子宫肌瘤的 CT 诊断[J]. 现代医用影像学,2008,17(1):15 – 18.

[40]黄伟鹏,许建生,陈洁容,等. 巨大浆膜下子宫肌瘤的 CT 与 MRI 诊断[J]. 医学影像学杂志,2007,17(11):1206 – 1209.

[41]单军,徐坚民,王晓玫,等. 卵巢卵泡膜细胞瘤、纤维瘤与浆膜下子宫肌瘤的 MR 影像研究[J]. 中国医学影像技术,2003,19(7):910 – 912.

[42]芦中庆,王宝春,候健明,等. 外突浆膜下子宫肌瘤与卵巢肿瘤的 CT 鉴别诊断[J]. 临床误诊误治,2009,22(7):37.

[43]傅加平,杜立新,梁碧玲. MRI 对女性盆腔包块的诊断价值的探讨[J]. 中国医学影像技术,1996,12(4):243 – 247.

[44]席艳丽,白人驹.子宫内膜癌的 MRI 诊断价值[J]. 国外医学临床放射学分册,2006,29(5):339 – 342.

[45]江新青,谢琦,梁长虹,等. 宫颈癌的 MRI 诊断与分期研究[J]. 中华放射学杂志,2002,36(7):621 – 625.

[46]邱晓明,孔祥泉,潘伟,等. 磁共振成像在异位妊娠中的诊断价值[J]. 医学影像学杂志,2006,16(3):287 – 289.

第二节　卵巢及其周围病变

一、卵巢及其周围病变的定位

由于卵巢在盆腔内的位置及毗邻关系,卵巢病变可占据部分或大部分盆腔,并常向周围扩展或侵犯周围结构;而周围盆腔内的病变又与卵巢邻近,常常紧贴着卵巢生长。卵巢和卵巢以外邻近器官的病变在部分情况下定位困难。在临床诊断中,准确定位非常重要,是正确诊断的基础。卵巢病变较小时,根据典型的病变位置能确定病变来源于卵巢;病变体积较大时,可使子宫向对侧移位,仍然能大致确定为卵巢病变;如果病变体积非常大,充满整个盆腔,甚至向上延伸至腹腔,此时难以判断疾病的来源。当病变具备典型的卵巢肿瘤的常见特征如囊性、囊实性,则体积较大的病变也能考虑来源于卵巢或附件。与卵巢贴近的盆腔其他器官肿瘤或病变,若其形态、结构和密度/信号与卵巢肿瘤或病变类似时,同样难以明确病变的部位或来源。

对盆腔病变的定位,除了根据来源器官的位置判断,尚需对病变周围结构的关系、周围结构移位情况、邻近器官是否存在或完整性进行判断。例如,一侧卵巢的肿瘤或病变,受累卵巢不能找见。又如卵巢囊肿或肿瘤发生蒂扭转,其位置可位于直肠子宫凹陷内,仔细观察周围结构,可发现有一条状结构与子宫一侧相连。如果病变来源于肠管、肠系膜、膀胱或神经、血管等,与发病器官关系密切,并且能够观察到双侧卵巢影像,尤其 MRI 具有较高的组织分辨率,能显示卵巢的卵泡与间质,故容易辨认卵巢结构,对盆腔病变定位有帮助。

二、分类鉴别诊断

卵巢为女性的生殖腺,是具有多种分化潜能的器官。卵巢的组织结构主要包括上皮组织、生殖细胞、性索和卵巢间质等4种类型。来源于卵巢的肿瘤与病变种类多、病理组织学分类复杂。主要病变有上皮、性索、生殖细胞或间质来源的肿瘤,尚有炎症、囊肿及其他非肿瘤性病变。与卵巢关系密切的结构如子宫阔韧带、子宫、输卵管,甚至消化和泌尿系统等发生的肿瘤、肿瘤样病变、炎性病变,都可累及、侵犯、压迫卵巢,在盆腔占有一定的空间、位置。

卵巢及其周围盆腔内的病变虽然种类较多,但在CT与MRI上主要表现为囊性、囊实性和实性三大类。为了突出各类病变的CT、MRI特征,本书把卵巢及其周围盆腔内的病变放在一起,按囊性、囊实性和实性三大类,进行CT、MRI的分类鉴别诊断。

三、卵巢及其周围的囊性病变

本书所指的囊性病变是指CT或MRI平扫及增强扫描后,囊壁有不同程度的强化,而囊内容物未见强化的病变。这类囊性病变不包括囊壁上有壁结节或肿块的囊实性病变。

(一)单囊性病变

1. 常见的单囊性病变

(1)卵巢功能性囊肿(滤泡囊肿、黄体囊肿、优势卵泡):正常月经周期中的不同时段,卵巢可出现单囊性改变,主要有:优势卵泡(preponderant ovum)、滤泡囊肿(follicular cyst)和黄体囊肿(corpus luteal cysts)。

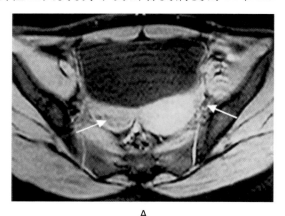

A

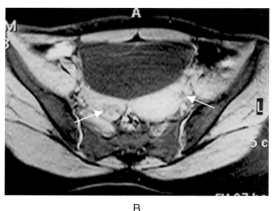

B

图3-2-1　A. 正常卵泡,MRI T$_1$WI 双侧卵巢多个小圆形低信号(箭头)

B. 不同层面,MRI T$_1$WI 双侧卵巢多个小圆形低信号(箭头)

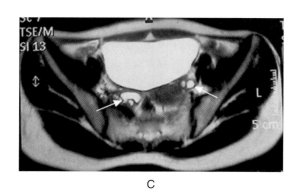

C

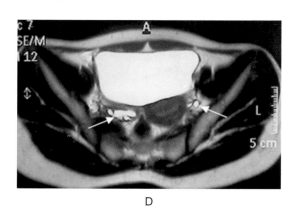

D

C. MRI T$_2$WI 双侧卵巢多个小圆形高信号(箭头)

D. MRI T$_2$WI 双侧卵巢多个小圆形高信号(箭头)

要认识上述的单囊性改变,首先必须了解尿促卵巢在月经周期中,卵泡发育各阶段的 CT 或 MRI 表现。

正常女性在月经周期的第 4d 至第 7d,由于尿促卵泡素和黄体生成激素的作用,双侧卵巢内形成多个直径 0.5 ~ 1.0 cm 的卵泡,CT 或 MRI 上表现为双侧卵巢多个小囊性改变(图3 - 2 - 1)。月经周期的第 8 d 或第 9 d 后,上述多个卵泡逐步闭锁退化并减少到只有一个称优势卵泡。优势卵泡在排卵前 4 ~ 5 d 迅速长大,直径可达 2.5 ~ 3.0 cm,并移向卵巢表面成为成熟卵泡(ovum)(图 3 - 2 - 2)。成熟卵泡在月经周期的第 14 d 或第 15 d 排卵,排卵后卵泡壁塌陷并发育成黄体。黄体在 CT 或 MRI 上表现为1 ~ 2 cm 直径的小囊状改变。如果该月经周期卵子未受精,则在排卵后 9 ~ 10d 黄体退化为白体,上述黄体的小囊状改变则消失。

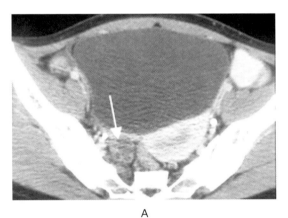

A

图 3 - 2 - 2 A. 正常卵泡,CT 增强扫描,右侧卵巢多个小圆形低密度(箭头)

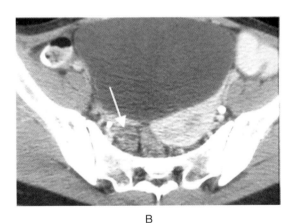

B

B. 不同层面,CT 增强扫描,右侧卵巢多个小圆形低密度影(箭头)

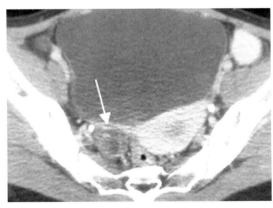

C

C. 不同层面,CT 增强扫描,右侧卵巢多个小圆形低密度影(箭头)

①优势卵泡（或成熟卵泡）：

由于优势卵泡（preponderant ovum）或成熟卵泡（mature ovum）大小可达 2.5～3.0 cm，其形成有一个过渡过程（图 3－2－3，图 3－2－4），因此必须与盆腔的其他单囊性病变鉴别。

鉴别的要点，一是优势卵泡或成熟卵泡出现的时间是月经周期的第 10～15 d；二是排卵期后在下个月的月经来潮前 4～5 d（相当于白体形成期），优势卵泡或成熟卵泡的单囊性表现即消失。

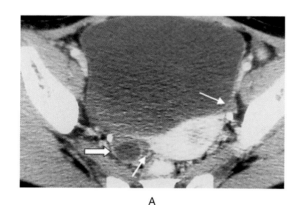

A

图 3－2－3　A. 右侧优势卵泡，卵泡向优势卵泡过渡，CT 扫描双侧卵巢多个大小不等圆形低密度区（细箭头），其中一个较大（粗箭头）

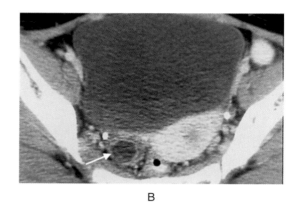

B

B. 复查，CT 增强扫描，双侧卵巢多个大小不等圆形低密度区。其中右侧卵巢一个圆形低密度影进一步增大，形成优势卵泡（箭头）

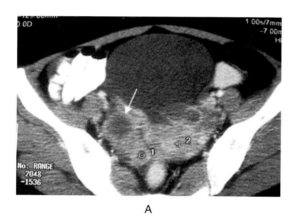

A

图 3－2－4　A. 卵泡向优势卵泡过渡，CT 增强扫描，右侧卵巢一个大圆形低密度区（箭头），其他卵泡体积较小

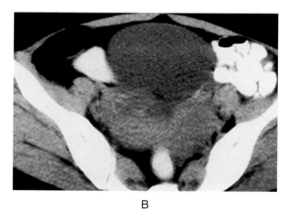

B

B. 卵泡向优势卵泡过渡，CT 平扫

②滤泡囊肿：

优势卵泡未发育成熟或成熟卵泡不排卵，致使卵泡内的液体潴留而形成的囊肿，称滤泡囊肿（follicular cyst）。CT 或 MRI 上多表现为单个囊性病变，壁薄光滑，直径 2.5～5 cm（图 3－2－5）。

滤泡囊肿应与其他盆腔单囊性病变鉴别，要点是滤泡囊肿在定期复查中可缩小或消失。因此，影像检查（包括 B 超、CT 或 MRI）发现卵巢单个囊性改变（直径在 5 cm 以下）之后，不应急于做出具体诊断，而应进行 1～3 个月定期复查后才下结论（图 3－2－6）。

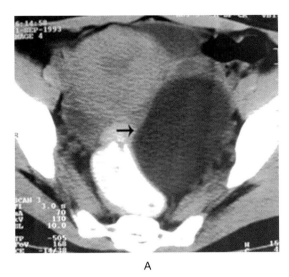

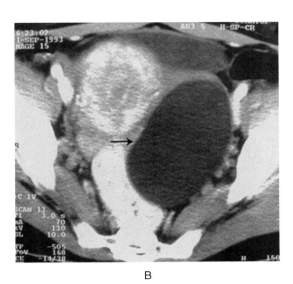

图3-2-5　A.左侧滤泡囊肿,CT平扫,左侧卵巢一个巨大圆形低密度区(箭头),呈水样密度

B.同一层面,CT增强扫描,左侧卵巢一个巨大圆形低密度区,呈水样密度,边缘清晰

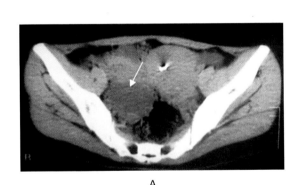

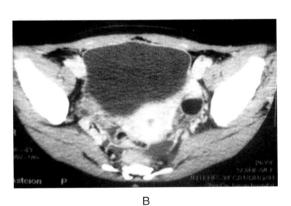

图3-2-6　A.右侧滤泡囊肿,CT平扫,右侧卵巢一个较大圆形低密度区(箭头),呈水样密度

B.3个月后复查,CT增强扫描,右侧卵巢囊肿消失

③黄体囊肿:

正常女性月经周期中,由于排卵时卵泡膜内的血管破裂,血液流入形成的黄体内,一般出血量比较少,若出血量多则形成黄体血肿,血肿内血液成分被吸收后,黄体内含澄清的液体称黄体囊肿(corpus luteal cysts)。CT或MRI多表现为单个囊性病变,壁薄光滑,直径多在2.5cm以上,但具体大小随黄体内出血量的多少而变化(图3-2-7～图3-2-9)。黄体囊肿因是血肿转变而来,故在定期复查中,退缩较慢,与

其他盆腔囊性病变不易鉴别。

必须指出:黄体囊肿也可发生在妊娠期前4个月,妊娠期出现的黄体囊肿的特点是:增大迅速,可达8～10cm,且在妊娠期5～6个月即逐渐退萎。

(2)卵巢囊腺瘤(黏液性囊腺瘤、浆液性囊腺瘤):卵巢囊腺瘤包括浆液性囊腺瘤(serous cystadenoma)和黏液性囊腺瘤(mucinous cystadenoma),其中浆液性囊腺瘤又分为单纯型及乳头型。

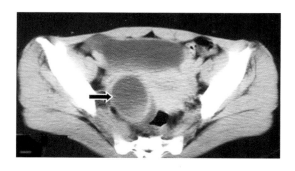

图3-2-7 右侧黄体囊肿,CT平扫,右侧卵巢一个较大圆形低密度区(箭头),呈水样密度

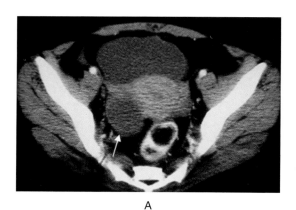

A

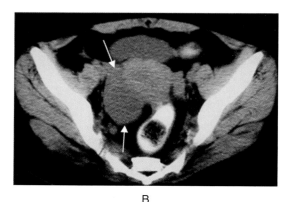

B

图3-2-8 A.右侧卵巢黄体囊肿,CT增强扫描,右侧卵巢一个圆形低密度区(箭头),呈水样密度,无强化

B.CT平扫,右侧卵巢一个圆形低密度区(箭头),呈水样密度

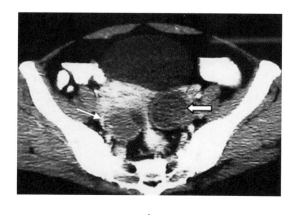

A

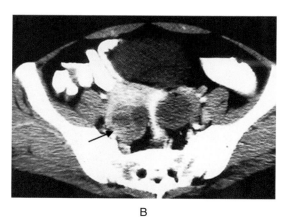

B

图3-2-9 A.卵巢左侧滤泡囊肿(粗箭头),右侧黄体囊肿并出血(细箭头)。CT平扫

B.CT增强扫描,右侧卵巢圆形混杂密度影,内侧呈水样密度,外侧密度较高提示出血(箭头),左侧卵巢圆形低密度,囊壁无强化

卵巢囊腺瘤可表现为单囊性病变,多数是单纯型浆液性囊腺瘤。单纯型浆液性囊腺瘤呈圆球形、表面光滑、单房性,囊内含有草黄色澄清液体,黏稠性较低,瘤体直径多达 5 ~ 10 cm。临床上多无症状,体积较大时产生压迫症状。

CT、MRI 表现:卵巢单囊性病变,圆形或卵圆形,壁薄光滑,周壁完整且厚薄一致,无壁上结节。增强扫描囊壁强化且仍无壁结节,囊内容物不强化,密度/信号均匀(图 3 - 2 - 10)。必须指出:由于卵巢囊腺瘤可以癌变,小的癌变结节必须增强扫描才能显示。因此,单凭 CT 平扫来诊断卵巢囊腺瘤是不全面的。

鉴别诊断:本病与功能性卵巢囊肿的区别是,功能性卵巢囊肿多较小,最大径多小于 5 cm,在 1 ~ 3 个月的定期复查中可消失;而本病最大径多大于 5 cm,在 1 ~ 3 个月的定期复查中不消失或有所增大。因此,首次发现卵巢单囊性病变之后,必须定期复查 1 ~ 3 个月才能决定其性质。

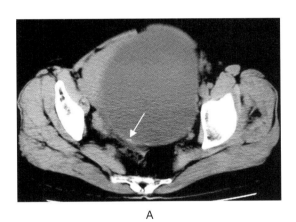

A

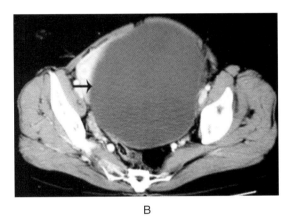

B

图 3 - 2 - 10 A. 卵巢浆液性囊腺瘤,CT 平扫,盆腔巨大水样低密度影,密度均匀,囊壁薄,后壁可见少量钙化(箭头)

B. CT 增强扫描,盆腔巨大水样低密度,密度均匀,囊壁薄无附壁结节(箭头)

(3)宫外孕:未流产未破裂型宫外孕(pregnancy outside uterus)在 CT 或 MRI 上可表现为单囊性病变。由于宫外孕多发生在输卵管,因此宫外孕的单囊性病变多位于子宫一侧或宫底上方,即输卵管妊娠(tubal pregnancy)(图 3 - 2 - 11)。

CT、MRI 表现:CT 上囊壁可厚可薄,但多数较厚,增强扫描囊壁呈厚环状明显强化,厚度可达 1 cm 或以上,囊内不强化,密度多数均匀(图 3 - 2 - 11)。MRI 上 T_1WI 囊壁呈稍低信号,囊腔为低信号,T_2WI 囊壁呈高信号,囊腔为稍高信号,增强扫描囊壁呈厚环状强化,囊腔不强化。

鉴别诊断:CT 或 MRI 上诊断未流产未破裂型宫外孕,必须结合以下临床及影像学表现,即临床上患者停经超过 2 个月,且妊娠试验阳性,CT 或 MRI 子宫轻度至中度增大,而宫腔内无妊娠囊。

2. 少见的单囊性病变

(1)盆腔脓肿:盆腔脓肿(pelvis abscess)由盆腔腹膜炎即盆腔炎发展而形成。临床上有下腹痛、发热、血白细胞升高、阴道分泌物增多等。

CT、MRI 表现:CT 或 MRI 上,盆腔脓肿为多发或单发的类囊性病变,表现为单囊性改变者较多,多囊性改变者少见。单囊者表现为圆形或椭圆形,囊腔壁较厚,约 3 ~ 5 mm,无壁结节或肿块,周围由于炎性渗出,CT 扫描可见腹膜密度呈斑片状增高、模糊,MRI 上 $T_2WI - fs$ 显示腹膜水肿较清楚,呈高信号。增强扫描后囊腔壁明显强化,壁规整、厚薄均匀(图 3 - 2 - 12,图 3 - 2 - 13)。

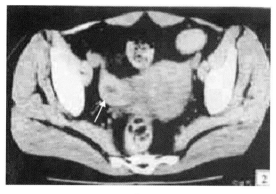

A

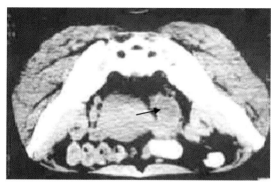

B

图 3-2-11　A. 右侧输卵管妊娠,子宫形态增大,宫腔大,右侧输卵管壶腹部有一包块(箭头处),周围高密度积血形成环,中间为水样密度的小囊

B. 右侧输卵管壶腹部妊娠。俯卧位,见包块周围密度高,中间呈水密度(箭头)

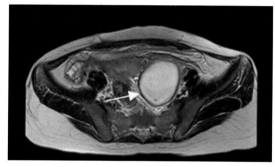

A

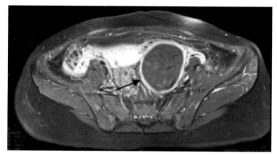

B

图 3-2-12　A. 盆腔左侧脓肿,呈单囊性改变,MRI T₂WI,盆腔左侧类圆形高信号,脓肿壁厚薄均匀,为较低信号(箭头)

B. MRI T₁WI - fs 增强扫描,盆腔左侧类圆形低信号影,囊壁明显强化,厚薄均匀(箭头),邻近腹膜见条片状强化

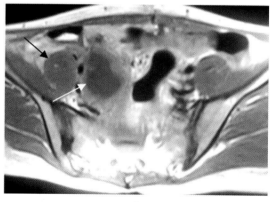

A

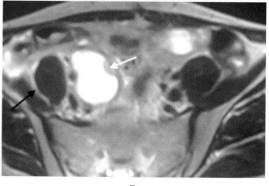

B

图 3-2-13　A. 盆腔右侧脓肿,T₁WI,脓肿腔壁增厚、不规则,边缘较模糊(白箭头),脓腔内容物为低信号。右髂腰肌信号偏低,提示炎症(黑箭头)

B. T₂WI,盆腔右侧脓肿高信号(白箭头),邻近右髂腰肌周围见环形高信号,提示炎症(黑箭头)

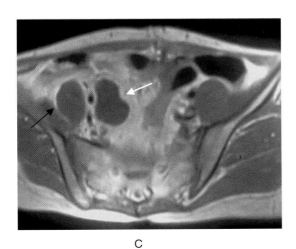

C. T₁WI 增强扫描，腔壁增厚明显、均匀强化（白箭头）。脓腔周围腹膜和右髂腰肌周围环形强化都提示炎症（黑箭头）

C

鉴别诊断：单发的盆腔脓肿需与卵巢囊肿、卵巢囊性肿瘤、巧克力囊肿、畸胎瘤等鉴别。单发的盆腔脓肿囊腔壁显著均匀强化，周围腹膜较多渗出，具有一定的诊断特征，再结合临床表现，一般诊断不难。

（2）卵巢的子宫内膜异位症：子宫内膜异位症（endometriosis）的发病机制是子宫内膜经过血管反流，种植到全身任何部位，最常见的是发生在卵巢和盆腔其他脏器。异位在卵巢和盆腔的子宫内膜随月经周期来潮而出血，这些出血可局限在卵巢及其周围，也可流入盆腔并被纤维组织所包裹，形成盆腔内囊性病变，直肠子宫凹陷也为其好发部位。

CT、MRI 表现：本病呈单个囊性病变，囊壁规则，无壁结节，囊内 CT 密度或 MRI 信号随囊内血液的新旧而变化，新鲜出血 CT 为高密度，MRI 为短 T₁、短 T₂信号，陈旧性出血 MRI 信号变化较大，T₁WI 可为等、稍低密度，T₂WI 多为低信号，也可以短 T₁、长 T₂信号。增强扫描囊内无强化，囊壁可为线状强化（图 3 - 2 - 14，图 3 - 2 - 15）。大的单个囊性子宫内膜异位症可发生扭转，扭转后囊内可出现附壁血块而表现为囊实性病变，扭转后囊壁可发生坏死，扭转的蒂部周围水肿（图 3 - 2 - 16）。

鉴别诊断：盆腔或卵巢子宫内膜异位症一般表现为多囊性、信号、密度不一的病灶。单囊性表现者需要与卵巢囊肿、囊性畸胎瘤、单发性脓肿鉴别。

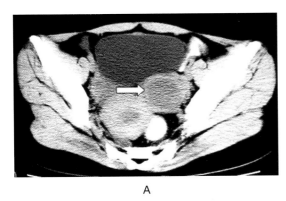

A

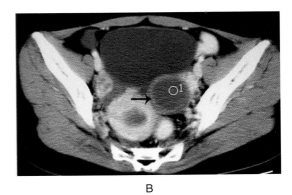

B

图 3 - 2 - 14　A. 子宫内膜异位症，CT 平扫，左侧卵巢囊性病变，周壁较厚（箭头）

B. CT 增强扫描，左侧卵巢囊性病变，周壁较厚轻度强化（黑箭头），囊内无强化

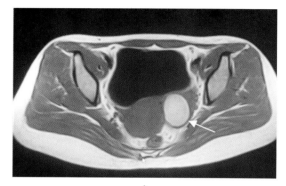

A

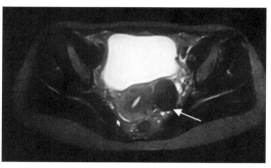

B

图3-2-15　A. 左侧附件区子宫内膜异位症,单囊样表现,T_1WI,子宫左侧见类圆形高信号病变(箭头),边缘清楚、整齐

B. T_2WI-fs,子宫左侧见类圆形低信号病变(箭头),边缘清楚、整齐

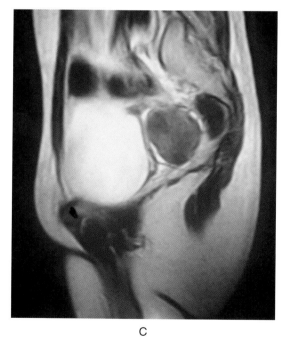

C

C. T_2WI 矢状位,囊性病变为低信号,位于膀胱后方

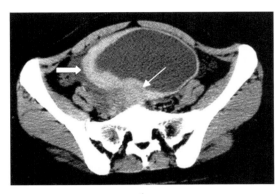

A

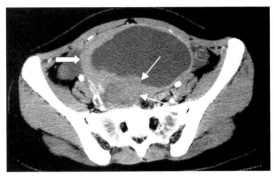

B

图 3 - 2 - 16　A. 子宫内膜异位症伴扭转,CT平扫,单囊性,囊内右侧壁增厚、高密度(密度高于肌肉),为扭转瞬间囊内血液在离心状态下黏附于囊壁上并形成血块所致(粗箭头),后方见扭转的蒂部(细箭头),蒂部周围密度偏低,提示水肿

B. 同一层面,CT 增强扫描动脉期,囊内右侧壁增厚部(粗箭头)增强后无强化,蒂部周围(细箭头)也未见明显强化,密度偏低,提示水肿处血供较少。囊内右侧壁增厚部手术证实为附壁血块

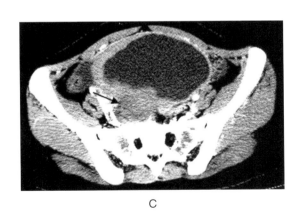

C

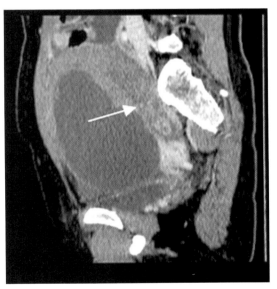

D

C. 同一层面,CT 增强静脉期,囊内右侧壁增厚部增强后未见强化,病变右后壁扭转处仍未见明显强化(箭头)。囊内右侧壁增厚部手术证实为附壁血块

D. CT 增强扫描矢状位 MPR,囊性病变后部与子宫贴近(箭头)

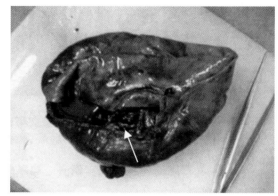

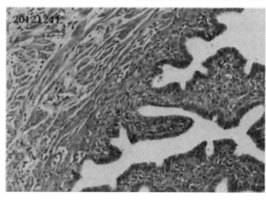
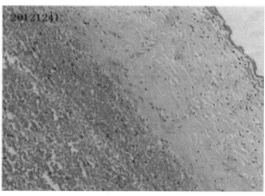

E

E. 开腹,术中见右侧卵巢约14 cm×13 cm×10 cm 大小的囊肿扭转,表面淤黑无破溃,边界清,与周围无粘连,囊内有附壁血块(箭头),右侧输卵管淤黑,囊肿扭转的蒂部为右侧输卵管及右侧卵巢固有韧带(上图)。病理诊断:① 卵巢子宫内膜异位囊肿并扭转、出血、坏死;② 输卵管积水充血(下图)

（3）盆腔包裹性囊肿或包裹性积液:盆腔炎症引起的渗出液被炎性粘连所包裹,即形成盆腔包裹性积液(pelvis encapsulated effusion)或称包裹性囊肿(encapsulated cyst)。本病常见于多次盆腔手术的患者,这类患者在淋巴结清扫手术后,可产生淋巴液渗出并被包裹而形成淋巴囊肿。另外盆腔炎症引起的渗出液被炎性粘连所包裹,则可形成盆腔包裹性积液,且病变可从积液发展为积脓(即形成盆腔脓肿)。

CT、MRI表现:CT上,盆腔淋巴囊肿或包裹性积液表现相同,都表现为贴近盆壁的低密度囊性病变,壁薄光滑,增强扫描后囊壁轻度强化,囊内不强化(图3-2-17A~C)。MRI上T_1WI低信号,T_2WI高信号,增强后无强化。包裹性积液可发生于盆腔任何部位,如邻近卵巢、

子宫,也可靠近盆壁。如果合并感染可发展为盆腔脓肿(图3-2-17D~F)。

鉴别诊断:本病若紧贴卵巢,单凭CT或MRI难以与卵巢功能性囊肿或囊腺瘤鉴别。必须定期复查1~3个月,并结合患者有无多次盆腔手术史来分析。如果病变位于盆壁附近,与卵巢有一定距离,可帮助鉴别。

（4）囊性畸胎瘤

囊性畸胎瘤(cystic teratoma),卵巢为盆腔畸胎瘤的好发器官,畸胎瘤多为囊实性,也可呈单囊性病变,而没有或只有很少脂肪、钙化成分。单囊性畸胎瘤在病理上为成熟性囊性畸胎瘤(mature cyst teratoma)和皮样囊肿(epidermoid cyst)。

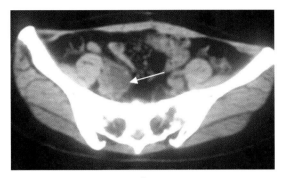

A

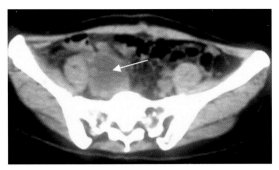

B

图3-2-17　A. 盆腔内包裹性囊肿,卵巢癌术后一个月。CT平扫,右侧贴近盆壁的低密度囊性病变,壁薄光滑(箭头)

B. 不同层面,CT平扫,囊壁较薄,囊内为低密度(箭头)

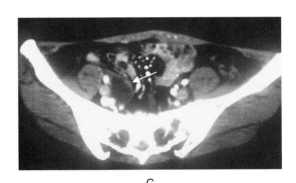

C

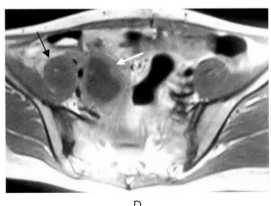

D

C. CT增强扫描,囊壁强化不明显,较薄,囊内容物为低密度(箭头)

D. 2个月后患者下腹痛加重,MRI复查,T₁WI,盆腔包裹性囊肿感染,发展为盆腔脓肿,腔壁明显增厚(白箭头)。邻近髂腰肌信号降低,提示炎症(黑箭头)

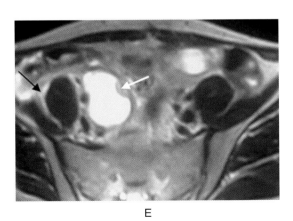

E

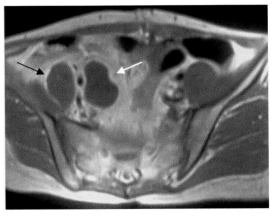

F

E. 2个月后MRI复查,T₂WI,盆腔包裹性囊肿感染,发展为盆腔脓肿,腔壁明显增厚(白箭头),邻近髂腰肌周围见环形高信号,提示炎症(黑箭头)

F. 2个月后MRI复查,T₁WI增强扫描,囊壁明显强化(白箭头),提示脓肿形成,邻近髂腰肌周围见环形、均匀强化提示炎症(黑箭头)

CT、MRI 表现:单囊性畸胎瘤 CT 和 MRI 表现为囊壁厚薄不均匀,边缘清楚、整齐,由于多种成分所致,囊内密度/信号多样,可见脂肪、钙化等信号/密度。CT 上脂肪组织密度明显低于软组织,MRI 上,T_1WI、T_2WI 与脂肪抑制可分辨脂肪组织(图 3-2-18)。增强扫描囊壁呈轻、中度均匀强化(图 3-2-19)。由于单囊性病变的畸胎瘤没有或只有很少脂肪、钙化成分,应尽量做薄层扫描,能分辨出很少的脂肪、钙化成分。

鉴别诊断:单囊性畸胎瘤如完全没有脂肪或钙化,则极难诊断。单凭 CT 或 MRI 难以和其他单囊性病变鉴别。

(5)囊性淋巴管瘤:淋巴管瘤(lymphangio-ma)包括毛细淋巴管瘤(capillary lymphangio-ma)、海绵状淋巴管瘤(cavernous lymphangioma)和囊性淋巴管瘤(cystic lymphangioma)。囊性淋巴管瘤也称为淋巴水瘤(cystoid lymphedema)。发病机制与手术、创伤所致淋巴管阻塞有关,如无手术、创伤史,则为特发性,为淋巴组织与静脉间的循环障碍所致。

CT、MRI 表现:发生于盆腔的淋巴管瘤多数表现为多囊性病变或囊内多分隔改变,CT、MRI 表现典型者容易诊断。但有时也可呈单囊且无囊内分隔的病变,CT 表现为单个囊性低密度,壁薄(图 3-2-20)。MRI 表现为长 T_1、长 T_2 信号,信号均匀一致(图 3-2-21)。增强囊壁强化不明显。

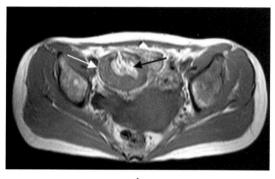

A

图 3-2-18　右侧卵巢成熟型畸胎瘤,单囊型,T_1WI,囊壁较厚(白箭头),边缘清楚,囊内可见脂肪信号(黑箭头)

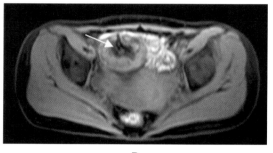

B

B. T_1WI-fs,囊壁呈等信号,囊内脂肪成分被抑制呈低信号(箭头)

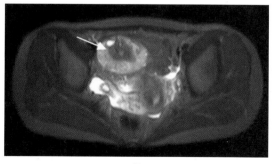

C

C. T_2WI-fs,囊壁为较厚的稍高信号,囊内脂肪信号抑制为低信号(箭头)

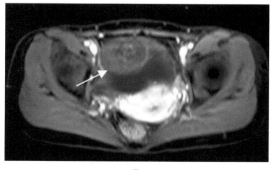

D

D. T_1WI-fs 增强,囊壁轻度强化(箭头),囊内容物无强化

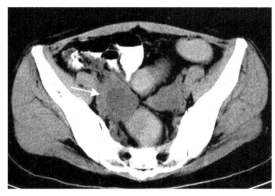

A

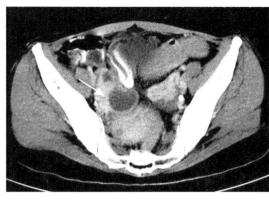

B

图 3 - 2 - 19　A. 右侧卵巢成熟型囊性畸胎瘤,单囊型,CT 平扫,呈圆形,壁厚薄不均匀(箭头),其内未见脂肪或钙化

B. CT 增强扫描,壁厚薄不均、环状强化,边界清楚(箭头)

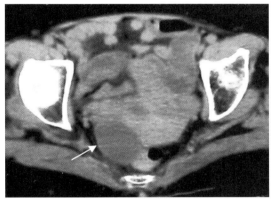

A

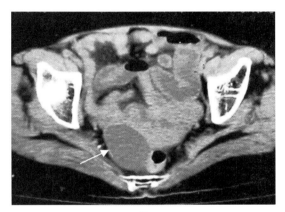

B

图 3 - 2 - 20　A. 盆腔囊性淋巴管瘤,CT 平扫,盆腔右后方见低密度囊性病变(箭头),囊内密度均匀,壁菲薄,形态较扁

B. 不同层面,CT 增强扫描,右侧囊性病变(箭头),壁薄光滑,强化不明显

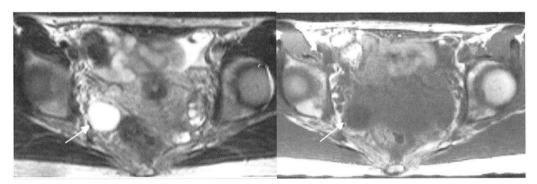

图 3 - 2 - 21　盆腔囊性淋巴管瘤,MRI 平扫,左图为 T$_2$WI,右侧卵巢单个囊性病变,壁薄光滑,高信号(箭头)。右图为 T$_1$WI,病变为低信号(箭头)

鉴别诊断:单凭 CT 或 MRI,单囊性淋巴管瘤与卵巢功能性囊肿、盆腔其他囊性病变难以鉴别。但囊性淋巴管瘤也具有一定的特征:囊壁菲薄,边缘清楚,因张力较低,可为不规则形,其他的囊性病变多为类圆形。囊内容物密度/信号近似水样,增强囊壁无强化,均可作为鉴别要点。

(6)单纯性卵巢囊肿:单纯性卵巢囊肿(ovarian semplice cyst)的病理诊断依据是:囊肿缺乏可识别的内衬上皮,其内衬通常由致密纤维组织或受压的卵巢间质窄带组成。囊肿直径通常小于 10 cm,包含有清亮液体或变性血液。滤泡囊肿或黄体囊肿长时间不吸收或不破裂,导致囊壁内衬上皮退化并形成了致密纤维组织

的内衬,可能是产生单纯性卵巢囊肿的原因之一。显微镜下囊壁双层结构都是致密纤维组织,双层之间由疏松结缔组织隔开,肉眼观见囊壁质地致密,较厚。

CT、MRI 表现:单个囊性病变,壁厚薄均匀,边缘光滑,囊壁可有钙化,有的囊壁出现双层结构,颇具特点(图 3 - 2 - 22A ~ E,图 3 - 2 - 23A ~ G),直径多在 10 cm 以下,增强扫描囊壁轻度强化。

鉴别诊断:单纯性卵巢囊肿若出现双层结构囊壁则具有特征性诊断意义,以此可与卵巢功能性囊肿、巧克力囊肿等其他盆腔单囊性病变鉴别。

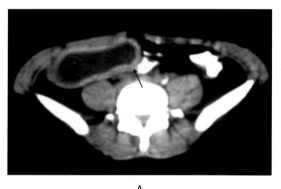
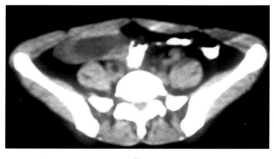

A   B

图 3 - 2 - 22A、B. 单纯性卵巢囊肿,同一病例不同层面,CT 平扫,盆腔右侧单个囊性病变,壁光滑,囊壁出现双层结构(黑箭头)

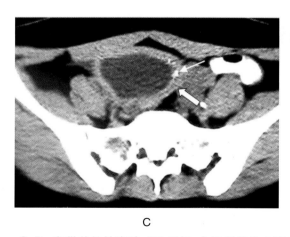
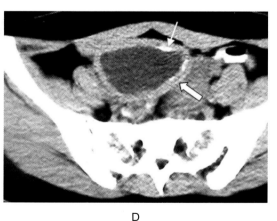

C   D

C、D. 卵巢单纯性囊肿,CT 平扫,右侧卵巢单个囊性病变,壁光滑,囊壁出现双层结构(粗箭头),同时囊壁钙化(细箭头)

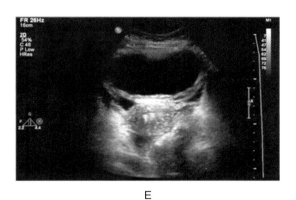

E

E. 卵巢单纯性囊肿,B超显示盆腔巨大囊肿,壁厚,可见双层结构

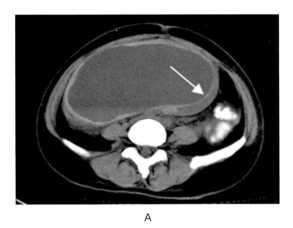

A

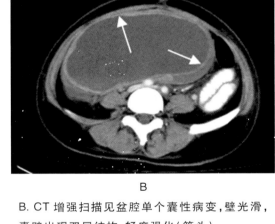

B

图 3-2-23　A. 卵巢单纯性囊肿,CT 平扫见盆腔单个巨大囊性病变,壁光滑,囊壁出现双层结构(箭头)

B. CT 增强扫描见盆腔单个囊性病变,壁光滑,囊壁出现双层结构,轻度强化(箭头)

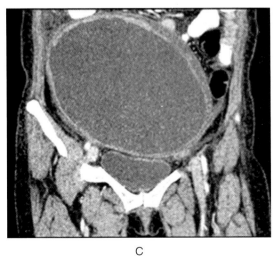

C

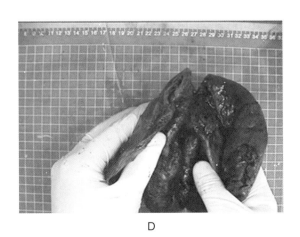

D

C. 卵巢单纯性囊肿,CT 增强扫描冠状重组,盆腔单个巨大囊性病变,壁光滑,囊壁后上方出现双层结构,轻度强化

D. 卵巢单纯性囊肿,大体标本清楚显示囊肿双层结构

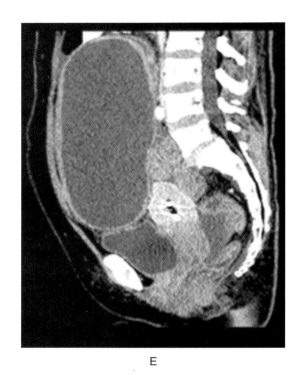

E

E. 卵巢单纯性囊肿，CT增强扫描矢状重组，盆腔单个巨大囊性病变，壁光滑，囊壁后上方出现双层结构，轻度强化

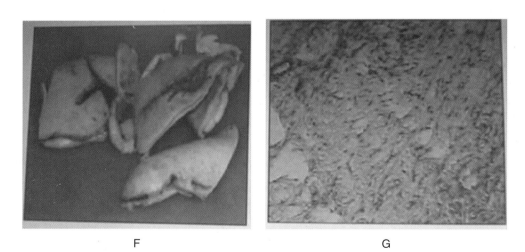

F   G

F、G. 大体标本清楚显示囊肿双层结构（左图），镜下显示单纯性囊肿特点

（张克云　许达生）

（二）多囊性病变

1. 常见的多囊性病变

（1）卵巢的子宫内膜异位症（卵巢巧克力囊肿）：卵巢的子宫内膜异位症（ovarian endometriosis）也称卵巢巧克力囊肿（ovarian chocolatecyst），是子宫内膜异位在卵巢所引起的一种疾病。这种异位的子宫内膜与正常位置的子宫内膜相同，有腺体及间质，月经周期中受卵巢激素的影响，也可出现增生期或分泌期的改变并引起月经来潮，由于经血无法排出，积累在卵巢而形成囊肿，囊肿内积存的陈旧性经血呈巧克力酱样，故本病又称卵巢巧克力囊肿。患者临床上有进行性加重的痛经。

CT、MRI表现：卵巢子宫内膜异位症CT或MRI的主要特点是，各囊的囊内CT密度或MRI信号不一，各囊的囊壁厚薄不一，这两个"不一"在诊断上有重要意义，它反映了有不同月份经血所形成的巧克力囊肿存在。CT可见部分囊内因有比较新鲜的经血，表现为高密度囊肿（图3-2-24～图3-2-28）。MRI上，囊内信号因经血的月份不同而不同，其中囊内出现短T_1、长T_2信号是提示经血存在的重要依据（图3-2-29）。

鉴别诊断：多囊性的卵巢巧克力囊肿囊壁虽厚薄不均，但规则，囊内可见分隔，囊壁及间隔无结节样改变，增强扫描后囊壁强化，囊液始终无强化。囊肿常与周围器官粘连，使囊肿与邻近的器官分界不清。黄体囊肿伴出血时亦可表现为信号不一，与子宫内膜异位症囊肿较难鉴别。但黄体囊肿伴出血病灶内，囊性部分T_2WI信号较子宫内膜异位症囊肿高，且囊壁强化较后者明显，黄体囊肿定期复查可逐渐萎缩（图3-2-30）。

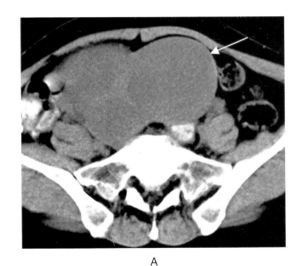

A

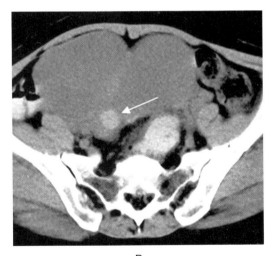

B

图3-2-24　A. 右侧卵巢子宫内膜异位囊肿，CT平扫，盆腔内见多囊性病变（箭头）

B. 下一层面，CT平扫，囊肿内可见高密度小囊（箭头）

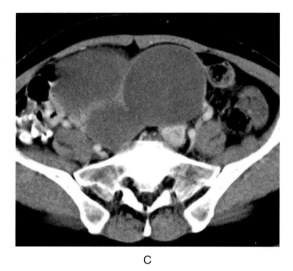

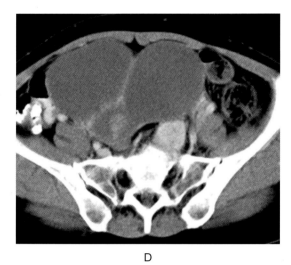

C

C. 同 A 层面,CT 增强扫描,囊壁规则强化,无壁结节

D

D. 同 B 层面,CT 增强扫描,囊内异常密度区(包括小囊肿内高密度)无强化

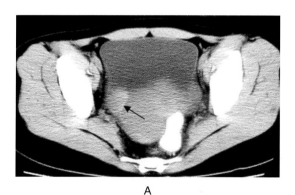

A

图 3-2-25　A. 子宫内膜异位症,CT 平扫,双侧附件区见多囊性病变,各囊内密度不一,高密度囊提示新近经血(箭头)

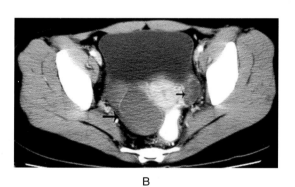

B

B. CT 增强扫描,双侧卵巢多个大小不等、密度不同的囊性病变(箭头),囊壁线状强化,囊内无强化

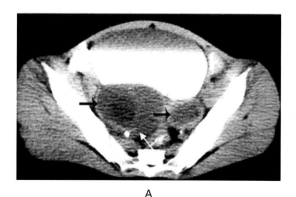

A

图 3-2-26　A. 子宫内膜异位症,CT 增强扫描,盆腔多囊性病变,各囊密度不一(箭头),囊内不强化

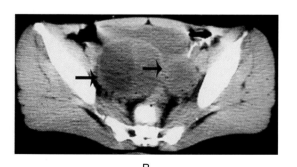

B

B. CT 平扫,盆腔多囊性病变,各囊密度不一(箭头)

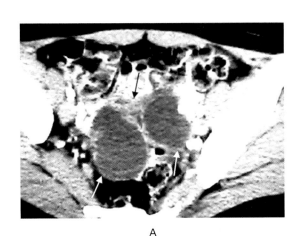

A

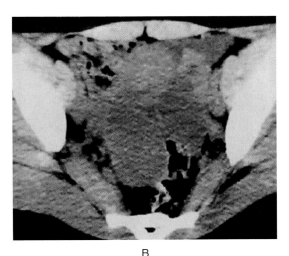

B

图3-2-27　A. 子宫内膜异位症,CT增强扫描,盆腔多囊性病变,左、右两个大囊(白箭头)的囊内后部密度高于前部,囊壁强化,囊内不强化。两个大囊之间前方有一小囊(黑箭头),其囊内密度偏高,不强化

B. CT平扫,左、右两个大囊的囊内密度,后部高于前部

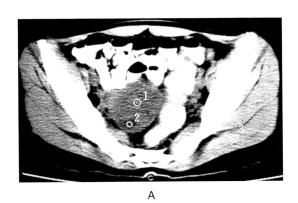

A

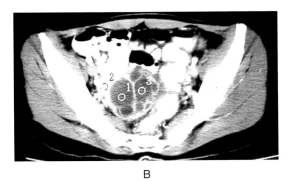

B

图3-2-28　A. 子宫内膜异位症,CT平扫,右侧卵巢一个较大的、密度不均病变

B. CT增强扫描,右侧卵巢病变多囊性强化,各囊密度不一,囊壁强化明显

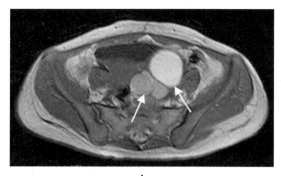

A

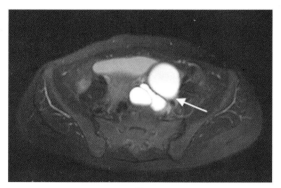

B

图3-2-29　A. 左侧卵巢子宫内膜异位囊肿，T₁WI，多囊性（箭头），各囊信号不一，均为高或稍高信号

B. T₂WI-fs，多囊性，各囊信号不一且信号比T₁WI更高

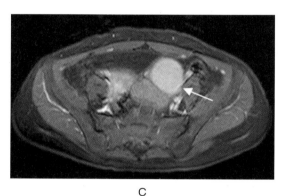

C

C. 同一层面，MRI增强，各囊均无强化

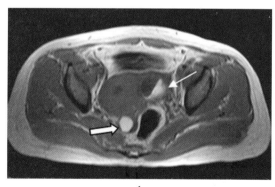

A

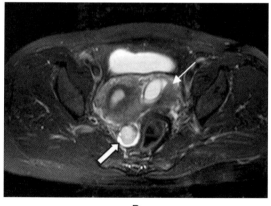

B

图3-2-30　A. 左侧卵巢黄体囊肿伴出血，右侧卵巢子宫内膜异位囊肿，T₁WI，左侧卵巢病灶信号不一，呈内侧低、外侧高（细箭头），但壁较薄；右侧卵巢病灶T₁WI为稍高信号，囊壁较厚、低信号（粗箭头）

B. T₂WI-fs，左侧卵巢病灶T₂WI内侧部分高信号，外侧部分为低信号，提示出血（细箭头）；右侧卵巢病灶T₂WI为稍高信号，囊壁较厚呈高信号（粗箭头）

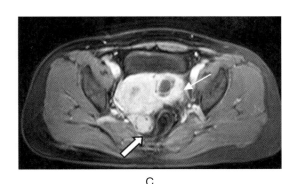

C

C. T₁WI－fs 增强扫描,左侧卵巢病灶囊壁环状强化,壁厚均匀(细箭头);右侧卵巢病灶壁信号低于囊内容物(粗箭头)

(2)卵巢黏液性囊腺瘤:卵巢黏液性囊腺瘤(mucinous cystadenoma)是来源于上皮的卵巢良性肿瘤。临床一般无症状,或由于肿瘤增大,压迫邻近器官,出现相应的症状。由于肿瘤的间质可分泌激素(黄体化),具有内分泌功能,可引起阴道流血。

CT、MRI 表现:卵巢黏液性囊腺瘤多单侧发生(95%),多囊性,有的囊内见纤细且规则的间隔,间隔未见结节,且主囊内可见子囊。由于囊内液体为黏液,CT 密度较水高(图 3－2－31,图 3－2－32)。MRI 上,T₁WI 可表现为等至稍高信号,信号多变;T₂WI 可为不同程度高信号(图 3－2－33)。另外,有人认为,子囊内出现小子囊是黏液性囊腺瘤的特征性表现。

鉴别诊断:黏液性囊腺瘤若合并囊内出血,与巧克力囊肿不易鉴别。由于巧克力囊肿多集中在盆腔内,而黏液性囊腺瘤则可超越盆腔向中上腹部生长,因此,超越盆腔向中上腹部生长的盆腔多囊性病变,多见于黏液性囊腺瘤,少见于巧克力囊肿。此外,黏液性囊腺瘤无进行性加重的痛经。黏液性囊腺瘤与浆液性囊腺瘤鉴别点在于,前者因囊内容物的蛋白含量高、黏稠度高,CT 密度一般较高,MRI 上 T1WI 呈稍高或

高信号。如果子囊内出现小子囊,更支持黏液性囊腺瘤的诊断。黏液性囊腺瘤尚需与囊腺瘤恶变和黏液性囊腺癌鉴别。囊腺瘤恶变和黏液性囊腺癌可见壁结节,间隔增厚,软组织成分增多。盆腔其他部位出现病变,出现腹腔积液征象,应考虑恶性肿瘤。

(3)卵巢浆液性囊腺瘤:浆液性囊腺瘤(serous cystadenoma)与黏液性囊腺瘤同属于卵巢囊腺瘤,来源于卵巢上皮组织,占卵巢良性肿瘤的 25%,好发于 20～40 岁的妇女。临床早期多无自觉症状,肿块逐渐增大推压周围脏器时才有不适症状。多数因腹部其他疾病就诊时或常规体检时被偶然发现,或以无症状腹部肿块就诊,妇科检查盆腔可触及大小不一的肿块。带蒂的较大囊腺瘤可以发生扭转,临床上患者常有突然下腹痛。病理上浆液性囊腺瘤分为单纯性和乳头状两型,前者多为单囊,后者常为多囊。多囊性浆液性囊腺瘤分隔较黏液性囊腺瘤少,囊壁及分隔均较黏液性囊腺瘤薄且规则,囊壁可见乳头状突起(因太小,CT、MRI 不易显示),乳头变化多端,可外生、内生或内、外都有,可伴有颗粒状钙化。大体病理肿瘤呈圆形或卵圆形,表面光滑,囊内充满淡黄色清澈液体。

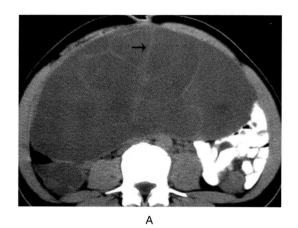
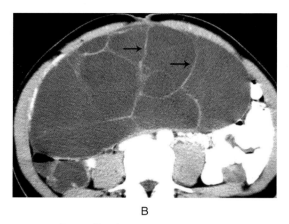

图 3 - 2 - 31　A. 卵巢黏液性囊腺瘤,CT 平扫,腹腔巨大多房状水样密度囊状病变,囊内密度均匀,囊壁薄(箭头)、无结节

B. CT 增强扫描,腹腔巨大多房状囊性病变,囊内密度均匀无强化,囊壁线状强化(箭头),无强化结节

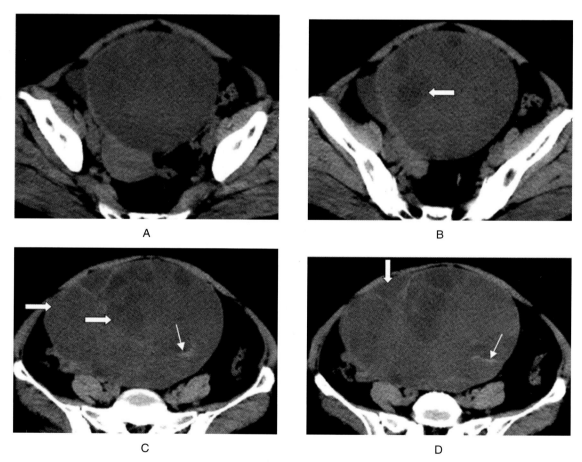

图 3 - 2 - 32　黏液性囊腺瘤出血,CT 平扫,不同层面示腹腔巨大囊性病变,内有多个大小不等的分房,各房密度不一(粗箭头),囊壁无结节,部分囊内见条片状高密度出血灶(细箭头)

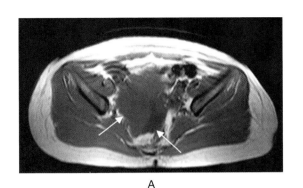

A

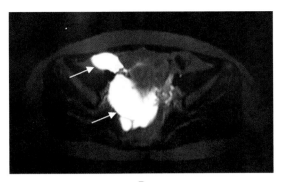

B

图3－2－33　A. 右侧卵巢黏液性囊腺瘤，T_1WI，多囊性，各囊信号不一，超越盆腔向下腹部生长，T_1WI 为低或稍低信号（箭头）

B. T_2WI－fs，多个囊性高信号（箭头）

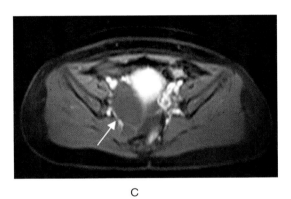

C

C. T_1WI－fs 增强，多房性，内见纤细、规则的间隔，有强化（箭头），间隔未见结节

　　CT、MRI 表现：多囊性浆液性囊腺瘤多为乳头型，CT 见囊腔内呈水样低密度，密度均匀，囊壁及分隔规则，增强后囊壁有强化，但无明显壁结节显示（图3－2－34）。MRI 上 T_1WI 为均匀低信号，T_2WI 为均匀高信号，增强后囊壁及间隔线样强化，无壁结节，囊液无强化（图3－2－35～图3－2－38）。带蒂的较大囊腺瘤可以发生扭转，扭转后肿瘤静脉回流受阻，肿瘤淤血，进一步发展至血管破裂，血液充盈瘤腔甚至腹膜腔，后期肿瘤动脉阻塞，缺血坏死。CT 见圆形的囊性肿块边缘有凹陷或出现切迹，此为扭转部位。

　　鉴别诊断：多囊性浆液性囊腺瘤易癌变，因此，鉴别诊断主要是观察有无癌变征象。CT 上，卵巢囊腺瘤癌变的主要表现是：囊壁出现乳头状壁结节及砂粒样钙化，或从囊壁向囊内形成"珊瑚状"突起，珊瑚支的游离段在横断扫描上，可表现为"囊内漂浮物"，也是癌变的重要依据，增强扫描显示更加清楚（图3－2－39，图3－2－40）。有时囊内乳头穿破囊壁，向囊外生长并脱落种植于子宫或盆腔脏器表面，CT 上可见子宫或盆腔脏器表面也出现砂粒样钙化。必须指出：卵巢囊腺瘤必须做 CT 或 MRI 增强扫描才可确诊，因为卵巢囊腺瘤癌变的小的壁结节只有在增强扫描下才能显示。

　　多囊性浆液性囊腺瘤需与巧克力囊肿鉴别。巧克力囊肿体积较小，囊壁厚薄不一，囊内容物密度或信号不一，边缘不规则，与盆腔内有粘连，临床有痛经史。

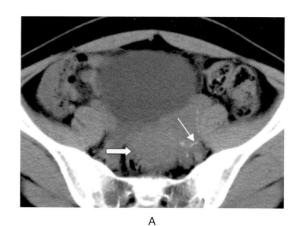

A

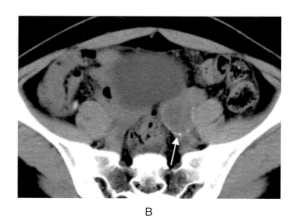

B

图3-2-34　A. 卵巢浆液性囊腺瘤,CT平扫,盆腔左侧较大分房状水样低密度(粗箭头),密度均匀,囊壁较薄,囊壁可见少量钙化(细箭头)

B. 另一层面,CT平扫,盆腔左侧较大分房状水样低密度影,密度均匀,囊壁较薄,囊壁可见少量钙化(箭头)

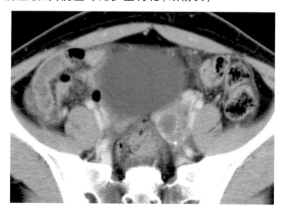

C

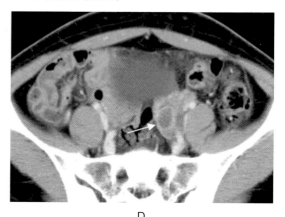

D

C. CT增强扫描,盆腔左侧较大水样低密度影,密度均匀,囊壁薄,无附壁结节,囊壁线状强化

D. CT增强扫描,盆腔左侧较大分房状水样低密度影,密度均匀,囊壁薄,无附壁结节,囊壁呈线状强化(箭头)

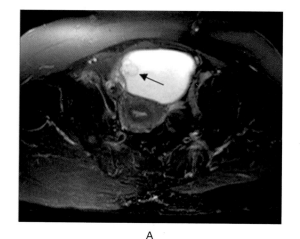

A

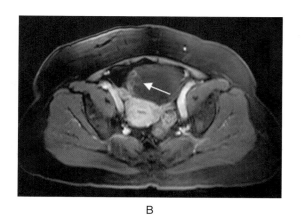

B

图3-2-35　A. 右侧卵巢浆液性囊腺瘤,T$_2$WI-fs,多囊性,呈高信号,囊壁菲薄(箭头)

B. T$_1$WI-fs增强,多囊性,囊壁强化(箭头)。囊内容物为均匀低信号

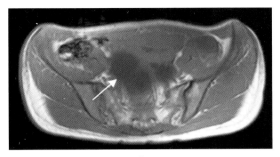

A

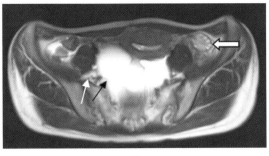

B

图3-2-36　A. 右侧卵巢浆液性囊腺瘤(多囊性),T₁WI,子宫右后方见多囊性病变(箭头),囊内容物呈低信号,囊壁厚薄均匀

B. T₂WI,多囊性病变为明显高信号(黑箭头),与右侧卵巢相连(白箭头),左侧卵巢正常(粗箭头)

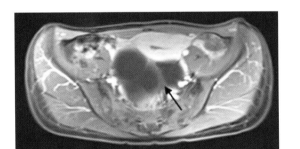

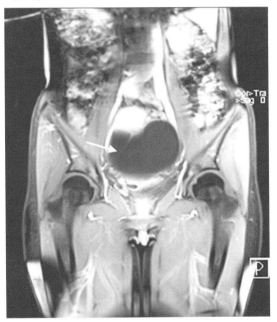

图3-2-37　卵巢浆液性囊腺瘤,T₁WI-fs增强扫描,盆腔多囊性病变,囊壁无明显强化(箭头),也无壁结节,囊内容物为低信号

图3-2-38　卵巢浆液性囊腺瘤,T₁WI冠状位增强扫描,囊壁清晰、菲薄,囊内见间隔(箭头)

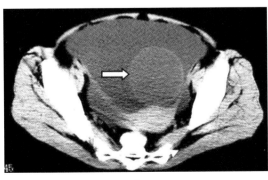

A

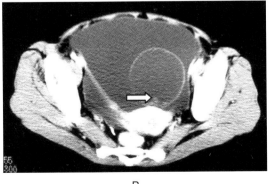

B

图3-2-39　A. 卵巢浆液性囊腺瘤恶变,CT平扫,大囊内见一小囊(箭头)

B. CT增强扫描,小囊壁明显强化,后壁见较大乳头状结节强化(箭头)

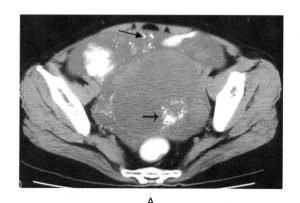

A

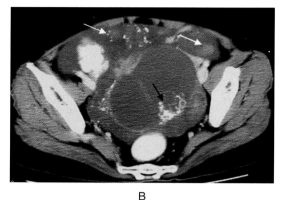

B

图 3 - 2 - 40　A. 浆液性囊腺瘤癌变,CT 平扫,囊内容物向周围穿破,形成新的囊,壁见多发性钙化(箭头)

B. CT 增强扫描,囊壁癌变结节强化,大小不一、密度高低不等,有的呈珊瑚状突起(黑箭头),囊内见不附壁的强化结节,即"漂浮物"征(白箭头)

(4)卵巢转移瘤:卵巢转移瘤(ovarian metastatic tumor),体内任何部位的恶性肿瘤都可以转移到卵巢。卵巢转移性肿瘤的原发肿瘤前 3 位分别位于消化道、乳腺和生殖道。卵巢转移瘤的发病年龄一般比原发卵巢肿瘤低,且多见于绝经前妇女,主要原因为功能旺盛、血运丰富的卵巢更适于转移瘤的生长。因转移性肿瘤是晚期肿瘤,往往预后不良。本章节讨论的是多囊性非肿块性表现的卵巢转移瘤。

CT、MRI 表现:多囊性卵巢转移瘤为多个囊性病变,囊大小不等,内含液体(图 3 - 2 - 41 ~ 图 3 - 2 - 43),各囊的囊壁厚薄不一,囊内容物

为液性成分,部分囊内伴有出血而见"液 - 液平面",增强后囊壁中度或中度以上明显强化,壁厚且不规则,囊壁可有小的壁结节,但必须做增强扫描才能显示小的壁结节(图 3 - 2 - 44,图 3 - 2 - 45)。

鉴别诊断:多囊性卵巢转移瘤与囊腺瘤癌变或囊腺癌难以鉴别,也与巧克力囊肿不易鉴别,因为单凭 CT 或 MRI 征象,有太多的相似之处。如果同时具有原发肿瘤例如消化道肿瘤、淋巴结转移征象(图 3 - 2 - 46),能提示卵巢转移瘤的诊断。明确诊断必须结合原发肿瘤病史或手术病理。

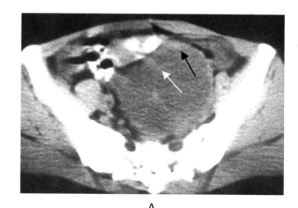

A

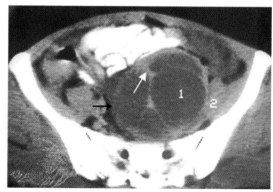

B

图 3 - 2 - 41　A. 多囊性卵巢转移瘤,CT 平扫,盆腔内见多囊性病变,壁厚薄不均匀(箭头)

B. CT 增强扫描,囊壁强化厚薄不一、密度不一(箭头)

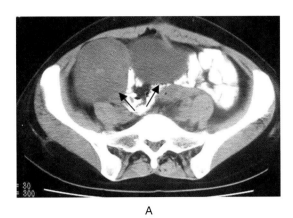

A

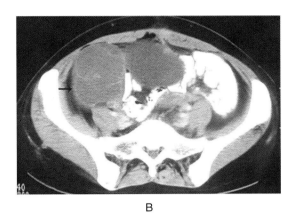

B

图 3－2－42　A. 多囊性卵巢转移瘤,CT 平扫,盆腔内见多囊性病变(箭头)

B. CT 增强扫描,囊壁强化厚薄不一、密度不一(箭头),可疑有壁上小结节

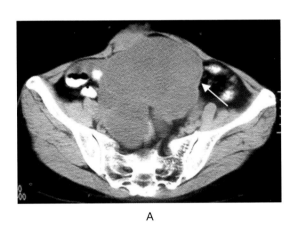

A

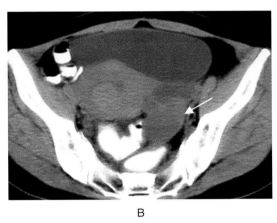

B

图 3－2－43　A. 多囊样转移瘤,CT 平扫,盆腔巨大多房状水样密度囊状影(箭头)

B. 另一层面,CT 平扫,子宫左后见多囊性病变,各囊密度不一提示囊内有过出血(箭头)

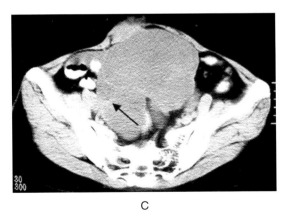

C

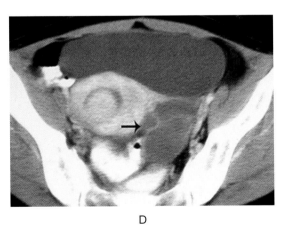

D

C. 同 A 层面,CT 增强扫描,囊壁轻度强化(箭头)

D. 同 B 层面,CT 增强扫描,盆腔多房状水样密度囊状影,增强后各囊密度不一,与平扫相同,提示囊内有过出血。囊壁强化,厚薄不一(箭头)

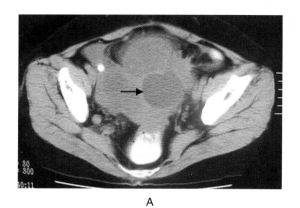

A

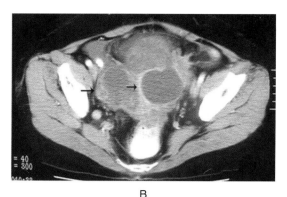

B

图3-2-44　A. 多囊样转移瘤,CT平扫,盆腔巨大多囊性病变,各囊密度不一,囊壁厚薄不一、密度不一(箭头)

B. CT增强扫描,盆腔巨大多囊性病变,各囊密度不一,囊壁强化厚薄不一、密度不一(箭头)

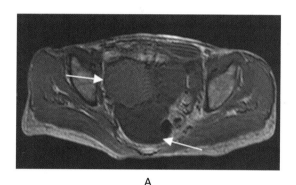

A

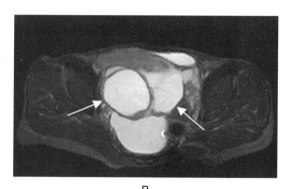

B

图3-2-45　A. 双侧卵巢转移性低分化癌,T₁WI,盆腔内多囊性病变,各囊信号不一,部分为低信号,部分为稍高信号(箭头)

B. T₂WI-fs,盆腔内多囊性病变(箭头),囊壁厚薄不一

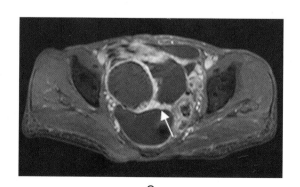

C

C. T₁WI-fs增强扫描,盆腔内多囊性病变,囊壁强化厚薄不一、强化密度不一,部分囊壁上可疑强化小壁上结节(箭头)

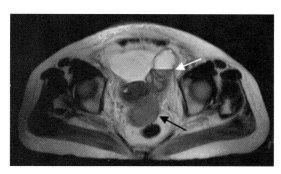

A

图 3 - 2 - 46　A. 左侧卵巢转移性腺癌,T₂WI,左侧卵巢多囊性病变,囊壁厚薄不一,大的囊内可见液 - 液平面(白箭头)。子宫直肠间可见实性软组织结节(淋巴结,黑箭头)

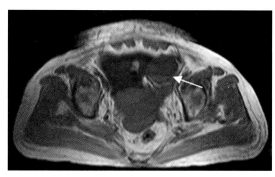

B

B. T₁WI,左侧卵巢病变,大的囊内可见液 - 液平面(箭头)

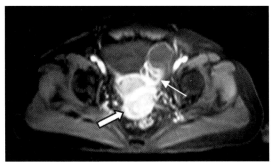

C

C. T₁WI - fs 增强扫描,多个小的囊壁强化程度比大的囊壁更明显(细箭头),子宫直肠间肿块亦明显强化(粗箭头)

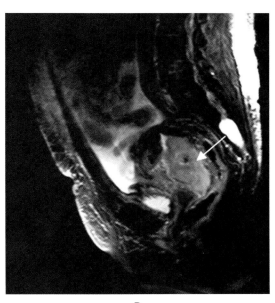

D

D. T₂WI - fs 矢状位,可见乙状结肠局部肠壁增厚(箭头),肠腔狭窄,手术证实为乙状结肠癌

（5）盆腔结核:盆腔结核以结核性盆腔炎(tuberculo-pelvisis)表现为主,是由结核菌引起的生殖器官及其周围脏器、腹膜的炎症性病变。本病 80% 以上发生于 20 ~ 40 岁妇女,也可见于青春期前及绝经后的老年女性。临床表现为腹痛、腹胀及结核中毒的症状,也可表现为月经不调、闭经、原发不孕。附件区可触及肿块,活动受限、触痛,腹部揉面感。按病理特征可分为渗

出型、增殖粘连型和干酪坏死型,三类病变常混合存在,形态学上表现较为复杂。盆腔脏器(输卵管、子宫等)结核、淋巴结结核及结核性腹膜炎可同时存在。

CT、MRI 表现:盆腔干酪坏死型为主的结核,主要表现为多个类囊性病变,各囊大小不一,囊壁厚薄不一。由于干酪坏死病变周围增殖性结核及邻近结构粘连的限制,囊状影并非

都是圆形,而是圆形囊与多样形囊(或多边形囊)共存,如果出现这种共存的特点,对鉴别诊断有重要帮助,因为盆腔其他多囊性病变常表现为圆形。CT上囊内为低或等密度(图3-2-47),MRI为长T_1、长T_2信号,干酪性坏死T_2WI则为低信号。囊性改变还可以由结核性输卵管扩张引起(图3-2-48,图3-2-49)。结核性腹膜炎的腹膜增厚,广泛分布粟粒状结节,腹膜

表现为片状、块状、污垢状结构。增强扫描囊壁明显强化,囊壁周围见由结核性增生及粘连所形成的片状强化灶,子宫、附件和膀胱等分界常不清(图3-2-50)。盆腔淋巴结肿大,增强扫描直径>1.0 cm 的淋巴结多呈环状强化,直径<1.0 cm 的淋巴结多呈均匀轻度强化,淋巴结结核病灶处于晚期时可见多发性淋巴结钙化,部分病例见腹腔积液征象。

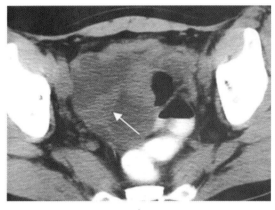

A

图3-2-47　A. 盆腔结核,CT 平扫,盆腔巨大多房状低密度囊状影,密度不均,囊状影形态多样、大小不一,囊壁厚薄不一,边缘不规则(箭头)

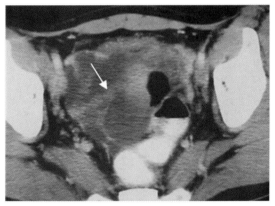

B

B. CT 增强扫描,盆腔多囊性病变,圆形囊与形态多样囊共存,大小不一,囊壁厚薄不一。增强显示对比更明显,囊壁强化(箭头),囊内不强化

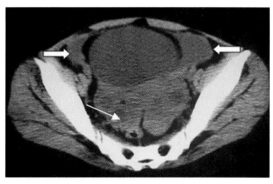

A

图3-2-48　A. 盆腔结核,CT 平扫,盆腔较大多房状低密度囊状影,密度不均,囊形态、大小不一,囊壁厚薄不一(细箭头),盆腔积液(粗箭头)

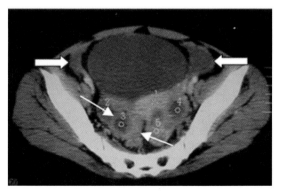

B

B. CT 增强扫描,盆腔多囊性病变,大小不一,囊壁厚薄不一。增强显示对比更明显,囊壁强化(细箭头),囊内不强化,盆腔积液(粗箭头)

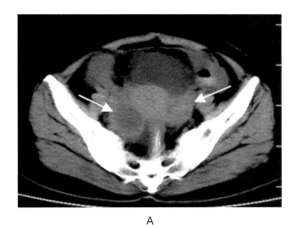

A

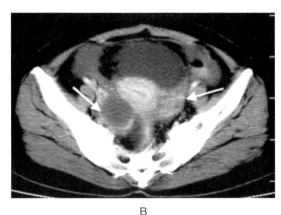

B

图3-2-49　A. 双侧输卵管及卵巢结核,CT平扫,双侧卵巢增大,多发囊状低密度(箭头)

B. CT增强扫描,双侧卵巢囊性病灶环状强化(箭头),与子宫粘连

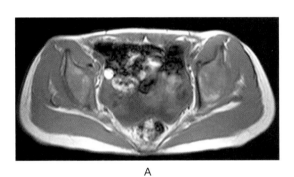

A

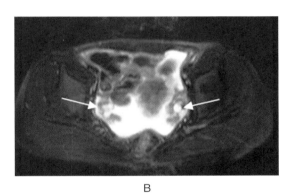

B

图3-2-50　A. 盆腔结核,T₁WI,腹膜增厚,双侧附件区见多囊性病变,T₁WI为低信号,盆腔内结构不清

B. T₂WI-fs,双侧附件区见多囊性病变,T₂WI为高信号(箭头),盆腔内见积液

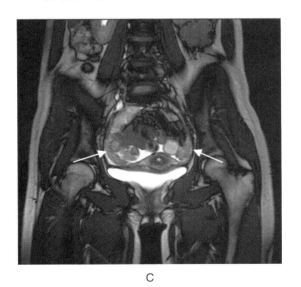

C

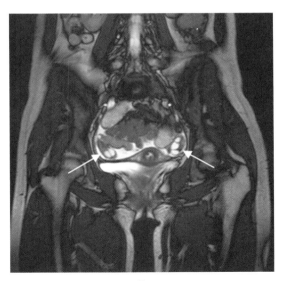

D

C. FISP,双侧输卵管增粗(箭头)

D. FISP,双侧卵巢增大,呈多房囊状(箭头)

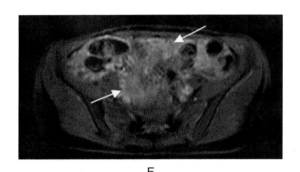

E

E. T₁WI-fs增强,腹膜广泛增厚、强化,肠管粘连,盆腔内结构模糊不清(箭头),部分积液包裹

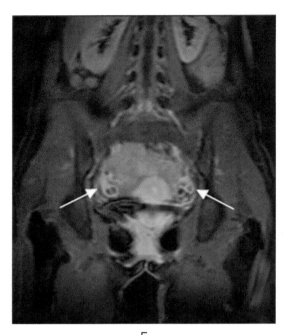

F

F. T₁WI-fs增强,双侧卵巢增强后呈多房囊状强化,囊壁增强较明显,内壁较光滑,囊内容物无增强(箭头)

鉴别诊断:因结核性盆腔炎常有网膜、腹膜增厚、腹腔积液、CA125升高等表现,应与卵巢囊腺癌种植转移鉴别。鉴别的要点是:卵巢囊腺癌的囊性病变多为类圆形,轮廓相对较清晰,囊壁有壁结节;而盆腔干酪坏死型为主的结核,其多囊性病变是以圆形囊与多样形囊(或多边形囊)共存为特点,囊壁无壁结节。附件以外盆腔区域发现钙化灶时,对提示结核性盆腔炎有意义,而卵巢囊腺癌钙化灶多位于肿块内。盆腔结核尚需与盆腔脓肿鉴别。盆腔脓肿腔多为圆形、壁规则,强化明显,尤以脓腔小而腔壁明显强化为特点,临床有急性感染表现。

(6)盆腔脓肿:盆腔脓肿(pelvis abscess)是指盆腔脏器以外的盆腔区域集聚脓液,是急性腹膜炎症趋向局限,脓性物质被纤维包裹积聚而成。

CT、MRI表现:CT上,盆腔脓肿可表现为多囊性病变,囊壁规则,强化明显,无壁结节(图3-2-51,图3-2-52)。MRI上,盆腔脓肿因脓腔内液体性质不同而表现各异。脓腔内以浆液为主时,MRI表现为长T₁、长T₂信号(图3-2-53)。脓腔内渗出液含有大量白细胞、纤维蛋白及坏死组织时,MRI上T₁WI为高信号,T₂WI为稍低信号。脓肿壁上长有富含血管的炎性肉芽组织,因此CT或MRI强化均明显,尤以脓腔小而腔壁明显强化为特点。脓腔内偶可见气泡影或气液平面。CT或MRI确诊盆腔脓肿还必须结合高热、下腹剧痛等临床表现及血白细胞升高等实验室指标。

鉴别诊断:盆腔脓肿应与结核性脓肿、巧克力囊肿鉴别。输卵管化脓性炎症可引起输卵管积脓,导致输卵管呈多囊状扩大,临床上也有高热、下腹剧痛、血白细胞升高等表现(图3-2-54),应注意鉴别。多囊性巧克力囊肿的多个囊内密度/信号不一、囊壁厚薄不一以及临床有进行性加重的痛经史是鉴别诊断要点。

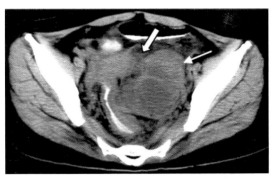
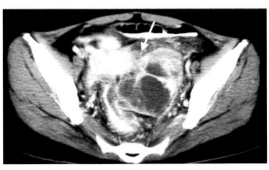

A

B

图3-2-51　A.盆腔脓肿,CT平扫,盆腔左侧多囊性病变,大小不一,囊壁厚薄不一(细箭头)。与邻近结构粘连(粗箭头)

B.CT增强扫描,盆腔多囊性病变,大小不一,囊壁厚,与邻近结构粘连(箭头)

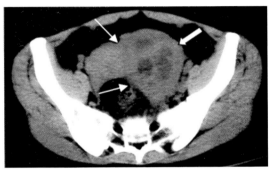
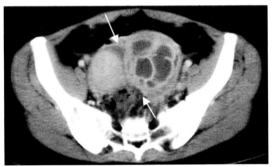

A

B

图3-2-52　A.盆腔脓肿,CT平扫,盆腔多囊性病变,大小不一,囊壁厚(粗箭头)。脓肿壁与子宫直肠粘连(细箭头)

B.CT增强扫描,盆腔多囊性病变,大小不一,囊壁厚、强化明显,囊内不强化。脓肿壁与子宫直肠粘连(箭头)

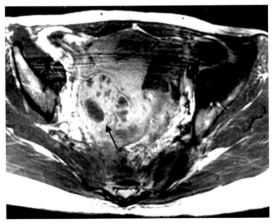
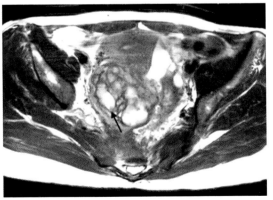

A

B

图3-2-53　A.右盆腔脓肿,T₁WI,右侧盆腔多个囊性病变,T₁WI稍低信号(箭头)

B.T₂WI,右侧盆腔多个囊性病变,T₂WI高信号(箭头)

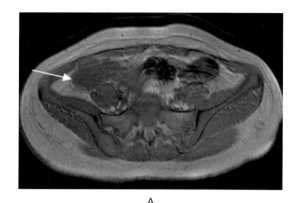

A

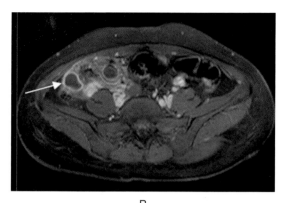

B

图 3-2-54　A. 右输卵管慢性化脓性炎症，T₁WI,见病变为低信号（箭头）

B. T₁WI-fs 增强,病变壁厚、强化明显,呈完整或不完整环状（箭头）

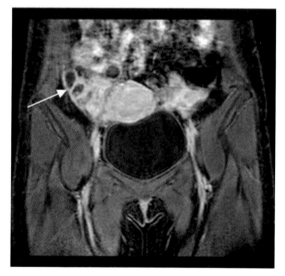

C

C. T₁WI-fs 冠状位增强,病变壁厚、强化明显,呈完整或不完整环状（箭头）

（7）输卵管积液:输卵管积液（hydrosalpinx）常继发于感染、炎症或粘连,呈单侧或双侧性,病因为特异性（结核）或非特异性炎症。常见的临床症状为反复下腹部隐痛,伴或不伴发热症状。一些患者无明显症状,常因不孕症就诊。

CT、MRI 表现:典型表现为扭曲的管状含液体的附件结构。因输卵管在盆腔走形扭曲,并不在同一水平面上,当存在输卵管积液时,输卵管增粗且张力增大,此时扭曲更加明显,所以在不同的 CT 或 MRI 扫描平面上,积液的输卵管形态表现多种多样,包括腊肠样、多囊状、锥管形及类圆形等,其中以腊肠样病灶多见。输卵管内液体

的密度、信号强度取决于液体组成成分。单纯积水在 CT 表现为液体密度（图 3-2-55,图 3-2-56）,合并输卵管炎时表现为扩张的输卵管壁增厚、强化（图 3-2-57,图 3-2-58）;MRI 上 T₁WI 多表现为低信号,T₂WI 为高信号（图 3-2-59,图 3-2-60）,如并发出血,T₁WI 可表现为高信号。输卵管内液体若 T₁WI 表现为高信号,也可能合并子宫内膜异位症。

鉴别诊断:输卵管积液应与盆腔囊性病变相鉴别。卵巢良性囊肿（包括滤泡囊肿、黄体囊肿、黄素囊肿等）需要与类圆形和多囊状输卵管积液鉴别,卵巢良性囊肿囊壁菲薄,形态较规则,

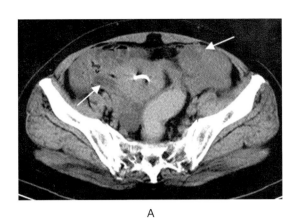

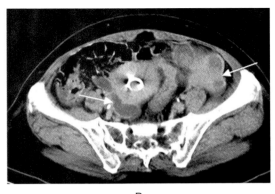

A

图3-2-55　A. 双侧输卵管积液,左输卵管
壶腹部囊腺癌,CT 平扫,双侧附件区多囊性低
密度灶(箭头)

B

B. CT 增强扫描,右侧输卵管积液,输卵管呈"腊肠"
样扩张(箭头),左侧输卵管积液呈多囊状环形扩张,
并见囊腺癌的软组织肿块(箭头)

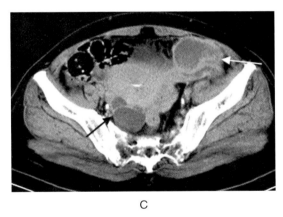

C

C. 另一层面,CT 增强扫描,右输卵管壶腹部积液扩张呈多囊状(箭头),左输卵管呈囊状、管状积液扩
张(箭头)

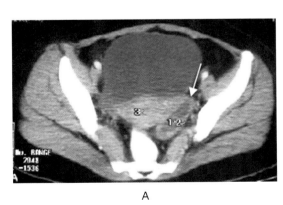

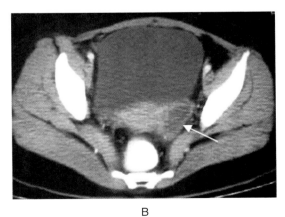

A

B

图3-2-56　A. 左侧输卵管积液,CT 增强扫
描,左侧输卵管囊样管状扩张,并与子宫角延接
(箭头)

B. CT 增强扫描,囊样管状扩张的左侧输卵管
壁厚、强化并与子宫角延接(箭头)

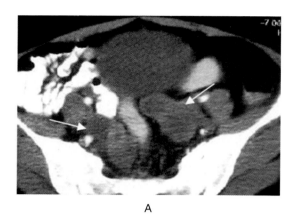

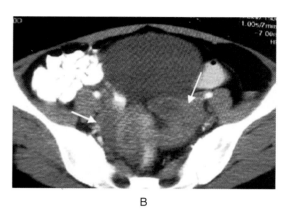

A

B

图3-2-57　A. 双侧输卵管积液,CT平扫,右输卵管呈管状积液扩张(箭头),左输卵管呈囊状积液扩张(箭头)

B. 另一层面,CT平扫,右输卵管呈管状积液扩张(箭头),左输卵管呈囊状积液扩张(箭头)

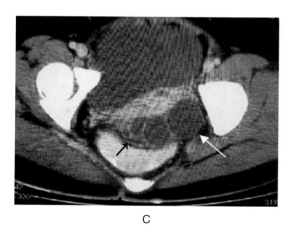

C

C. 不同层面,CT增强扫描,左输卵管积液表现为锥管形囊样扩张并与子宫角延接(箭头)

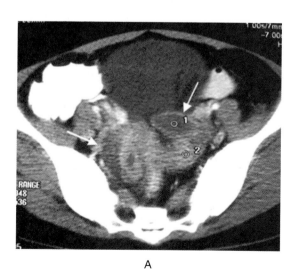

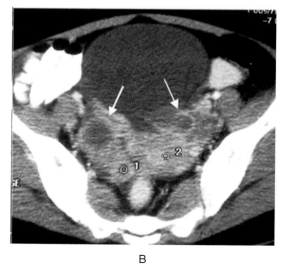

A

B

图3-2-58　A、B. 双侧输卵管积液,CT增强扫描,不同层面输卵管表现为管状或圆形囊样病变,并与子宫角延接,输卵管壁增厚(箭头)

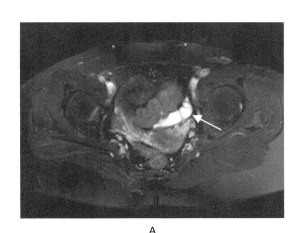

A

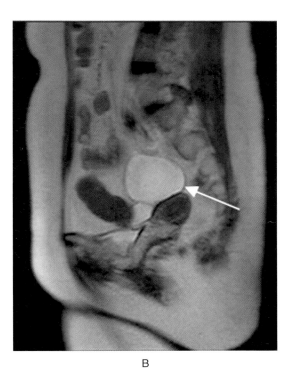

B

图3-2-59　A. 左侧输卵管积液,T$_2$WI-fs,左输卵管锥管形囊样扩张(箭头),内见高信号

B. T$_2$WI矢状位,左侧输卵管局部扩张成囊状(箭头)

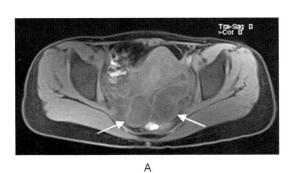

A

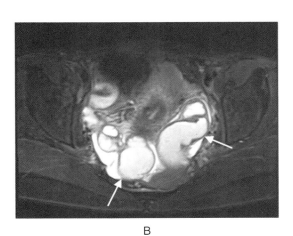

B

图3-2-60　A. 双侧输卵管积液,T$_1$WI-fs,子宫后方双侧输卵管"腊肠"样积液扩张(箭头)

B. T$_2$WI-fs,子宫后方双侧输卵管"腊肠"样积液扩张(箭头),管壁增厚,内含高信号液体

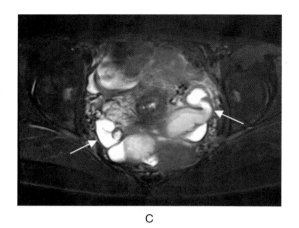

C

C. 另一层面,T$_2$WI-fs,双侧输卵管呈迂曲管状扩张(箭头),管壁增厚,内含高信号液体

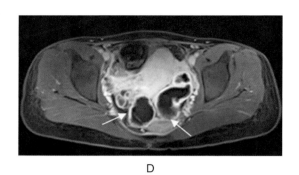

D

D. T$_1$WI-fs增强扫描,双侧输卵管呈迂曲管状扩张(箭头),管壁增厚明显强化,内含液体低信号

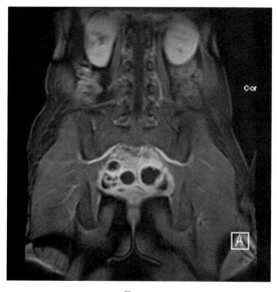

E

E. T$_1$WI-fs冠状位增强扫描,双侧输卵管扩张,壁增厚、强化

增强检查囊壁强化不明显。多囊性卵巢囊腺瘤或囊腺癌,病灶内可见壁结节,并可见壁结节强化;而输卵管积液的囊性占位囊内分隔为不完全分隔,不同扫描平面成像时形态变化较大,且囊内无壁结节。子宫内膜异位症表现多种多样,常由于病灶内有出血而在T$_1$WI上呈高信号或混杂高信号,临床常有痛经周期性发作的典型病史。囊性畸胎瘤内常有多种组织成分,典型表现为病灶内见骨化、钙化成分和脂肪成分,

软组织成分可见明显强化,一般鉴别不难。

(8)输卵管妊娠破裂出血:输卵管妊娠(Tubal pregnancy)约82%发生于壶腹部。输卵管妊娠的原因包括慢性输卵管炎、输卵管发育或功能异常、宫内节育器放置术后、输卵管手术后及盆腔子宫内膜异位症等。妊娠破裂导致腹腔出血,表现为急腹症症状。

CT、MRI表现:CT上,患侧附件区见混杂密度肿块,与周围结构分界不清,如在混杂密度软

组织肿块内见到孕囊,为输卵管妊娠的特征性表现,孕囊为圆形或类圆形低密度囊状影,CT值类似于水样密度。由于出血量不同,肿块内的孕囊有时完整,有时不完整,甚至不显示(图3-2-61,图3-2-62)。MRI信号混杂,多为长T_1、长T_2信号内混杂短T_1信号。多囊性表现提示输卵管妊娠破裂后不久,因此时大部分包块内仍为未凝固的血液或析出来的血清,增强扫描无强化,而包块周围的完整包膜为输卵管管壁,增强时明显强化,显示为囊状结构。

腹腔内常可见积液或积血(图3-2-61)。

鉴别诊断:输卵管妊娠破裂出血需与附件脓肿、输卵管积液鉴别。附件脓肿形态不规则,边缘欠清晰,与周围结构有不同程度粘连,可见分隔,呈蜂窝状改变,中心密度偏低,部分可见气液平面,增强不均匀强化,可伴少量盆腔积液,病史长、症状轻。输卵管积液平扫时表现为一侧附件区迂曲扩张的管状结构或多囊状结构,其内容物为液体密度/信号,增强后管壁呈轻度强化,内容物无强化。

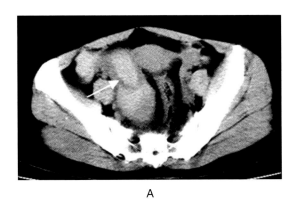

A

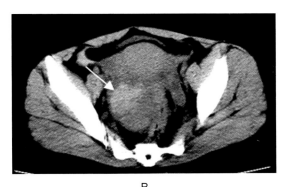

B

图3-2-61　A. 右侧输卵管妊娠破裂出血,CT平扫,右侧输卵管可见一孕囊,其内为高密度(箭头)

B. 另一层面,CT平扫,盆腔积血(箭头)

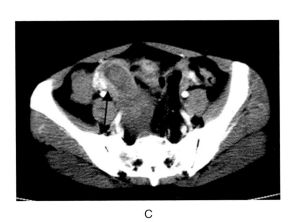

C

C. CT增强扫描,孕囊环状强化(箭头)

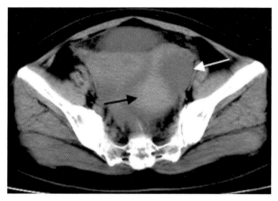

A

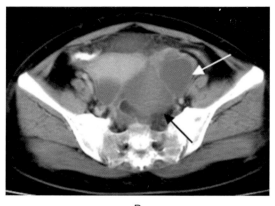

B

图 3 - 2 - 62　A. 左侧输卵管妊娠破裂出血，CT 平扫，左侧附件区多囊性病变，前部为囊样低密度（白箭头），后部为团状高密度（出血；黑箭头）

B. CT 增强扫描，左侧可见一孕囊（白箭头），部分囊内密度稍高，提示积血（黑箭头）

2. 少见的多囊性病变

（1）多囊性卵巢：多囊性卵巢（poylcystic ovaries）为女性内分泌紊乱疾病，是基于卵巢、肾上腺、垂体、下丘脑及周围脂肪的内分泌活动异常所致的雄激素过多和持续性无排卵。由于卵巢内的高雄激素浓度抑制卵泡成熟，引起发育中的卵泡闭锁，不能形成优势卵泡，从而导致卵巢的多囊改变。

CT、MRI 表现：CT 表现为双侧卵巢增大，内部见多数小囊性低密度灶，边界清楚，边缘光滑（图 3 - 2 - 63）。MRI 囊性结构显示更清楚，T_1WI 为低信号，T_2WI 为明显高信号，边缘清晰，多发的大小相似的囊排列在低信号的卵巢中央间质周围（图 3 - 2 - 64）。

鉴别诊断：多囊性卵巢需与正常发育过程中的卵泡鉴别。多囊性卵巢双侧卵泡大小较一致，排列在卵巢的周围。正常发育的卵泡大小不等，其中可见较大的优势卵泡突出于卵巢表面，排卵后复查消失。多囊性卵巢患者有月经紊乱、闭经或不孕等临床症状，影像学表现与临床相结合可作出诊断。

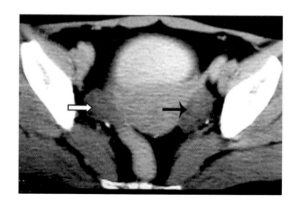

图 3 - 2 - 63　多囊性卵巢，CT 增强扫描，双侧卵巢增大，呈多囊样改变，各囊大小比较一致，无强化（箭头）

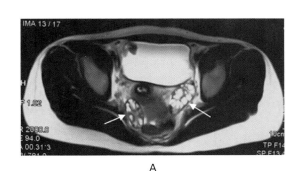

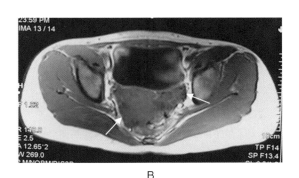

图3-2-64　A. 多囊性卵巢综合征,多囊性卵巢,女性,25岁,无月经或经量少,实验室检查睾酮增高。月经后期MRI检查见卵巢呈多囊性改变。T₂WI,双侧卵巢增大,内部见多个大小相似的高信号囊样改变(箭头),未见优势卵泡,相对低信号间质位于卵巢中部

B. T₁WI,双侧卵巢增大,内见多个囊性低信号(箭头)

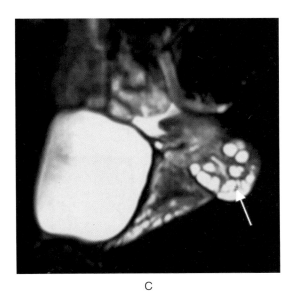

C. T₂WI-fs矢状位,一侧卵巢内大小相等的卵泡显示清楚(箭头),卵巢中部间质呈相对低信号

(2)黄素化滤泡囊肿:黄素化滤泡囊肿(luteinized follicular cysts)常发生于葡萄胎或绒毛膜癌患者,也可见于双胎妊娠。一般认为葡萄胎或绒毛膜癌的滋养细胞可产生大量绒毛膜促性腺激素并作用于闭锁的卵泡,从而形成黄素囊肿。

CT、MRI表现:双侧卵巢增大,平均直径2.5cm,最大直径5cm以上,并出现多个大小不等的囊肿(图3-2-65)。囊肿内可发生局灶非典型性增生,可见小结节。

鉴别诊断:黄素化滤泡囊肿需与其他囊性病变如卵巢功能性囊肿、多囊的浆液性囊腺瘤等鉴别。黄素化滤泡囊肿表现为多囊,囊肿体积大,临床上有葡萄胎或绒毛膜癌病史可提示诊断。

(3)无实性的囊性畸胎瘤:卵巢囊性畸胎瘤(cystic teratoma)偶然可以是只有很少脂肪、钙化或骨化组织的多囊性卵巢囊性畸胎瘤。

CT、MRI表现:卵巢囊性畸胎瘤的瘤内所含钙化(或骨化)和脂肪组织太少时,CT或MRI上无法发现钙化(或骨化)和脂肪组织,此时,卵巢囊性畸胎瘤表现为多囊性病变,难以诊断(图3-2-66)。

鉴别诊断:CT、MRI能显示不同组织的多囊性卵巢囊性畸胎瘤,一般不必做鉴别诊断(图3-2-67,图3-2-68)。实性组织太少的卵巢囊性畸胎瘤能与恶性病变鉴别,但难以与其他良性囊性病变如卵巢囊腺瘤鉴别(图3-2-66)。

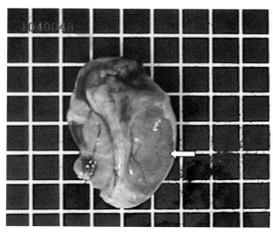

图3-2-65 黄素化囊肿,手术大体标本,卵巢表面见较大的囊样病变(箭头),囊壁薄,表面见血管,囊内液体较透亮

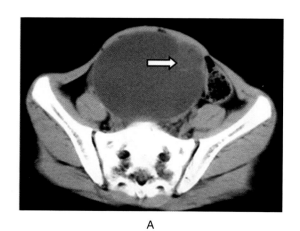

A

图3-2-66 A. 囊性畸胎瘤,CT平扫,盆腔巨大囊样病变,其左侧囊内套小囊(箭头),无脂肪及钙化显示

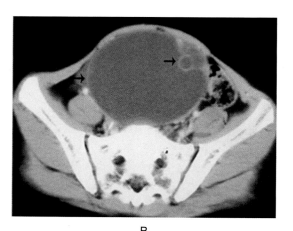

B

B. CT增强扫描,盆腔巨大囊样病变,其左侧囊内套小囊(箭头),无脂肪密度,囊壁强化,小囊壁强化更加明显(箭头)

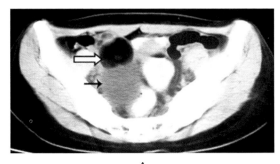

A

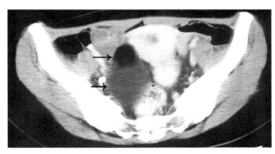

B

图3－2－67　A. 囊性畸胎瘤,CT平扫,盆腔右侧较大囊样病变,后部的囊内为均匀稍低密度(细箭头),前部的囊含脂肪密度(粗箭头),无钙化显示

B. CT增强扫描,较大囊样病变,部分呈脂肪密度,无钙化显示。囊壁无强化(箭头)

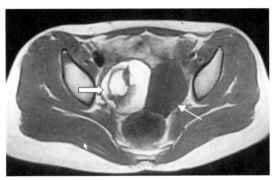

A

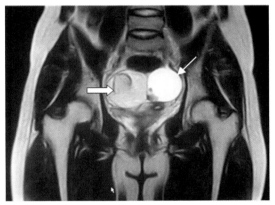

B

图3－2－68　A. 囊性畸胎瘤,T_1WI,盆腔内见较大的囊性病变,左侧囊为低信号(细箭头),右侧囊内套囊,均含有脂肪高信号(粗箭头)

B. T_2WI,左侧囊内含高信号液体(细箭头),右侧囊内套囊,含高信号脂肪组织(粗箭头)

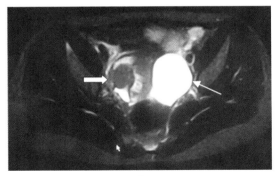

C

C. T_2WI-fs,左侧囊内液体高信号(细箭头),右侧囊内脂肪信号抑制为低信号(粗箭头)

（4）囊性淋巴管瘤：囊性淋巴管瘤（cystic lymphangioma），淋巴管瘤多是淋巴系统的良性多囊性先天异常，其原因是局部淋巴液引流受阻，积聚成囊样扩张。但部分病例也可继发于后天因素，如感染、局灶性淋巴结创伤、手术等原因引起淋巴管损伤，继而造成淋巴引流受阻，形成淋巴管瘤。病理上淋巴管瘤（lymphangioma）包括毛细淋巴管瘤（capillary lymphangioma）、海绵状淋巴管瘤（cavernous lymphangioma）和囊性淋巴管瘤（cystic lymphangioma）。囊性淋巴管瘤也称为淋巴水瘤（cystic lymphedema）。

CT、MRI表现：CT及MRI见多房性囊性病变，边缘锐利清楚，囊壁菲薄，其内密度/信号均匀，CT为水样低密度，MRI为明显长T_1、长T_2信号。囊的大小不一，有些表现为较大的囊样病变，分隔较少；有些表现为较小的排列密集的囊，分隔较多。位于淋巴管走行区域，呈纵向走形的长袋状改变，有沿组织间隙蔓延呈"爬行性生长"的趋势。CT上可表现为囊肿填充组织间隙形成的"塑形改变"，囊肿可见"血管穿行征"，可能是囊肿包绕血管而形成的类似囊内有血管穿行（图3-2-69）。增强扫描囊壁和分隔无强化或轻度强化（图3-2-69，图3-2-70），有的囊肿可见"血管穿行征"（可能是囊肿包绕血管而形成，而非囊内有血管穿行）（图3-2-69）。囊性淋巴管瘤可伴出血或感染，CT表现为囊内密度增高，囊壁增厚、有强化（图3-2-71，图3-2-72）；MRI信号也有改变，从长T_1、长T_2信号变为稍长T_1、稍长T_2或稍短T_1、稍长T_2。

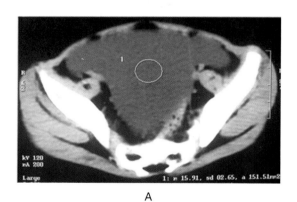

A

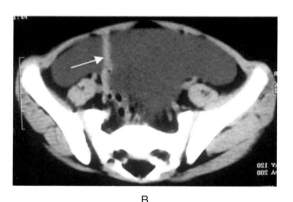

B

图3-2-69 A. 囊性淋巴管瘤，CT平扫，盆腔巨大囊肿，中间可见间隔，边界清楚。其内液体密度低，呈水样密度

B. 不同层面，CT平扫，低密度囊性病变边缘有"塑形"或"钻缝隙"的改变，右侧见血管影穿过（箭头）

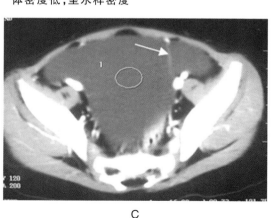

C

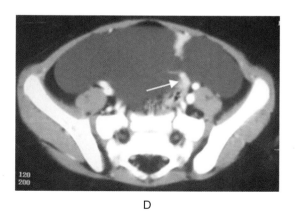

D

C. 不同层面，CT平扫，低密度囊性病变边缘有"塑形"或"钻缝隙"的改变，左侧见血管影穿过（箭头）

D. 不同层面，CT增强扫描，盆腔巨大囊肿，边界清楚，囊壁无强化，左侧见血管影穿过（箭头）

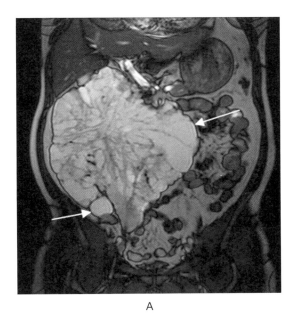

A

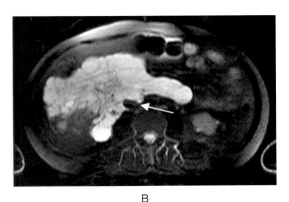

B

图3-2-70　A. 盆腔与腹腔囊性淋巴管瘤，
T_2WI-fs冠状位，腹膜后巨大多囊性病变（箭
头），纵向走形，边缘锐利清楚，囊壁菲薄，内见
密集分布的小囊与间隔

B. T_2WI-fs,病灶为高信号,沿腹膜后间隙蔓
延生长,包绕血管（箭头）

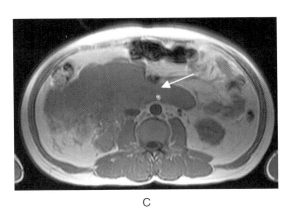

C

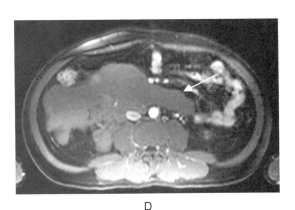

D

C. T_1WI,病灶为低信号（箭头）

D. T_1WI-fs增强扫描,囊壁菲薄,可见强化
（箭头）

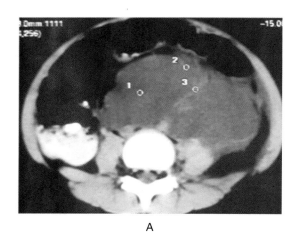

A

图 3-2-71　A. 盆腔及后腹膜囊性淋巴管瘤伴感染,CT 平扫,多囊性病变,边缘清楚,囊内为液体密度

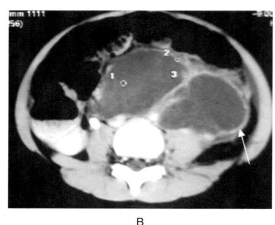

B

B. CT 增强扫描,多囊性病变,囊内容物无强化,囊壁强化,壁厚薄均匀(箭头)

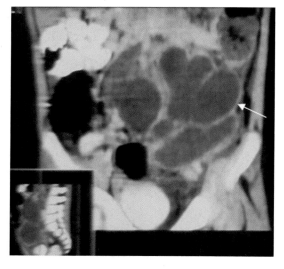

图 3-2-72　盆腔与后腹膜囊性淋巴管瘤伴感染,CT 增强扫描冠状 MPR,多囊性病变,囊壁强化(箭头)

　　鉴别诊断:囊性淋巴管瘤一般不必作鉴别诊断。但如发生感染或出血,则需要与盆腔内以囊性表现为主的巧克力囊肿及盆腔脓肿鉴别,观察病变特征性改变并结合临床病史,能做出诊断。

　　(5)输尿管囊肿:输尿管囊肿(ureterocele)为输尿管先天性扩张并突入膀胱内形成。囊肿外衬膀胱黏膜,内衬输尿管黏膜,中层为胶原纤维。囊肿开口于膀胱内的为单纯性输尿管囊肿,开口于子宫、膀胱颈等为异位输尿管囊肿。输尿管囊肿可继发单侧或双侧输尿管梗阻、扩张。

　　CT、MRI 表现:输尿管囊肿为多囊性改变,壁为中等厚度,位于膀胱内或膀胱附近,异位输尿管囊肿还可位于子宫内。继发输尿管扩张,由于输尿管迂曲,盆腔内出现多个囊状、迂曲的管道样结构。CT 所见囊内为水样低密度,MRI 为长 T_1、长 T_2 信号。增强扫描见囊壁均匀强化(图 3-2-73)。

　　鉴别诊断:输尿管囊肿需与盆腔多囊性病变鉴别。输尿管囊肿部位与膀胱关系密切,多位于膀胱内,或异位于子宫内,部分囊内见结石,囊肿内为水样信号/密度。以上病变部位、形态、囊内信号特点能与其他囊性病变鉴别。输尿管囊肿常伴单侧或双侧输尿管扩张、积水,多排螺旋 CT 重建和 MRI 水成像能清楚显示。

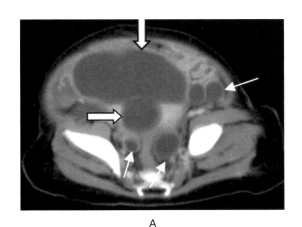

A

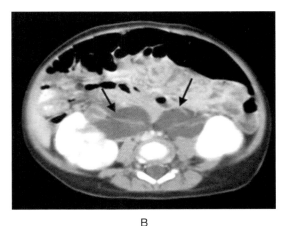

B

图3-2-73　A. 输尿管囊肿,CT扫描,囊壁厚薄均匀,中等厚度,位于膀胱内及前侧(粗箭头)。其他的囊为继发扩张的输尿管(细箭头)

B. 输尿管囊肿继发病变以上输尿管扩张,CT增强扫描,双侧输尿管扩张、迂曲,边界清楚(箭头)

四、卵巢及其周围的囊实性病变

本书所指的囊实性病变,是指以囊性为主,并有壁上结节或壁上肿块的病变,不包括以实性病变为主并有坏死及部分囊变的病变。

(一)单个囊实性病变

1. 常见的单个囊实性病变

(1)卵巢囊腺癌:卵巢恶性肿瘤的种类很多,其中以生发上皮性肿瘤最为多见,占2/3。在卵巢癌(ovarian carcinomas)中,囊腺癌(cystadenocarcinoma)最常见,发病年龄高峰为45～65岁。病理类型主要有浆液性囊腺癌和黏液性囊腺癌。浆液性囊腺癌为卵巢恶性肿瘤中最常见者,早期即可发生腹腔内转移,甚至腹膜后淋巴结转移,预后不良,病理上肿瘤多为双侧。其主要临床表现为腹痛、腹胀、腹围增粗、腹腔内肿物,巨大的肿瘤可引起压迫症状。

CT、MRI表现:卵巢囊腺癌可为单个或多个,又可为囊性、囊实性或实性。单个囊实性卵巢囊腺癌多呈圆形、卵圆形,边界较清楚,囊壁可以薄且规则,也可以呈较明显的片块状、不规则增厚(图3-2-74),厚度常超过3 mm。实性部分壁上可见片状或小结节状突起,也可以呈团块状软组织肿块(图3-2-75,图3-2-76),肿瘤实性部分可有砂粒体钙化。增强扫描后实性部分及间隔和囊壁明显强化。卵巢囊腺癌易侵犯盆腔脏器包括子宫、直肠、膀胱及盆壁等,并常有腹膜、大网膜转移,可见明显腹腔积液,少数有肝、淋巴结以及腹内其他脏器转移。

鉴别诊断:单个囊实性卵巢囊腺癌需与囊腺瘤鉴别。囊腺瘤的囊壁或间隔均匀、规则,大多数无壁结节,偶然可见小的壁结节但不强化。囊腺癌的囊壁厚薄不均,可见壁结节,且壁结节明显强化,囊壁见乳头状钙化、珊瑚状突起和囊内漂浮物均提示囊腺癌(图3-2-77)。单个囊实性卵巢囊腺癌还需与卵巢转移瘤鉴别,结合有无原发肿瘤病史有助于鉴别诊断。

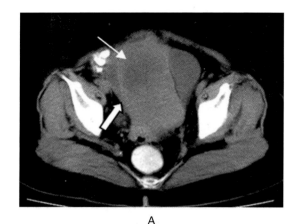

A

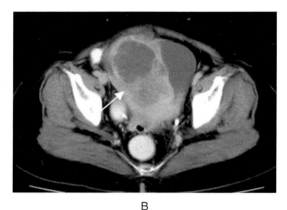

B

图3-2-74　A. 右侧卵巢囊腺癌,CT平扫, 单个囊实性病灶(粗箭头),囊性部分密度较低 (细箭头)

B. CT增强扫描,囊壁显著强化,厚薄不均(箭 头),囊壁较大结节内见不规则坏死

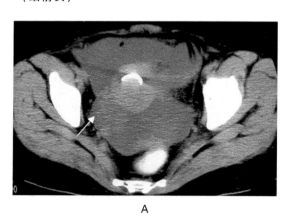

A

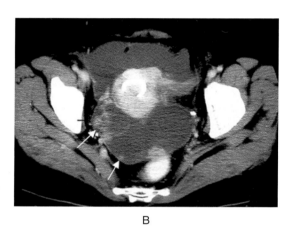

B

图3-2-75　A. 黏液性腺癌,单囊性,CT平 扫,直肠子宫凹陷内见单个囊实性肿块,囊壁右 侧见稍高密度结节(箭头)

B. CT增强扫描,直肠子宫凹陷内病变右侧壁 结节见不均匀强化,形态不规则(上方箭头), 壁的其他部位见小的强化壁结节(下方箭头)

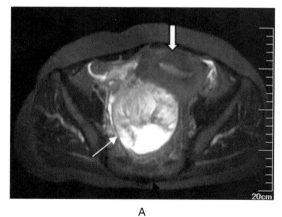

A

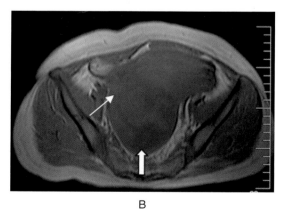

B

图3-2-76　A. 右侧卵巢腺癌,T₂WI-fs,子 宫(粗箭头)后方右侧单房囊实性肿块(细箭 头)

B. T₁WI,软组织部分为稍低信号(细箭头),囊 变部分为低信号(粗箭头)

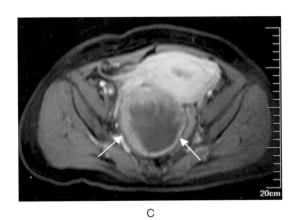

C

C. T₁WI-fs增强,囊壁厚薄不均,显著强化(箭头)

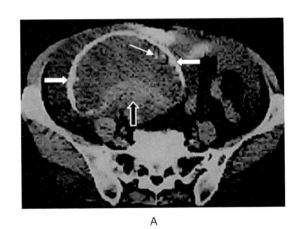

A

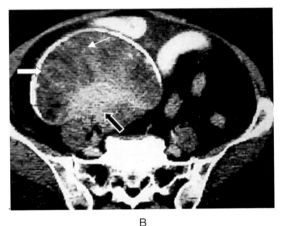

B

图3-2-77　A. 右侧卵巢浆液性囊腺癌,CT
平扫,囊壁增厚呈高密度钙化及乳头状钙化壁
结节(粗白箭头),后部见较大的壁结节(粗黑
箭头)。囊内边缘部见多个钙化的小点状"漂
浮物"(细箭头),腹腔见积液征象

B. CT增强扫描,壁结节明显强化(粗黑箭头),
壁结节边缘见"珊瑚"状物突起伸入囊内(粗白
箭头),囊内边缘部见多个强化的小点状"漂浮
物"(细箭头)

　(2)卵巢畸胎瘤:畸胎瘤(teratomas)是来源
于生殖细胞的具有内、外及中胚层分化的肿瘤。
大多数为良性,少数为恶性。按肿瘤成分的成
熟程度可分为成熟型畸胎瘤与未成熟型畸胎瘤
两大类。成熟型畸胎瘤可分为囊性、囊实性及
实性,绝大多数为囊性,称为成熟囊性畸胎瘤,
又称皮样囊肿。囊实性卵巢畸胎瘤的实性部分
多为病理所见的"头节"部分。肿瘤大体病理切
面多为单房,腔内充满油脂和毛发,有时可见牙
齿或骨质。壁薄而坚韧,内侧壁常有实质突起,
称为"头节"。"头节"含有多种组织成分,几乎

全部病例均可见外胚层组织,包括鳞状上皮、皮
脂腺、汗腺、毛囊、脑及神经组织,同时可见内胚
层组织如胃肠道、支气管上皮及甲状腺等。成
熟型囊性畸胎瘤恶变多发生在头节。

　CT、MRI表现:单个囊实性畸胎瘤在CT、
MRI上多呈囊性,圆形,囊壁厚薄均匀,可钙化,
边缘光滑,内侧壁常有实质突起,称为"头节",
"头节"为软组织密度或信号,其内可见钙化,囊
内容物为水样或混杂脂肪的密度/信号(图3-
2-78)。当头节发生恶变时,表现为实性成分
多,边界不清,与周围器官的脂肪间隙消失。

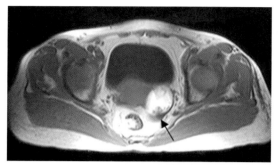

A

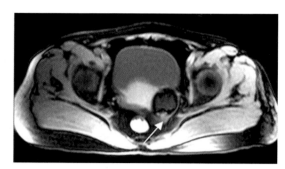

B

图3-2-78　A.左侧卵巢成熟型畸胎瘤,T₁WI,高信号单囊性病变,其后壁可见低信号结节(箭头)

B.T₁WI-fs,囊内T₁WI的高信号脂肪成分被抑制,信号减低,后壁结节呈等信号(箭头)

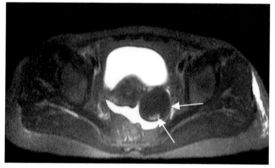

C

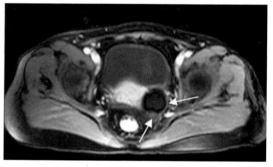

D

C.T₂WI-fs,囊内脂肪抑制为低信号,后壁结节为高信号(箭头)

D.T₁WI-fs增强,囊后壁结节轻度强化,囊壁均匀强化(箭头)

　　鉴别诊断:畸胎瘤需与有钙化的囊实性囊腺癌鉴别。囊实性囊腺癌可以表现为有钙化、边界清楚的囊实性肿块,而畸胎瘤也可以表现为不含脂肪、有钙化的混合密度肿块。囊腺癌钙化无固定形态,边缘模糊,呈"漂浮"状,或钙化附着于囊壁呈乳头状;囊腺癌增强扫描后实性成分明显强化,边缘模糊,内见不规则坏死。畸胎瘤可含脂肪成分,钙化具有一定形态,密度较高,边缘锐利,结节与囊壁增强扫描后,延迟强化较明显。

　　(3)卵巢转移瘤:卵巢转移瘤(ovarian meta-

static tumor)的原发肿瘤多来自胃肠道、乳腺及生殖器。双侧卵巢多同时发生,形态多样,可以是囊性、囊实性或实性。

　　CT、MRI表现:单房囊实性转移瘤边界常不清楚,囊壁厚薄不一,壁厚不规则,囊壁上可有小的壁结节,但必须做增强扫描才能显示小的壁结节(图3-2-79)。

　　鉴别诊断:卵巢转移瘤的影像学征象与原发性卵巢恶性肿瘤无明显差异,仅凭影像学两者无法鉴别,结合临床有原发肿瘤病史有助于卵巢转移瘤的诊断。

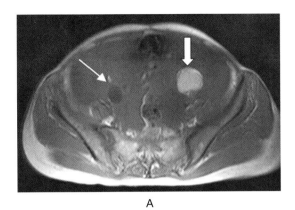

A

图 3-2-79　A. 右侧卵巢转移性低分化腺癌，左侧卵巢成熟型畸胎瘤，T₁WI，双侧卵巢病变，左侧卵巢畸胎瘤呈 T₁WI 高信号（粗箭头），右侧卵巢转移瘤呈低信号（细箭头），并见大量腹水

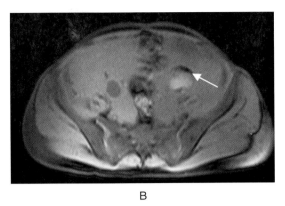

B

B. T₁WI-fs，左侧卵巢 T₁WI 高信号病变部分被抑制呈低信号，提示病变内含有脂肪成分（箭头）

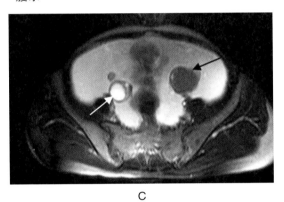

C

C. T₂WI-fs，左侧卵巢病例为低信号（黑箭头），右侧卵巢病例为高信号（白箭头）

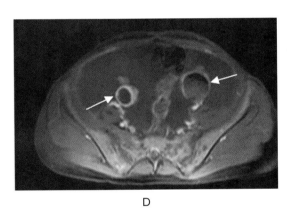

D

D. T₁WI-fs 增强，双侧卵巢病例均环状强化，左侧卵巢病变囊壁薄且均匀，右侧卵巢病变囊壁厚薄不均（箭头）

2. 少见的单个囊实性病变

（1）子宫浆膜下平滑肌瘤囊变：子宫浆膜下平滑肌瘤（Subserous leiomyomas of uterus）常表现为由子宫突向宫旁的肿块。肿瘤长大后贴近卵巢，加上肿瘤与子宫之间可以细蒂相连，临床上常把带蒂的子宫浆膜下平滑肌瘤误为卵巢肿瘤。这类子宫浆膜下平滑肌瘤血运差，容易坏死囊变而形成囊实性病变。

CT、MRI 表现：CT 上病变呈囊实性，囊变区呈低密度，未发生变性、坏死的部分仍呈软组织密度（图 3-2-80，图 3-2-81）。MRI 上囊变区 T₁WI 为低信号，T₂WI 上为高信号，未发生变性、坏死的部分仍呈软组织信号。增强扫描后囊变区无强化，实性部分强化程度类似于子宫肌层，但也可因血供不丰富而强化不明显（图 3-2-82）。CT 或 MRI 诊断这种囊实性子宫浆膜下平滑肌瘤时，应尽力找出与子宫相连的细蒂，否则术前只能作为一种推测而难以确诊。

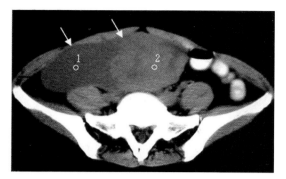
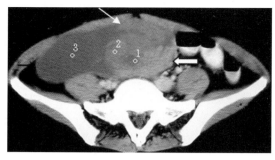

A

B

图3－2－80 A．子宫浆膜下肌瘤囊变，CT平扫，盆腔上部囊实性病变（箭头），子宫右侧浆膜下肌瘤

B．CT增强扫描，坏死囊变部分无强化，实性部分可轻度强化（粗箭头），也可因血供不足而无强化（细箭头）

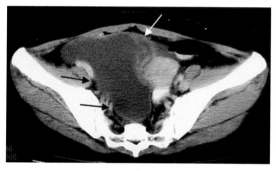
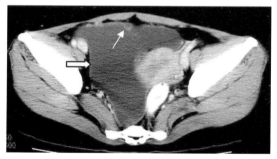

A

B

图3－2－81 A．子宫浆膜下肌瘤囊变，CT增强扫描，盆腔上部囊实性病变，坏死囊变部分无强化（黑箭头），实性部分也因血供不足而无强化（白箭头），手术见子宫右侧浆膜下肌瘤

B．不同层面，CT增强扫描，囊变部分不强化（粗箭头），囊壁有小结节（因血供不丰富而强化不明显；细箭头）

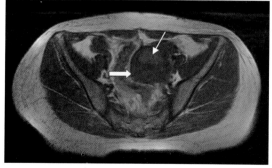
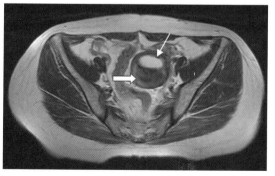

A

B

图3－2－82 A．子宫浆膜下肌瘤囊变，T_1WI，盆腔左侧见圆形低信号肿块，内见囊变，前部出血为高信号（细箭头），后部实性病变周边见低信号环（粗箭头）

B．T_2WI，肿块周边见低信号环，前部为高信号（细箭头）提示出血，后部见高信号囊变（粗箭头）

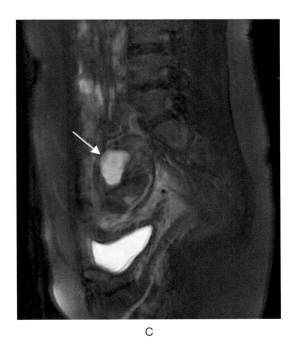

C

C. T$_2$WI－fs 矢状位，高信号出血位于肿块前上方（箭头）

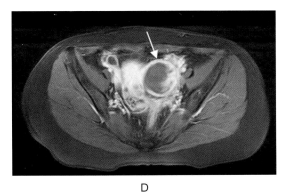

D

D. T$_1$WI－fs 增强扫描，肿块周边明显强化，信号增高（箭头），前部出血及后部囊变部分均未见强化

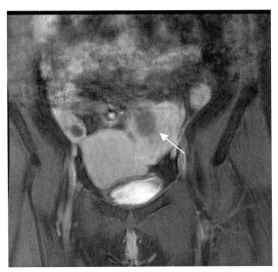

E

E. T$_1$WI－fs 冠状位增强扫描，肿块实质部分明显强化，信号增高（箭头），囊变部分未见强化

　　鉴别诊断：囊实性子宫浆膜下平滑肌瘤需与卵泡膜细胞瘤鉴别，因为卵泡膜细胞瘤呈囊实性改变的并不少见。卵泡膜细胞瘤由于来源于卵巢，体积增大后可见一侧卵巢消失，其囊变坏死多位于肿瘤边缘或散在分布，大小不一。而子宫浆膜下平滑肌瘤虽推压卵巢，但仍可能见到卵巢（MRI 显示更明显），其囊变坏死多位于肿瘤的中部且较大。此外，卵泡膜细胞瘤可分泌激素，临床可表现出相应症状。因囊实性子宫浆膜下平滑肌瘤位于子宫一侧，还需与其他囊实性卵巢肿瘤鉴别。不论与哪种囊实性卵巢肿瘤鉴别，必须重视 3 个"观察"：观察肿瘤是

否有蒂或基底与子宫相连;观察肿瘤实质部分是否类似于子宫肌层密度/信号;观察不同层面以查看双侧卵巢是否存在。若答案均为"是",对诊断囊实性子宫浆膜下平滑肌瘤十分重要。

(2)卵泡膜细胞瘤:卵泡膜细胞瘤(theca cell tumor)为来源于性索 – 间质(sex-cord strom)的肿瘤,多发生于绝经后妇女。病理上由具有卵泡膜和成纤维分化特征的肿瘤细胞组成。发病年龄为绝经后和20~40岁两个高峰。由于该瘤可分泌较多的雌激素,临床上除具有非特征性卵巢肿瘤的症状外,尚有与肿瘤内分泌功能有关的特异性症状,如绝经期前患者会出现月经紊乱,绝经后患者会出现子宫出血、乳房肿胀,常合并子宫内膜增生过长甚至子宫内膜癌。

CT、MRI 表现:卵泡膜细胞瘤体积较大,边缘规则,有包膜,多为实性,少数为囊实性。囊实性卵泡膜细胞瘤的实性部分 CT 密度与子宫对比呈等或稍低密度(图 3 – 2 – 83),MRI 上 T_1WI 为等、稍低信号,T_2WI 为等或稍低信号。囊性部分多位于肿瘤周边,也可表现为较小的囊变散在分布。囊变区 CT 为低密度,MRI 为长 T_1、长 T_2 信号。增强扫描肿瘤实性部分呈渐进性轻至中度强化,有的实性部分内见多发细小

的血管强化或片絮状轻度强化(图 3 – 2 – 84,图 3 – 2 – 85),囊性部分不强化。肿瘤有内分泌功能,因此部分病例表现为子宫内膜增厚或子宫内膜肿块(图 3 – 2 – 85)。

鉴别诊断:囊实性卵泡膜细胞瘤需与子宫浆膜下平滑肌瘤或阔韧带肌瘤囊变鉴别。卵泡膜细胞瘤体积较大,囊变区多位于周边或较小、散在分布,肿瘤实质强化程度低于平滑肌瘤,同时一侧卵巢消失。子宫浆膜下平滑肌瘤与子宫有蒂或基底相连,囊性部分多位于肿瘤的中央部分,仔细观察能见到双侧卵巢影像。观察子宫内膜是否增生,结合患者有内分泌症状可鉴别。盆腔纤维来源的肿瘤发生囊变也需与卵泡膜细胞瘤鉴别,其密度/信号与卵泡膜细胞瘤相似,边缘常表现不规整,强化程度明显增高,同时伴有盆腔积液,无子宫内膜增厚。鉴别诊断还应结合临床表现。卵巢癌多为囊实性肿块,囊性成分占的比例较大,实性成分呈结节或不规则肿块状,CT 密度较低,MRI 为长 T_1、长 T_2 信号,边缘不规整,呈浸润性生长,侵蚀其他器官。必须指出:囊性成分多、实性成分少的卵泡膜细胞瘤与卵巢癌难以鉴别(图 3 – 2 – 85)。

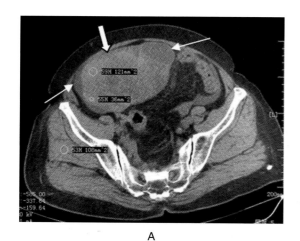

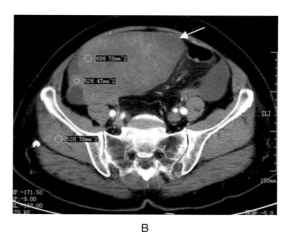

图 3 – 2 – 83　A. 囊实性卵泡膜细胞瘤,CT 平扫,肿瘤边缘光整,左右侧见囊变区(细箭头),大部分为实质性(粗箭头),密度接近肌肉组织

B. 动脉期,肿瘤实质轻度强化,囊变区散在分布,周边比较明显(箭头)

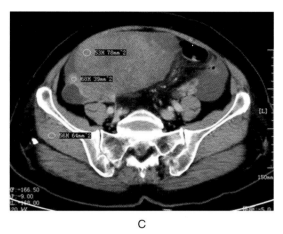

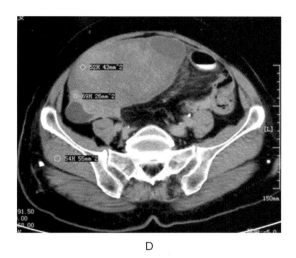

C

D

C. 静脉期,肿瘤实质持续轻－中度强化

D. 延迟期,肿瘤实质持续强化

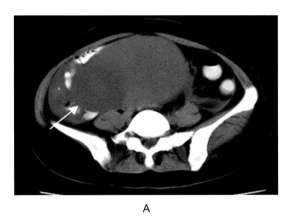

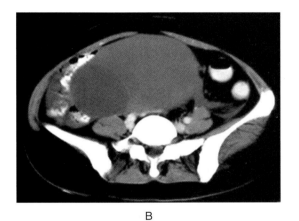

A

B

图3－2－84　A. 卵泡膜细胞瘤,CT 平扫,右侧附件区囊实性包块,囊性部分为低密度,位于肿瘤的右侧(箭头),囊壁薄。实性部分为等密度,周围可见腹腔积液

B. CT 增强扫描,囊性部分无强化,实性部分轻度强化,CT 值增加 10 Hu

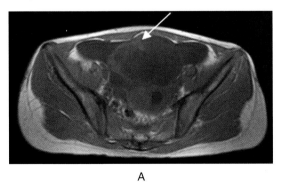

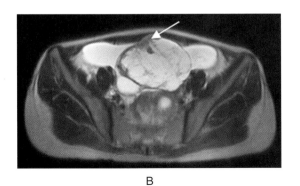

A

B

图3－2－85　A. 卵巢卵泡膜细胞瘤伴早孕,以囊性成分为主,T_1WI 平扫,子宫上方偏左侧囊实性肿块,实性部分为等信号(箭头)

B. T_2WI,囊性部分为高信号,实性部分为稍低信号(箭头)

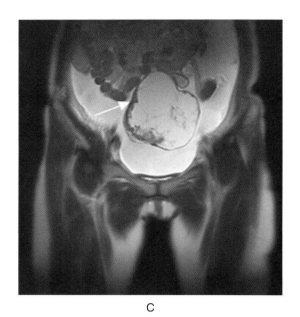

C

C. T$_2$WI 冠状位,实性部分为稍低信号(箭头)

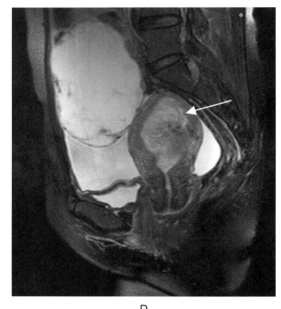

D

D. T$_2$WI－fs 矢状位,实性部分为稍低信号,子宫腔内可见孕囊(箭头)

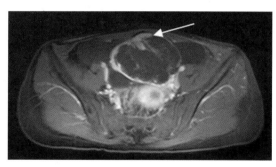

E

E. T$_1$WI－fs 增强,实性部分强化(箭头),壁强化明显,厚薄不均匀,囊性部分范围较大,无强化

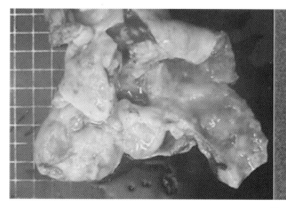

F

F. 卵泡膜细胞瘤病理,大体及镜下观,镜下见黄色的卵泡膜肿瘤细胞

（3）无性细胞瘤：无性细胞瘤（dysgermi-noma）也称作卵巢的精原细胞瘤（seminoma），是卵巢恶性生殖细胞瘤中最常见的肿瘤，占卵巢恶性肿瘤的3%～5%。主要发生于女童及青年妇女，50岁以上女性极少见。病理上肿瘤体积较大或很大，圆形或椭圆形，表面呈结节状或脑回状。镜下见肿瘤细胞较大，类似于胚胎性腺的生殖细胞，在间质内或肿瘤细胞团内常有散在的灶性淋巴样细胞浸润，间质内有时可见灶性坏死或肉芽肿。

临床上，除一般卵巢肿瘤的表现外，本瘤患者常出现各种性腺功能低下或（和）雌雄间体现象、生殖器异常及内分泌功能失常症状，包括青春期早熟、表型女性生殖器发育不良、女性假两性畸形、男性假两性畸形等。

CT、MRI表现：肿瘤多为实性肿块，可发生囊变而呈囊实性病变。肿瘤为圆形或卵圆形，边缘清楚，呈结节状突出或脑回状排列。CT平扫为低密度，囊变区范围较小，为更低密度。MRI为稍长 T_1、稍长 T_2 信号。肿瘤内有多个大小不等的结节，为该肿瘤的特点。增强扫描后，囊壁及实性部分明显强化，可见盆腔积液（图3-2-86）。多为单侧发病，可向对侧卵巢转移、腹膜结节状转移及腹膜后淋巴结转移。

鉴别诊断：无性细胞瘤需与卵巢囊腺癌鉴别。无性细胞瘤囊实性病变中实质成分多，边缘清楚，为结节状突出或脑回状突出，囊变区较小。卵巢囊腺癌实质成分较少，边缘模糊不清，囊变区范围较大。病变密度/信号特点、转移等方面两者相似。无性细胞瘤还需与纤维瘤、平滑肌瘤鉴别。纤维瘤、平滑肌瘤边缘较规整，无转移等恶性肿瘤征象。临床上无性细胞瘤主要发生于女童及青年妇女，生殖器官发育不良等特征性表现有助于鉴别诊断。

（4）内胚窦瘤：卵巢内胚窦瘤（endodermal sinus tumor），现称卵黄囊瘤（yolk sac tumor），多见于儿童及青年。病理上肿瘤体积大，平均直径15cm，常有出血坏死，囊变区为多囊性，单囊极少见。细胞结构为原肠，胚体外分化如卵黄囊泡，胚体内胚层如小肠、肝细胞。瘤细胞可产生甲胎蛋白（AFP），患者血清中能测出较高浓度的AFP。

CT、MRI表现：卵巢内胚窦瘤表现为盆腔囊实性肿块，形态不规则，边界清楚或不清楚。结构多样，可表现为结节偏于一侧的囊实性结构，或者多囊状或筛孔状结构，囊较大，囊壁薄而均匀。CT上肿瘤实质为软组织密度，囊内为水样低密度；MRI上肿瘤结节信号不均匀，结节为稍长 T_1、T_2 信号，内见筛孔状更长 T_1、T_2 信号，肿瘤的囊性部分为信号均匀的水样长 T_1、T_2 信号，也

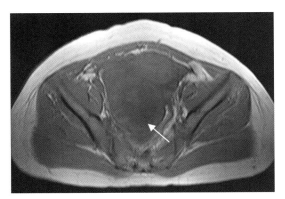

A

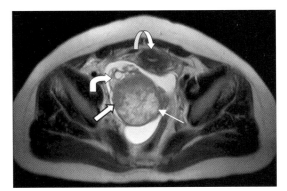

B

图3-2-86　A.右侧卵巢无性细胞瘤，囊实性，T_1WI平扫，子宫后见稍低信号肿块，边缘清楚，内见更低信号（箭头）

B.T_2WI，子宫后方高信号肿块，其内可见高信号囊变区（细箭头）。肿块边缘清楚，见结节状突出（粗箭头），其前方见含有卵泡的卵巢（直角箭头）。同时子宫体积较小（弯箭头）

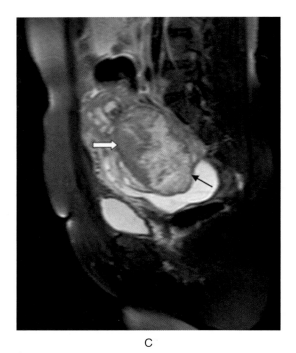

C

C. T$_2$WI – fs 矢状位,肿块为稍高信号,边缘清楚、呈结节状(粗箭头)。肿块后下部为囊变区(细箭头)

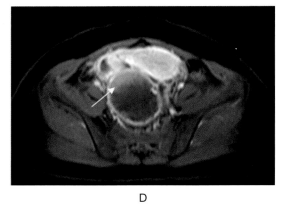

D

D. T$_1$WI – fs 增强扫描,肿块包膜与边缘强化较明显,囊变区无强化,壁上见不规则结节(箭头)

可因液体所含成分不同而不同(图 3 – 2 – 87)。增强扫描后,囊壁及实性部分明显强化,MRI可表现为筛孔状强化特点。可伴有腹腔积液。

鉴别诊断:内胚窦瘤首先与盆腔囊性畸胎瘤鉴别,畸胎瘤囊内含有骨质、脂肪成分,囊壁较厚,无内分泌与生殖系统发育不良的临床表现;内胚窦瘤囊内密度、信号均匀,实验室检查AFP增高。内胚窦瘤与卵巢癌鉴别,内胚窦瘤发病年龄轻(中位年龄为19岁),儿童常见;卵巢癌发病年龄为中年以上女性。AFP升高提示内胚窦瘤的诊断。内胚窦瘤实性部分可表现为密度/信号不均匀的筛孔状,强化明显;卵巢癌实性部分密度/信号较均匀。内胚窦瘤与无性细胞瘤鉴别,两者发病年龄相似,但无性细胞瘤少有囊实性结构,临床上伴有性激素分泌异常与生殖器官发育不全的表现;内胚窦瘤无性激素分泌异常和生殖器官发育不良,仅表现为AFP增高。内胚窦瘤与支持 – 间质细胞瘤鉴别,支持 – 间质细胞瘤影像学多表现为单发、内含多囊的肿块,发病年龄较轻,肿瘤含睾丸网状上皮,分泌雄性激素,去女性化的临床特征有助于鉴别。

(5)颗粒细胞瘤:卵巢颗粒细胞瘤(granulosa tumor)起源于原始性腺中的性索及间质组织,占卵巢肿瘤的3% ~ 6%,属低度恶性肿瘤,发生于任何年龄,发病高峰年龄约为45 ~ 55 岁或绝经后妇女。分为成人型(占95%)及幼年型(占5%)。病理上为颗粒细胞,或在卵泡膜 – 纤维瘤的背景上,颗粒细胞成分占10%以上的性索 – 间质肿瘤均归为颗粒细胞瘤。大体表现可为实性病变,也可呈囊实性病变。卵巢颗粒细胞瘤能分泌雌激素,临床表现青春期患者可出现阴道少量流血,乳房早期发育等;生育期患者出现月经紊乱,易合并子宫肌瘤;绝经期后患者有不规则阴道流血。

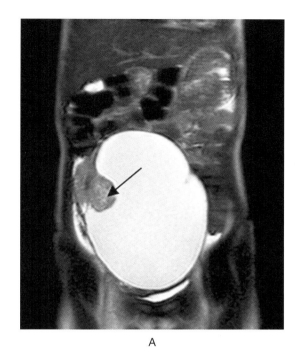

A

图 3－2－87　A. 右侧卵巢内胚窦瘤，8 岁女童，T_2WI-fs，腹盆腔巨大囊实性肿块，其内实性结节形态不规则，信号不均匀，有多发筛孔状高信号（箭头），囊变区大，为液体状高信号，囊壁薄而均匀

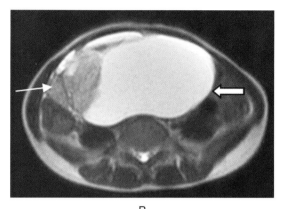

B

B. T_2WI，腹盆腔巨大囊实性肿块，实性结节形态不规则，信号不均匀，有多发筛孔状高信号（细箭头），囊变区较大，为液体状高信号，囊壁薄而均匀（粗箭头）

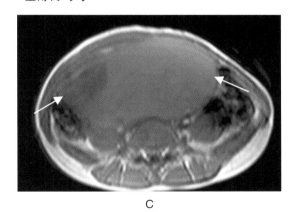

C

C. T_1WI，盆腔囊实性肿块，囊变区较大，为等信号，实性部分为低信号（箭头）

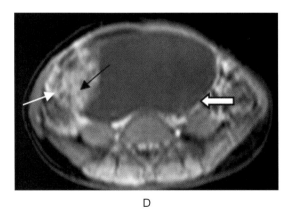

D

D. T_1WI-fs 增强扫描，囊实性肿块，实性部分显著强化（细白箭头），内见多发筛孔状无强化灶（黑箭头）。囊壁轻度环状强化（粗白箭头），囊变区无强化

　　CT、MRI 表现：囊实性颗粒细胞瘤表现为单发性囊实性肿块，体积较大，边缘规则，与子宫等脏器分界清楚。CT 上实性部分密度与子宫对比呈等密度，肿瘤内含大小不等的多个囊，囊

壁厚薄均匀，分布集中和囊内套囊，囊壁无结节，囊内含低密度液体。MRI 上 T_1WI 实性部分为等－稍低信号，T_2WI 主要为等－稍低信号，局部可为稍高信号；囊性部分为长 T_1、长 T_2 信

号。囊的数目较多,位于肿瘤周边。增强扫描,肿瘤呈渐进性中度或明显强化,囊壁呈线条状明显强化,边缘整齐、规整(图3－2－88)。肿瘤有内分泌功能,部分病例表现子宫内膜增厚或子宫内膜肿块。

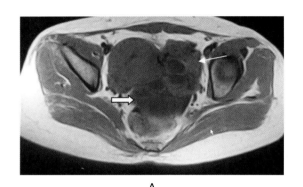

A

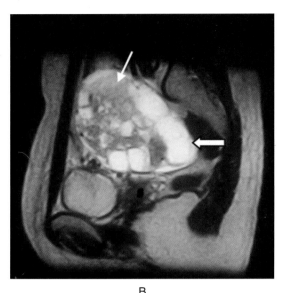

B

图3－2－88　A. 左侧卵巢颗粒细胞瘤,T_1WI,盆腔左侧较大囊实性病变,实性部分呈等或稍低信号(细箭头),囊性部分为低信号(粗箭头),囊壁规则

B. T_2WI矢状位,肿块实性部分主要呈稍低信号,局部边缘为稍高信号(细箭头),内有多发、大小不等的囊,为高信号,囊壁规整(粗箭头)

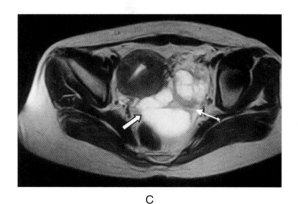

C

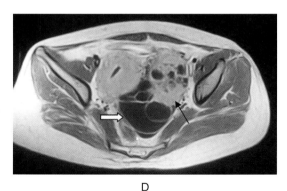

D

C. T_2WI,肿块实性部分局部为稍高信号(细箭头),内有多发、大小不等的囊,为高信号,囊壁规整(粗箭头)。子宫体积增大

D. T_1WI增强扫描,盆腔内肿块实性部分明显强化(箭头),信号增高而均匀,囊性部分未见强化,囊壁厚薄规整(粗箭头),无壁结节

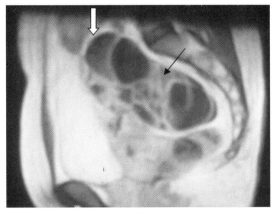

E. T₁WI增强扫描矢状位,盆腔内肿块实性部
分明显强化(细箭头),信号增高而均匀,囊性
部分未见强化,囊壁厚薄规整(粗箭头),无壁
结节

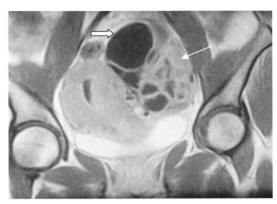

F. T₁WI增强扫描冠状位,盆腔内肿块实性部
分明显强化(细箭头),信号增高而均匀,囊性
部分未见强化,囊壁厚薄规整(粗箭头),无壁
结节

　　鉴别诊断:囊实性颗粒细胞瘤需与卵巢囊腺癌鉴别。颗粒细胞瘤边缘较卵巢癌清楚,实质部分因含丰富的纤维组织,CT密度较卵巢癌高,MRI上T₂WI信号可为稍低信号。卵巢癌实质部分呈结节状、肿块状,附着于囊壁,而颗粒细胞瘤囊壁光滑、边缘锐利,囊本身无壁结节,增强为渐进性强化。卵巢癌腹腔、盆腔转移征象明显。观察子宫内膜是否增生,结合患者有无内分泌症状,可作鉴别。颗粒细胞瘤与卵泡膜细胞瘤鉴别较困难,两者的组织来源与病理成分相似,临床上均有内分泌异常、阴道出血等症状,CT、MRI的密度/信号相似,但卵巢颗粒细胞瘤出现腹腔积液概率不高,卵泡膜细胞瘤腹腔积液征较常见。

　　(6)陈旧性宫外孕:陈旧性宫外孕(pregnancy outside uterus)由宫外孕发展而来,宫外孕破裂或不全流产后孕卵死亡,长期反复少量出血,在盆腔内形成包块,出血停止后血块机化变硬。临床上由异位妊娠(宫颈妊娠除外)未及时诊断与治疗所致,因胎儿死亡,激素水平下降,症状和体征不典型。

　　CT、MRI表现:陈旧性宫外孕的CT表现为单侧发病,子宫旁一侧界限不清之混合包块,因

包块内反复出血,故密度不均(图3-2-89),增强扫描包块边缘不强化或轻度不均匀强化。MRI表现为附件区椭圆形或类哑铃状孕囊样结构,T₁WI呈低、高、稍低信号的3层结构,T₂WI为明显低信号环内包绕较高信号,其中T₁WI、T₂WI所见低信号环形壁为胚囊壁,环形低信号内侧为T₁WI高、T₂WI较高或高信号,代表不同时期的出血,囊腔内容物呈T₁WI低、T₂WI高信号;有的病变一侧可有新月形增厚或壁结节,代表胎盘组织;增强扫描包膜可轻度强化,内部未见强化。此外可见子宫增大,宫腔无增大,以及盆腔积液或积血。

　　鉴别诊断:陈旧性宫外孕需与子宫内膜异位症鉴别,两者均含有出血性成分。陈旧性宫外孕边缘较清楚,为单发病变,内含孕囊的3层结构,MRI分辨较清楚。临床有停经、早孕反应病史。子宫内膜异位症病灶可为单发、也可多发,边缘模糊不清,与子宫及盆腔结构有粘连,病灶无3层胚囊结构,临床上有痛经病史。陈旧性宫外孕与炎性包块鉴别,炎性包块多为低密度/长T₁、T₂信号,少有出血性高信号,病变的边缘较模糊。

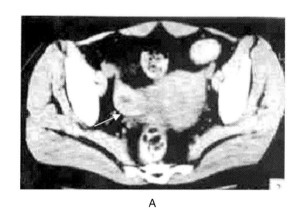

A

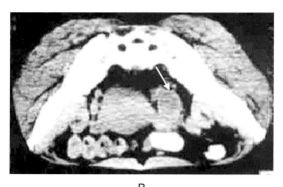

B

图3-2-89　A. 右侧输卵管妊娠,CT平扫,
子宫形态增大,宫腔大,右侧输卵管壶腹部有混
合性包块(箭头),中间为水样密度的小孕囊,
周围高密度积血形成厚环

B. 右侧输卵管壶腹部妊娠。俯卧位,见包块与
右侧输卵管壶腹部的位置仍相对应,从而排除
肠管所形成的假包块(箭头)

(7)卵巢子宫内膜异位症并囊内血块:卵巢子宫内膜异位症多表现为多囊样巧克力囊肿(ovarian chocolate-cyst),少数情况可为单个囊实性病变。月经血内含有抗凝因子,一般为不凝固血,但病灶合并囊内出血较多或合并扭转时,则血液可凝固为血块并黏附于囊壁,从而形成囊实性病变。

CT、MRI表现:CT平扫见低密度囊性病灶内或囊壁上,有团状或附壁的片带状病变,密度高于肌肉(图3-2-90)。MRI上述团状或附壁的片带状病变 T_1WI 为高信号, T_2WI 为低信号(图3-2-91)。这时增强扫描尤其重要,由于血块无血供,增强扫描后无强化。

鉴别诊断:卵巢子宫内膜异位症表现为单个囊实性病变,需与卵巢囊腺瘤、盆腔脓肿、囊腺癌鉴别。卵巢囊腺瘤囊壁边缘清楚,多无实性病变,临床上无症状。盆腔脓肿增强后脓肿壁呈环形强化,强化环较厚但无壁结节。囊腺癌的实性成分明显强化,而卵巢子宫内膜异位症中的类似实性成分实为血块,增强扫描后无强化,这是两者重要的鉴别点。

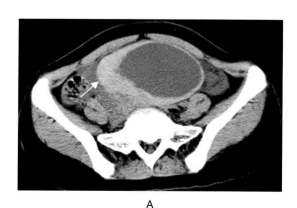

A

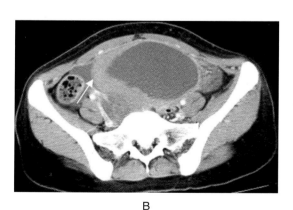

B

图3-2-90　A. 卵巢子宫内膜异位症并扭
转,单发囊实性,伴囊内凝固性血块,CT平扫,
囊实性病变,实性部分为高密度(附于囊壁的
血块;箭头)

B. CT增强扫描(静脉期),囊实性病变,实性血
块无强化(箭头)

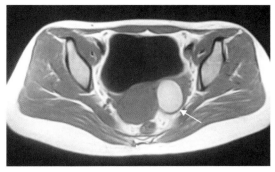

A

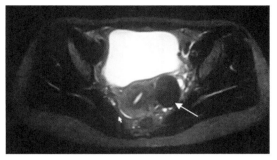

B

图 3 - 2 - 91　A. 左侧卵巢子宫内膜异位症，单发、囊内血块。T_1WI，囊内见均匀高信号（箭头）

B. $T_2WI - fs$，囊内呈均匀低信号（箭头）

（二）多个囊实性病变

1. 常见的多个囊实性病变

（1）卵巢囊腺癌：卵巢癌（ovarian carcinomas）为卵巢最常见的恶性肿瘤，来自卵巢上皮。病理类型繁多，最常见为卵巢浆液性囊腺癌、黏液性囊腺癌，另外有子宫内膜样癌等，少数肿瘤难以归类。大体改变为体积较大、形态不规则肿块，囊实性结构。发病年龄多在 45 ~ 65 岁，常见临床症状为下腹痛、腹部膨隆（腹腔积液）和邻近脏器受侵犯、压迫征象。

CT、MRI 表现：多个囊实性病变为卵巢囊腺癌最常见的表现。单侧或双侧卵巢发病，肿块形态不规则，外缘不光滑，呈结节状或乳头状突起。实性部分所占比例不等，可为肿块状、结节状或珊瑚状附着于囊壁。囊性部分大小不等，常为多囊，囊壁厚薄不均匀。CT 实性部分为软组织密度，低于肌肉组织；囊性部分为水样低密度或等密度，囊壁上可见颗粒状、团片状钙化。囊内珊瑚状分支的横断面，可表现为不附壁的"漂浮物"征（图 3 - 2 - 92 ~ 图 3 - 2 - 94）。MRI 实质部分为长 T_1、T_2 软组织信号，信号不均匀，边缘不规则，囊内液体为长 T_1、T_2 信号，也可为短 T_1、T_2 信号。增强扫描实质部分为中度至较明显强化，囊壁也可见强化（图 3 - 2 - 95 ~ 图 3 - 2 - 97）。肿瘤因呈浸润性生长而边界不清楚，与子宫、膀胱分界不清。腹膜种植转移常见，表现为大量腹腔积液与腹膜上大小不等的强化结节。

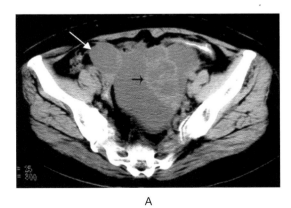

A

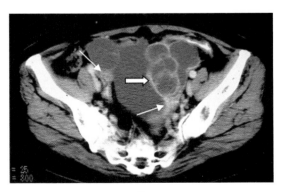

B

图 3 - 2 - 92　A. 双侧卵巢黏液性囊腺癌，CT平扫，双侧附件区见多囊性稍低密度囊性病变（箭头）

B. CT 增强扫描，双侧盆腔病变均呈囊实性，实性部分较明显强化（细箭头），囊壁强化明显，厚薄不均匀（粗箭头）

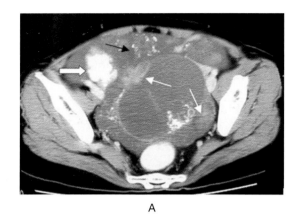

A

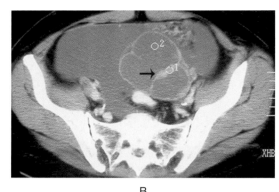

B

图 3-2-93　A. 双侧卵巢浆液性囊腺癌,CT平扫,盆腔内见多发性囊实性病变,囊大小不等,囊壁厚薄不均匀,囊壁见多发性实性结节(细白箭头),并见钙化(粗白箭头),囊内见不附壁的"漂浮物"征(黑箭头)

B. 不同层面,CT 增强扫描,囊壁实性部分明显强化(箭头)

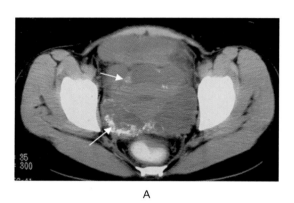

A

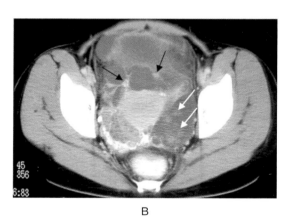

B

图 3-2-94　A. 双侧卵巢浆液性囊腺癌,CT平扫,子宫周围见多发性囊实性肿块,壁上见结节与钙化(箭头)

B. CT 增强扫描,囊壁厚薄不均匀,与子宫分界不清,囊壁明显强化,壁上见多个强化明显结节(黑箭头),囊内见强化的不附壁"漂浮物"征(白箭头;CT 平扫未能显示)

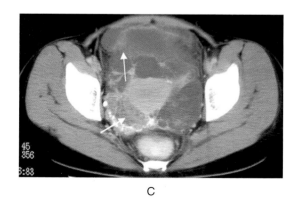

C

C. CT 增强扫描,囊壁强化,与子宫分界不清,实性部分明显强化(箭头)

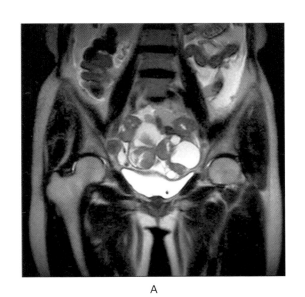

A

图3-2-95 A. 双侧卵巢浆液性乳头状囊腺癌（中分化），T₂WI冠状位，盆腔内见多发性囊实性病变

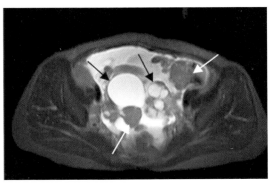

B

B. T₂WI-fs，盆腔内多发囊实性病变，分布弥漫，囊大小不等，呈明显高信号（黑箭头），实性部分为结节状、肿块状，为稍高信号（白箭头）。盆腔见大量积液

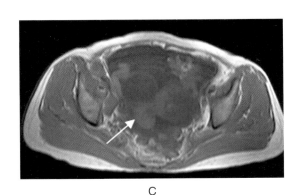

C

C. T₁WI，多囊性病变呈低信号，实性结节或肿块为稍低或等信号（箭头）

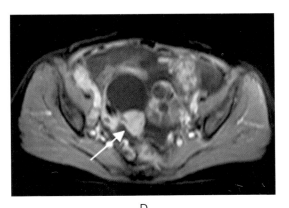

D

D. T₁WI-fs增强扫描，囊性为更低信号，实性部分均有明显、不规则强化（箭头）

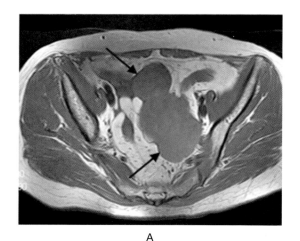

A

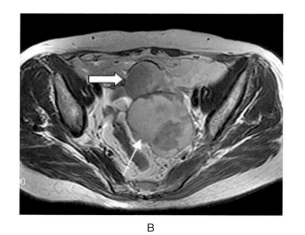

B

图 3 - 2 - 96　A. 卵巢子宫内膜样腺癌，T₁WI，盆腔内见多发囊实性病变（箭头）

B. T₂WI，囊实性病变囊性部分呈高信号（细箭头），实性部分为不规则稍高信号（粗箭头）

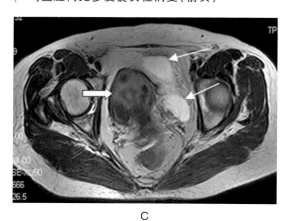

C

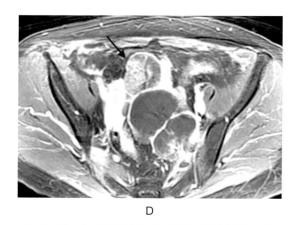

D

C. 另一层面，T₂WI，囊性部分为高信号（细箭头），实性部分为肿块状，稍高信号（粗箭头）

D. T₁WI－fs 增强扫描，实性部分明显强化（箭头），囊壁见明显强化，厚薄不均匀

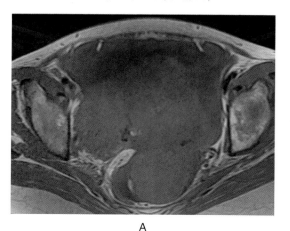

A

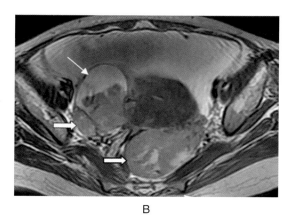

B

图 3 - 2 - 97　A. 双侧卵巢子宫内膜样腺癌，T₁WI，盆腔内见多发性肿块

B. T₂WI，肿块结构为囊实性，囊为多发性，大小不等，高信号（细箭头），实性部分为较大的肿块，稍高信号（粗箭头）

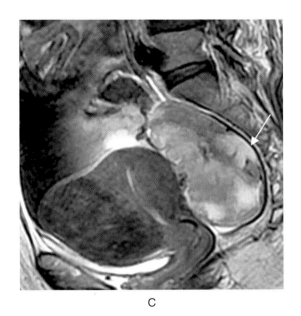

C

C. T$_2$WI－fs,矢状位,盆腔内多发囊实性肿块
(箭头)

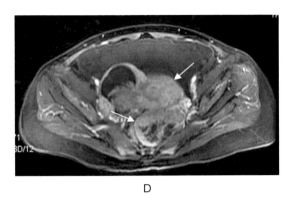

D

D. T$_1$WI－fs 增强扫描,肿块与囊壁明显强化
(箭头),囊内不强化

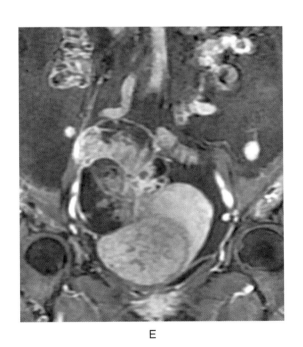

E

E. T$_1$WI－fs 增强扫描,肿块明显强化呈高信号

　　鉴别诊断:多个囊实性卵巢囊腺癌主要与卵巢转移瘤鉴别,两者有较多的相似之处,如多为双侧囊实性肿块等,两者在影像学上鉴别较困难。但卵巢转移瘤边缘较卵巢癌相对清楚,侵犯腹膜、种植转移程度较轻。卵巢癌实性部分可有"珊瑚状"突起、囊壁有钙化性结节、囊内"漂浮物"征等,可与转移瘤鉴别。转移瘤常有原发肿瘤的病史,对诊断有较大帮助。多个囊实性卵巢癌还需与多囊性子宫内膜异位症鉴别。子宫内膜异位症各囊内密度/

信号不一，囊壁厚薄不一，无实质性结节或壁结节，临床有痛经、月经不规则表现可作为鉴别诊断的依据。与卵巢囊腺瘤鉴别，卵巢囊腺瘤形态规则，无结节或肿块，囊壁较薄且厚薄一致，无恶性肿瘤转移征象。鉴别囊腺瘤与囊腺癌时，增强扫描非常重要，如见壁上有强化结节，则应考虑恶性肿瘤。

（2）卵巢转移瘤：卵巢转移瘤（ovarian metastatic tumor）常见的原发肿瘤部位依次为消化道、乳腺和生殖道。临床表现无特异性。病理上肿瘤可发生囊变坏死。在卵巢转移瘤中克鲁肯贝格瘤（Krukenberg tumor）最常见，多来源于胃肠道。来自胃肠道的转移性卵巢黏液性肿瘤切面见卵巢黏液性水肿，有多个小囊腔形成，囊内充满黏液。

CT、MRI表现：多个囊实性病变为转移瘤较常见表现，多同时累及双侧卵巢，肿块边界较清楚，囊壁可有小的壁结节，各囊的囊壁厚薄不一。CT上结节为软组织密度，囊内因含较清亮的液体或黏液样成分，密度可为水样或稍高于水的均匀密度，各囊的密度一致（图3-2-98）。MRI囊壁小结节呈较长的T_1、T_2信号，囊内信号随所含成分不同而不同。增强扫描壁结节显著强化。可见腹腔积液征象（图3-2-99，图3-2-100）。

鉴别诊断：多个囊实性病变的卵巢转移瘤主要与卵巢癌鉴别，有关要点已在上述卵巢癌文中述及。

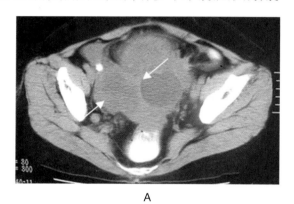

A

图3-2-98　A. 双侧卵巢多发性囊实性转移瘤，CT平扫，盆腔内见多个囊性病变，囊壁疑有实性成分（箭头）

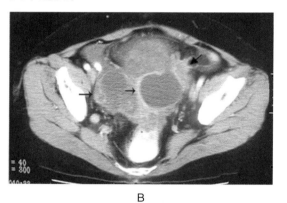

B

B. CT增强扫描，实性结节明显强化（箭头）

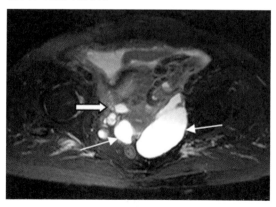

A

图3-2-99　A. 双侧卵巢多发囊实性转移瘤，T_2WI-fs，盆腔内见多个大小不等之囊性病变，为高信号（箭头），实性部分为结节状，为稍高信号（粗箭头）

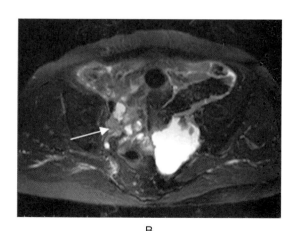

B

B. 不同层面，T_2WI-fs，显示较多的实性病变（箭头）

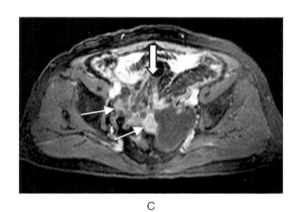

C

C. T$_1$WI－fs 增强扫描,壁上结节明显强化(细箭头)。同时见病变与其前方肠管粘连(粗箭头)

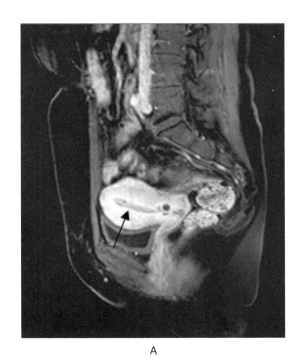

A

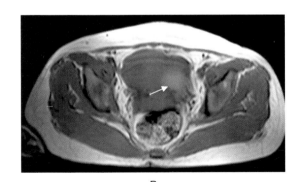

B

图 3－2－100　A. 子宫内膜癌,T$_1$WI－fs 矢状位增强扫描,子宫内膜增厚、强化(箭头)

B. 子宫内膜癌左侧卵巢转移,T$_1$WI,盆腔内见多个低信号,部分为高信号(箭头)

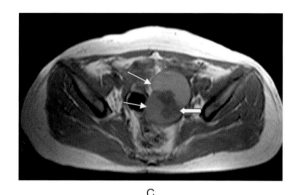

C

C. 子宫内膜癌左侧卵巢转移,T_1WI,盆腔内见囊实性病变,囊内为高信号或低信号(细箭头),囊之间见不规则肿块,为稍低信号(粗箭头)

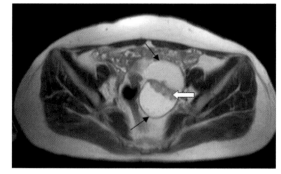

D

D. 子宫内膜癌左侧卵巢转移,T_2WI,盆腔内见囊实性病变,囊内为高信号(箭头),囊之间见不规则肿块,为稍高信号(粗箭头)

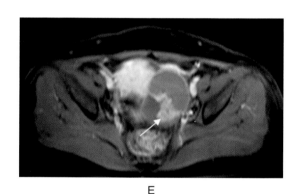

E

E. 子宫内膜癌左侧卵巢转移,T_1WI-fs增强扫描,囊壁结节明显强化,为高信号(箭头),囊壁见强化

(3)卵巢畸胎瘤:卵巢囊性畸胎瘤(ovarian cystic teratomas)是来源于生殖细胞的具有内、外胚层及中胚层分化的良性或恶性肿瘤。大多数为良性,少数为恶性。多见于青少年,占儿童卵巢肿瘤的50%。病理上由于含3个胚层的组织,肿瘤成分复杂,含有上皮、骨骼、牙齿、肌肉、脂肪、血管等,各成分比例不同。多个囊实性病变是卵巢囊性畸胎瘤的常见表现。

CT、MRI表现:多个囊实性的畸胎瘤呈多个囊状病变,囊内套囊,各囊的密度/信号不同,各囊的内容物也常不相同,影像学常见的主要是脂肪、钙化和液体等内容物,有一定特征性的密度/信号,可提示畸胎瘤(图3-2-101,图3-2-102)。部分囊内可见由"头节"形成的结节或肿块(图3-2-103,图3-2-104)。如果壁结节较大,呈肿块状,边缘不规则,向囊外侵犯,则提示为恶性。增强扫描囊壁与结节可轻度、中度强化(图3-2-105)。

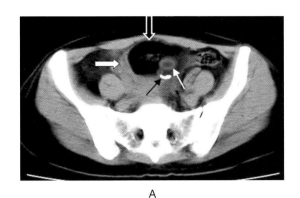

A

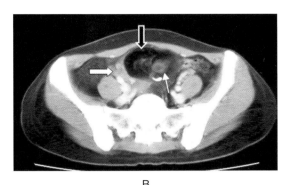

B

图3-2-101　A. 左侧卵巢多囊实性畸胎瘤，CT平扫，肿块囊内见较多的脂肪低密度（粗黑箭头），右后侧见较厚的实性软组织密度（粗白箭头），囊内套囊，小囊壁较厚（细白箭头），后方见小条状钙化灶（细黑箭头）

B. CT增强扫描，肿块囊内见较多的脂肪低密度无强化（粗黑箭头），右后侧见较厚的实性软组织密度轻度强化，边缘规则（粗白箭头），囊内套囊，小囊壁轻度强化（细白箭头）

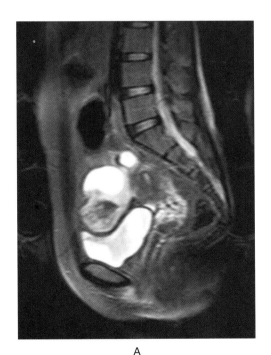

A

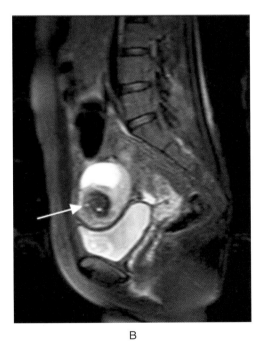

B

图3-2-102　A. 右侧卵巢成熟型畸胎瘤，T_2WI-fs矢状位，多囊性病变，边缘清楚，信号高低不一

B. 另一层面，T_2WI-fs矢状位，病灶为囊内套囊结构，其中一囊内可见点状高信号"头节"（箭头）

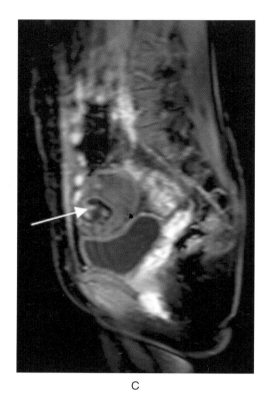

C

C. T_1WI-fs 增强扫描,囊内可见"头节"强化(箭头)

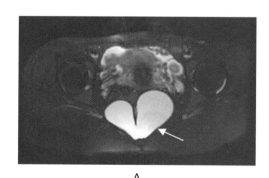

A

图 3-2-103 畸胎瘤,T_2WI-fs,呈多囊性,其内容物为高信号(箭头)

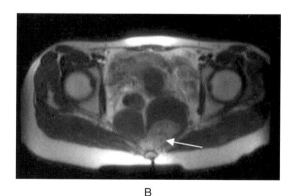

B

B. $T_2WI-Flair$,囊内液体成分信号被抑制,为低信号,囊壁结节为高信号(箭头)

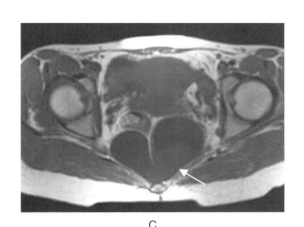

C

C. T₁WI,囊内液体成分为低信号,实性成分为
稍低信号(箭头)

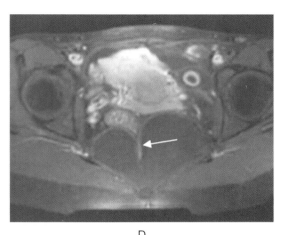

D

D. T₁WI - fs 增强扫描,囊壁强化,厚薄均匀
(箭头)

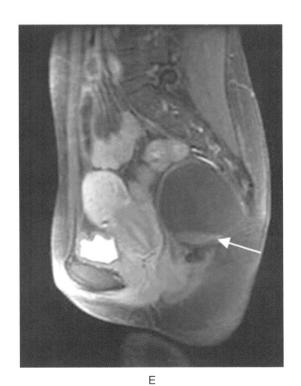

E

E. T₁WI - fs 矢状位增强扫描,囊内实性成分部分强化(箭头)

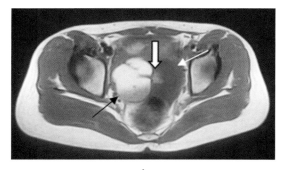

A

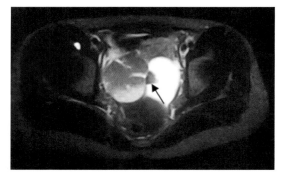

B

图3-2-104　A. 畸胎瘤,T₁WI,平扫,两囊融合性肿块,右囊为高信号(黑箭头),左囊为低信号(白箭头),其内壁上可见等信号结节(粗箭头)

B. T₂WI-fs,两囊融合性肿块,右囊为低信号,左囊为高信号,其内壁上可见低信号结节(黑箭头)

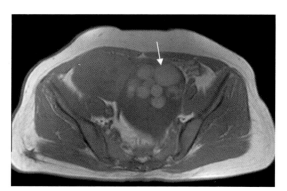

A

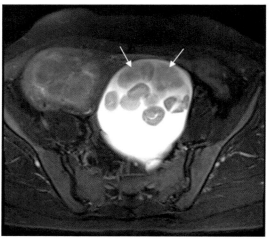

B

图3-2-105　A. 左侧卵巢畸胎瘤恶变,T₁WI,见盆腔左侧较大的囊,囊壁边缘整齐,囊内含低信号,并有多发性圆形稍高信号(箭头)

B. T₂WI-fs,见盆腔左侧较大的囊,囊壁边缘整齐,囊内含高信号,并有多发性圆形稍高信号(箭头)

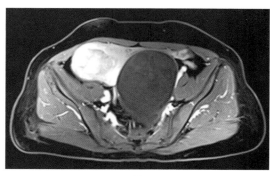

C

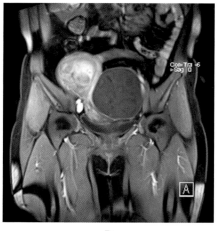

D

C. T₁WI-fs 增强扫描,囊壁轻度均匀强化,囊内稍高信号结构信号减低

D. T₁WI-fs 增强扫描,囊壁轻度均匀强化,囊内无明显强化

鉴别诊断：多个囊实性畸胎瘤如果含有骨骼与脂肪成分则诊断明确。不含特异性组织如脂肪、钙化的多个囊实性畸胎瘤十分少见，与囊腺瘤、囊腺癌不易鉴别。临床上囊腺癌发病年龄较大而畸胎瘤多见于青少年有一定参考意义。如果畸胎瘤发生恶变，实性成分增多且边界不清，则在影像上与囊腺癌难于鉴别。

2. 少见的多个囊实性病变

（1）盆腔结核（干酪样与增殖性结核）：盆腔结核以结核性盆腔炎（tuberculo-pelvisis）为主，多见于女性，是由结核菌引起的女性生殖器官及其周围脏器、腹膜的炎症性病变，常常是全身结核感染的一部分。按病理特征可分为渗出型、增殖粘连型和干酪坏死型，3 类病变常混合存在，形态学上表现较为复杂。育龄妇女盆腔结核可导致不孕。本节所描述的盆腔结核的病理结构为干酪样坏死与增殖性结核共存，形成既有囊性又有实性的多个囊实性病变。

CT、MRI 表现：盆腔内见多个囊性、实性病变。囊大小不等，囊内壁规则，壁较厚，囊壁与囊壁之间融合、无分界，囊内 CT 为低或等密度，

MRI 为长 T_1、T_2 信号，干酪性坏死为 T_2WI 低信号，T_2WI 低信号为干酪样坏死的特征。实性部分呈块状，边缘较模糊，与囊性部分分界不清，CT 表现为块状影中部稍高或高密度（钙化灶或钙盐沉积），周围部分为软组织密度（肉芽组织包裹）；MRI 表现为块状影中部信号较低，周围呈稍长 T_1、T_2 信号。增强扫描囊壁均匀强化，实性部分轻度强化。本类型的结核性盆腔炎边缘较其他类型清楚，较少合并腹腔积液和盆腔淋巴结增大或坏死（图3 - 2 - 106）。

鉴别诊断：盆腔结核需与卵巢癌鉴别。卵巢癌也常表现为多个囊实性病变，但其边缘模糊，侵犯较广泛，囊壁有壁结节、肿块较多，呈软组织密度/信号，伴有大量腹水和腹膜转移性结节。盆腔结核病变相对较局限，囊壁厚而均匀、无壁结节，伴有输卵管扩张也提示为炎症。结核性病变常有干酪样坏死伴钙化，CT 上为高密度，MRI 的 T_2WI 为低信号，增强实性部分较卵巢癌强化程度低。盆腔结核尚需与盆腔脓肿鉴别，盆腔脓肿脓腔壁强化明显，无实性结构，也无钙化灶与干酪样坏死的 MRI 信号。

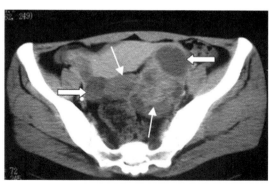

A

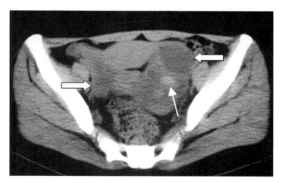

B

图 3 - 2 - 106　A. 盆腔结核（增殖型和干酪样坏死型），CT 平扫，盆腔内见多个囊实性病变，病变边缘较清楚，囊性病变为低密度（粗箭头），囊之间见多个实性病灶，结节或肿块状，密度不均匀（细箭头）

B. 不同层面，CT 平扫，盆腔内见多个囊实性病变，病变边缘较清楚，囊性病变为低密度（粗箭头），囊之间见多个实性病灶，结节或肿块状，密度不均匀，其内见稍高密度钙化灶（细箭头）

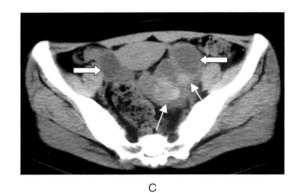

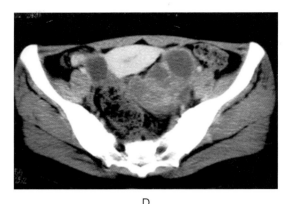

C

D

C. 不同层面,CT 平扫,盆腔内见多个囊实性病变,病变边缘较清楚,囊性病变为低密度(粗箭头),囊之间见多个实性病灶,结节或肿块状,密度不均匀,其内见多处团状高密度钙化灶(细箭头)

D. CT 增强扫描,显示囊壁强化,囊内不强化,增殖结节轻度强化

（2）子宫内膜癌、子宫颈癌向子宫外侵犯：子宫内膜癌（endometrial cancer）与子宫颈癌（cervical cancer）均起源于内膜,呈浸润性生长,首先侵犯子宫肌层,并向子宫颈或子宫体蔓延,突破外膜则直接侵犯子宫旁组织与器官,逐渐形成肿块或坏死囊变区。上述坏死囊变区在子宫旁可表现为多个囊实性病变,常与卵巢粘连成片而被误认为是来自卵巢的囊实性病变。

CT、MRI 表现:子宫内膜癌或子宫颈癌向子宫外侵犯所形成的多个囊实性病变,其特点是囊实性病变与子宫内病变相连,而且子宫体或子宫颈的病变都很明显。此外,囊实性病变常与条片状、结节状软组织病灶并存(图 3 - 2 - 107)。由于病变与子宫病变相连,子宫周围脂肪组织密度/信号消失(图 3 - 2 - 108,图 3 - 2 - 109)。

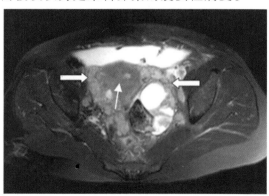

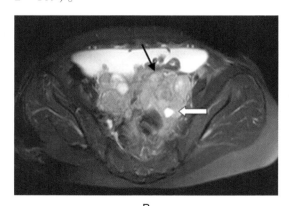

A

B

图 3 - 2 - 107　A. 子宫内膜癌向周围侵犯,T_2WI-fs,子宫内膜增厚,子宫肌层信号增高(细箭头),与子宫周围多个囊实性病变相连(粗箭头)

B. 不同层面,T_2WI-fs,子宫内膜、子宫体病变融为一体,信号增高(细箭头),与子宫周围多个囊实性病变相连(粗箭头)

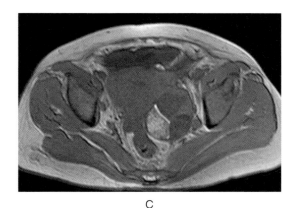

C

C. T₁WI,子宫与周围囊实性病变的脂肪间隙消失

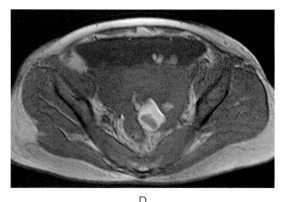

D

D. T₁WI,子宫广泛受侵犯,与周围病灶融为一体,为低信号

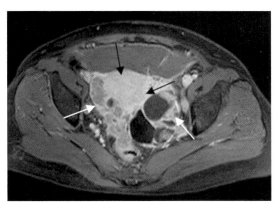

E

E. T₁WI-fs 增强扫描,子宫肌层广受侵犯(黑箭头),子宫周围囊实性病变实质部分与囊壁强化(白箭头)

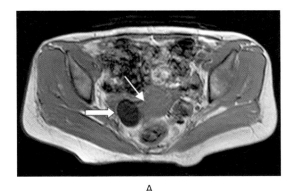

A

图3-2-108 A. 子宫颈癌向周围侵犯,T₁WI,子宫颈增粗(细箭头),子宫右侧见囊性病变(粗箭头)

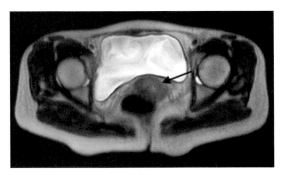

B

B. T₂WI,子宫颈见高信号肿块(箭头)

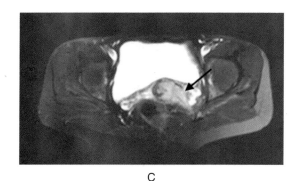

C

C. T$_2$WI – fs,子宫颈肿块向周围侵犯,沿阔韧带方向见软组织信号肿块(箭头)

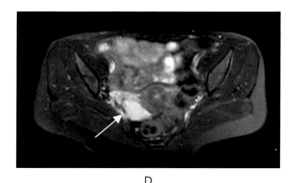

D

D. T$_2$WI – fs,子宫颈右旁见囊实性病变(箭头)

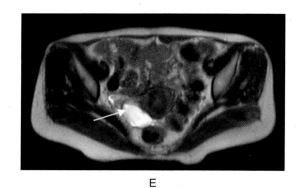

E

E. T$_2$WI,子宫颈右后侧见囊实性病变(箭头)

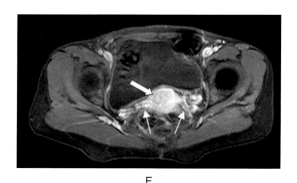

F

F. T$_1$WI – fs 增强扫描,子宫颈肿块明显强化(粗箭头),双侧沿阔韧带方向见条状强化(细箭头)

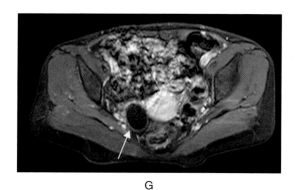

G

G. T$_1$WI – fs 增强扫描,子宫右侧见囊性病变(箭头),囊壁强化

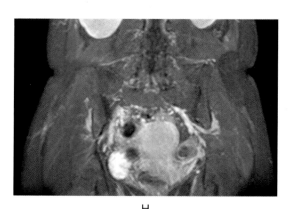

H

H. T$_1$WI – fs 冠状位增强扫描,子宫周围见多个囊实性病变

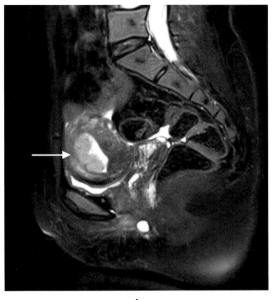

A

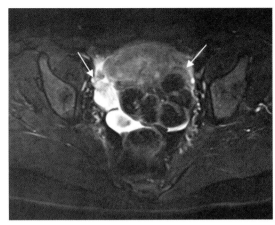

B

图 3 - 2 - 109　A. 子宫内膜癌向子宫周围侵犯，T₂WI - fs 矢状位，子宫内膜增厚、形成肿块，子宫前壁、底部肌层受侵犯（箭头）

B. T₂WI - fs，子宫底部肌层全层受侵，沿双侧阔韧带、输卵管方向向外蔓延，见软组织病变与囊实性病变（箭头），囊性部分为高信号

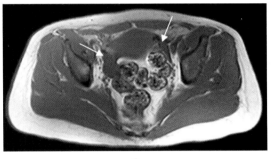

C

C. T₁WI，子宫底部两侧病变与子宫之间脂肪信号消失（箭头）

　　鉴别诊断：子宫内膜癌与子宫体癌向外直接侵犯并形成囊实性病变时，需与卵巢癌鉴别。前者与侵犯较广泛的子宫体癌或子宫颈癌并存，与子宫病变不能分开，子宫周围受侵脂肪信号消失，与子宫相连的结构如输卵管明显增粗，宫外病变较小，仔细观察，双侧卵巢存在。卵巢癌肿块体积大，双侧输卵管无增粗，卵巢不能显示。临床表现各不相同，不规则阴道出血为子宫来源的肿瘤的典型症状。与双侧卵巢转移瘤鉴别，双侧卵巢转移瘤与子宫分界较清楚，能观

察到脂肪间隙，子宫内膜与子宫肌层结构正常，不能观察到正常卵巢。

　　（3）陈旧性输卵管妊娠：输卵管妊娠（tubal pregnancy）是异位妊娠最常见的一种，即孕卵在子宫腔外着床发育，是临床常见的妇产科急腹症之一，发生率占所有妊娠的0.3%～1.0%，但死亡率却占孕妇死亡率的10.0%～26.4%，在临床中部分患者因诊治不及时发展成陈旧性病变，是异位妊娠的一种较为特殊的类型。由于输卵管黏膜不能形成完整的蜕膜层，孕卵直接

侵蚀输卵管肌层,绒毛侵及肌层微血管,引起局部出血,妊娠6～12周时,由于输卵管壁薄弱、腔狭小,不适于胎儿生长发育,必将引起输卵管妊娠流产或破裂,流产或破裂后的孕卵如死亡,经过较长时间的反复内出血,血块机化变硬且与周围组织器官粘连,在子宫一侧形成混合性包块,称为陈旧性输卵管妊娠。临床表现有腹痛、停经、不规则阴道流血等。

CT、MRI表现:陈旧性输卵管妊娠表现为子宫增大,宫腔无明显扩大,这是由于内分泌的影响,导致子宫肌层纤维增生、肥大所致;单侧发病,陈旧性输卵管妊娠在子宫旁一侧形成界限不清之混合性包块,这种包块是妊娠囊破裂出血,孕卵死亡,内出血停止后,血块机化变硬,与周围组织器官(子宫、输卵管、卵巢、肠管及大网膜)发生粘连,从而形成轮廓不清的不规则混合性包块,包块密度不均匀,CT值约10～50 Hu;包块内可见高密度之新鲜血液,CT值70～80 Hu;增强后,包块无强化或轻度不均匀强化,如有包膜则强化较明显。

鉴别诊断:陈旧性输卵管妊娠需与炎症包块鉴别。炎症包块范围较小,界限较陈旧性输卵管妊娠清晰,陈旧性输卵管妊娠周围粘连更明显;炎症包块密度较陈旧性输卵管妊娠低,CT值约5～40 Hu,陈旧性输卵管妊娠可见血肿机化或新鲜出血,密度较高;炎症包块子宫无明显增大。陈旧性输卵管妊娠还需与原发输卵管及卵巢的恶性肿瘤鉴别。原发输卵管及卵巢的恶性肿瘤在发生坏死、囊变时,也呈高低密度相间的肿块,但其软组织成分较多,多呈分叶状,注射造影剂后明显强化,如发现转移则可确诊。

(4)支持-间质细胞瘤:卵巢支持-间质细胞瘤(sertoli-stromal cell tumor)又称睾丸母细胞瘤,来源于性索间质,为一组由支持细胞、睾丸网样上皮、成纤维细胞、Leydig(原名为卵巢母细胞)细胞混合构成的肿瘤,多为良性,分化低者为恶性。多见于生育期年轻妇女,但也可见于儿童和年长者,部分肿瘤能分泌雄激素,临床上可表现为去女性化,开始月经稀少,随后出现数月或数年闭经,常有乳房及子宫萎缩,但也有10%～25%肿瘤患者内分泌功能不活跃,少数患者肿瘤具有分泌雌激素的作用,临床可出现雌激素过高症。

CT、MRI表现:肿瘤多表现为位于盆腔或由盆腔到腹腔的多个囊实性肿块,单个囊实性少见。肿瘤为圆形或卵圆形,囊壁厚薄不均匀,可见壁结节。增强扫描囊壁及壁结节明显强化,肿块边界清楚,边缘光滑(图3-2-110)。

鉴别诊断:囊实性的支持-间质细胞瘤,单凭CT、MRI与卵巢囊腺癌难以鉴别,结合临床支持-间质细胞瘤发病年龄轻、分泌雄激素表现为去女性化、子宫萎缩有助于本病的诊断。

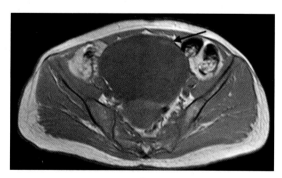

A

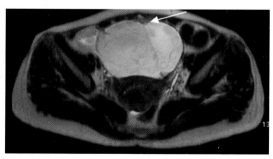

B

图3-2-110　A. 左侧卵巢支持-间质细胞瘤,T_1WI平扫,子宫上方见囊实性低信号肿块(箭头)

B. T_2WI,肿块为高信号,其内可见分隔,壁厚薄不均匀(箭头)

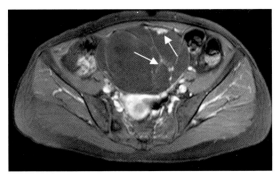

C. T₁WI-fs增强,囊内无强化,分隔及壁上结节明显强化(箭头)

C

（郑晓林　陈曌）

五、卵巢及其周围的实性病变

本文所指的卵巢及其周围实性病变,是指病变以实性结节或实性肿块为主,即实性部分占病变2/3以上。病变内虽可有坏死区或小的囊变,但始终以实性为主体。

（一）单个实性病变

1. 常见的单个实性病变

（1）卵巢癌:卵巢癌(ovarian carcinomas)是常见的女性生殖系统恶性肿瘤,占卵巢恶性肿瘤的85%~90%,发病高峰年龄为45~65岁。卵巢癌症状常表现为腹胀、腹部肿块及腹水等,化验室检查可见血CA125明显升高。

CT、MRI表现:卵巢癌表现以囊实性多见,当卵巢癌的实性部分占肿块的2/3以上时,表现为实性肿块。以单个实性病变为主的卵巢癌,呈不规则肿块样,巨大者可突入腹腔致子宫、膀胱受压移位;肿块边缘形态多不规则,边界清楚或不清楚。CT上密度低于肌肉组织,可见钙化。MRI表现为长T₁、长T₂的软组织信号。增强扫描肿块呈不均匀明显强化,内见强化的结节状结构(图3-2-111,图3-2-112)。卵巢癌容易发生转移,途径主要通过直接蔓延、腹腔种植及淋巴道转移,血行转移较少见。CT、MRI表现为网膜、腹膜增厚或形成肿块,腹腔积液较明显,部分形成包裹性积液(图3-2-113)。

鉴别诊断:单个实性卵巢癌要与多种单发、实性的卵巢肿瘤鉴别。颗粒细胞瘤、卵泡膜细胞瘤、卵巢纤维瘤、子宫外平滑肌瘤(如子宫浆膜下平滑肌瘤)都可表现为单发、实性,与单发、实性的卵巢癌鉴别比较困难。但是,如果CT为等密度,MRI又为等T₁、稍短T₂(或稍高于肌肉信号)为主信号,增强扫描呈渐进性强化时,对提示颗粒细胞瘤或卵泡膜细胞瘤有一定意义。临床上性激素是否异常、子宫内膜有无增厚对鉴别诊断也有帮助。单发实性的纤维瘤边缘光滑、密度均匀,增强强化程度轻,强化明显比卵巢癌低,虽可合并腹腔或胸腔积液(称Meigs综合征),但不出现腹膜转移结节。子宫外平滑肌瘤具有特征性CT等密度,MRI信号为等T₁、短T₂信号,边缘光整,有假包膜,动脉期能显示有子宫动脉供血,呈持续性强化,无腹膜转移和腹水征象,双侧卵巢正常。

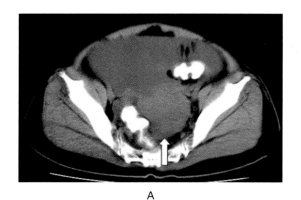

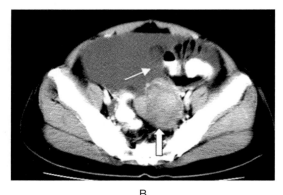

图3-2-111 A.左侧卵巢癌,CT平扫,盆腔左后侧见实性软组织肿块,边缘不规则,密度略低于肌肉组织(箭头)。盆腔见大量积液,左侧腹膜上疑见小圆形结节

B.CT增强扫描,盆腔左后侧见实性软组织肿块明显强化,内见结节状结构(粗箭头)。盆腔见大量积液,左侧腹膜小圆形结节轻度强化(细箭头)

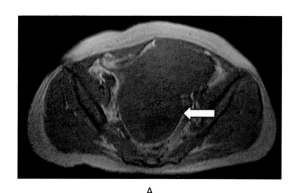

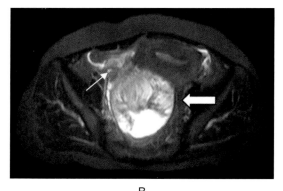

图3-2-112 A.右侧卵巢癌,T₁WI,子宫右后侧见一实质性肿块,边缘较清楚,呈稍低信号,肿块后部见坏死区(箭头)

B.T₂WI-fs,盆腔内肿块呈稍高信号(粗箭头),不均匀性,后部坏死区为高信号,边缘不规则。肿块与右侧卵巢相连。右侧卵巢结构异常,未见卵泡(细箭头)

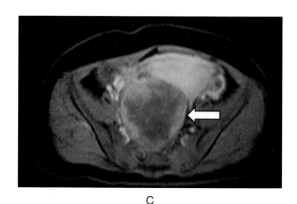

C.T₁WI-fs增强扫描,肿块实质部分明显强化,坏死区不规则(箭头)

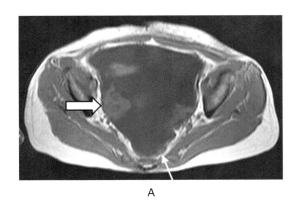

A

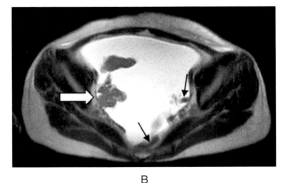

B

图3-2-113　A. 右侧卵巢癌,T_1WI,右侧卵巢实性肿块(粗箭头),稍低信号,盆腔内见大量积液,腹膜上附着多个结节(细箭头)

B. T_2WI,右侧附件实性肿块(粗箭头),稍高信号,盆腔内见大量积液,腹膜上附着多个结节(细箭头)

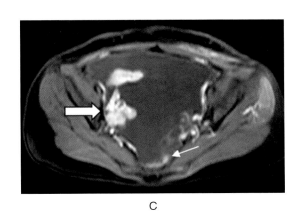

C

C. T_1WI-fs 增强扫描,右侧肿块(粗箭头)及腹膜上结节(细箭头)明显、不均匀强化

(2)卵巢纤维瘤:卵巢纤维瘤(ovarian fibromas)起源于卵巢表面的体腔上皮和其下的卵巢间质,属卵巢性索间质的良性肿瘤,发生率占所有卵巢肿瘤的2%～5%。好发年龄为50岁以上绝经妇女,40岁以下较为少见。多发生于单侧卵巢,呈圆形、分叶结节状,实性,质硬,有包膜。镜下由梭形成纤维细胞及纤维细胞构成。肿瘤本身渗透或肿瘤刺激腹膜容易产生腹腔积液,合并腹腔积液或胸腔积液时称Meigs综合征。临床常可触及腹(盆)腔包块,并发胸、腹腔积液,体位变化可致扭转,出现下腹部疼痛。

CT、MRI表现:卵巢纤维瘤CT表现为单侧附件区实性圆形或卵圆形软组织密度肿块。边缘光滑,密度/信号均匀。CT平扫为等密度(图3-2-114),MRI为稍短T_1、短T_2信号,较大的肿瘤T_2WI因为肿瘤内水肿及囊变呈多样性表现。卵巢纤维瘤缺乏血供,增强后轻度强化或几乎不强化(图3-2-115)。有的文献报道,卵巢纤维瘤有延迟强化倾向。肿块可合并胸腔积液或腹腔积液(Meigs综合征),这是卵巢纤维瘤的特征表现。

鉴别诊断:主要与实性卵巢癌、子宫外平滑肌瘤、颗粒细胞瘤、卵泡膜细胞瘤鉴别(有关鉴别诊断已在实性卵巢癌一节中扫描述）。

（3）子宫浆膜下平滑肌瘤：子宫浆膜下平滑肌瘤（leiomyoma below chorion of uterus）起源于子宫浆膜下肌层，向子宫体表面突出，其上由一

层腹膜覆盖，或称为"浆膜下子宫肌瘤"。若继续向腹腔方向发展，最后亦可仅由一蒂与子宫相连，成为带蒂的子宫浆膜下肌瘤。由于肌瘤可贴近卵巢，应与实性卵巢癌鉴别。

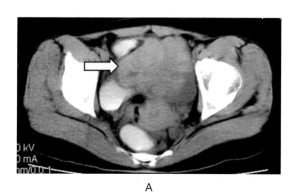

A

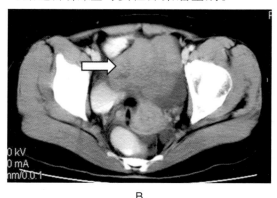

B

图3-2-114　A. 右侧卵巢纤维瘤，CT平扫，盆腔内见软组织肿块，边缘见结节状突出（箭头），密度均匀，与肌肉组织相似。盆腔见少量积液

B. CT增强扫描，肿块轻度强化，密度均匀，无坏死囊变（箭头）

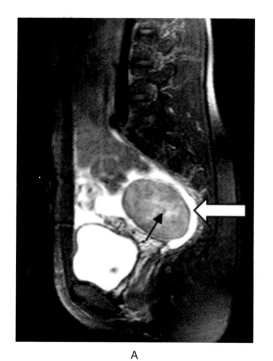

A

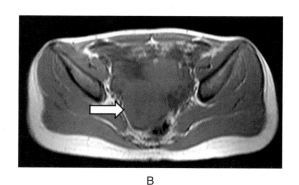

B

图3-2-115　A. 卵巢纤维瘤，T₂WI-fs矢状位，盆腔内见类圆形肿块（粗箭头），边缘光滑，以稍低信号为主，中部见星形线条状高信号（细箭头）。盆腔内见较明显积液

B. T₁WI，盆腔内肿块为稍低信号（箭头），中部见条状低信号

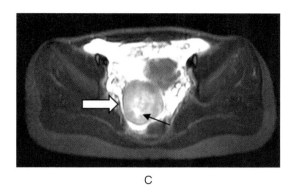

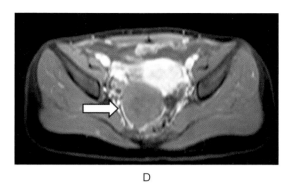

C. T$_2$WI – fs,盆腔内肿块呈稍低信号,中部见局灶性高信号(瘢痕组织,细箭头)

D. T$_1$WI – fs 增强扫描,肿块呈轻度均匀强化(箭头)

CT、MRI 表现:CT 上平扫呈等、略低密度实性肿瘤、密度均匀,与子宫肌层密度相似,有时可见特征性的旋涡状低密度改变,肿块可有钙化(图 3 – 2 – 116)。MRI 上 T$_1$WI 等信号、T$_2$WI 低信号、信号均匀,也与子宫肌层信号相仿。肿瘤与子宫紧贴,或以蒂与子宫相连,有完整包膜。较大的肿块 CT 上密度不均匀,常有散在斑块状坏死、囊变的低密度灶。增强病灶均匀强化,较大的肌瘤强化不均匀,动脉期强化明显,静脉期与延迟期仍持续强化,较大的肿瘤动脉期可见规则、丰富的动脉血管显示(图 3 – 2 – 117)。

鉴别诊断:子宫浆膜下肌瘤 CT、MRI 征象与其他类型肌瘤一样,有其特征性的表现,密度/信号类似平滑肌,有假包膜,强化较明显,可见供血血管,有蒂与子宫相连,无恶性肿瘤转移征象,容易与其他肿瘤鉴别。如平滑肌瘤发生变性、坏死或肿瘤组织水肿致使密度/信号改变则鉴别较困难。

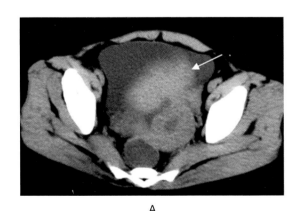

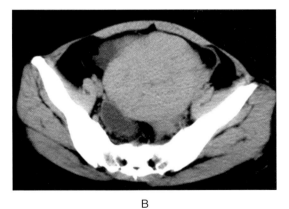

图 3 – 2 – 116　A. 子宫浆膜下平滑肌瘤,CT 平扫,子宫左前方见等密度肿块(箭头)

B. 不同层面,CT 平扫,盆腔肿块较大,密度均匀,类似肌肉组织,无囊变坏死,边缘规整。盆腔内未见积液

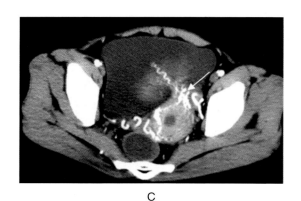

C

C. CT 增强扫描动脉期,肿块为子宫动脉供血
(箭头)

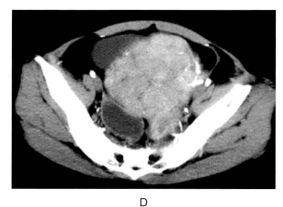

D

D. CT 增强扫描动脉期,肿块明显强化

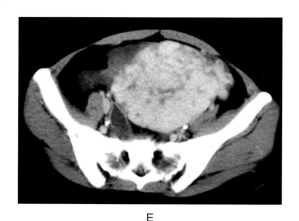

E

E. CT 增强扫描静脉期,肿块持续明显强化

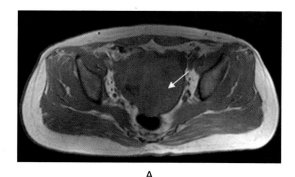

A

图 3 - 2 - 117　A. 子宫浆膜下平滑肌瘤,
T₁WI,子宫左后方见稍低信号肿块,信号较均
匀,中部见局灶性更低信号(箭头)

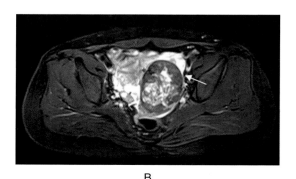

B

B. T₂WI - fs,盆腔内肿块边缘整齐,见高信号
包膜(箭头),实质部分为稍低信号,中部见局
灶性高信号

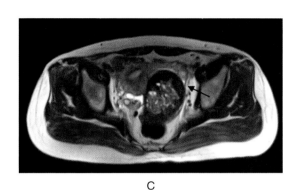
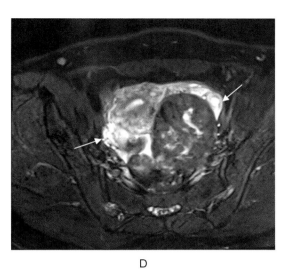

C

D

C. T₂WI,盆腔内肿块边缘整齐,见高信号包膜(箭头),实质部分为稍低信号,中部见局灶性高信号

D. 不同层面,可见双侧卵巢存在,形态、大小、信号正常(箭头)

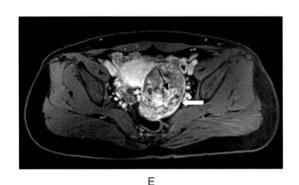

E

E. T₁WI – fs 增强扫描,肿块轻 – 中度强化,中部见条片状明显强化(血管、纤维组织;细箭头),并见包膜规则强化(粗箭头)

（4）阔韧带平滑肌瘤:原发于阔韧带平滑肌瘤(leiomyoma of broad ligament) 多见于成年女性。病理上把阔韧带平滑肌瘤分为真性、假性2种,真性起源于阔韧带内的平滑肌组织或血管平滑肌组织,假性是指宫体或宫颈侧壁向阔韧带前后叶腹膜间生长的平滑肌瘤。两者鉴别困难,可视为同一类肿瘤。肿瘤较小时,多无明显症状,临床发现时肿瘤均已较大,可使邻近器官受压或移位,引起功能障碍。

CT、MRI 表现:阔韧带平滑肌瘤在 CT 与 MRI 上为盆腔边界清晰的肿块,多与子宫紧贴。CT 平扫呈等、略低密度,与子宫肌层密度相仿。MRI 上 T₁WI 等信号,T₂WI 低信号,与子宫肌层信号相仿。其 T₂WI 低信号与其他盆腔肿瘤疾病在 T₂WI 略高信号显著不同,具有一定的特征。CT 或 MRI 增强扫描都是均匀性强化(图 3 - 2 - 118)。肿块较大时密度/信号不均匀,并且边缘不清楚,但部分仍表现出平滑肌密度/信号,常有散在斑块状坏死、囊变区,囊变坏死区不强化(图 3 - 2 - 119)。

鉴别诊断:主要与卵巢癌、纤维瘤、颗粒细胞瘤、卵泡膜细胞瘤等鉴别。

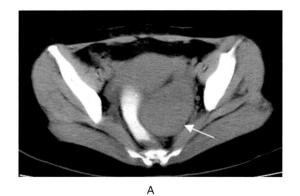

A

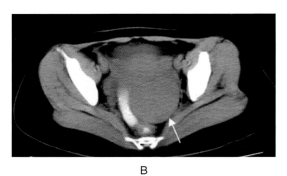

B

图 3－2－118　A. 左侧阔韧带平滑肌瘤，CT平扫，子宫左后方见软组织密度肿块，卵圆形，边缘光滑，密度均匀（箭头）

B. 不同层面，CT平扫，子宫左后方见软组织密度肿块，卵圆形，边缘光滑，密度均匀（箭头）

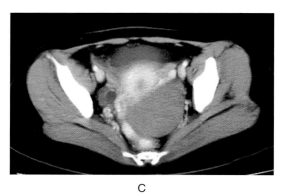

C

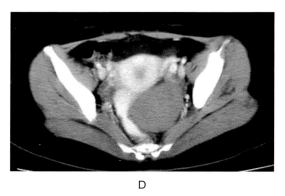

D

C. CT增强扫描，肿块均匀、轻度强化，密度均匀，内无囊变坏死

D. CT增强扫描，肿块均匀、轻度强化，密度均匀，内无囊变坏死。周围脂肪清晰，与周围脏器分界清楚

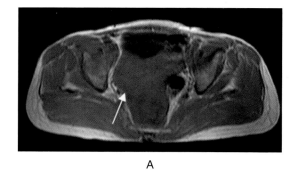

A

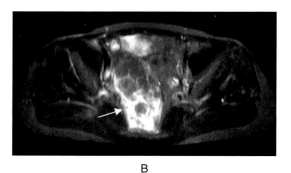

B

图 3－2－119　A. 右侧阔韧带肌瘤，T₁WI，盆腔右侧见稍低信号、形态不规则病灶（箭头）

B. T₂WI－fs，病变前部为稍低信号，见有多个结节融合，后部见囊变区，囊不规则（箭头），边缘不整齐、不清楚（为不典型阔韧带肌瘤表现）

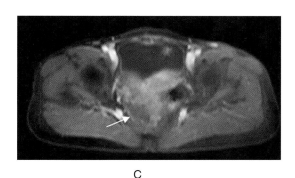

C

C. T₁WI – fs 增强扫描,病变大部分为实性,轻 – 中度强化,后部囊变区不强化(箭头)。病变边缘仍不清楚

（5）颗粒细胞瘤:卵巢颗粒细胞瘤(granulosa tumor)既可呈囊实性病变,还可表现为单个实性肿块状病变,而且以单个实性肿块较为常见。部分病例伴有肿瘤实质内的小范围坏死囊变。

CT、MRI表现:单个实性肿块的卵巢颗粒细胞瘤,CT表现为等密度单发实性肿块,圆形、类圆形,表面光整,边缘清晰,囊变区为小范围低密度(图3 – 2 – 120)。MRI表现为T₁WI呈等、稍低信号,T₂WI呈稍高信号,高于肌肉信号,囊变区为长 T₁、T₂信号。增强后动脉期与门脉期囊壁及囊内实性部分持续明显强化,有的可出现间隔样强化。增强后密度/信号轻度不均匀,囊性部分不强化(图3 – 2 – 120,图3 – 2 – 121)。少数卵巢颗粒细胞瘤见钙化灶(图3 – 2 – 120)。

文献认为肿瘤早期较小时以实性肿块为主,后期肿瘤体积较大,并出现多发囊变,此时以囊实性肿块为主。颗粒细胞瘤常合并子宫内膜增厚(图3 – 2 – 121),部分合并子宫内膜癌。

鉴别诊断:颗粒细胞瘤与卵泡膜细胞瘤鉴别较困难,两者的组织来源与病理成分相似,临床上有内分泌异常、阴道出血等症状,CT、MRI的密度/信号相似。但卵巢颗粒细胞瘤出现腹水概率不高,卵泡膜细胞瘤腹水征较常见。颗粒细胞瘤与卵巢纤维瘤CT、MRI表现相似,纤维瘤无内分泌症状(雌激素增高等),无阴道流血,如观察到子宫内膜增厚甚至子宫内膜癌则需考虑为颗粒细胞瘤。颗粒细胞瘤与卵巢癌鉴别,卵巢癌CT上密度较低,MRI为长 T₁、T₂信号,囊变更常见,多数无子宫增大和内膜增厚,腹水、腹膜转移征象常见。

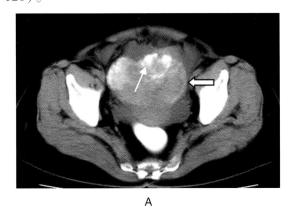

A

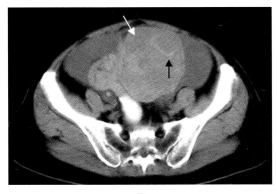

B

图3 – 2 – 120　A. 卵巢颗粒细胞瘤,CT平扫,盆腔内见较大软组织肿块(粗箭头),为实性,内见较多钙化灶(细箭头),钙化灶形态不规则

B. 不同层面,CT平扫,肿块为实性,边缘规则,密度不均匀,内见大小不等的稍低密度结节(白箭头)和稍高密度间隔(黑箭头)

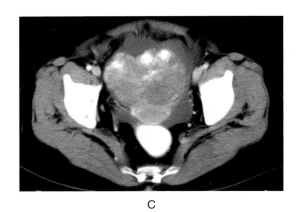

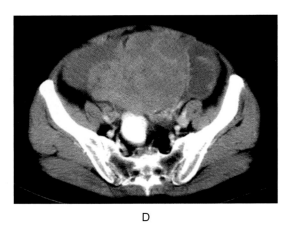

C

D

C. CT 增强扫描,肿块中度强化

D. CT 增强扫描,肿块中度强化,为不均匀性

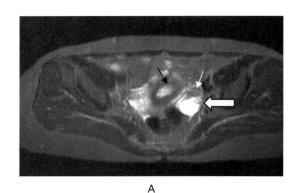

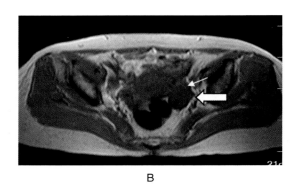

A

B

图 3 - 2 - 121　A. 左侧卵巢颗粒细胞瘤,T_2WI - fs,盆腔左侧见信号不均匀结节,实质部分为稍高信号(白箭头),后部囊变区为高信号(粗箭头)。子宫内膜增厚较明显(黑箭头)

B. T_1WI,盆腔左侧见信号不均匀结节,实质部分为稍低信号(箭头),后部囊变区为低信号(粗箭头)

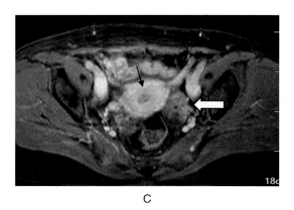

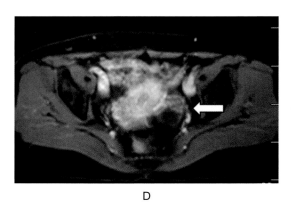

C

D

C. T_1WI - fs 增强扫描,肿块为中度强化(粗箭头),信号不均匀,内见多发小的低信号筛孔状改变。子宫内膜增厚(细箭头)

D. T_1WI - fs 增强扫描,实性部分中度强化,囊性部分无强化(箭头)

2. 少见的单个实性病变

（1）卵泡膜细胞瘤：卵泡膜细胞瘤（theca cell tumor）为来源于性索－间质的肿瘤，多发生在绝经后的妇女。病理成分由具有卵泡膜和成纤维分化特征的肿瘤细胞组成。发病年龄为绝经后妇女和 20～40 岁两个高峰。由于该瘤可分泌较多的雌激素，临床上除具有非特征性卵巢肿瘤的症状外，尚有与肿瘤内分泌功能有关的特异性症状，如绝经期前的患者会出现月经紊乱，绝经后患者常有子宫出血、乳房肿胀。卵泡膜细胞瘤基本为良性肿瘤，但有 2%～5% 为恶性。本瘤常合并子宫内膜增生过长甚至子宫内膜癌。

CT、MRI 表现：肿瘤体积较大，边缘规则，体积较小者为结节状。肿瘤多为实性，CT 密度与子宫对比呈等密度（图 3－2－122，图 3－2－123）。MRI 上 T_1WI 为稍低信号，T_2WI 为较低信号，但可稍高于肌肉信号（图 3－2－124，图 3－2－125）。少部分发生囊变坏死，囊变区多位于肿瘤周边，也可表现为小的囊变区散在分布（图 3－2－125）。增强扫描，肿瘤呈渐进性轻－中度持续性强化，部分病例在增强动脉期见多发细小的强化血管（图 3－2－122～图 3－2－125）。肿瘤有内分泌功能，部分病例表现子宫内膜增厚或子宫内膜癌（图 3－2－124）。

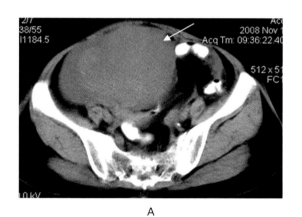

A

图 3－2－122　A. 卵巢卵泡膜细胞瘤，CT 平扫，盆腔内见较大软组织肿块，呈实性，边缘规整，密度较肌肉组织略低（箭头）。盆腔内见少量积液

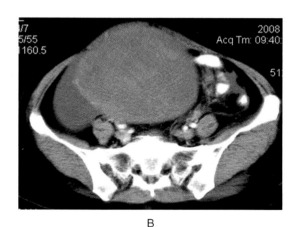

B

B. CT 增强扫描，肿块轻－中度强化，密度均匀

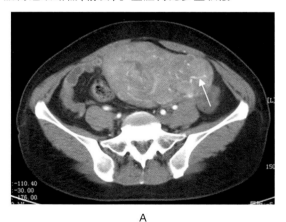

A

图 3－2－123　A. 卵巢卵泡膜细胞瘤，CT 增强扫描动脉期，盆腔内见实性肿块，内见较多小的供血血管（箭头）

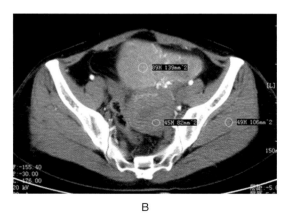

B

B. 不同层面，CT 增强扫描动脉期，肿块内见较多供血血管

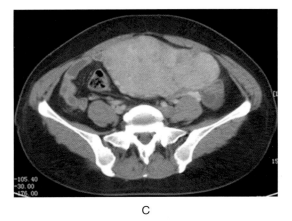

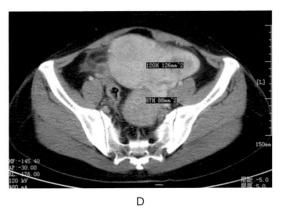

C

D

C. CT 增强扫描静脉期,肿瘤呈持续性强化,密
度高于肌肉组织

D. CT 增强扫描静脉期,肿瘤呈持续性强化

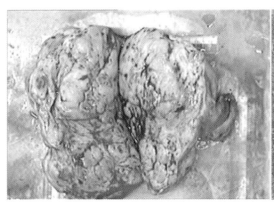

E

E. 大体标本(左图),肿瘤质地为实质性,内见结节状结构。镜下观(×100;右图),见卵泡膜细
胞和纤维组织结构

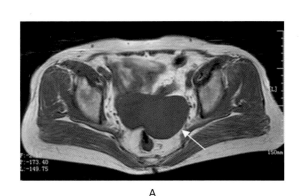

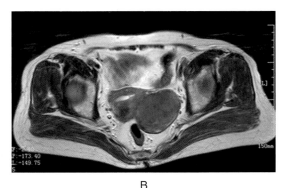

A

B

图 3-2-124　A. 卵泡膜细胞瘤,T₁WI,子宫
左后侧见卵圆形低信号肿块,信号均匀,边缘清
楚(箭头)

B. T₂WI,肿块边缘清楚,呈稍低信号,但信号略
高于肌肉组织

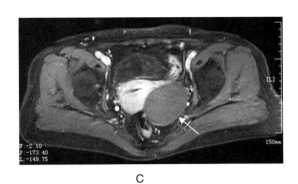

C. T₁WI-fs增强扫描,肿块均匀轻度强化,包膜规整、强化(箭头)

C

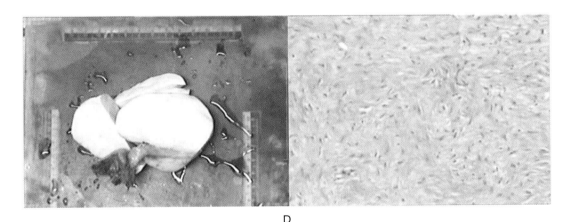

D

D. 病理大体标本(左图),肿瘤切面苍白,质地均匀,边缘光整。病理镜下观(×100;右图),肿瘤内含有丰富的红染的纤维细胞

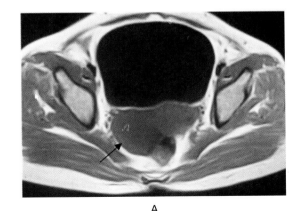

A

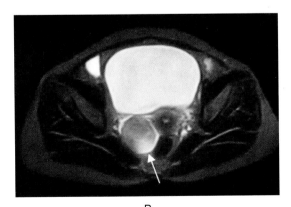

B

图3-2-125　A. 卵巢卵泡膜细胞瘤,T₁WI,子宫右后方见卵圆形结节(箭头),结节边缘光整,为稍低信号

B. T₂WI-fs,结节边缘清楚,呈稍高信号,后部见高信号囊变区(箭头)

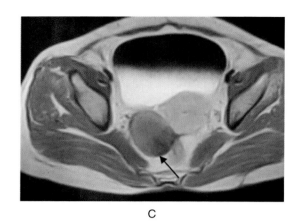

C

C. T₁WI 增强扫描,结节实质部分中度强化,囊变靠边缘、无强化(箭头)

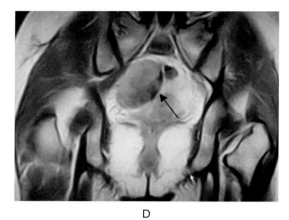

D

D. T₁WI 冠状位增强扫描,结节实质部分中度强化,囊变靠边缘、无强化(箭头)

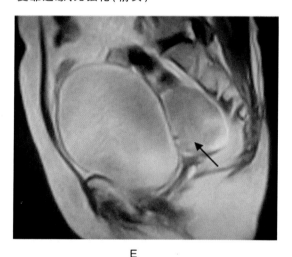

E

E. T₁WI 矢状位增强扫描,结节实质部分中度强化(箭头)

鉴别诊断:实性的卵泡膜细胞瘤,因其 CT 密度与子宫浆膜下平滑肌瘤、阔韧带肌瘤相似呈等密度,需要与之鉴别。鉴别的要点是肌瘤与子宫有蒂或基底相连,同侧卵巢不消失(MRI 显示卵巢更好)。而卵泡膜细胞瘤虽与子宫贴近,但同侧卵巢消失,结合患者有内分泌症状、子宫内膜有增生等进行鉴别。单发实性的卵巢纤维瘤边缘光滑、密度/信号均匀,增强程度轻,强化比卵泡膜细胞瘤低,而且无渐进性强化,可合并腹腔或胸腔积液(称 Meigs 综合征),但不出现腹膜转移结节,也无子宫内膜增厚,再结合临床表现作出与本病的鉴别诊断。实性卵泡膜细胞瘤与实性卵巢癌鉴别,已在实性卵巢癌的鉴别诊断中述写,此处不再重复。

(2)卵巢支持 – 间质细胞瘤:卵巢支持 – 间

质细胞瘤(sertoli-stromal cell tumor)又称卵巢睾丸母细胞瘤,属卵巢性索间质肿瘤。该肿瘤多见于生育期年轻女性,平均发病年龄25～28 岁。卵巢支持 – 间质细胞瘤临床主要表现为去女性化(闭经、乳房萎缩、皮下脂肪组织丧失等),之后表现为男性化(多毛、秃发、痤疮、声粗及阴蒂肥大等)。

CT、MRI 表现:肿瘤较小的为单个实性,边缘清楚、光滑。CT 上密度低于肌肉组织,MRI 为长 T₁、T₂软组织信号,增强较明显强化。肿瘤较大者为多个囊实性肿瘤,间隔及囊壁厚薄不均匀,并见有结节,增强扫描间隔及囊壁、壁结节有明显强化,肿瘤边界清楚、边缘光滑,多为圆形或卵圆形。

鉴别诊断:单个实性卵巢支持 – 间质细胞

瘤仅从CT、MRI上无法与卵巢其他实性肿瘤鉴别,应结合临床卵巢支持-间质细胞瘤发病年龄轻、去女性化表现及部分肿瘤能分泌雄性激素来明确诊断。

(3)无性细胞瘤:无性细胞瘤(dysgerminoma)也称作卵巢的精原细胞瘤(seminoma),起源于有性分化以前的原始生殖细胞,故名无性细胞瘤,也称种子细胞瘤,属于生殖细胞肿瘤。

卵巢无性细胞瘤主要发生于女童及青年妇女,属低到中度恶性肿瘤,约占卵巢恶性肿瘤的3%~5%,分为单纯型和混合型两种,后者合并卵黄囊或绒癌成分。单纯型无内分泌表现,混合型可有血清甲胎蛋白或人绒毛膜促性腺激素升高,患者出现性早熟或男性化表现。无性细胞瘤主要通过直接蔓延和淋巴道转移,常伴有淋巴结转移及腹水。

CT、MRI表现:肿瘤多为单个实性肿块,可发生囊变但仍以实性成分为主。肿瘤为圆形或卵圆形,边缘清楚,呈结节状突出或脑回状排列。CT平扫为稍低密度,MRI为稍长 T_1、稍长 T_2 信号。肿瘤内有多个大小不等的实性结节为该肿瘤的特点。增强扫描肿瘤明显强化,可见盆腔积液(图3-2-126),也可向对侧卵巢转移、腹膜结节状转移、腹膜后淋巴结转移。

鉴别诊断:单凭CT、MRI表现,无性细胞瘤与实性的卵巢癌、纤维瘤、子宫浆膜下平滑肌瘤等都不易鉴别。但如果结合无性细胞瘤好发于女童及青年妇女、有生殖器官发育不良及血清甲胎蛋白或人绒毛膜促性腺激素升高等,则与上述实性病变仍可鉴别。当然,无性细胞瘤肿瘤内可有多个大小不等的实性结节的形态特点,在鉴别上也很重要。

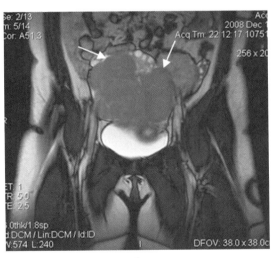

A

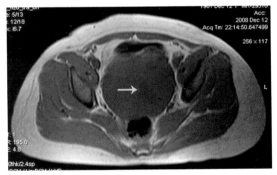

B

图3-2-126　A.卵巢无性细胞瘤, T_2WI冠状位,肿瘤较大,实性,边缘呈结节状突起(箭头),内为稍高信号,高于肌肉组织,质地为结节状

B. T_1WI,子宫后见稍低信号肿块,边缘清楚,内见更低信号(箭头)

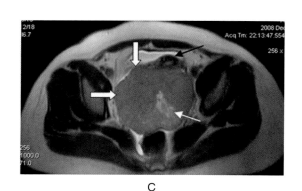

C. T$_2$WI,子宫后方高信号肿块,其内可见更高信号囊变区(细白箭头)。肿块边缘清楚,见结节状突出(粗白箭头)。同时见子宫体积较小(黑箭头)

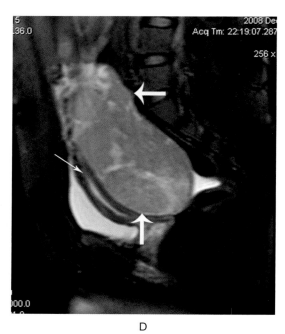

D. T$_2$WI-fs 矢状位,子宫后方等信号肿块,子宫体积较小,肌层较薄(细箭头),肿块为稍高信号,边缘为结节状或脑回状(粗箭头)

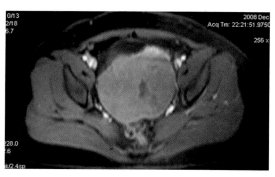

E

E. T$_1$WI-fs,增强扫描,肿块强化较明显,囊变区无强化

(4)卵巢淋巴瘤:卵巢淋巴瘤(ovarian lymphomas)一般继发于全身淋巴瘤,原发于卵巢的淋巴瘤较为罕见。原发于卵巢的淋巴瘤仅占淋巴瘤的0.3%,好发于绝经期前中年女性。成人几乎均为 B 细胞来源的非霍奇金淋巴瘤(non-Hodgkin's lymphomas,NHL)。肿瘤一般较大,多为实性。单侧或双侧发生。临床上早期可无症状,或因偶然扪及盆腔包块就诊。后期出现腹胀、腹痛、阴道不规则流血、发热、消瘦、腹水等,部分有闭经、阴道出血等。

CT、MRI 表现:卵巢淋巴瘤多为双侧多个病灶,病灶较大,质地较均匀,未经治疗者少有囊变坏死。卵巢单个的原发性淋巴瘤十分罕见。CT 表现为单个实性肿块,密度可均匀,圆形、轮廓清晰或呈分叶状(图 3-2-127)。MRI 表现为 T$_1$WI 低信号,T$_2$WI 等或稍高信号。CT 或 MRI 上常以肿瘤大而无坏死或坏死小为特点。肿瘤无出血及钙化。由于淋巴瘤相对缺乏血供,增强扫描轻到中度强化。卵巢淋巴瘤64%可累及性腺以外的器官,如输卵管、大网膜等。有的可伴有盆腔、腹膜后、肠系膜等部位淋巴结肿大。

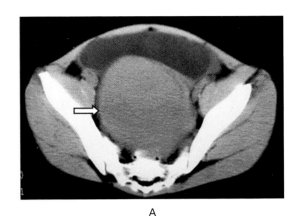

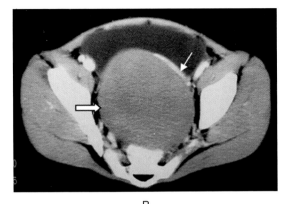

图 3 - 2 - 127　卵巢淋巴瘤,CT 平扫,右侧子宫旁见实性肿块,密度均匀(箭头)

B. CT 增强扫描,右侧子宫旁实性肿块(粗箭头)轻度强化,密度均匀,子宫强化,边缘受压(细箭头)

鉴别诊断:卵巢单个的原发性淋巴瘤,单凭 CT、MRI 难以与卵巢其他的单个实性肿瘤鉴别。但临床上凡是见到卵巢肿瘤大而无坏死或坏死相对较小时,都必须想到淋巴瘤的可能。卵巢淋巴瘤对化、放疗敏感,治疗后可发生囊变。

(5)盆腔脂肪肉瘤:盆腔脂肪肉瘤(pelvis liposarcoma),盆腔内的脂肪肉瘤多来源于盆壁的腹膜后组织,多发于成年人。肿瘤增大后突进盆腔内形成盆腔内肿块。病理分化好的脂肪肉瘤细胞类似脂肪瘤或纤维脂肪瘤;而黏液样脂肪肉瘤则在脂肪组织间杂有胶冻样黏液,切面可见多囊状。

CT、MRI 表现:盆腔内脂肪肉瘤如分化程度较好,含有较多的脂肪细胞,则肿瘤内见脂肪密度/信号,肿瘤大小不等,就诊时都比较大。CT 为低密度,CT 值为负值,内见间隔,部分间隔呈软组织密度小结节。MRI 上肿瘤为短 T_1、长 T_2 信号,脂肪抑制其信号减低。增强扫描,肿瘤的脂肪成分不强化,瘤内间隔明显持续强化(图 3 - 2 - 128)。分化较差的脂肪肉瘤含脂肪成分少,肿块边界不清,包绕盆腔内器官。因含

黏液成分较多,CT、MRI 无明显脂肪密度/信号,内见多个囊腔含有液性或黏液成分,在 CT 上为中等密度,MRI 上为短 T_1、长 T_2 信号,脂肪抑制仍为高信号。

鉴别诊断:脂肪肉瘤由于含有脂肪成分及非脂肪成分间隔及结节,CT、MRI 表现有一定的特异性。脂肪肉瘤需与盆腔畸胎瘤鉴别。脂肪肉瘤壁或间隔杂乱、纤细,畸胎瘤壁较厚、规则,常有钙化;脂肪肉瘤脂肪成分不成熟,CT 密度略高于成熟脂肪,MRI 的 T_1、T_2 信号较成熟脂肪略低,畸胎瘤则为成熟脂肪;脂肪肉瘤与周围结构分辨不清,畸胎瘤则边缘清楚。分化差的脂肪肉瘤含黏液成分较多,与卵巢癌难以鉴别。

(6)盆腔实性炎性包块:盆腔炎性包块(pelvis inflammatory mass),女性盆腔内炎性包块多为急、慢性输卵管炎向盆腔扩散引起。输卵管炎波及卵巢、盆腔其他器官之间。病理改变主要有输卵管增厚、积水,渗出性炎症,增生性肉芽肿和纤维结缔组织增生、粘连。临床表现有下腹疼痛、发热,腹胀、阴道脓性分泌物增多。炎症增生严重,可触及下腹部包块及压痛。

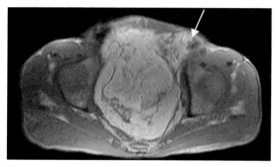

A

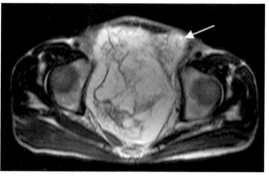

B

图 3-2-128　A. 盆腔内脂肪肉瘤，T_1WI，盆腔内见较大高信号肿块，肿块边缘部分不清楚，向周围浸润（箭头），内见多个粗细不等的分隔

B. T_2WI，盆腔内见较大 T_2WI 高信号肿块，肿块边缘部分不清楚，向周围浸润（箭头），内见多个粗细不等的低信号分隔

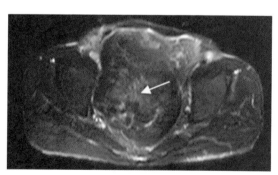

C

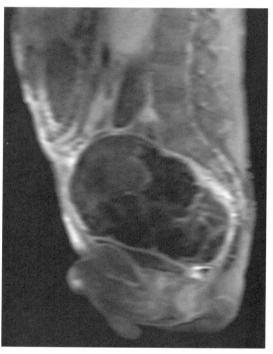

D

C. T_1WI-fs 增强扫描，盆腔内见较大肿块，由高信号变为低信号（脂肪成分），其内多个粗细不等的分隔呈明显强化高信号（箭头）

D. T_1WI-fs 矢状位增强扫描，肿块壁明显不均匀强化，内见不规则、分布紊乱分隔，明显强化

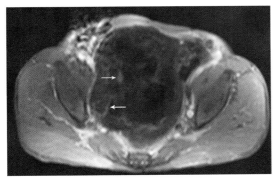

E

E. T₁WI－fs 增强扫描,见间隔及结节强化

CT、MRI 表现:盆腔炎性包块可在子宫周围,子宫两侧或子宫后方形成单个实性病变。病灶形态不规则,边缘模糊,与子宫和周围结构广泛粘连,病灶周围脂肪消失。实性炎性包块内常粘连包裹了扩张的输卵管,故可见有壁的囊性结构。实性炎性包块 CT 上为稍低密度,密度不均匀,其内囊性结构为水样低密度(图3－2－129)。MRI 为稍长 T₁、T₂信号,其内囊性结构为长 T₁、长 T₂水样信号。病变周围脂肪组织模糊(MRI 显示更为清楚)。增强病变多为渐进性中度强化,动脉期强化较轻,延迟期强化更明显,其内可见扩张的输卵管壁为环形强化(图3－2－130)。盆腔内尚可见少量积液。

鉴别诊断:盆腔实性炎性包块应与卵巢肿瘤鉴别。炎性包块边缘不清楚,周围脂肪模糊,与子宫粘连广泛。卵巢肿瘤体积较炎性包块大,周围脂肪相对清楚,与周围结构无粘连。炎性包块有合并输卵管扩张积液表现,卵巢肿瘤一般无输卵管积液征象。炎性包块实质部分为渐进性强化,其内囊变区比较规则(扩张的输卵管),卵巢肿瘤软组织肿块为早期强化明显,瘤内囊变区为液化坏死,壁不规则。炎性包块盆腔积液量少,卵巢肿瘤常有大量的盆腔积液。炎性包块还需与盆腔增殖性结核鉴别,两者边缘均模糊、有输卵管扩张,盆腔增殖性结核常伴有钙化,合并干酪样坏死,MRI 为短 T₂信号,对诊断有一定帮助。

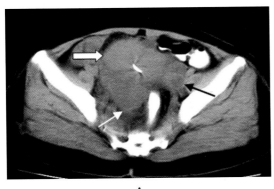

A

图3－2－129 A. 盆腔炎,炎性包块形成,CT平扫,子宫右后侧及后侧见稍低密度病变(细白箭头),左侧见囊性病变(黑箭头),病灶与子宫(粗白箭头)分界不清

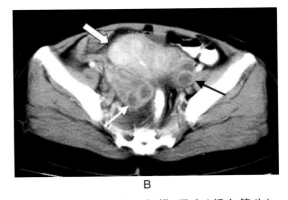

B

B. 同一层面,CT 增强扫描,子宫(粗白箭头)右后侧及后侧平扫所见稍低密度病变呈多个环形、细管样强化(细白箭头),环壁均匀、规则,环内呈低密度。平扫所见左侧的囊性病变也呈环形强化(黑箭头)。左右两侧的环形强化提示双侧输卵管炎性积液(细白箭头)

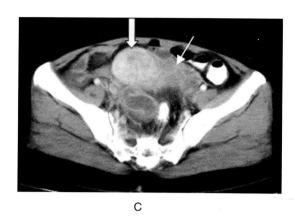

C

C. 不同层面CT增强扫描,子宫(粗箭头)左侧见实性肿块病变(炎性包块;细箭头),形态不规则,密度不均匀,轻度强化,内见条片状较明显强化。炎性包块与子宫宽基底相连

(二)多个实性病变

1. 卵巢癌 卵巢癌(ovarian carcinomas)是卵巢最常见的恶性肿瘤,占其原发性恶性肿瘤的85%~90%。病理上主要分为:①卵巢浆液性癌;②卵巢黏液性癌;③卵巢子宫内膜样癌。前两种表现为囊实性、多见。而卵巢子宫内膜样癌多数是囊实性,少数为实性或以实性为主的肿块、少见,多个或单个。因此,卵巢多个实性病变中,最常见的是卵巢子宫内膜样癌。

CT、MRI表现:子宫周围见多个实性软组织肿块或/和结节,边缘较清楚,无明显融合。CT平扫见密度均匀,明显低于子宫肌层,MRI呈明显长T_1、T_2软组织信号,T_2WI上信号高于子宫肌层。增强扫描,肿块或结节动脉期强化较明显,静脉期、延迟期强化程度减低。盆腔内双侧卵巢影像消失,见有多量的积液及腹膜增厚、结节(图3-2-131)。

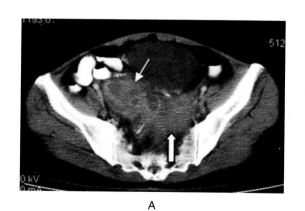

A

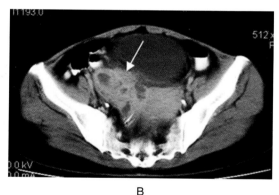

B

图3-2-130 右侧卵巢增生性炎症,CT增强扫描动脉期,子宫(粗箭头)右侧见形态不规则的实性结节样病变(细箭头),轻度强化,病灶边缘不清楚,与子宫、周围结构广泛粘连,脂肪密度消失。实性结节样病变右侧及后方见多个囊性病变(输卵管炎性积液)

B. CT增强扫描静脉期,子宫右侧结节病变较动脉期强化程度增高,延迟强化(箭头)

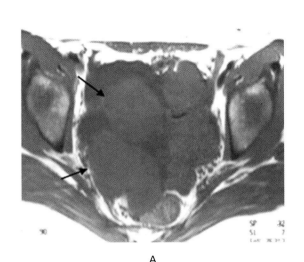

A

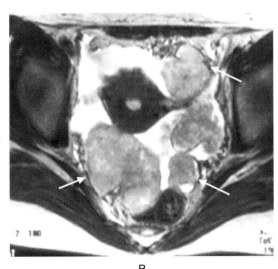

B

图3-2-131　A. 卵巢子宫内膜样癌,T_1WI,盆腔内见多发性实性结节(箭头),圆形、类圆形,呈稍低信号。盆腔内见液体信号

B. 不同层面,T_2WI,盆腔内多发软组织结节(箭头),呈高信号,信号明显高于肌肉

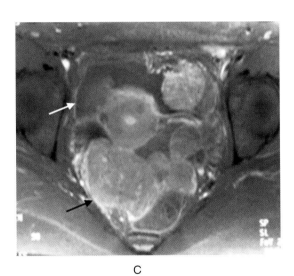

C

C. T_1WI-fs增强扫描,肿块明显、不均匀强化(黑箭头),部分信号高于子宫。并见腹膜呈线状强化(白箭头)

鉴别诊断:多个实性卵巢癌需与盆腔淋巴瘤鉴别。多个的盆腔淋巴瘤常是全身淋巴瘤的一部分,在其他部位能见到淋巴结肿大,淋巴瘤分布主要位于盆壁附近、髂血管之间,而卵巢癌位于子宫周围。淋巴瘤CT上密度高于卵巢癌,MRI信号为等或长T_1、等-稍长T_2信号,密度/信号均匀一致,增强扫描强化程度比较轻(低于卵巢癌)。腹水和腹膜转移征象为卵巢癌的常见征象。多个实性卵巢癌与多个实性卵巢转移瘤难以鉴别,需结合临床有无原发瘤病史才能鉴别。

2. 卵巢转移瘤　卵巢转移瘤(ovarian metastatic tumor)多来源于胃肠道肿瘤,其他为乳腺和生殖道肿瘤。原发肿瘤以腺癌多见。原发肿瘤的瘤细胞可以经淋巴管、血管或体腔侵入卵巢,形成卵巢转移瘤。

CT、MRI表现:转移瘤累及双侧卵巢以实性为主、多发性结节,边界清楚,CT密度可均匀或不均匀,为较低密度。MRI呈不均匀稍长T$_1$、T$_2$软组织信号。增强扫描,转移结节多数为不均匀强化(图3-2-132,图3-2-133)。

鉴别诊断:多个实性肿块的卵巢转移瘤与原发性卵巢癌形态、密度/信号及强化程度相似,鉴别诊断困难,确诊需依靠病史和病理诊断。卵巢转移瘤与盆腔淋巴瘤鉴别,淋巴瘤位置位于盆腔周围近盆壁,密度/信号均匀,增强扫描呈轻度均匀强化,与转移瘤的不均匀、明显强化不同。

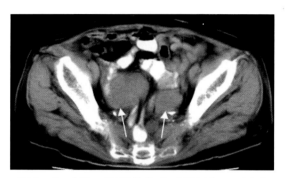

图3-2-132 卵巢转移瘤,CT平扫,双侧附件区见结节(箭头),软组织密度

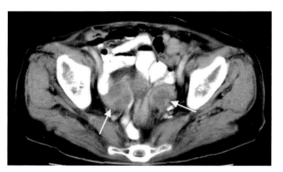

图3-2-133 卵巢转移瘤,CT增强扫描,双侧附件区见结节(箭头),软组织密度,为不均匀强化,中部见不规则低密度无强化区

3. 盆腔淋巴结转移瘤 盆腔淋巴结转移瘤(pelvis metastasis of lymph-nodes),影像学上将盆腔淋巴结分为左盆腔淋巴结和右盆腔淋巴结,每侧又分髂总组、髂内组、髂外组、闭孔窝组、闭孔组等五组,盆腔淋巴结转移瘤有沿盆壁(盆腔内侧壁)走行的特点,与髂外动脉、髂外静脉关系密切。全身各部位恶性肿瘤均可发生淋巴结转移,尤其是盆腔、下肢的上皮性恶性肿瘤,盆腔淋巴结转移较常见。

CT、MRI表现:肿大淋巴结绝大多数位于髂外动脉与髂外静脉的前方、后方、下方或内侧,并相互伴行。肿大淋巴结呈大小不等的多发性结节,边缘较清楚,部分边缘不清楚者可呈相互融合状。CT上密度不均匀,低于肌肉组织,中央见囊变区,为更低密度。MRI为长T$_1$、T$_2$信号,囊变区为更长T$_1$、T$_2$信号。坏死是转移性淋巴结的特征性表现,尤其是头颈部鳞癌的淋巴结转移。增强扫描肿大淋巴结有不同程度强化,囊变坏死区不强化,使病变呈环形强化或形成"靶征"(图3-2-134)。

鉴别诊断:盆腔内多发性淋巴结转移瘤应与盆腔淋巴瘤鉴别。盆腔淋巴瘤密度/信号均匀,少发生囊变、坏死。淋巴结转移瘤表现多样,常有囊变、坏死、出血和钙化,带有原发瘤的特征,结合临床病史诊断与鉴别比较容易。

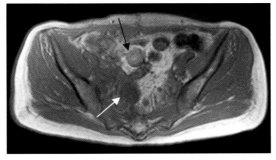

A

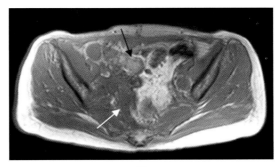

B

图 3-2-134　A. 盆腔淋巴结转移,T₁WI,盆腔内见多发大小不等的结节,圆形,部分为等信号(黑箭头),部分为低信号(白箭头)

B. 不同层面,T₁WI,盆腔内见多发大小不等的结节(黑箭头),部分结节边缘不清楚(白箭头)

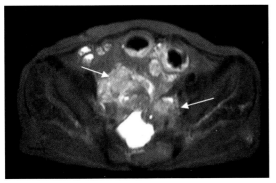

C

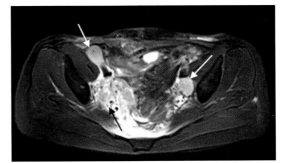

D

C. T₂WI-fs,盆腔内结节信号高低不等(箭头),部分结节边缘不清楚

D. T₂WI-fs,盆腔内多个结节,呈高信号,部分边缘清楚(白箭头),部分边缘不清(黑箭头)

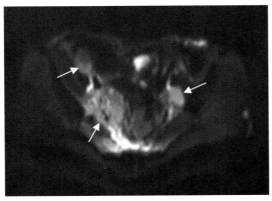

E

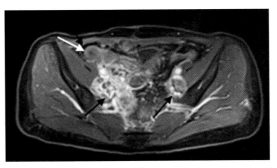

F

E. DWI(b=800 s/mm²),盆腔内肿大的淋巴结呈明显高信号(箭头)

F. T₁WI-fs 增强扫描,盆腔内肿大的淋巴结强化程度不一,环状强化、不均匀(黑箭头),轻度强化(白箭头)

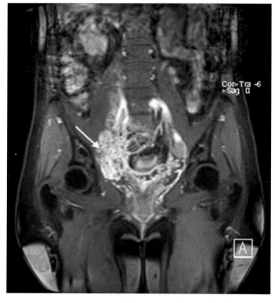

G

G. T₁WI-fs 增强扫描,冠状位,盆腔内肿大淋巴结轻度、明显强化,信号不一,部分边缘不清楚(箭头)

4. 盆腔淋巴瘤　本节的盆腔淋巴瘤(pelvis malignant lymphomas)是指起源于盆腔淋巴结或其他淋巴组织的淋巴瘤。发生于盆腔淋巴结的淋巴瘤较常见,发病年龄分布广泛,从儿童到老年均可发病。临床表现体重下降、乏力、面色苍白、发热、贫血等。局部症状及体征为腹痛、腹部膨大、阴道流血等。

CT、MRI 表现:发生于盆腔淋巴结的淋巴瘤,病灶呈多个实性结节,边缘规则或不规则,分布于盆壁及髂血管附近。CT 表现为相对均匀等密度的结节或肿块,圆形、轮廓清晰或呈分叶状,坏死、出血及钙化都很少见。MRI 表现 T₁WI 等-稍低信号,T₂WI 等或稍高信号。因其相对缺乏血供,增强轻到中度强化(图 3-2-135)。

鉴别诊断:发生于盆腔淋巴结的淋巴瘤需与卵巢实性转移瘤、盆腔淋巴结转移瘤等鉴别。卵巢实性转移瘤密度与信号较混杂,常有坏死囊变,增强后实质部分强化明显。而盆腔淋巴结的淋巴瘤密度/信号均匀,边缘光滑,少有囊变坏死,增强后轻度强化。盆腔淋巴结转移瘤密度/信号不均匀,坏死是盆腔淋巴结转移瘤不同于盆腔淋巴结淋巴瘤的重要鉴别点。

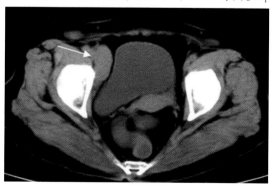

A

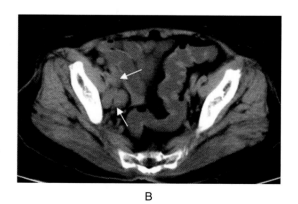

B

图 3-2-135　A. 盆腔淋巴结的淋巴瘤,CT 平扫,右侧盆壁内侧见长圆形软组织密度,密度均匀,与肌肉相仿,边缘光整(箭头)

B. 不同层面,CT 平扫,右侧髂血管周围见多个等密度软组织结节(箭头),边缘光整

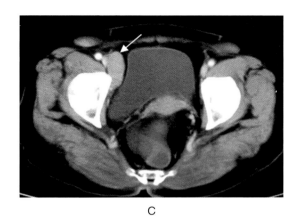

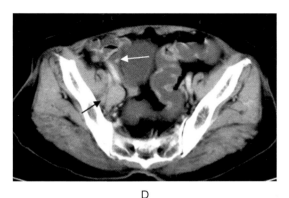

C

D

C. CT 增强扫描,盆腔内结节轻度、均匀强化
（箭头）

D. CT 增强扫描,盆腔内结节轻度、均匀强化
（箭头）

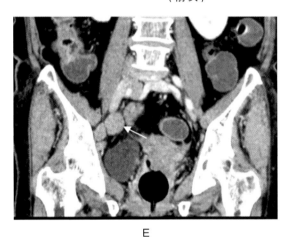

E

E. CT 增强扫描冠状位 MPR,盆腔内结节轻度、均匀强化（箭头）

（张旭升）

参考文献

[1]李雪丹,沈文静,李红. 卵巢子宫内膜异位囊肿的
CT 诊断[J]. 中国临床医学影像杂志, 2004, 15
(8):452 – 454.

[2]江魁明,董天发,李志钊. 外围性子宫内膜异位症
的 CT 表现及其病理学基础[J]. 临床放射学杂志,
2004,23(12):1062 – 1065.

[3]肖新兰,习卫民,梁英魁. 子宫内膜异位症的 MRI
诊断[J]. 放射学实践,2002,17(5):434 – 435.

[4]陆朝晖. 卵巢子宫内膜异位症的 MRI 诊断[J]. 中
国现代药物应用,2010,4(1):64 – 65.

[5]Mayumi Takeuchi, Kenji Matsuzaki, Hisanori Uehara,

et al. Malignant Transformation of Pelvic Endometrio-
sis: MR Imaging Findings and Pathologic Correlation
[J]. Radiographics, 2006, 26: 407 – 417.

[6]张文煜. 腹盆部 MRI 实用指南[M]. 天津:天津科
技翻译出版公司, 2005:192 – 193.

[7]杨冠英,高明勇,梁雪梅,等. 35 例卵巢囊腺瘤的
MRI 诊断及鉴别诊断[J]. 广东医学院学报, 2007,
25(3):264 – 266.

[8]孟令平,鹿彤,韩敏,等. 卵巢囊腺瘤 MRI 诊断与
鉴别诊断价值[J]. 上海医学影像, 2009, 18(1):
29 – 31.

[9]滕陈迪,郑文龙,黄崇权,等. 卵巢囊腺瘤的 CT 诊
断[J]. 放射学实践, 2006, 21(2):157 – 159.

[10]胡喜红,詹松华,马凤华. 卵巢囊腺瘤的磁共振诊

断[J].同济大学学报,2005,26(3):45－47.

[11]沈蓓蕾.21例卵巢转移瘤的CT诊断[J].肿瘤学杂志,2006,12(5):420－421.

[12]刘光华,韩希年,万卫平,等.卵巢转移癌的CT诊断[J].上海医学,2001,24(3):140－143.

[13]刘辉,肖恩华,黄健,等.螺旋CT评价卵巢转移性肿瘤可切除性的意义[J].中国现代医学杂志,2002,12(13):52－55.

[14]周纯武,王爽.胃肠道肿瘤卵巢转移的CT诊断[J].中国医学影像技术,2001,17(12):1204－1206.

[15]陈颖,李娜,贾守强.MRI诊断库肯勃瘤1例报告[J].医用放射技术杂志,2002,3;62.

[16]李雪丹,高思佳,关丽明.女性结核性盆腔炎的CT特征[J].中国医学影像学杂志,2007,15(6):415－418.

[17]朱珠华,杨世埙,庄奇新.女性结核性盆腔炎CT诊断[J].中国医学计算机成像杂志,2004,10(6):395－399.

[18]韦骏,马强华,叶建军,等.磁共振DWI结合常规MRI对腹盆腔脓肿的诊断价值[J].放射学实践,2009,24(4):418－421.

[19]张洪标,吴炯松,罗赫赫,等.盆腔脓肿的CT诊断与鉴别诊断[J].中国现代医生,2009,47(3):125－127.

[20]胡爱妹,周林江.女性盆腔脓肿的MRI表现(附8例分析)[J].医学影像学杂志,2007,17(10):1034－1053.

[21]党连荣.输卵管积液的分型与放射学评价[J].实用医学影像杂志,2006,7(5):305－307.

[22]花村,李奔辉,刘庆,等.输卵管积液的MRI诊断与鉴别诊断[J].中国CT和MRI杂志,2010,8(4):51－53.

[23]孙芙蓉,王培军,江虹,等.输卵管积液的CT及MRI表现与病理对照研究[J].同济大学学报(医学版),2010,31(3):103－106.

[24]陈传涛.多层螺旋CT对输卵管妊娠破裂的诊断价值[J].山东医药,2009,49(27):15.

[25]王晓红,单鸿,姜在波,等.输卵管妊娠的CT表现和特点[J].中华放射学杂志,2004,38(6):640－645.

[26]张彤炜,曾学芹.超声检查对多囊卵巢综合征的诊断价值[J].山西大同大学学报,2008,24(5):80－81.

[27]钟茜,徐克惠.多囊卵巢综合征的诊断与治疗进展[J].华西医学,2006,21(1):186.

[28]陈星荣.全身CT和MRI[M].上海:上海医科大学出版社,1995:739－740.

[29]文阳,王伯胤,沈训泽.成人腹部囊性淋巴管瘤的CT表现[J].中国医学影像杂志,2009,17(3):183－186.

[30]汪政武,孙承.卵巢成熟囊性畸胎瘤的螺旋CT诊断[J].临床放射学杂志,2008,27(10):1361－1364.

[31]蔡望洲.卵巢囊性畸胎瘤23例CT诊断分析[J].中国误诊学杂志,2008,8(25):6247.

[32]辛顺宝,郑程程,侯成云,等.盆腔腹膜外间隙囊性畸胎瘤的CT/MRI诊断[J].潍坊医学院学报,2009,31(6):455－456.

[33]任家庚,柴洪波,易寅华,等.卵巢囊性畸胎瘤在低场MRI中的表现[J].牡丹江医学院学报,2008,29(6):32－33.

[34]钱仲余,周祖德,周云,等.多排螺旋CT对卵巢囊性畸胎瘤的诊断[J].吉林医学,2010,3(2):182－183.

[35]余日胜,程莉芬,楼芬兰,等.腹内囊腺癌的CT诊断[J].临床放射学杂志,2003,22(12):1027－1030.

[36]吴春芳,朱勇,乌有弘,等.卵巢囊腺癌的MRI和CT诊断价值[J].上海医学影像,2009,18(2):113－116.

[37]杨群顶,孙培祥,李向丽,等.卵巢囊腺癌的CT诊断[J].中国CT和MRI杂志,2005,3(4):43－45.

[38]蓝博文,谭秀钟,刘国荣,等.螺旋CT双期增强扫描对卵巢囊腺癌的诊断价值[J].热带医学杂志,2005,5(4):430－433.

[39]S.A.A.Sohaiba,R.H.Reznek.MR Imaging in Ovarian Cancer[J].Cancer Imaging,2007,7:S119－S129.

[40]沈蓓蕾.21例卵巢转移瘤的CT诊断[J].肿瘤学杂志,2006,12(5):420－421.

[41]刘光华,韩希年,万卫平,等.卵巢转移癌的CT诊断[J].上海医学,2001,24(3):140－143.

[42]陈颖,李娜,贾守强.MRI诊断库肯勃瘤1例报告[J].医用放射技术杂志,2002,3;62.

[43]刘金有.卵巢畸胎瘤的MRI诊断价值[J].医学影像学杂志,2009,19(8):1048-1050.

[44]朱翔,杨其根,华晓.卵巢畸胎瘤的CT表现[J].放射学实践,2006,21(10):1031-1033.

[45]闫庆栋,闫昆仑.卵巢畸胎瘤的CT诊断[J].临床医学,2008,28(9):91-92.

[46]黄伟鹏,许建生,陈洁容,等.巨大浆膜下子宫肌瘤的CT与MRI诊断[J].医学影像学杂志,2007,17(11):1206-1209.

[47]马凤华,赵泽华,刘文瑾.巨大子宫肌瘤黏液变性的CT和MRI诊断[J].上海医学影像,2010,19(1):38-40.

[48]李清福,肖成民,邱冬.螺旋CT多期增强扫描诊断子宫肌瘤的价值[J].中国医学影像学杂志,2008,16(2):115-118.

[49]徐亚卡,余成新.子宫肌瘤的MRI研究进展[J].放射学实践,2007,22(9):1002-1003.

[50]张静,王培军,袁小东,等.卵巢卵泡膜细胞瘤的MRI表现与病理对照研究[J].中华放射学杂志,2007,41(11):1217-1219.

[51]文智,蒋黎,阿里甫,等.卵巢卵泡膜细胞瘤的CT诊断[J].临床放射学杂志,2008,27(7):911-914.

[52]赵燕风,戴景蕊,王小艺.卵巢卵泡膜细胞瘤的CT表现[J].放射学实践,2010,25(7):780-783.

[53]滕陈迪.卵泡膜细胞瘤的CT诊断[J].医学影像学杂志,2009,19(1):74-76.

[54]翟健坤,梁欢庆.盆腔内胚窦瘤临床表现及CT特征[J].实用医学影像杂志,2009,10(2):116-118.

[55]王西宾,黄斌,陈丽萍.MRI诊断儿童卵巢内胚窦瘤一例[J].放射学实践,2007,22(4):340.

[56]于小平.卵巢无性细胞瘤的CT表现[J].放射学实践,2008,23(8):905-906.

[57]邱乾德.卵巢无性细胞瘤MRI表现一例[J].放射学实践,2007,22(5):517.

[58]刘明娟,余深平,许达生主编.女性盆腔与乳腺肿瘤临床CT诊断[M].广州:世界图书出版公司,2004:182-183.

[59]孔伟梁.卵巢支持-间质细胞瘤4例临床病理分析[J].现代中西医结合杂志,2010,19(20):2516-2517.

[60]袁飞,刘银社,赵军,等.3.0T MRI诊断陈旧性宫外孕2例[J].中国医学影像技术,2010,26(6):1196.

[61]钟德雄,祝子锋.陈旧性输卵管妊娠的CT诊断[J].影像诊断与介入放射学,2005,14(1):57-58.

[62]曲华丽,张雪林,王建平.MRI诊断输卵管陈旧性宫外孕一例[J].临床放射学杂志,2008,27(4):485.

[63]梁大利,邱胜春,周丽华.陈旧性宫外孕CT误诊分析及对策[J].西藏医药杂志,2008,29(1):38-39.

第三节 前列腺病变

一、前列腺病变的定位

（一）前列腺中央腺体病变的定位征象

前列腺中央腺体病变无论炎症、增生或肿瘤，在多数情况下，其共同特点是引起前列腺中央腺体弥漫性增大，或者病变从内向外推压或侵犯前列腺周围带，病变也可从内向前上推压膀胱。CT上中央带增大表现为体积均匀性增大，两侧对称，向上突入膀胱颈周围。MRI T_1WI 不能显示中央带与周围带的信号差别，T_2WI 中央带信号低于周围带，直接显示中央带增大的征象，有时中央带明显增大，周围带受压、萎缩，形成膜状，也为中央带增大的表现。

（二）前列腺周围带病变的定位征象

前列腺周围带病变定位在前列腺外侧部，病变增大后可朝内向中央腺体及向外扩展，还可推压前列腺中央腺体向健侧偏移。CT由于组织分辨率有限，仅表现为一侧增大、变形，尿道前列腺部分也向对侧移位。MRI组织分辨率高，能通过中央带与周围带的信号差别，较容易地区分病变位置。

（三）前列腺周围带6分区法

为了减少前列腺病变穿刺活检的假阴性率，并为首次前列腺穿刺活检阴性的病例提供第2次穿刺活检的穿刺点的影像学依据，临床多采用前列腺周围带6分区法。国内、外学者报道认为，前列腺周围带6分区法具有重要的临床价值。

前列腺周围带6分区法是参照前列腺穿刺的分区定位标准，将冠状面MRI图像的中心层面除以3，均分为上、中、下3部分，再以前列腺后缘的中央沟为界分为左右两部分，这样前列

腺周围带就被从上到下分为6个区域：左、右基底部，左、右中部及左、右尖部（图3-3-1）。

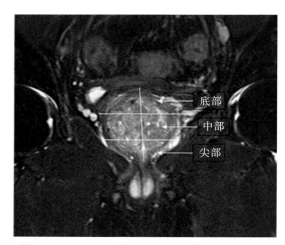

图3-3-1 前列腺周围带6分区法，T_2WI-fs冠状位，前列腺中心层面等除以3，分上、中、下3部分，再以前列腺后缘的中央沟为界分为左右两部分，这样前列腺周围带就被从上至下分为6个区域，即左、右基底部，左、右中部及左、右尖部

前列腺周围带6分区法主要用于定位细小的病灶，使穿刺活检更有针对性，从而提高前列腺穿刺的阳性率及可信性。

二、前列腺弥漫性增大病变

前列腺弥漫性增大病变是指前列腺体积弥漫性增大，累及前列腺中央带、周围带等各部位或大部分；也可以指中央带明显弥漫增大、周围带萎缩消失这类病变。解剖学上，前列腺最大左右径为4 cm，前后径2 cm，上下径3 cm，超过上述范围可判定为前列腺增大。在CT、MRI诊断上，上述各径线值仅供参考，是否增大需要结

合前列腺结构等多方面观察,一般来说横断面前列腺超出耻骨联合上缘2cm为前列腺增大。此类病变包括肿瘤与炎症。

(一)常见的前列腺弥漫性增大病变

1. 前列腺增生　前列腺增生(benign prostatic hyperplasia)是老年男性常见疾病之一,60～70岁为发病高峰。一般起源于前列腺的移行带和尿道周围的腺体组织,形成所谓"中叶增生",增生的结节压迫周围带,使之形成薄膜状。表现为前列腺弥漫性肿大,组织学上分为肌纤维增生、腺瘤样增生、纤维状增生。临床症状有排尿困难、排尿不尽和夜尿次数增多等下尿道梗阻症状,直肠指检前列腺增大,表面光滑、富有弹性,中央沟变浅或消失。

CT、MRI表现:CT检查对前列腺各带结构的显示不如MRI。CT横断面上,前列腺超过耻骨联合以上20mm可认为前列腺增大。增大的前列腺表现为弥漫性体积增大,呈圆形,比较对称、边界光滑、密度较均匀,部分病例可见等密度结节。前列腺中央带明显增生时,可突向膀胱三角区,冠状、矢状面重建可以判断为前列腺组织来源。增强扫描可见不均匀斑片状强化(图3-3-2)。MRI上,前列腺增生表现为T₁WI体积增大,中等信号;T₂WI前列腺中央带弥漫增大,信号不均匀,可见高信号或低信号增生结节。周围带受增大中央带压迫而变薄,信号正常或为薄膜状。增强扫描中央带明显不均匀强化。前列腺边缘光滑,包膜完整(图3-3-3,图3-3-4)。

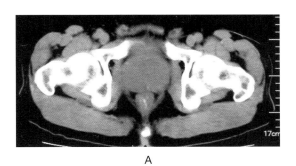

A

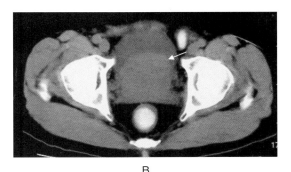

B

图3-3-2　A. 前列腺增生,CT平扫,前列腺弥漫性增大,形态对称,边缘光整,密度均匀。上缘超出耻骨联合

B. CT平扫,增大的前列腺突向膀胱内(箭头)

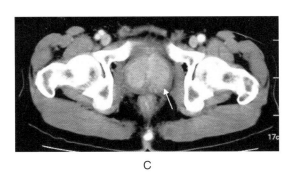

C

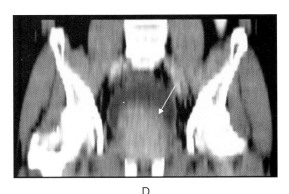

D

C. CT增强扫描,增大的前列腺明显均匀强化(箭头)

D. CT冠状位MPR,直观显示前列腺增生组织突入膀胱底部(箭头)

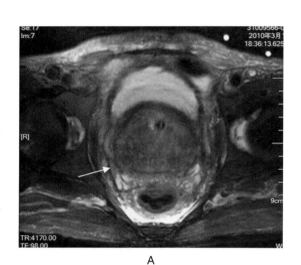

A

图 3 - 3 - 3　A. 前列腺增生，T_2WI-fs，前列腺弥漫性增大，以低信号为主，周围带受压，形成薄膜状（箭头）

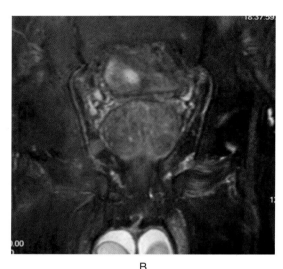

B

B. T_2WI-fs 冠状位，前列腺中央带增大，边缘光整

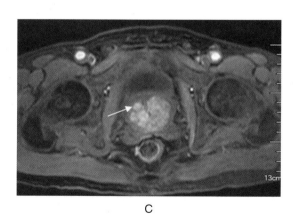

C

C. T_1WI-fs 增强扫描，前列腺增生不均匀强化，增生结节明显强化（箭头）

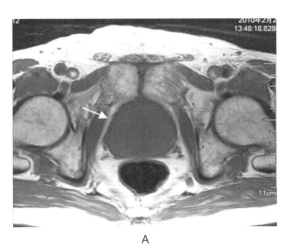

A

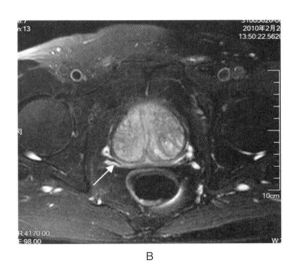

B

图3-3-4　A. 前列腺中叶增生,T_1WI,前列腺体积增大,呈稍低信号,边缘光整,未见突出的结节,外周包膜完整,周围高信号脂肪规则(箭头)

B. T_2WI-fs,前列腺信号不均匀,外周包膜完整,周围带受压明显变薄(箭头)

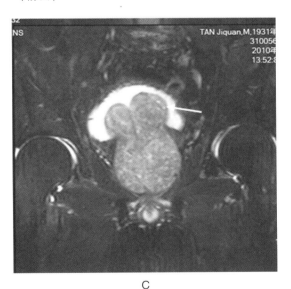

C

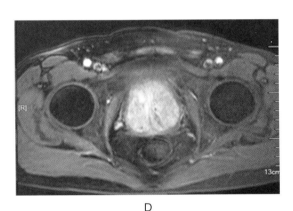

D

C. T_2WI-fs冠状位,直观显示前列腺增生突入膀胱底部(箭头)。上缘为分叶状

D. T_1WI-fs增强扫描,前列腺增生组织不均匀强化

鉴别诊断:前列腺增生所致弥漫性体积增大应与中央带来源的前列腺癌鉴别。CT组织分辨率低,仅能通过前列腺轮廓进行鉴别。CT上,前列腺增生病变边缘整齐、规则,周围脂肪清晰;而前列腺癌边缘不规则,周围脂肪受侵犯。MRI上,T_2WI前列腺增生为高信号,前列腺癌则为低信号,对鉴别诊断有较大帮助。偶

然情况下,由于前列腺增生中纤维组织增生明显,使增大的前列腺中叶也表现为低信号,导致鉴别困难。DWI对提高鉴别诊断有帮助。因为前列腺癌DWI为明显高信号,ADC图为低信号,ADC值明显降低。而前列腺增生DWI为等信号,ADC值较高。前列腺增生无盆腔内淋巴结及骨转移,前列腺癌常发生盆腔内淋巴结转

移和骨转移。文献报道 MRS(^{1}H 谱)前列腺癌 Cit(枸橼酸盐)减低,Cho 增高,(Cho + Cr)/Cit > 0.8;前列腺增生 Cit(枸橼酸盐)增高,Cho 减低。动态增强两者血供较丰富,具有相似形式,但部分前列腺癌 MRI 时间信号强度曲线可表现为"流入流出"型。以上文献报道在诊断上可供参考。

2. 前列腺炎 前列腺炎(prostatitis)包括急性前列腺炎和慢性前列腺炎。急性前列腺炎由细菌感染引起。慢性前列腺炎可有细菌性或非细菌性,非细菌性前列腺炎原因不明,常反复发作。病理改变为前列腺肿大,前列腺导管及腺泡周围炎细胞浸润。进一步改变为腺泡上皮萎缩,纤维结缔组织增生。主要有排尿刺激症状,表现为尿痛、尿急、尿频、夜尿增多。

CT、MRI 表现:前列腺炎急性期前列腺弥漫性肿大,炎性液化,可见囊变区。CT 上前列腺为等密度,囊变区为低密度灶。MRI 上前列腺内 T_1WI 信号混杂、不均匀;T_2WI 周围带高信号区内,出现小斑片不规则低信号影(正常周围带为高信号),炎性液化区可见更长 T_2 信号灶。增强扫描前列腺不均匀强化,可见周围带强化明显且不均匀,前列腺包膜增厚、强化(图 3 - 3 - 5)。

鉴别诊断:临床上多数前列腺炎发生在前列腺增生的基础上,因此,前列腺中央带炎症单凭 CT 或 MRI 表现有时难以与前列腺增生鉴别。前列腺周围带炎症的 CT 表现无特异性,MRI 上 T_1WI 信号无特殊,但 T_2WI 周围带高信号区内,出现小斑片不规则低信号影,以及前列腺包膜增厚等改变,有一定诊断意义。

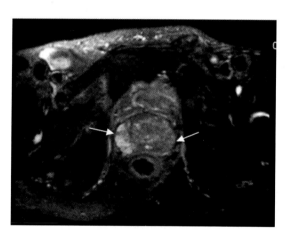

A

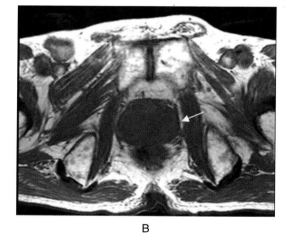

B

图 3 - 3 - 5 A. 前列腺炎,T_2WI - fs,双侧周围带均见小斑片低信号区(箭头),边界模糊,部分与中央带分界不清

B. T_1WI,前列腺呈等信号,外周包膜完整(箭头)

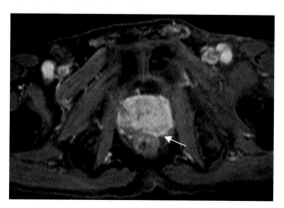

C

C. T_1WI - fs 增强扫描,增强后前列腺不均匀强化。左侧周围带强化较明显,前列腺包膜增厚强化(箭头)

3. 前列腺癌　前列腺癌(prostatic carcinoma)即前列腺腺癌(prostatic adenocarcinoma),多见于老年人,为男性生殖器官最常见的恶性肿瘤。我国前列腺癌的发病率有逐年上升趋势。前列腺癌70%发生于周围带,30%发生于中央带。根据病变的浸润程度,前列腺癌分4期。

Ⅰ期:无临床症状及体征,无局部浸润及转移,在病理组织活检时偶然发现。Ⅱ期:病变局限于前列腺内,前列腺包膜完整。Ⅲ期:病变超过前列腺包膜,已有邻近浸润,淋巴结转移。Ⅳ期:骨或远处器官转移。弥漫性前列腺癌为多灶性或弥漫浸润前列腺全部。临床早期无症状,肿瘤增大压迫或侵犯膀胱、尿道时出现尿频、血尿和排尿困难,血清PSA增高。发生转移时出现腹痛或全身骨痛等症状。

CT、MRI表现:CT对诊断弥漫性前列腺癌有一定的局限性,仅表现为前列腺弥漫性增大,边缘不规整,呈结节状突入膀胱、突破包膜侵入周围脂肪。CT的价值是判断Ⅲ期及Ⅳ期肿瘤周围结构的侵犯、淋巴结或骨转移等(图3-3-6)。MRI对前列腺癌的诊断优于CT,常规检查序列包括T_1WI、T_2WI及T_1WI增强。平扫T_1WI上肿瘤呈等信号,根据周围脂肪是否规则来判断外周包膜侵犯情况。前列腺癌的诊断以T_2WI为主,表现为低信号,与正常周围带的高信号形成鲜明的对比(图3-3-7)。T_1WI增强可更清楚地显示病灶边界,但并不能提供更高的癌灶检出率。前列腺癌周围侵犯时表现为前列腺局部隆起、包膜中断,周围脂肪间隙内出现低信号,精囊受侵时两侧精囊不对称,受侵侧精囊内出现低信号(图3-3-8)。前列腺癌可突入膀胱底部,MRI多方向扫描可以显示前列腺癌突入膀胱底部肿块与中央带相延续(图3-3-9)。MRI前列腺功能成像与化学分析对诊断前列腺癌具有重要价值,DWI前列腺癌呈明显高信号,ADC图信号减低,ADC值减低(图3-3-10),根据著者的经验值,大部分前列腺癌ADC<1.1。MRS(^1H谱)上Cit减低,Cho增高。动态或灌注增强表现为肿瘤早期强化,动态时间信号强度曲线为"流入流出"型和"流入平台"型。

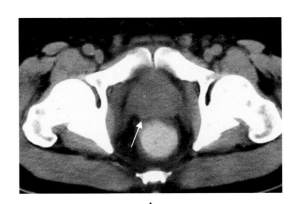 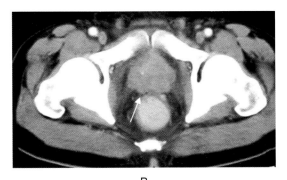

A

图3-3-6　A. 前列腺癌,CT平扫,前列腺弥漫性增大,为等密度,边缘较僵硬,后缘见局限性突出(箭头)

B

B. CT增强扫描,前列腺不均匀强化,边缘不规则(箭头)

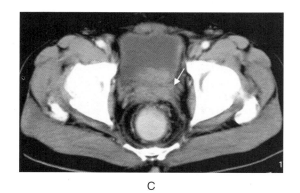

C

C. 增大的前列腺突向膀胱,呈结节状隆起,边缘不规则,病变同时侵犯精囊腺(箭头)

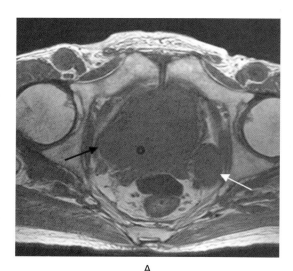

A

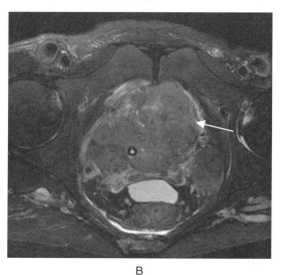

B

图 3-3-7　A. 前列腺癌,T₁WI,前列腺弥漫性增大(黑箭头),为等信号,形态不规则,左右不对称,盆腔左侧见结节状淋巴结肿大(白箭头)

B. T₂WI-fs,前列腺弥漫性增大,正常结构破坏消失,呈低信号,内见多发性结节,结节向外突出,突破包膜(箭头)

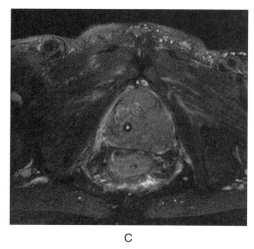

C

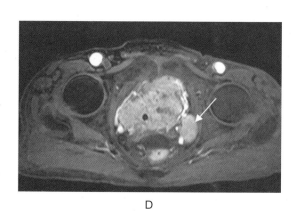

D

C. 另一层面,T₂WI-fs,前列腺信号减低,左右不对称

D. T₁WI-fs 增强扫描,前列腺弥漫性明显强化,信号不均匀,边缘不规则,盆腔左侧肿大淋巴结见强化(箭头)

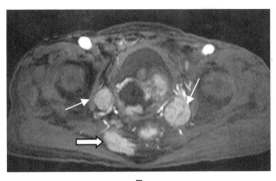

E

E. T_1WI - fs 增强扫描,前列腺癌盆腔多发性淋巴结转移(细箭头),骶骨右侧转移(粗箭头)

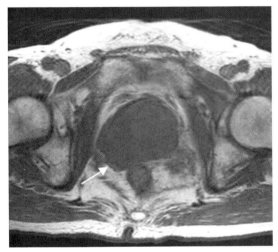

A

图 3 - 3 - 8　A. 前列腺癌,T_1WI,前列腺弥漫性增大,形态不规则,边缘僵硬,周围脂肪信号减低(箭头)

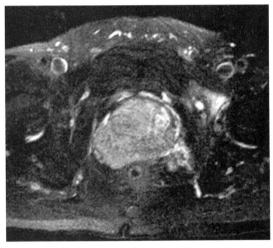

B

B. T_2WI - fs,前列腺中央带与周围带信号均减低,呈不均匀性

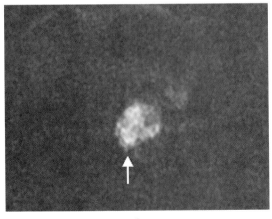

C

C. DWI(b = 1000 s/mm^2),前列腺癌呈明显高信号(箭头)

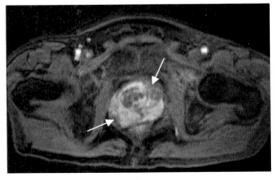

D

D. T_1WI - fs,增强扫描,前列腺不均匀明显强化,呈结节状,包膜破坏,不完整(箭头)

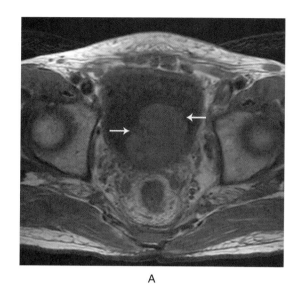

A

图3-3-9 A. 前列腺癌,T₁WI,前列腺癌向上突入膀胱,边缘呈结节状,为等信号(箭头)

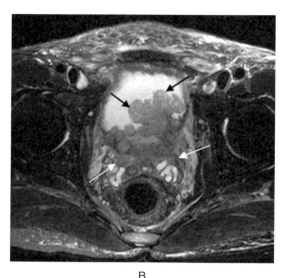

B

B. 肿块突入膀胱,边缘呈结节状(黑箭头),为低信号,侵犯双侧精囊腺(白箭头)

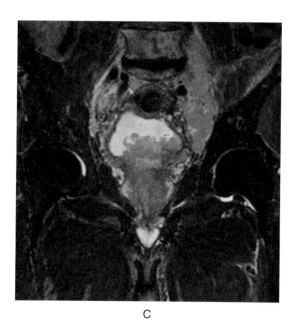

C

C. T₂WI-fs冠状位,肿块向上侵入膀胱及周围

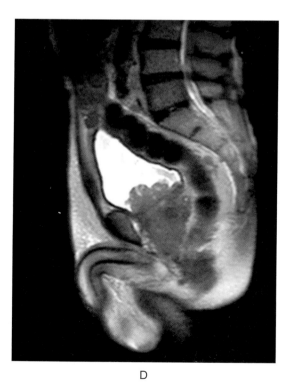

D

D. T₂WI-fs矢状位,肿块向上侵入膀胱及周围

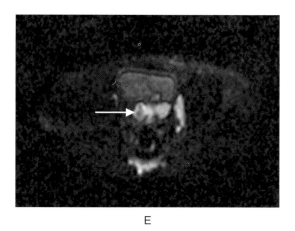

E

E. DWI(b=1000 s/mm²),前列腺癌呈明显高信号(箭头)

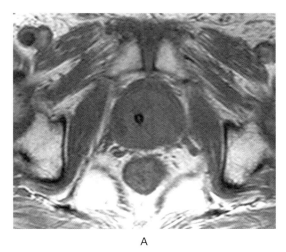

A

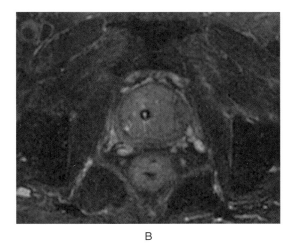

B

图3-3-10 A. 前列腺癌,T₁WI,前列腺弥漫性增大,为等信号

B. T₂WI,前列腺信号弥漫性减低

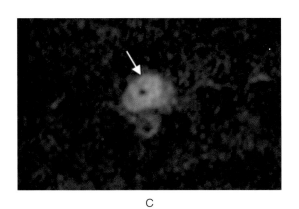

C

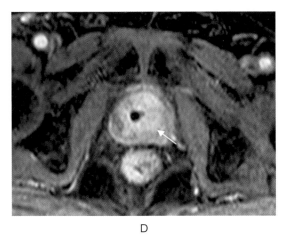

D

C. DWI(b=1000 s/mm²),前列腺癌呈明显高信号(箭头)

D. T₁WI-fs增强扫描,前列腺以中央带为主明显强化(箭头)。与前列腺增生难以鉴别,结合DWI可鉴别诊断

鉴别诊断:弥漫性前列腺癌主要与前列腺增生鉴别。弥漫性前列腺癌表现为 T_2WI 周围带为弥漫性信号减低,而前列腺增生周围带 T_2WI 为高信号改变。增强扫描前列腺癌周围带明显强化,而前列腺增生周围带强化不明显。30% 的前列腺癌发生于中央腺体,常规 MRI 检查肿瘤信号与正常腺体相似,无侵袭性生长时一般难以与前列腺增生鉴别。前列腺功能成像具有明显的鉴别价值:DWI 前列腺癌为明显高信号,ADC 图为低信号,ADC 值明显降低,前列腺增生 DWI 为等信号,ADC 值较高。MRS(^{1}H谱)前列腺癌 Cit(枸橼酸盐)减低,Cho 增高;前列腺增生 Cit(枸橼酸盐)增高,Cho 减低。动态增强两者血供较丰富,具有相似形式,但部分前列腺癌表现为"流入流出"型曲线,有助诊断。前列腺增生盆腔内无淋巴结及骨转移,前列腺癌常发生盆腔淋巴结转移和骨转移。

(二)少见的前列腺弥漫性增大病变

1. 前列腺结核　前列腺结核(prostatic tu-berculosis)少见,可能有其他部位结核病史,如继发性肺结核、泌尿生殖系结核等。孤立发生于前列腺的结核少见。病理改变为前列腺内多发性结核结节和小灶状干酪样坏死,进一步形成钙化和纤维化。临床表现全身乏力、低热;会阴部疼痛,伴尿痛、尿急、尿频、排尿困难等。

CT、MRI 表现:CT 见弥漫性增大的前列腺内有单房或多房、不规则低密度区,出现钙化灶对诊断有帮助。增强后病变边缘环状强化,中央坏死区无强化。MRI 上 T_1WI 为等信号或低信号,T_2WI 为混杂的高、稍低信号,坏死区以干酪样坏死为主,T_2WI 为低或稍低信号。增强后坏死区呈环形强化,环壁厚薄均匀或不均匀、大部分边缘规则、强化明显(图 3 - 3 - 11)。

鉴别诊断:前列腺结核主要与前列腺脓肿鉴别。CT 上病变内见钙化灶、MRI 上 T_2WI 为混杂的高信号和稍低或低信号(干酪样坏死)共处,有助于结核的诊断。

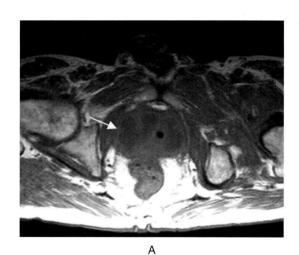

A

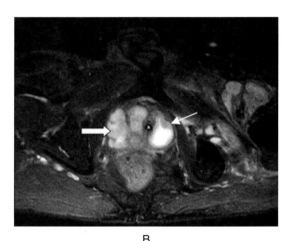

B

图 3 - 3 - 11　A. 前列腺结核,T_1WI,前列腺体积弥漫性增大,内见多发性低信号区,大小不等,形态不规则,壁厚薄较均匀(箭头)

B. T_2WI - fs,弥漫性增大的前列腺内(粗箭头),见多个混杂着高信号和偏低信号的囊腔样病变(箭头,偏低信号为干酪样坏死)

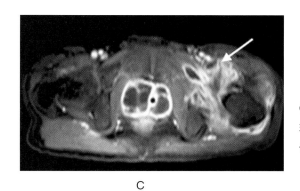

C

C. T₁WI-fs 增强扫描，弥漫性增大的前列腺内，见多个环形明显强化病变，环形壁光滑。同时见左侧腹股沟区、髋关节结核（箭头）。

2. 前列腺脓肿　前列腺脓肿（prostatic abscess）很少见，过去主要来自于淋病。现在，多数由于梗阻性尿残留感染，继发引起前列腺感染并发展为脓肿，大肠杆菌是常见的致病菌。前列腺炎治疗不彻底也可导致前列腺脓肿。临床表现会阴部疼痛，伴尿痛、尿急、尿频、夜尿增多等症状。直肠指诊有波动感及触痛。

CT、MRI 表现：CT 表现为前列腺内单房或多房、不规则低密度区，增强脓肿壁强化，边缘规则、强化明显，中央坏死区无强化。MRI 上 T₁WI 为等信号或低信号，T₂WI 脓腔为明显高信号，周围实质由于炎性水肿为斑片状稍高信号，增强后脓肿壁环状强化，厚薄不等，内缘较光滑（图 3-3-12）。

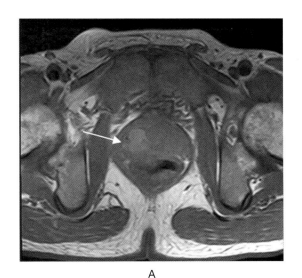

A

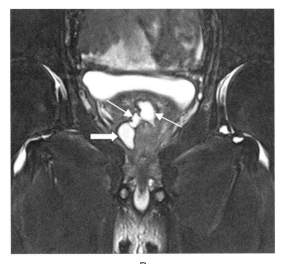

B

图 3-3-12　A. 前列腺脓肿，T₁WI，前列腺弥漫性肿大，其内信号不均匀，见团状高信号区（箭头）

B. T₂WI-fs 冠状位，前列腺中央带弥漫性肿大，有多发性片块状高信号（细箭头），同时见较大的高信号囊腔（粗箭头）

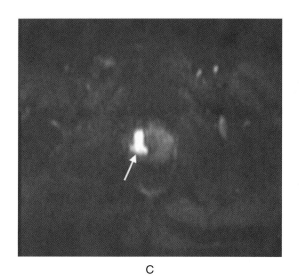

C

C. DWI(b = 800 s/mm²),脓腔内容物为高信号(箭头)

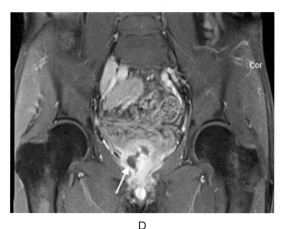

D

D. T₁WI - fs 增强扫描,见前列腺中央带强化,内见多发大小不等的环状强化(箭头)

鉴别诊断:前列腺脓肿主要与前列腺结核鉴别。前列腺脓肿多继发于尿潴留,常合并前列腺增生或前列腺炎,CT 上无钙化、MRI 上 T_2WI 脓腔为明显高信号,临床上有感染表现等,有助于前列腺脓肿的诊断。

3. 前列腺肉瘤　前列腺肉瘤(prostatic sarcoma)罕见,占恶性肿瘤的 0.01%。为间叶组织来源的肿瘤,特点为发展迅速,早期局部浸润,易侵及尿道、膀胱、直肠等盆底组织。本病预后较差。

CT、MRI 表现:前列腺肉瘤体积较大,边缘与前列腺分界不清,形态不规则。CT 实质部分为软组织密度,低于肌肉组织,边缘呈结节状,囊变坏死区形态边缘不规则,为低密度,囊变区合并出血为高密度。MRI 信号不均匀,为长 T_1、T_2 信号,坏死区为更长 T_1、T_2 信号,形态不规则。增强后肿瘤实质部分明显不均匀强化。肿瘤突破包膜可侵犯尿道、直肠、膀胱等器官,盆腔可见转移性淋巴结肿大,溶骨性骨质破坏。

鉴别诊断:前列腺肉瘤主要与前列腺癌鉴别。前列腺癌多发于老年男性,发病率较高,临床上病程进展缓慢,血清 PSA 增高。CT 上为等密度,MRI 上 T_1WI 为等信号,T_2WI 为低信号,少见囊变坏死灶。前列腺肉瘤可发生于任何年龄,病程进展较快,血清 PSA 一般不增高。CT 上肿瘤平扫为较低密度,MRI 上 T_1WI 为稍低信号,T_2WI 为高信号,囊变坏死区常见,范围较大。

三、前列腺局部性病变

前列腺局部性病变是指前列腺内局灶性病变,病变位于中央带,也可位于周围带,病变以外的前列腺组织正常。这类病变前列腺轮廓可正常,也可有局部隆起。

(一)常见的前列腺局部性病变

1. 前列腺癌　前列腺癌(prostatic carcinoma)为男性生殖器官最常见的恶性肿瘤。我国前列腺癌的发病率呈逐年上升趋势。前列腺癌 70% 发生于周围带,30% 发生于中央带。病理上多数前列腺癌为局灶性,位于周围带或中央带的单个灰黄色、边界不清的结节或肿块,少数多发。镜下见由前列腺分泌细胞(位于腺泡内层)组成的侵袭性恶性上皮性肿瘤,有多种细胞类型。结节性前列腺癌与弥漫性前列腺癌比较,临床症状较轻或无症状,肿瘤增大压迫或侵犯膀胱、尿道时才出现尿频、排尿困难,侵犯尿道可有血尿。无论肿瘤大小,淋巴结转移或骨转移较常见,产生下腹痛或全身骨痛。血清

PSA 增高。

CT、MRI 表现:CT 扫描对诊断局灶性前列腺癌有较大局限性,平扫密度和轮廓无明显异常,发生于周围带的肿瘤较大时,可见一侧呈结节状隆起。增强扫描,位于周围带的前列腺癌动脉期可见肿瘤早期强化,密度高于正常周围带。发生于中央带的前列腺癌常伴有中央带的增生。前列腺癌与增生结节均为早期强化,但延迟期前列腺癌密度低于增生的结节。MRI 对诊断局灶性前列腺癌有明显的优势,T_1WI 前列腺癌与周围前列腺组织信号无差异,但 T_2WI 上,发生在周围带的前列腺癌显示出形态不同的低信号,与正常高信号的周围带形成良好的对比(图 3 - 3 - 13)。发生于中央带的前列腺癌也为低信号结节。DWI 前列腺癌多为局灶性高信号,ADC 图上为低信号,ADC 值较低,在高 b 值(b > 600 s/mm²)的 DWI 上,其图像更好(图 3 - 3 - 14,图 3 - 3 - 15)。动态增强前列腺癌早期快速、明显强化,动态增强或灌注扫描,前列腺癌时间信号强度曲线形态多为"流入流出型"或"流入平台型"(图 3 - 3 - 16)。前列腺 MRS

(¹H 谱)显示前列腺癌 Cit 减低,Cho 增高(图 3 - 3 - 17)。

鉴别诊断:局灶性前列腺癌需与前列腺增生鉴别。CT 鉴别较困难。如果一侧呈局限性突出,边缘僵硬,周围脂肪受侵犯,可考虑为前列腺癌而不考虑增生。所以 CT 主要以间接征象进行诊断。MRI 上周围带的局灶性前列腺癌表现典型,容易诊断。中央带前列腺癌需与不同类型的增生结节鉴别。腺体增生结节 T_2WI 为高信号,前列腺癌为低信号;纤维增生结节和肌纤维增生结节 T_2WI 均为低信号,与前列腺癌信号相似,依靠磁共振功能成像有利于两者的鉴别。前列腺癌结节于 DWI 上呈明亮高信号,动态增强曲线可以呈"流入流出型"或"流入平台型";前列腺癌波谱(¹H 谱)分析中 Cit 明显降低,Cho 升高,(Cho + Cr)/Cit > 0.8 提示前列腺癌。周围带前列腺癌还需与前列腺炎鉴别,前列腺癌与前列腺炎 T_2WI 均为低信号,增强扫描前列腺炎也可为局灶性早期强化,但前列腺炎 DWI 信号较低,MRS 与正常前列腺组织相同。

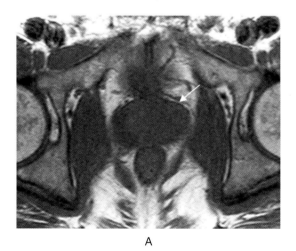

A

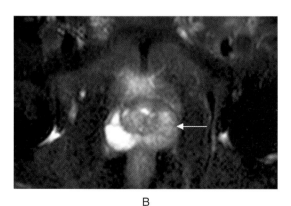

B

图 3 - 3 - 13 A. 左侧前列腺外侧叶癌,T_1WI,前列腺形态正常,左侧外侧叶为等信号,包膜完整(箭头),信号高于右侧外侧叶

B. $T_2WI - fs$,左侧外侧叶信号低于右侧外侧叶(箭头),其形态正常

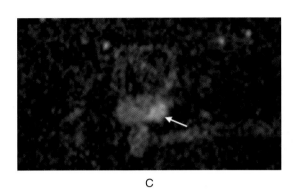

C

C. DWI(b = 800 s/mm²),肿瘤相应区域呈明
亮高信号（箭头）

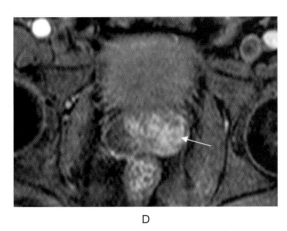

D

D. T₁WI - fs 增强扫描，左侧前列腺周围带动
态增强早期明显强化

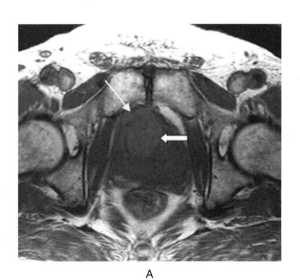

A

图 3 - 3 - 14 A. 前列腺中央带前列腺癌，
T₁WI,中央带呈结节状稍高信号（粗箭头），边
缘不规则。前列腺右前方脂肪信号减低（细箭
头；与对侧比较）

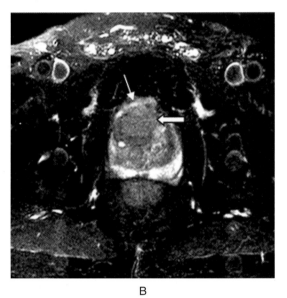

B

B. T₂WI - fs,中央带前列腺癌肿块呈均匀低信
号（粗箭头）。前列腺右前方脂肪组织被癌侵
犯（细箭头；与对侧比较）

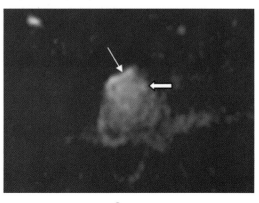

C

C. DWI(b = 800 s/mm²),肿瘤相应区域呈明亮高信
号（粗箭头）。前列腺右前方脂肪组织被癌侵犯（细箭
头，与对侧比较）

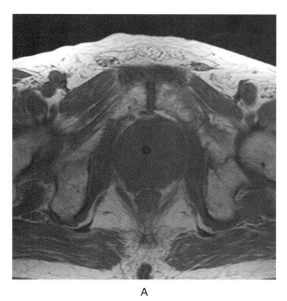

A

图3－3－15　A. 中央带增生、前列腺癌，T₁WI，前列腺中央带增大、等信号，包膜完整

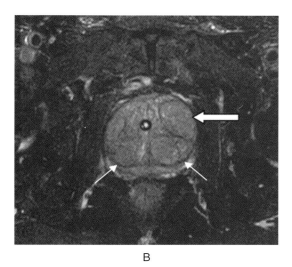

B

B. T₂WI－fs，前列腺癌结节为稍低信号（粗箭头），其余增生结节也为类似信号（细箭头）

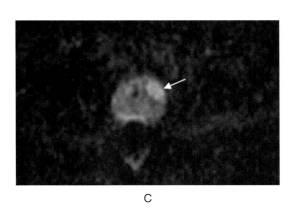

C

C. DWI（b＝800 s/mm²），肿瘤相应区域呈明亮高信号（箭头）。其余增生结节信号未见增高

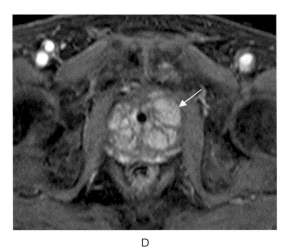

D

D. T₁WI－fs，动态增强扫描，动态增强早期明显强化（箭头），与周围多个增生结节信号相似

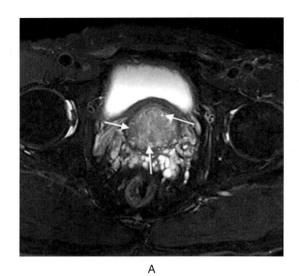

A

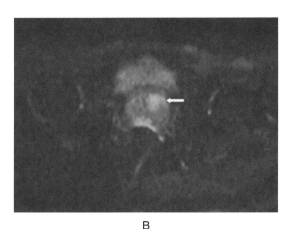

B

图 3 - 3 - 16 A. 前列腺中央带前列腺癌，T_2WI - fs，前列腺中央带增大，内见多个信号高低不等的结节（箭头）

B. DWI（b = 800 s/mm²），前列腺癌相应区域呈明亮高信号（箭头）。其余结节信号未见增高

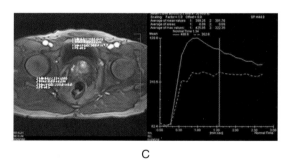

C

C. MRI 动态增强扫描，左图见前列腺内前列腺癌与增生结节均明显强化，右图为动态增强曲线，前列腺癌为高灌注"流入流出"型曲线（实线），增生结节为较低灌注曲线，持续增强（流入型，虚线）

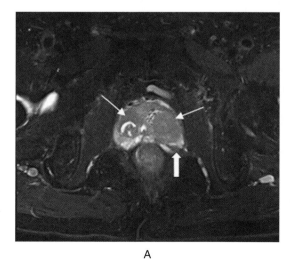

A

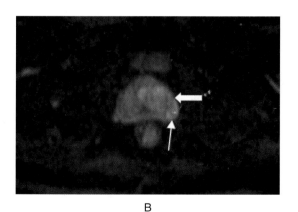

B

图 3 - 3 - 17 A. 前列腺癌（局限型），T_2WI - fs，前列腺中央带见多个低信号结节（细箭头），并见周围带条状低信号（粗箭头）

B. DWI（b = 800 s/mm²），前列腺癌相应区域即中央带左侧与左侧周围带呈明亮高信号（箭头）。其余结节信号未见增高

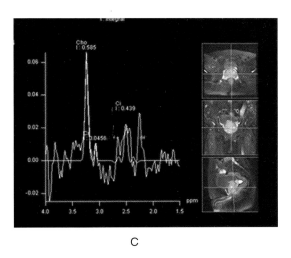

C

C. MRS(TE = 28 ms),前列腺癌肿瘤区域 Cit 明显降低,Cho 升高,(Cho + Cr)/Cit = 1. 44

2. 良性前列腺增生结节　良性前列腺增生(benign prostatic hyperplasia,BPH)为常见的前列腺增生性疾病。起源于前列腺的移行带和尿道周围的腺体组织,形成所谓"中叶增生"。中央带增生严重者,周围带萎缩形成薄膜状的归为弥漫型前列腺增生;周围带存在,增生的结节位于中央带,则称为局限型前列腺增生即良性前列腺增生结节。临床症状有排尿困难、排尿不尽和夜尿次数增多等下尿道梗阻症状,直肠指诊前列腺增大,表面光滑、富有弹性。

CT、MRI 表现:良性前列腺增生结节主要为中央带增大,CT 平扫前列腺增大,边缘光整,可见膀胱颈处有结节状的前列腺组织。增强扫描前列腺中央带呈不均匀结节状强化,延迟扫描仍为高密度,前列腺周围脂肪清晰。MRI 上 T_1WI前列腺轮廓正常,有时见中央带突入膀胱,边缘规则。前列腺周围脂肪规整。T_2WI 表现为前列腺中央带增生组织内单个或多个结节,腺体型结节 T_2WI 高信号;纤维增生型和肌纤维增生型结节 T_2WI 呈低信号,前列腺周围带为对称性高信号,内缘受压,呈弧形,不同程度变薄,边缘光整。增强扫描前列腺增生结节于动脉期较明显强化,呈结节状高信号(图 3 - 3 - 18)。DWI 前列腺增生结节与周围前列腺组织信号无差别,无明显局灶性高信号改变,(^1H 谱)MRS 见 Cit 波峰呈高耸形态,明显高于 Cho 峰(图 3 - 3 - 19)。

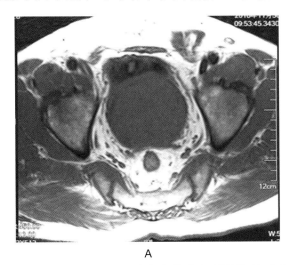

A

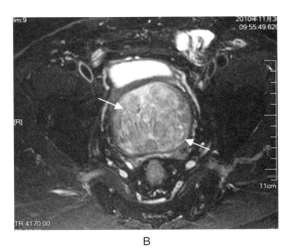

B

图 3 - 3 - 18　A. 前列腺中央带增生,T_1WI,前列腺体积增大,其内信号均匀,周围脂肪规则

B. T_2WI - fs,前列腺中央带内见多发性低信号结节(箭头)

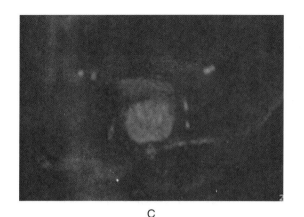

C

C. DWI(b = 800 s/mm²)，前列腺中央带内结节信号未见增高

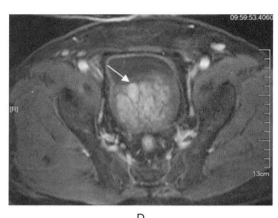

D

D. T₁WI – fs 增强扫描，前列腺中央带内见多个明显强化结节（箭头）

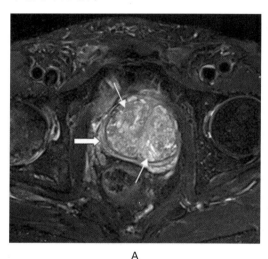

A

图 3 – 3 – 19　A. 前列腺中央带增生，T₂WI – fs，中央带体积增大，外侧叶萎缩明显变薄（粗箭头），中央带内见多发性信号高低不等的结节（细箭头），前列腺边缘光整

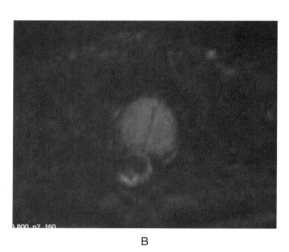

B

B. DWI(b = 800 s/mm²)，前列腺中央带内结节信号未见增高

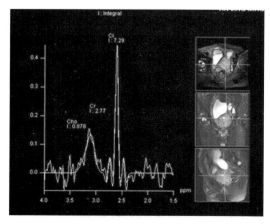

C

C. MRS(TE = 28)，前列腺增生组织 Cit 波峰较高，Cho 不升高，(Cho + Cr)/Cit = 0.50

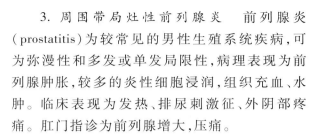

鉴别诊断：良性前列腺增生结节需与中央带结节状前列腺癌鉴别。前列腺癌结节于DWI上呈明亮高信号，ADC图为明显低信号，ADC值减低，动脉增强曲线可以呈"流入流出型"或"流入平台型"；前列腺癌[1]H-波谱分析中Cit明显降低，Cho升高，(Cho+Cr)/Cit>0.8提示前列腺癌。而良性前列腺增生结节DWI多呈等信号，ADC图为较高信号，ADC值高于前列腺癌，前列腺增生结节波谱分析中Cit波峰较高，Cho不升高，(Cho+Cr)/Cit<0.8，动态增强或灌注扫描对比剂为缓慢进入，即曲线为"流入型"。

3. 周围带局灶性前列腺炎　前列腺炎（prostatitis）为较常见的男性生殖系统疾病，可为弥漫性和多发或单发局限性，病理表现为前列腺肿胀，较多的炎性细胞浸润，组织充血、水肿。临床表现为发热、排尿刺激征、外阴部疼痛。肛门指诊为前列腺增大，压痛。

CT、MRI表现：前列腺炎主要位于周围带，CT仅表现前列腺均匀增大，或为阴性。MRI周围带T$_2$WI呈局灶性低信号，双侧或单侧，多发或单发。动态增强早期多为轻度强化，强化程度高于其余前列腺周围带（图3-3-20）。前列腺包膜增厚、强化。

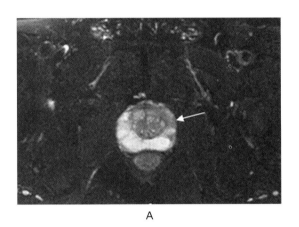

A

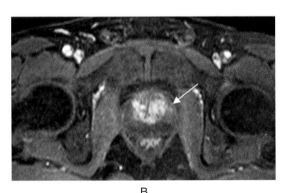

B

图3-3-20　A. 前列腺左侧周围带炎症，T$_2$WI-fs，左侧周围带局灶性低信号区（箭头），边界较清楚，周围带包膜完整

B. T$_1$WI-fs动态增强扫描，早期左侧周围带轻度强化（箭头）

鉴别诊断：周围带局限性前列腺炎与前列腺癌在MRI的T$_2$WI表现十分相似，有时难以鉴别。临床上周围带局限性前列腺炎与前列腺癌的鉴别，必须进一步做DWI。前列腺炎病变处DWI呈稍高信号，ADC图信号减低不明显，ADC值高于前列腺癌，前列腺轮廓正常，无局限性隆起。此外，前列腺炎的动态增强曲线对比剂流入较缓慢（图3-3-21），^{1}H-MRS，Cit不减低，Cho不增高。结合上述MRI功能成像综合分析，对鉴别诊断有一定帮助。

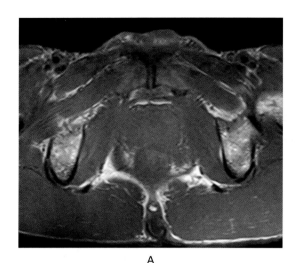

A

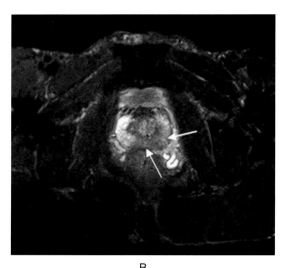

B

图3-3-21　A. 前列腺左侧周围带炎症，T₁WI，前列腺体积稍大，形态正常，边缘规整，其内信号均匀

B. T₂WI-fs，前列腺左侧周围带及后部信号明显减低（箭头）

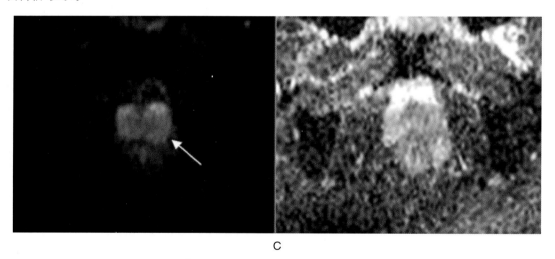

C

C. 左图为DWI（b=800 s/mm²），前列腺左侧、后部周围带信号未见明显增高（箭头），右图为ADC图，前列腺信号均匀

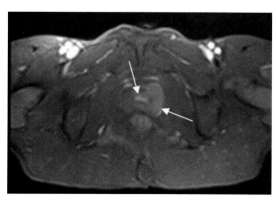

D

D. T₁WI增强扫描，早期前列腺左、后部周围带与中央带明显强化（箭头）

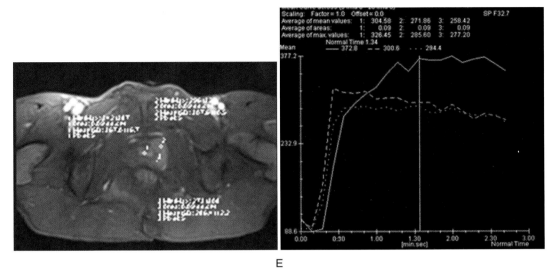

E

E. 动态增强扫描,左图为兴趣区,右图为动态曲线,中央带曲线为实线,呈渐进性高灌注形态,左侧周围带为虚线,灌注较中央带减低

(二)少见的前列腺局部性病变

1. 前列腺结核　局灶性前列腺结核(prostatic tuberculosis)与弥漫性前列腺结核临床表现、病理改变相似,不同的是病变仅累及前列腺局部并形成结节性病变。病理改变主要是前列腺内结核结节和小灶状干酪样坏死。

CT、MRI 表现:局灶性前列腺结核时,前列腺形态可为正常,也可体积增大,经尿道播散而来的一般位于前列腺中部和尿道附近。CT 表现为前列腺内局灶性低密度区,结核结节较小者为等密度,伴有结节状钙化灶,出现干酪样坏死表现为局灶性低密度,增强呈结节状强化或环形强化。MRI 上 T_1WI 为等信号或低信号,T_2WI 稍高信号,坏死区以干酪样坏死为主时则 T_2WI 为低信号。增强扫描实性部分见中度以上强化。前列腺结核一般伴有泌尿生殖系的结核,通过血道和体内腔隙播散而来,如阴囊、附睾结核可沿尿道播散,病变部位主要位于前列腺尿道膜部及周围(图 3-3-22)。

鉴别诊断:局灶性前列腺结核需与前列腺脓肿鉴别。局灶性前列腺结核常表现为结节状病变,如有坏死囊变则呈环状病变,环壁较厚。增强明显强化,呈结节状或较厚的环形强化。前列腺脓肿多为环形病变,CT 上密度较低,MRI 为环形稍长 T_1、T_2 信号,其内液化区为更长 T_1、T_2 信号。增强脓壁呈环形均匀强化。CT 观察到钙化灶、MRI 上 T_2WI 坏死区信号较低(干酪样坏死的信号),同时合并其他部位结核,都有助于前列腺结核的诊断。

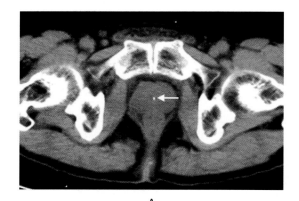

A

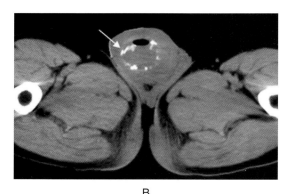

B

图3-3-22 A. 前列腺结核,CT平扫,前列腺中部见点状钙化灶(箭头),前列腺大小形态正常

B. 不同层面,患者为阴囊结核,表现为阴囊皮肤窦道形成,流脓,CT平扫右侧阴囊见环状病变,环壁钙化(箭头),病变内见低密度气体

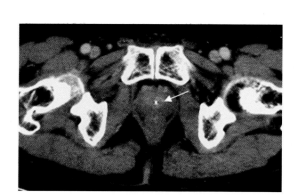

C

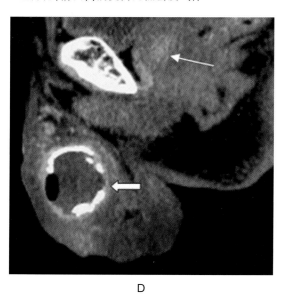

D

C. CT增强扫描,前列腺中央钙化,周围的组织呈结节状强化(箭头)

D. CT增强扫描矢状位MPR,见阴囊病变(粗箭头)及前列腺病变(细箭头),并有强化

2. 前列腺脓肿 前列腺脓肿(prostatic abscess),局限性前列腺感染可形成局部脓肿并类似结节性病变。病理表现为大量炎细胞浸润,组织液化坏死并形成脓腔,脓腔由增生的肉芽组织构成。临床表现会阴部疼痛,伴尿痛、尿急、尿频、夜尿增多等症状。直肠指诊有波动感及触痛,尿液实验室检查有大量的脓细胞。

CT、MRI表现:局限性前列腺脓肿可为单房或多房,单房常位于前列腺中央带或尿道周围;多房位于尿道周围或偏一侧的前列腺中央带和周围带。CT表现前列腺体积正常或肿大,环形低密度区,增强后脓肿壁明显强化,边缘规则,中央坏死区无强化。MRI上,T_1WI脓肿壁为环形等信号或低信号,T_2WI稍高信号,脓腔为长T_1、T_2信号,增强后脓肿壁环状强化,较光滑,无壁结节(图3-3-23,图3-3-24)。前列腺脓肿可伴有周围器官的炎症如精囊腺炎,T_2WI精囊腺为低信号(图3-3-24)。

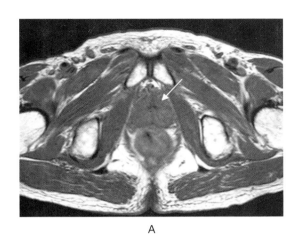

A

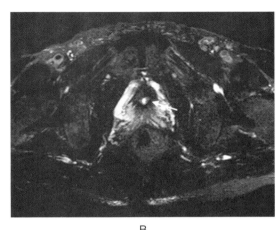

B

图 3 - 3 - 23　A. 前列腺脓肿，T_1WI，前列腺
中央带见局灶性低信号区（箭头）

B. $T_2WI - fs$，前列腺病灶中部为明显高信号，
周围见环状稍高信号（箭头）

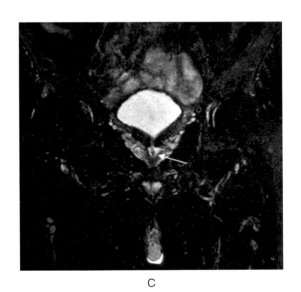

C

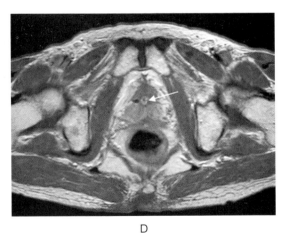

D

C. $T_2WI - fs$ 冠状位，病灶位于前列腺中部
（箭头）

D. T_1WI 增强扫描，前列腺病变为环状强化，信
号增高，中央未见强化，呈低信号（箭头）

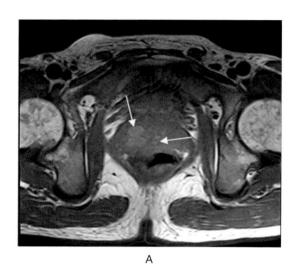

A

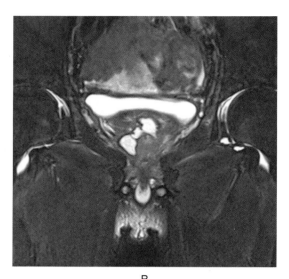

B

图 3 - 3 - 24 A. 多发性前列腺脓肿,T₁WI, 前列腺增大,前列腺中央及右侧见多个稍高信号病变(箭头)

B. T₂WI - fs 冠状位,前列腺病变呈多腔改变

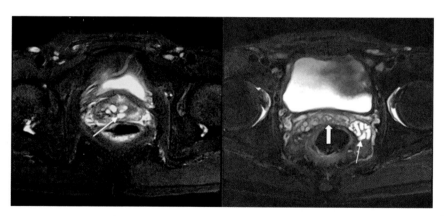

C

C. T₂WI - fs,左图为前列腺层面,内见多个大小不等的高信号病变(箭头),主要位于中央带,右侧周围带信号减低。右图为不同层面,见双侧精囊腺信号减低(精囊腺炎,粗箭头),仅剩余左侧部分精囊腺信号正常(箭头)

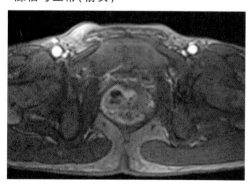

D

D. T₁WI 增强扫描,前列腺病变呈多个环状强化,边缘规则

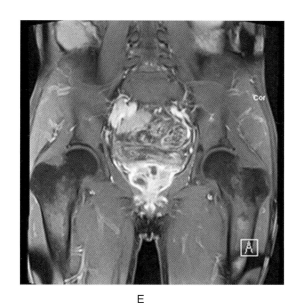

E. 前列腺中部与右侧见多个环形强化,环壁强化明显,环内无强化

E

鉴别诊断:前列腺脓肿应与前列腺结核鉴别。前列腺脓肿多继发于尿潴留,常合并前列腺肥大或前列腺炎,CT、MRI脓肿为低密度/长 T_1、T_2 信号,无钙化和短 T_2 信号的干酪样坏死。前列腺结核起源于全身其他部位结核,常伴有肺、肾输尿管和骨关节结核,干酪样坏死的周壁CT扫描可见钙化,干酪样坏死MRI上 T_2WI 为低信号。

3. 前列腺肉瘤 较小的前列腺肉瘤(prostatic sarcoma)可形成结节性病变。前列腺肉瘤发展迅速,瘤内容易发生坏死,早期局部浸润,易侵及尿道、膀胱、直肠等盆底组织,预后较差。

CT、MRI 表现:较小的前列腺肉瘤为结节状,偏于一侧前列腺,边缘不清,形态不规则。CT为软组织密度,低于肌肉组织,可有坏死囊变。MRI 信号不均匀,病变为长 T_1、T_2 信号,坏死区为更长 T_1、T_2 信号,形态不规则。增强后肿瘤实质部分明显不均匀强化。

鉴别诊断:较小的前列腺肉瘤需与前列腺癌鉴别。前列腺癌多发生于老年男性,血清PSA增高;CT上为等密度,MRI上 T_1WI 为等信号,T_2WI 为低信号,少见囊变坏死灶。前列腺肉瘤可发生于任何年龄,病程进展较快,血清PSA 一般不增高;CT上肿瘤平扫为较低密度,

MRI 上 T_1WI 为稍低信号,T_2WI 为高信号,囊变坏死区常见。

4. 前列腺平滑肌瘤 前列腺平滑肌瘤(prostatic leiomyoma)少见。病理改变为直径1cm以上的结节或肿块,境界清楚。镜下见核深染、畸形的细胞,无核分裂象,很像子宫的奇异性平滑肌瘤。临床表现,多见于年轻患者,有排尿不畅感,病史较长,PSA 一般不升高。

CT、MRI 表现:前列腺平滑肌瘤为单个实性结节。CT平扫呈均匀软组织密度,类似肌肉组织,边缘光滑,有假包膜。MRI 上,T_1WI 为等信号,信号均匀,边缘见厚薄均匀的包膜。T_2WI 肿瘤信号偏低,类似非腺体的增生结节,但信号均匀一致,包膜清楚,周围前列腺组织受压移位。DWI 呈中等信号,信号低于前列腺癌,ADC 图上也为中等信号。增强扫描动脉期、静脉期、延迟期明显强化,密度/信号持续增高,强化均匀,其周围见包膜强化(图 3 – 3 – 25)。

鉴别诊断:前列腺平滑肌瘤与前列腺结节增生中的肌纤维增生型和纤维增生型的 CT、MRI 密度/信号比较相似,应注意鉴别。前列腺平滑肌瘤好发于年轻人,单发性,信号均匀一致,包膜清楚,增强各期明显均匀强化。前列腺增生发病年龄为中老年,增生结节常为中央带

多个结节状病变,信号不均匀,边缘不清楚,无包膜,增强早期强化明显,呈不均匀性。前列腺平滑肌瘤还应与前列腺癌鉴别。前列腺癌为浸润性生长,无包膜,边缘模糊;DWI 为明显高信号,ADC 图为明显低信号,这与平滑肌瘤不同;动态增强早期高灌注,对比剂流入、流出均早于前列腺平滑肌瘤。

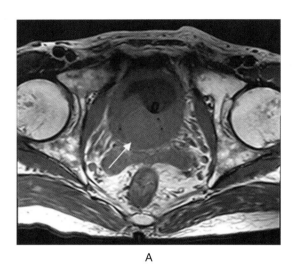

A

图 3 – 3 – 25　A. 前列腺平滑肌瘤,T_1WI,于前列腺中央带见圆形等信号肿块,信号均匀,边缘光整(箭头)

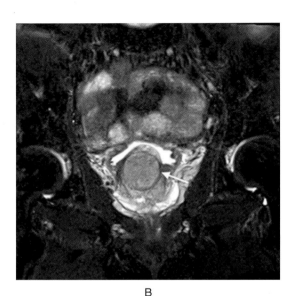

B

B. T_2WI – fs,结节为稍低信号,与增生中央带近似,可见完整包膜(箭头)

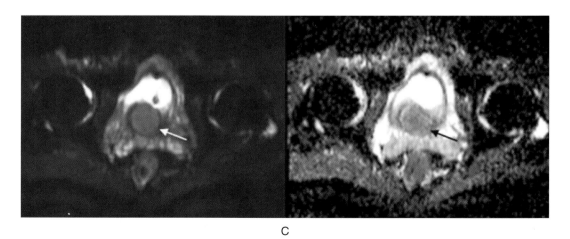

C

C. 左图为 DWI(b = 800 s/mm²),肿块(白箭头)呈均匀中等信号。右图为 ADC 图,为中等信号(黑箭头)

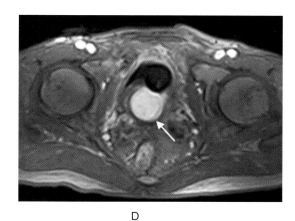

D. T₁WI 增强扫描静脉期，前列腺内肿块（箭头）呈持续、均匀强化

D

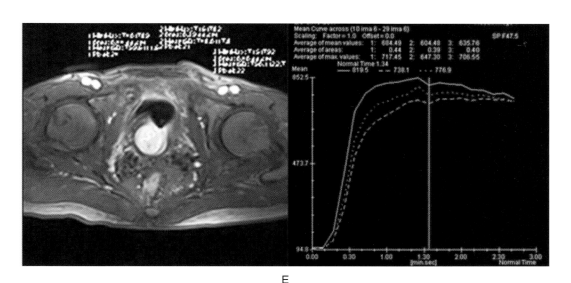

E

E. MRI 增强动态曲线，左图为肿块内兴趣区的标记，右图为增强动态曲线，曲线为流入型

四、前列腺钙化性病变

本章节所指钙化性病变仅为钙化与结石为主的前列腺病变，不包括炎症、肿瘤病变合并钙化。

（一）前列腺结石和钙化

前列腺结石（prostatic calculi）和前列腺钙化（prostatic calcify）常见于中老年人，发生于前列腺腺泡及导管，常为多发，一般无明显症状；无结石嵌顿所致尿痛和排尿困难病史。

CT、MRI 表现：CT 可准确显示前列腺钙化或结石的位置、形态和数目，一般可见多发高密度灶，形态多样、不规则，位于前列腺尿道部两旁（图 3－

26）。MRI 对钙化和小结石不敏感，有时前列腺内可见 T₁WI 和 T₂WI 低信号灶。

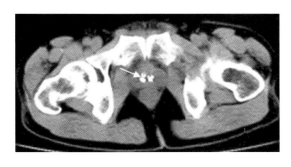

图 3－3－26　前列腺结石或钙化，CT 平扫，前列腺内多发颗粒状高密度（箭头），形态不规则

鉴别诊断:前列腺结石与钙化间较难区别。前列腺钙化和结石需与后尿道结石鉴别。前列腺结石和钙化位于尿道周围或前列腺实质内,斑片状,不成形,后尿道无扩张。

(二)前列腺段后尿道结石

前列腺段后尿道结石(retral utricle calculi)大多数来源于膀胱和肾脏结石,下行过程中嵌顿于尿道前列腺段。主要症状有尿痛和排尿困难,疼痛可放射至阴茎头或会阴部,有时出现血尿。

CT、MRI 表现:后尿道结石一般单个发病,位于前列腺尿道部,即前列腺中心部位;呈圆形或椭圆形,边缘多光滑。CT 发现病灶敏感,表现为前列腺部尿道内高密度结石,其上方尿道可扩张(图 3-3-27)。MRI 对结石不敏感,T_1WI 和 T_2WI 均呈低信号,T_2WI 矢状位有时可见前列腺部扩张的后尿道内类圆形充盈缺损。

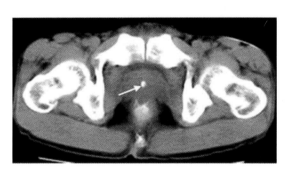

图 3-3-27 后尿道结石,CT 平扫,前列腺中央尿道部见一圆形高密度影,边缘光滑(箭头)

鉴别诊断:后尿道结石需与前列腺结石和钙化鉴别。后尿道结石有一定形态,边缘光整,位于正中,伴有病变以上尿道扩张,并有明显的临床症状,容易与前列腺结石或钙化鉴别。

(三)前列腺癌放射治疗后钙化

前列腺癌放射治疗后钙化,常合并前列腺体积增大,CT 显示前列腺内多发斑点、小斑块状高密度钙化灶;MRI 对钙化不敏感,有时可见 T_1WI、T_2WI 低信号灶。诊断时结合前列腺癌及放射治疗病史,不难与其他钙化或结石鉴别。

(肖利华)

五、前列腺囊性病变

本节所指前列腺囊性病变是位于前列腺轮廓以内或前列腺周围的、组织来源于前列腺或周围器官(结构)的囊性病变,包括囊肿和炎症性病变,可以为单囊性病变或多囊性病变。

(一)前列腺囊肿

前列腺囊肿(prostatic cyst)包括前列腺囊囊肿(又可称为扩大的前列腺囊)和潴留性囊肿。前列腺囊囊肿是一种先天性囊肿,位置相对固定,位于前列腺底中线区。这一类囊肿与尿道前列腺部相通,因此,临床表现为尿后滴沥不尽,反复感染,常伴有尿道下裂、假两性畸形和隐睾,易在儿童时期发现。潴留性囊肿详见第四节。

CT、MRI 表现:前列腺囊囊肿位于膀胱后下方中线区,起自尿道前列腺部并与之相通,由精阜水平向后突出,前下端尖细呈鸟嘴状,后上缘较宽大、较圆,单发单房囊性病灶,在前列腺中叶形成光滑压迹。囊内密度/信号均匀,囊壁较薄且光滑,CT 为低密度,MRI T_2WI 为明显长 T_2 信号,增强扫描囊壁轻度强化。CT 增强扫描排尿后检查,可发现囊内为对比剂充填,呈高密度,此时注意与膀胱憩室相鉴别,后者是与膀胱直接相连,位置较高,且临床不伴有尿道下裂等发育异常(图 3-3-28)。

鉴别诊断:前列腺囊囊肿需与发生在该区域的苗勒管囊肿、射精管囊肿等相鉴别。苗勒管囊肿延迟扫描膀胱内对比剂不进入囊肿内,而前列腺囊囊肿则通过尿道前列腺部与膀胱相通,膀胱内对比剂可进入囊肿内。射精管囊肿主要位于前列腺以外,多偏向一侧,矢状位、冠状位尖端朝下的泪滴状改变较明显。

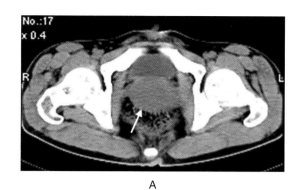

A

图3-3-28 A. 前列腺囊肿,CT平扫,盆腔内膀胱后方见一椭圆形低密度影,边界清楚,密度均匀,位于中线区(箭头)

B. 增强扫描,延迟后见膀胱内对比剂充盈,膀胱后方囊性病变内亦见部分对比剂充填,见液-液平面,边界仍清楚(箭头)

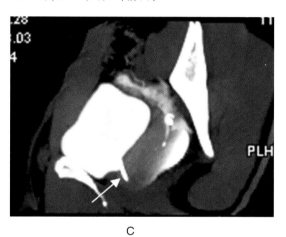

C

C. CT矢状位MPR,病变位于膀胱后方、前列腺上方,见膀胱内对比剂呈线状进入病变内(箭头)

（二）射精管囊肿

射精管囊肿（ejaculatory duct cyst），射精管开口于尿道精阜,对称性分布于前列腺囊两侧。射精管囊肿可能由腺体发育异常所致,或继发于外科手术如尿道手术,或由精路感染、梗阻引起。先天性射精管囊肿则是中肾管系统的一种残留性囊肿。

CT、MRI表现:位于前列腺底部后方、偏于一侧的薄壁囊性结构,边缘清楚,形态下尖上圆,向后上方生长,尖端指向尿道前列腺部的精阜处,呈倒置水滴状(图3-3-29,图3-3-30)。

鉴别诊断:后天性射精管囊肿常伴有同侧精囊腺扩张,此时需注意与精囊腺囊肿鉴别,后者常合并其他泌尿生殖系畸形,囊肿位置较射精管囊肿高。射精管囊肿可合并结石,表现为低密度囊内明显的均匀高密度结石,对本病的诊断有一定帮助。虽然射精管开口对称性位于中线两侧,但是射精管囊肿的位置仍然可以位于中线区,此时与前列腺囊囊肿、苗勒管囊肿鉴别困难。

（三）苗勒管囊肿

苗勒管囊肿（mullerian duct cyst）,苗勒管又称米勒管或中肾旁管,胚胎发育过程中在女性苗勒管发育成生殖系管道结构,而男性苗勒管大概在9~10周发生退化,仅留下头和尾部。因胚胎发育所决定,苗勒管来源的囊肿大多见于男性,女性少见(因为在女性苗勒管的发育障碍往往表现为生殖系统畸形而非囊肿），病变位于前列腺底后部中线处多见。本病临床绝大多数无特异性症状，部分患者伴有尿后滴沥不尽、严重尿道下裂或外生殖器发育异常。

CT、MRI表现：前列腺后部水平中线区，见倒置水滴状或圆形的单发单房囊性病灶，病灶通常不大，大部分位于前列腺轮廓以内，其前下

端被前列腺组织包绕，不与尿道前列腺部相通。CT平扫为低密度，增强囊内不强化，显示边缘更清楚（图3-3-31）。MRI上T₁WI为边缘清楚的稍高信号或低信号，T₂WI为明显高信号，DWI也为明亮高信号，冠状位、矢状位为尖端向下的"泪滴"状，增强囊壁基本无强化（图3-3-32～图3-3-34）。

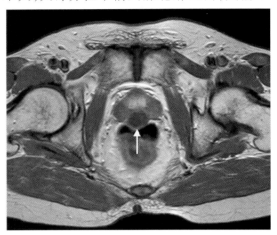

图3-3-29　A. 射精管囊肿，T₁WI，前列腺底部水平、中线区见低信号薄壁囊性结构（箭头），边缘清晰，形态呈类圆形，位于前列腺后方，与前列腺分界清楚，无正常前列腺组织包绕，邻近前列腺组织呈受压改变

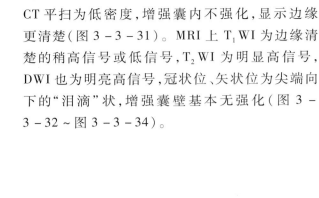

B. T₂WI，病变为高信号，边缘清楚（箭头）

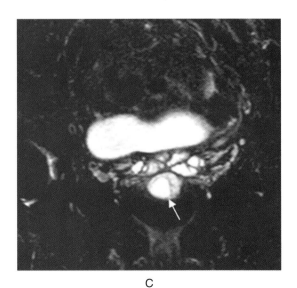

C. T₂WI-fs冠状位，囊性病变内见更高信号，其周边为高信号（箭头）

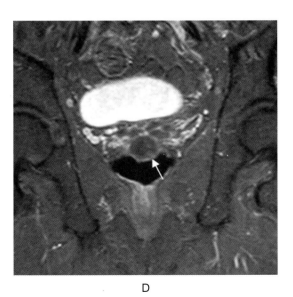

D. T₁WI-fs冠状位增强扫描，病变见边缘强化为主

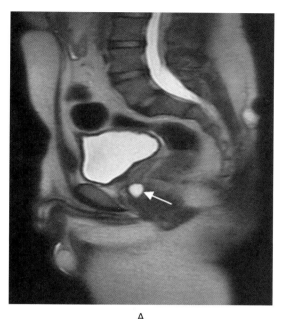

A

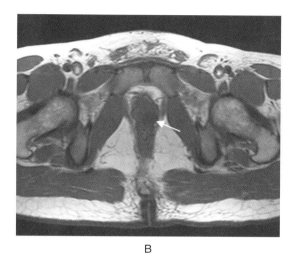

B

图3-3-30　A. 射精管囊肿,T$_2$WI矢状位,前列腺底部后方见高信号囊性病变(箭头),单囊,边缘清晰,信号均匀,形态上圆下尖,呈倒置水滴状,大部分位于前列腺轮廓以外,无正常前列腺组织包绕

B. T$_1$WI,囊性病变呈低信号,偏左侧(箭头)

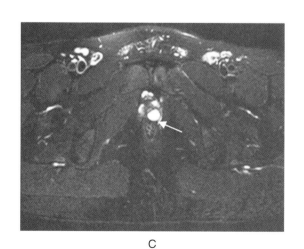

C

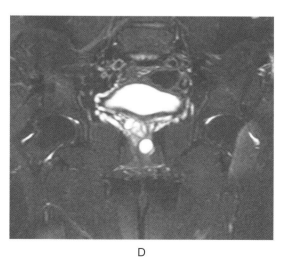

D

C. T$_2$WI-fs,囊性病变呈高信号,偏左侧(箭头)

D. T$_2$WI-fs冠状位,病变偏左侧,为单囊,边缘清晰,信号均匀,略呈倒置水滴状,大部分位于前列腺轮廓以外,无正常前列腺组织包绕

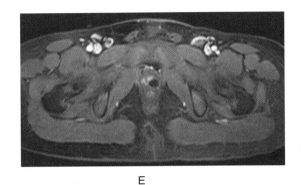

E

E. T_1WI-fs 增强扫描，呈低信号，未见强化

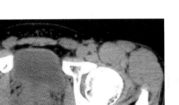

A

图 3-3-31　A. 苗勒管囊肿，CT 平扫，前列腺后部中线区见一单发单房椭圆形低密度区，边界欠清（箭头）

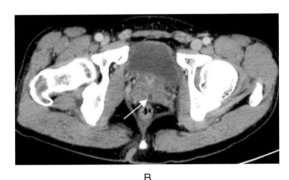

B

B. CT 增强扫描，病变边界显示清楚，密度均匀，未见强化，位于前列腺轮廓以内（箭头）

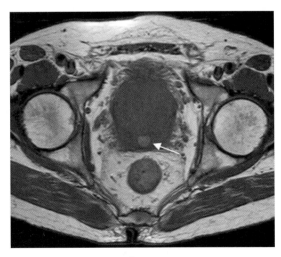

A

图 3-3-32　A. 苗勒管囊肿，T_1WI，前列腺后部中线区见一单发囊性病灶，呈稍高信号（箭头）

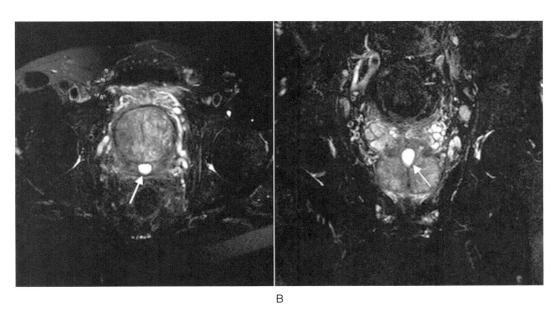

B

B. T$_2$WI-fs,囊肿在前列腺轮廓以内,为均匀高信号,被正常前列腺组织包绕(左图箭头)。右图为冠状位,囊性病灶呈倒置水滴状(箭头)

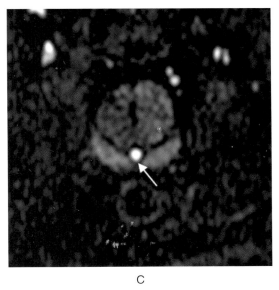

C

C. DWI(b=800 s/mm^2),囊肿呈明亮高信号(箭头)

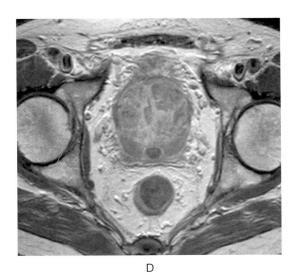

D

D. T$_1$WI增强扫描,囊肿未见强化

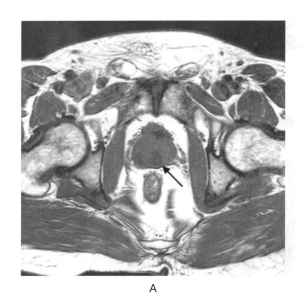

A

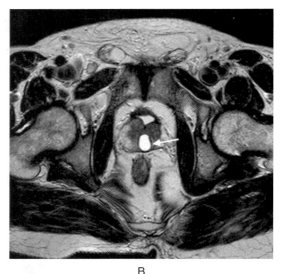

B

图3-3-33　A. 苗勒管囊肿, T₁WI, 前列腺后部水平中线区单发囊性病灶, 前后径较长, 呈低信号（箭头）

B. T₂WI, 前列腺后部中线区单发囊性病灶, 前后径较长, 边缘光整, 呈明显信号（箭头）

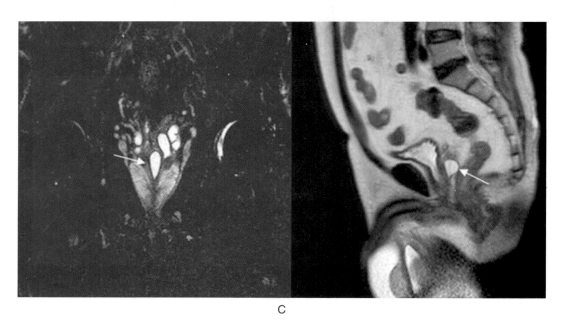

C

C. 左图为 T₂WI-fs 冠状位, 囊肿在前列腺轮廓以内, 为均匀高信号, 被正常前列腺组织包绕（箭头）, 呈倒置水滴状。右图为 T₂WI 矢状位, 囊性病灶亦呈倒置水滴状（箭头）

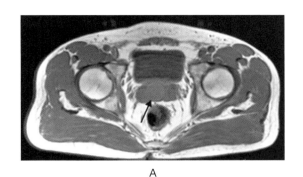

A

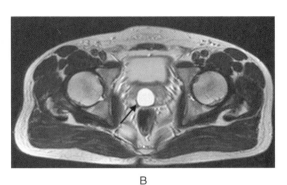

B

图3-3-34　A. 苗勒管囊肿,T₁WI,前列腺后部水平中线区单发囊性病灶,呈圆形,等信号,囊壁呈稍高信号(箭头)

B. T₂WI,囊性病灶,呈圆形,大部分位于前列腺实质之内,边缘光整,呈高信号(箭头)

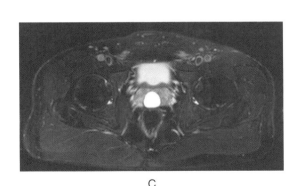

C

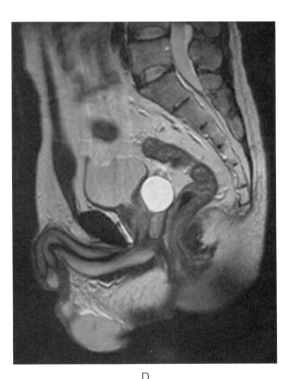

D

C. T₂WI-fs,囊性病灶,呈圆形,大部分位于前列腺实质之内,边缘光整,呈明亮高信号

D. T₂WI矢状位,病变显示下端稍尖,不呈典型倒置水滴状

鉴别诊断:苗勒管囊肿需与膀胱憩室、精囊腺囊肿鉴别,鉴别要点是囊肿与前列腺、膀胱及尿道的关系;此外,与前列腺囊囊肿鉴别要点,前列腺囊囊肿CT增强扫描排尿后检查,可发现囊内部分或全部为对比剂充填,呈高密度,苗勒管囊肿无此征象。当本病发生于前列腺轮廓之外等少见部位且偏于一侧,则诊断有一定困难,注意与盆腔或腹膜后囊性病变鉴别,需辨别清

楚囊肿与邻近结构的关系,另外临床上如果合并尿道下裂或外生殖器发育异常,则支持苗勒管囊肿的诊断。

(四)潴留性囊肿

潴留性囊肿(retention cyst of prostate)在前列腺较为常见,多因前列腺腺泡或腺管出口阻塞而形成,可多发,体积较小,与尿道、精囊腺都不相通,位置不固定,可发生在前列腺的任何区域,前列腺增生继发的潴留性囊肿多位于内腺(中央带),临床无明显症状或伴有前列腺增生、前列腺炎的表现。精囊腺内亦可发生潴留性囊肿,常伴精囊炎表现。

CT、MRI 表现:在前列腺的任何区域发生(图3-3-35),多表现为单发囊肿,也可为多发囊肿,发生于前列腺病变的基础上,常伴有前列腺炎和前列腺增生,CT 平扫囊肿不易显示,增强显示较清楚。MRI T_1WI 可为高信号、等信号、低信号,T_2WI 为高信号,边缘清楚。增强扫描囊肿无强化(图3-3-35)。

鉴别诊断:前列腺潴留性囊肿应与前列腺囊肿、苗勒管囊肿、射精管囊肿鉴别。前列腺囊肿、苗勒管囊肿、射精管囊肿各具有特定的部位、形态、边缘,再结合临床,与潴留性囊肿鉴别并不困难(图3-3-36)。

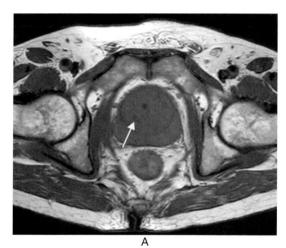
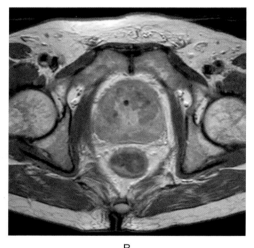

A

B

图3-3-35 A. 前列腺潴留囊肿,T_1WI,前列腺中央带体积明显增大,其内信号不均匀,可见数个散在分布于中央带内的小囊状低信号(箭头),边界清楚光滑

B. T_1WI 增强扫描,囊性病变增强扫描未见强化,为低信号

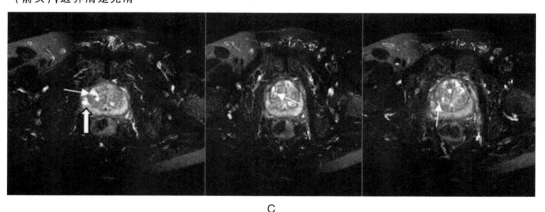

C

C. T_2WI-fs,不同层面,增大的前列腺中央带内见多发性小囊状高信号(细箭头),右侧周围带亦见小囊状高信号(粗箭头)

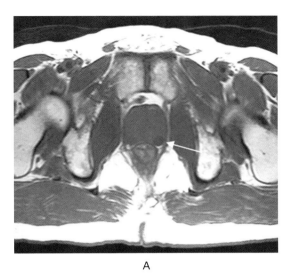

A

图3-3-36　A. 前列腺潴留囊肿,T₁WI,前列腺左外侧叶见一类圆形囊状低信号,边界清楚,信号均匀(箭头)

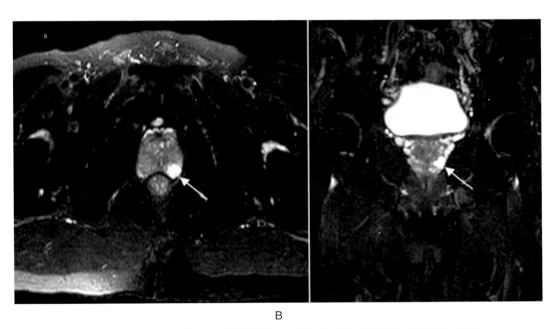

B

B. T₂WI-fs,囊性病变呈明显高信号,左图为横断面,右图为冠状位,显示囊肿均为圆形(箭头)

(五)前列腺结核性空洞

前列腺结核性空洞(tuberculous cavity of the prostate),前列腺结核干酪样坏死后形成的空洞,可仿似囊性病变。

CT、MRI表现:CT见前列腺内不规则的单发或多发类囊性低密度病变,壁厚薄均匀或不均,大部分无特定好发部位,但是经尿道播散而来的病灶一般位于前列腺中部和尿道附近,伴有斑点状或小结节状钙化灶。增强扫描病灶呈环状或花环状强化,空洞壁局部可不光整。MRI上 T₂WI 低信号及增强扫描呈环状强化,是前列腺结核性空洞较为特征的诊断依据(图3-3-37)。弥散成像 DWI 为稍高或高信号,ADC 值减低,为脓肿的 DWI 表现。

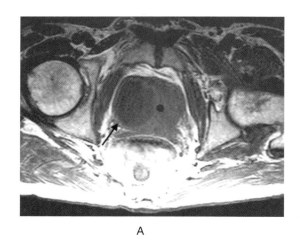

A

图3-3-37　A. 前列腺结核,T₁WI,前列腺体积增大,信号不均匀,内见低信号病变(箭头)

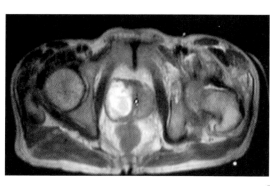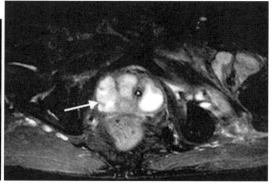

B

B. 左图为T₂WI,前列腺内病变为高信号,边缘不规则。右图为T₂WI-fs,不同层面,见前列腺内多发囊性病变,部分信号减低(箭头)

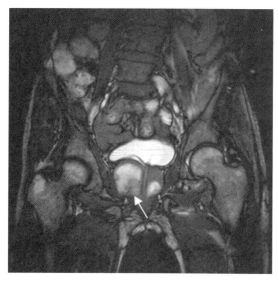

C

C. T₂WI冠状位,前列腺囊性病变内部分为低信号(箭头)

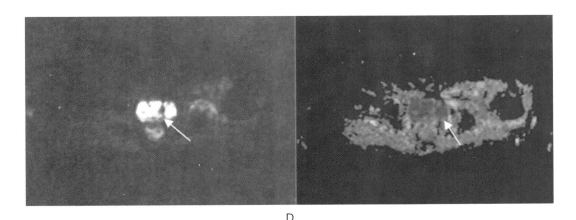

D

D. 左图为 DWI(b =800 s/mm²),前列腺内病变为明显高信号(箭头),右图为 ADC 图,病灶均为低信号(箭头)

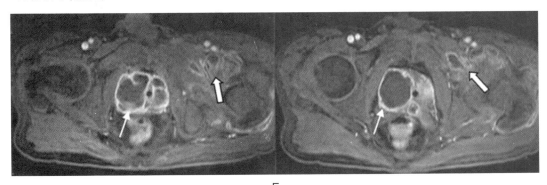

E

E. T₁WI – fs 增强扫描,前列腺中央带病变呈环状、花环状强化,囊壁局部不光整(细箭头),同层面可见左侧腹股沟区淋巴结结核(粗箭头)

鉴别诊断:类似囊性病变的前列腺结核性空洞,应与前列腺囊肿、苗勒管囊肿、射精管囊肿、前列腺脓肿等鉴别。前列腺结核性空洞可多发、洞壁厚薄均匀或局部可不均匀、洞壁强化明显、可有钙化等特点,是其与上述各种囊肿、脓肿的重要鉴别点。

(王　刚)

参考文献

[1]李年松. 中华影像医学. 泌尿生殖系统卷[M]. 北京:人民卫生出版社,2002.

[2]丁建平,王霄英,王振忠,等. 前列腺肉瘤的 MRI 特征及临床表现:与前列腺癌的比较[J]. 中华放射学杂志,2004,38(5):505－507.

[3]聂忠仕,何二霞,张文莉. CT 诊断前列腺肉瘤 2 例及文献复习[J]. 实用医学影像杂志,2005,6(4):238.

[4]宋华军,王玲珑,李茂进. 前列腺肉瘤的临床表现与 MRI 诊断[J]. 武汉大学学报(医学版),2008,29(6):822－824.

[5]刘昆. 前列腺钙化与结石的超声检查及其鉴别诊断[J]. 中国临床医药实用杂志,2005,31:8－9.

[6]王丽娟,袁曙光,郝金钢,等. 前列腺结核误诊为前列腺癌 1 例[J]. 中国临床医学影像杂志,2009,2 0(7):579－580.

[7]窦文广,王清华,李长松. 前列腺脓肿的 CT 诊断初探[J]. 中国医学影像学杂志,2001,9(5):388－389.

[8]叶炯贤,王成林,董汉彬,等. 前列腺脓肿(附 4 例报道及文献复习)[J]. 罕少疾病杂志,2000(7),3:3－4.

[9] 兰博文,王颖,谭理连,等. 前列腺癌的CT诊断与鉴别诊断[J]. 中华放射学杂志,2000,34(12):852-854.

[10] 许国胜,王仁法,张宇峰. 前列腺增生与肿瘤的CT表现对比研究[J]. 放射学实践,1999,14(3):185-187.

[11] 梁宇霆,靳二虎,马大庆,等. 前列腺癌和增生的MRI与病理对照研究[J]. 中华放射学杂志,2000,34(6):397-401.

[12] 欧阳汉,朱强,周纯武. 前列腺癌和良性前列腺增生的MR影像表现与组织病理对比研究[J]. 中国医学影像技术,1998,14(7):489-451.

[13] 李勇,梁碧玲,张嵘,等. 前列腺癌的MRI诊断、分期及与前列腺增生的鉴别[J]. 影像诊断与介入放射学,2001,10:223-226.

[14] 黄嵘,王霄英,王刚,等. 前列腺癌的MRI诊断价值及其误诊原因分析[J]. 临床泌尿外科杂志,2005,20:352-354.

[15] 郭雪梅,王霄英,李飞宇,等. 3.T MR扩散加权成像对前列腺癌的诊断价值[J]. 中国医学影像技术,2007,23:1205-1207.

[16] 王希明,白人驹,赵新,等. 扩散加权成像鉴别前列腺癌及良性前列腺增生价值[J]. 中华放射学杂志,2006,40(7):690-694.

[17] 肖利华,郑晓林,蔡庆文,等. MR扩散加权成像对前列腺癌的诊断价值[J]. 临床放射学杂志,2010,29(7):923-925.

[18] 王玉敏,逯纪亮. 超声诊断前列腺内小囊肿1例. 中国超声诊断杂志[J]. 2004,5(9):715-716.

[19] 张维林,徐淑慈,吴宏飞. 副中肾囊肿的X线诊断(附6例报告)[J]. 实用放射学杂志,1996,12(7):411-412.

[20] 罗彬,戴宇平,王道虎,等. 经直肠超声检查对前列腺中线囊肿的诊断价值[J]. 中华男科学杂志,2008. 14(2):139-141.

[21] 于宏炜. 经直肠超声诊断前列腺囊肿的价值[J]. 齐齐哈尔医学院学报,2008,29(5):587-588.

[22] 王玲,吴长君,郑敏,等. 巨大前列腺多房囊肿超声表现1例[J]. 中华超声影像学杂志,2005,14(2):112.

[23] 张宇曦,宋永胜,陈太权,等. 巨大前列腺囊肿及分类[J]. 中华泌尿外科杂志,2002,17(10):572-573.

[24] 王文娟,郭燕,刘明娟,等. 前列腺巨大苗勒管囊肿的影像学表现[J]. 放射学实践,2010,25(10):1150-1152.

[25] 章建全,陈晓宇. 前列腺内苗勒管囊肿致急性尿潴留一例报告[J]. 第二军医大学学报,2002,23(1):116.

[26] 杨庆梓,焦建,刘禄明. 前列腺先天性囊肿的影像学表现与鉴别诊断[J]. 武警医学院学报,2000,9(2):108-109.

[27] 吴东川,孙衍增. B型超声诊断射精管囊状扩张1例[J]. 中国超声医学杂志,1998,14(3):53.

[28] 倪景远,颜菊,马国勇. 超声诊断射精管结石1例[J]. 中国中西医结合影像学杂志,2007,5(3):190.

[29] 张卫萍. 经直肠超声对射精管囊肿的诊断价值[J]. 中国医学影像技术,2002.18(4):319.

[30] 赵连明,赵磊,马潞林. 巨大射精管囊肿手术治疗1例[J]. 现代泌尿外科杂志,2008,13:184.

[31] 姜宏,姜进军,于洪娜,等. 苗勒管囊肿与射精管囊肿的超声表现[J]. 中华医学超声杂志(电子版),2006,3(2):77-79.

[32] 贾文秀,朱强,冀鸿涛,等. 苗勒氏管囊肿与射精管囊肿经直肠超声检查的表现及鉴别诊断[J]. 中国超声医学杂志,200,24(4):346-349.

[33] 吴宏飞,眭元庚,冯善章,等. 射精管异位开口于苗勒管囊肿[J]. 中华泌尿外科杂志,1997,18(11):687.

[34] 邓劲松,王洁,张新琼. B超诊断苗勒管源性囊肿1例[J]. 中国超声诊断杂志,2001,2(9):27-28.

[35] 葛琳娟,肖现民,吕志葆. 不伴有尿道下裂的苗勒管残存囊肿[J]. 中华小儿外科杂志,2000,21(1):11-13.

[36] 刘舜辉,刘倚河,吴秀艳. 超声诊断腹膜后异位卵巢合并苗勒管残余囊肿1例[J]. 中国医学影像技术,2004,20(1):10

[37] 杨赵峰,王亚蓉,宋立军,等. 恶性混合型苗勒氏瘤1例[J]. 实用放射学杂志,2007,23(10):1405-1406.

[38] 周晓军. 腹膜第二苗勒系统病变的病理诊断[J]. 诊断病理学杂志,2000,7(2):84-86.

[39] 雍昉,张发林. 腹膜后恶性米勒管混合瘤一例[J]. 放射学实践,2010,25(5):584-585.

[40]乔迪,吴宏飞,宋宁,等. 输精管异位开口于苗勒
管囊肿[J]. 现代泌尿外科杂志,2007,12：195－
197.

[41]居小兵,张炜,吴宏飞,等. 苗勒管永存综合征(2
例报告并文献复习)[J]. 中华男科学杂志,2008,
14(1):51－54.

[42]何海青,樊树峰,陈邦文,等. MR 扩散加权成像在
前列腺病变中的诊断价值[J]. 医学影像学杂志,
2009,19(2):187－191.

[43]李胜利,李瑞珍,刘明辉,等. 高频直肠内超声诊
断前列腺及其周围囊肿[J]. 湖南医科大学学报,
1997,22(2) 127－130.

[44]李飞宇,王霄英,许玉峰,等. 良性前列腺增生的
ADC 值定量分析[J]. 实用放射学杂志,2007,23
(5):661－664.

[45]眭元庚. 前列腺的组织结构、功能与疾病的关系
[J].实用老年医学,2005,19(4):171－173.

[46]李飞宇,王霄英,丁建平. 中国男性良性前列腺增
生的 MR 波谱定量分析[J]. 中华放射学杂志,

2005,39(4):390－393.

[47]张闻平、卢金生. B超诊断前列腺结核性脓肿 1 例
[J]. 中国超声医学杂志,2000,16(7):522.

[48]马麒,单玉喜,方军初,等. 经直肠超声造影定量
参数对前列腺结节的评价[J]. 现代泌尿生殖肿瘤
杂志,2010,2(4): 215－218.

[49]姜睿,陈明,李洪位,等. 良性前列腺增生症并发
前列腺结核[J]. 临床泌尿外科杂志,2001,16
(1):11－12.

[50]杨敬春,唐杰,罗渝昆,等. 前列腺不同区带良性
增生结节经直肠超声造影与病理学对照研究[J].
中国医学影像技术,2007,23(9):1349－1351.

[51]贾本忠,顾昌世,李家富. 前列腺结核20 例报告
[J]. 临床泌尿外科杂志,2004,19(1):50.

[52]丁德刚. 前列腺结核的诊断与治疗(附 7 例报告)
[J]. 山东医药,2003,43(36):41－42.

[53]徐渊,吴斌,江岳方,等. 前列腺增生症合并前列
腺结核 13 例诊治体会[J]. 右江民族医学院学报,
2004,26(3):376.

第四节　精囊腺病变

精囊又称精囊腺,是一对长椭圆形囊状器官,内部管道高度盘曲。成人精囊腺尽管大小、形状和容量有个体差异,但其平均大小为长径6.0 cm,宽径2.0 cm。由于精囊腺位置深,毗邻组织结构复杂多样,因此精囊腺疾病早期临床症状不明显,无特异性临床表现。

一、精囊腺弥漫性增大

精囊腺弥漫性增大是指单侧或双侧精囊腺体积的普遍、整体性增大,边界可清楚或不清楚,可伴有病变侧精囊腺结构或信号异常,主要包含的常见疾病有精囊腺炎、精囊腺转移瘤,少见疾病有精囊腺结核。

(一)精囊腺炎

精囊腺炎(seminal vesiculitis)常由逆行性感染引起,或与前列腺炎同时发生,血精被认为是精囊腺炎较特征性的临床表现,病理检查可发现精囊腺黏膜水肿和充血、脱屑以及精囊腺内腺管扩张,正常精囊腺壁略具透明的特点消失。慢性期可见腺管萎缩,纤维结缔组织增生。

CT、MRI 表现：单侧或双侧精囊腺体积弥漫性增大伴密度/信号异常,以短径增大较为显著,形态不规则,边缘模糊。CT 平扫仅见精囊腺体积增大,边缘模糊,增强扫描见腺管扩张,管壁可强化(图3－4－1),CT 显示精囊腺病变不如 MRI 敏感。MRI 上 T_1WI 信号可为高、低不均匀信号,T_2WI 弥漫性或部分性信号减低,滤泡状结构明显减少,腺管扩张,增强扫描见腺管壁不均匀强化(图3－4－2)。精囊腺炎常合并精囊腺内结石(图3－4－3)。慢性者腺管因纤

维化显示不清,增强扫描为片状强化(图3-4-4)。在此基础上,精囊腺内见"出血"性改变,可为本病较为特征性的表现。CT表现为增大的精囊腺内见斑点或斑片状高密度灶;MRI于T_1WI脂肪抑制序列为高信号,或整个受累精囊腺信号弥漫性增高,于T_2WI脂肪抑制序列上,由于精囊腺液呈高亮信号,出血灶呈相对较低信号,临床上患者有血精。

鉴别诊断:精囊腺炎的CT、MRI诊断一般不必进行鉴别诊断。但是,由于精囊腺炎可以合并后天性精囊腺囊肿、精囊腺结石、特殊病原菌的精囊腺炎(如金黄色葡萄球菌等化脓性细菌)、精囊腺内纤维或肉芽组织显著增生等疾病,此时其CT/MRI成像发生变化,可出现单囊或多囊性改变、环状或花环状强化,MRI的T_1WI及T_2WI序列可同时见斑点或条索状低信号影,则应注意与精囊腺结核鉴别,鉴别要点详见后述。

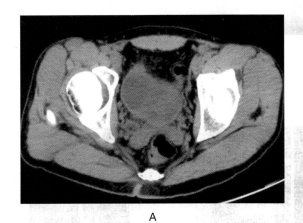

A

图3-4-1 A. 双侧精囊腺炎,CT平扫,双侧精囊腺肿大,轮廓尚正常

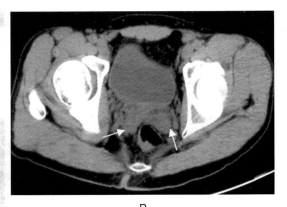

B

B. 不同层面,CT平扫,双侧精囊腺边缘不清楚(箭头),形态不规则,周围见血管增多

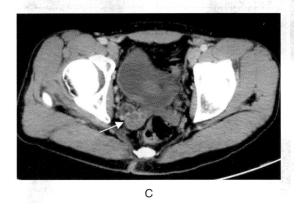

C

C. CT增强扫描,双侧精囊腺不均匀强化,右侧精囊腺见多个小圆形低密度(箭头),边缘见环形强化

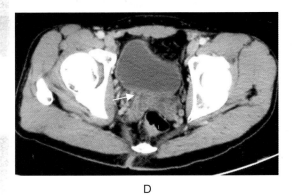

D

D. CT增强扫描,双侧精囊体积增大,边界局部模糊,不均匀轻度强化,精囊腺与膀胱分界不清,邻近膀胱壁稍增厚(箭头)

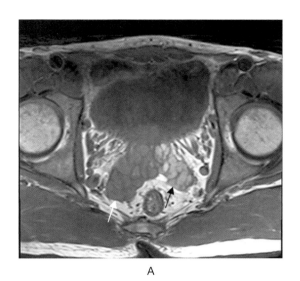

A

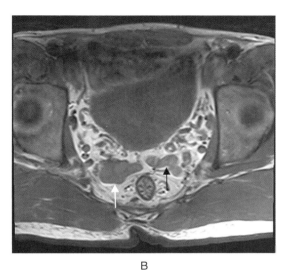

B

图3-4-2　A. 双侧弥漫性精囊腺炎，T₁WI，双侧精囊腺体积增大，右侧精囊腺信号降低（白箭头），左侧为稍高信号，部分腺管增粗（黑箭头）

B. 不同层面，T₁WI，双侧精囊腺信号不均匀（箭头）

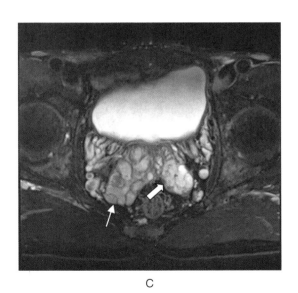

C

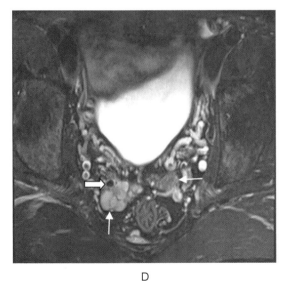

D

C. T₂WI-fs，双侧精囊腺肿大，信号不均匀，右侧精囊腺不同程度信号减低（细箭头），左侧精囊腺信号轻度减低（粗箭头）

D. T₂WI-fs，双侧精囊腺肿大，腺管不均匀扩张，信号不均匀，双侧精囊腺不同程度信号减低，以左侧精囊腺信号减低明显（细箭头）。右侧精囊腺见一小圆形低信号结节（粗箭头，结石）

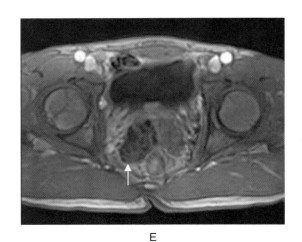

E

E. T₁WI增强扫描,双侧精囊腺壁增厚、强化,
扩张的腺管粗细不均匀

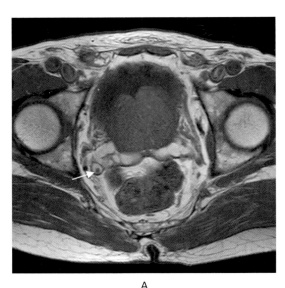

A

图3-4-3 A. 双侧精囊腺炎,伴右侧精囊腺
内结石,T₁WI,双侧精囊腺形态不规则,腺管粗
细不均匀,内呈高信号,右侧腺管信号略低,见
一小圆形更低信号(箭头,结石)

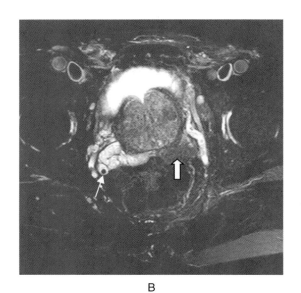

B

B. T₂WI-fs,左侧精囊腺为明显低信号(粗箭
头),结构不清,右侧精囊腺为稍高信号,内见
低信号小结石(细箭头)

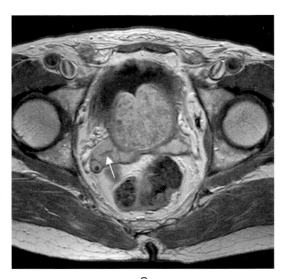

C

C. T₁WI增强扫描,可见双侧精囊腺管壁增厚
(箭头),强化不明显

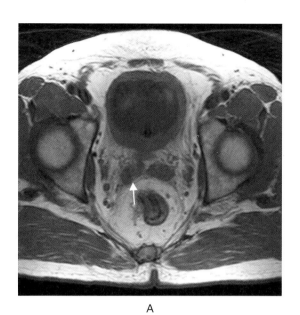

A

图3-4-4　A. 双侧精囊腺炎,T₁WI,双侧精囊腺体积缩小,呈低信号

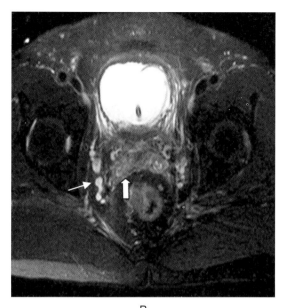

B

B. T₂WI,双侧精囊腺呈低信号(粗箭头),其内结构模糊,腺管萎缩消失,边缘不清楚,周围见较多血管影像(细箭头)

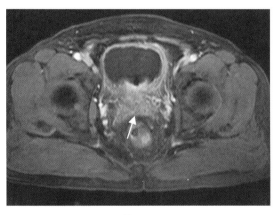

C

C. T₁WI-fs增强扫描,双侧精囊呈轻中度强化,边界欠清楚,内部结构显示不清(箭头)

(二)精囊腺结核

精囊腺结核(tuberculosis of seminal vesicle)可同时伴有泌尿生殖系其他部位结核。病理上以结核肉芽肿、干酪样坏死、纤维化、钙化以及精囊腺梗阻积液为主要形态学改变。临床症状为全身乏力,低热,实验室检查尿液白细胞、红细胞增多等。

CT、MRI表现:早期精囊腺体积增大,多发囊性结构伴液化坏死,CT为低密度区,同时显示钙化灶;MRI为长T₁、T₂信号,干酪样坏死

T₂WI为低信号,增强扫描呈结节状和环形强化(图3-4-5)。晚期病变发生纤维化,精囊腺体积缩小、变形,钙化灶较常见。

鉴别诊断:本病需与精囊腺化脓性炎症鉴别。化脓性炎症临床上有发热、寒战、血白细胞明显升高、会阴部疼痛等特点。精囊腺体积增大,出现脓腔时见囊变区,CT为环形低密度,MRI为长T₁、T₂信号。精囊腺结核常伴有泌尿系和生殖系其他部位的结核,发现其他部位结核如常见的肾结核,更有利于精囊腺结核的诊

断。精囊腺结核多无明显症状或症状较轻,CT上显示钙化、T_2WI 为低信号改变是精囊腺结核的特点。

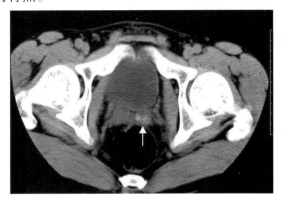

A

图 3-4-5　A. 精囊腺结核,CT 平扫,左侧精囊腺缩小,见结节状钙化灶(箭头),右侧精囊腺增大

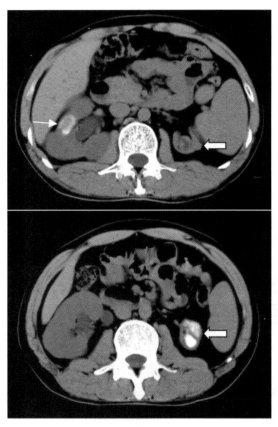

B

B. 双侧肾结核,左肾萎缩、大部分钙化(粗箭头),右肾见局部钙化(细箭头)

(三)精囊腺转移瘤

精囊腺恶性肿瘤中以精囊腺转移瘤(metastatic tumor of seminal vesicle)较常见,多为邻近器官恶性肿瘤的转移或直接侵犯,包括前列腺癌、膀胱癌、直肠癌等,以前列腺癌侵犯精囊腺最为多见。

CT、MRI 表现:单侧或双侧不对称性精囊腺肿大,或伴局限性突起,边界模糊不规则,与原发性肿瘤如前列腺癌、直肠癌等融合,无分界,其密度/信号不均匀,CT 平扫呈软组织密度,密度差别较大,质地可为结节状或肿块状,囊变坏死区为更低密度,周围脂肪密度增高(图 3-4-6);MRI 观察精囊腺受累较为清楚,表现精囊腺管壁增厚模糊,腺泡样结构部分或全部消失,T_1WI 为稍低信号,T_2WI 依原发肿瘤的信号不同而异,如前列腺癌转移表现为受累的精囊腺 T_2WI 低信号(图 3-4-7),其他肿瘤转移为稍高信号或内见长 T_2 信号的囊性结构(图 3-4-8)。增强扫描受累精囊腺不均匀强化,表现为实体性强化或环形强化,与原发肿瘤强化形式相符。

鉴别诊断:精囊腺转移瘤需与精囊腺炎鉴别。精囊腺转移瘤多为盆腔脏器恶性肿瘤直接侵犯,若有原发恶性肿瘤病史或见到原发肿瘤直接侵犯,精囊腺肿大,失去正常形态,呈肿块状或多发囊状,与精囊腺炎表现不同,可供鉴别。此外,在常规 MRI 成像基础上,应用 DWI 成像对判断精囊腺有无转移瘤也有帮助。精囊腺转移瘤在 DWI 上表现为明显的高信号,ADC 图上呈低信号影,其 ADC 值与原发癌组织之间没有明显差异,且明显低于正常精囊腺。动态增强扫描,精囊腺转移瘤的时间信号强度曲线与原发肿瘤表现相似(图 3-4-7)。

二、精囊腺局部性病变

精囊腺局部性病变主要是指局限发生在精囊腺某一部分区域的病变,可使精囊腺形态发生改变,未受累部分体积没有明显增大,包含良性肿瘤、腺癌、结核、囊肿,均较为少见,发病率低。

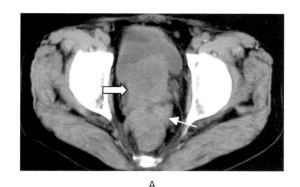

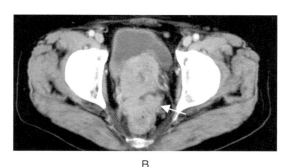

图3-4-6　A. 前列腺癌侵犯双侧精囊腺，CT平扫，前列腺肿块形态不规则（粗箭头），其后方精囊腺增大，呈软组织肿块状，边缘不规则（细箭头）

B. CT增强扫描，前列腺肿块与受累的精囊腺（箭头）强化程度类似

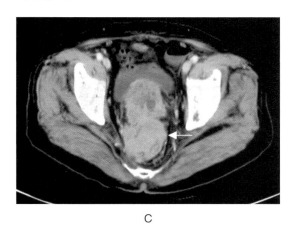

C. CT增强扫描，受累的精囊腺呈肿块状，不均匀强化，与直肠粘连、分界不清（箭头）

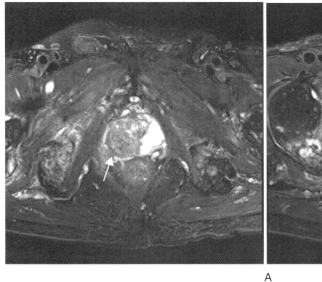

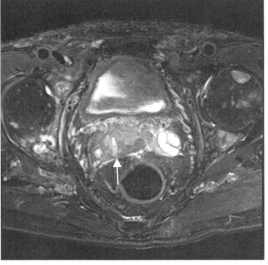

A

图3-4-7　A. 前列腺癌侵犯精囊腺，T_2WI-fs，左图见前列腺癌，为不规则低信号肿块（箭头），右图为不同层面，右侧精囊腺受侵犯（箭头），信号弥漫减低，正常滤泡状结构大部分消失，体积增大，边缘不规则。同时可见双侧髂骨、坐骨、股骨上端多发长 T_2 信号破坏区，呈高信号

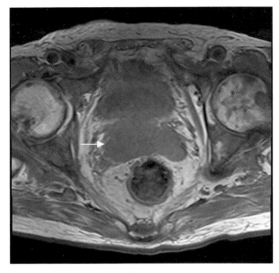

B. T₁WI,右侧精囊腺体积增大,边缘不规则,周围脂肪结构模糊(箭头),精囊腺内腺管结构消失

B

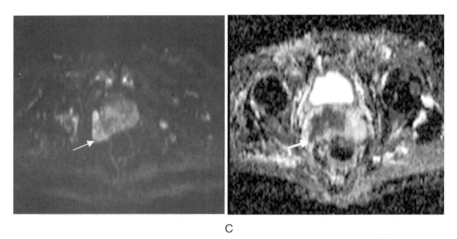

C

C. 左图为DWI(b=800 s/mm²),显示右侧精囊腺为明显高信号(细白箭头)。右图为ADC图,受累的精囊腺为低信号(粗白箭头)

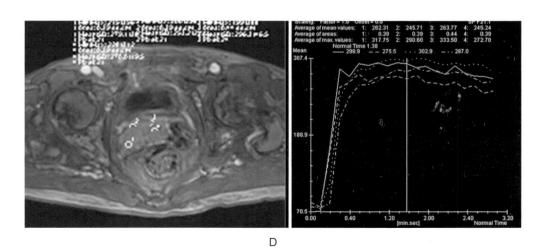

D

D. 左图为动态增强兴趣区图,兴趣区位于受累的精囊腺上(实线)。右图动态曲线为"流入平台型"

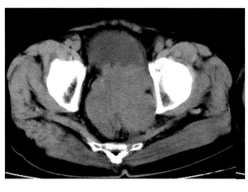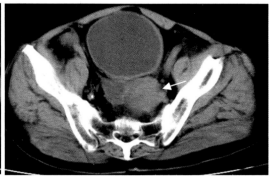

A

图3-4-8 A. 盆腔底部肿瘤精囊腺转移,CT平扫,左图为盆腔内肿瘤侵犯前列腺,呈软组织密度,内见结节状结构,边缘不规则,广泛侵犯周围结构,膀胱向前移位。右图为上一层面,双侧精囊腺受侵犯,表现为双侧精囊腺增大,呈肿块状(箭头)

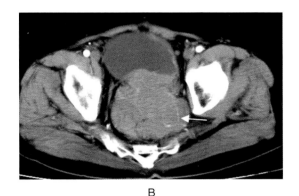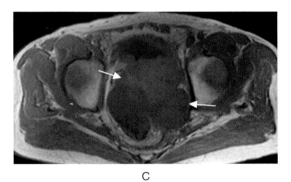

B

C

B. CT增强扫描,肿块边缘呈环形轻度强化,环内无明显强化(箭头)

C. T₁WI,精囊腺区肿块内见多发信号高低不等的结节(箭头)

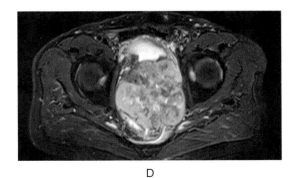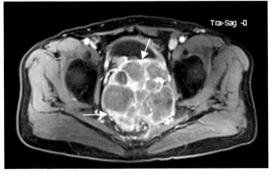

D

E

D. T₂WI-fs,肿块为信号不均匀的长T₂信号

E. T₁WI-fs增强扫描,肿块呈多个环形强化,环形病变大小不等,壁厚薄不均匀,明显强化(箭头),环内未见强化

（一）精囊腺良性肿瘤

精囊腺良性肿瘤（benign tumor of seminal vesicle）少见，一般好发于中年人，多为单侧发病，相对常见的病理类型有平滑肌瘤、纤维瘤、囊腺瘤、间叶瘤及畸胎瘤等。

CT、MRI表现：精囊腺良性肿瘤形态较规则、局限，边界清楚光滑，且无明显周围组织浸润性改变，实性肿瘤密度/信号均匀，囊性肿瘤囊壁无结节与肿块，周围及对侧精囊腺结构正常，当肿瘤体积较大时，周围正常结构（膀胱、直肠等）及健侧精囊腺仅见受压移位征象，健侧精囊腺可显示不清。CT平扫实性肿瘤为均匀的软组织密度，无囊变坏死区，囊性肿瘤呈规则的环形低密度区，增强扫描轻度至中度均匀强化（图3-4-9，图3-4-10）。MRI上实性肿瘤为稍长T_1、T_2信号，囊性肿瘤为长T_1、T_2信号，囊壁规则，增强扫描为轻度至中度强化。上述CT、MRI表现只能表明肿瘤属于良性。由于精囊腺良性肿瘤病理类型有平滑肌瘤、纤维瘤、囊腺瘤、间叶瘤及畸胎瘤等，因此，进一步的定性需要通过不同病理类型肿瘤的特殊征象来判断。例如，出现囊性或多囊性肿块，应考虑精囊腺的囊腺瘤。若出现钙化、骨骼、脂肪成分，则考虑畸胎瘤。如果没有这些特殊征象，将无法进一步定性。

鉴别诊断：精囊腺良性肿瘤较小者，可根据肿瘤与精囊腺的关系，定位其来自精囊腺，此时主要与精囊腺癌鉴别（详细鉴别见本节"精囊腺癌"部分内容）。精囊腺良性肿瘤较大者，可突出于精囊腺外至盆腔，因此判断是否来源于精囊腺较难。可进行多方位观察，如能确定肿块位于膀胱和前列腺后方，则多数是来自精囊腺的肿瘤，此时主要与盆腔来源的肿瘤鉴别。

（二）精囊腺癌

原发性精囊腺癌（seminal vesicle carcinoma）在老年人居多，因肿瘤位置较深，很难早期发现，就诊时肿瘤往往已占据整个精囊腺，并可局部侵犯邻近器官。病理上为较大的不规则肿块，坏死常见，镜下多为乳头状癌。临床出现尿道梗阻症状，也可有会阴部疼痛、血尿、血精。

CT、MRI表现：肿瘤可表现为囊实性肿块型和实性肿块型。当肿瘤较小且局限于精囊腺壁内时，边界清楚，有时可见"假包膜"（实为精囊腺壁）；当肿瘤较大且突破精囊腺壁向外浸润

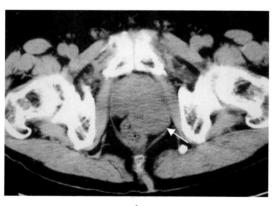

A

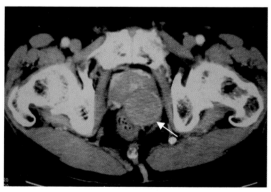

B

图3-4-9　A.左侧精囊腺腺瘤，CT平扫，左侧精囊腺见圆形软组织肿块（箭头），密度均匀，边缘光滑，与周围结构分界清楚，周围结构受压推移

B.CT增强扫描，肿块呈均匀中度强化，边缘规则

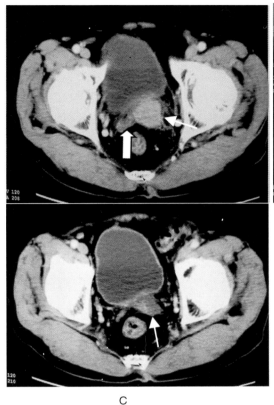

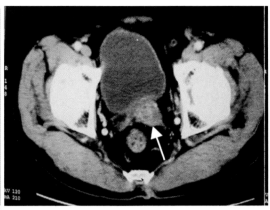

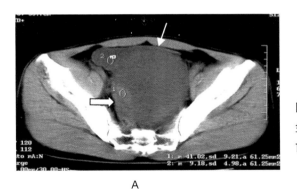

C

C. 不同层面,CT 增强扫描,肿块位于左侧精囊腺,CT 连续层面观察肿块与精囊腺不能分开(细箭头),对侧精囊腺正常(粗箭头)

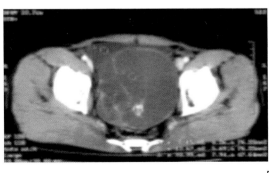

A

图3-4-10　A. 左侧精囊腺孤立性纤维瘤,CT 平扫,盆腔内见较大的低密度肿块(粗箭头),边缘光整,膀胱向前移位(细箭头)

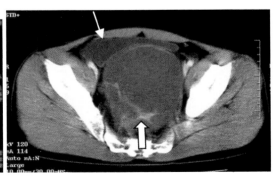

B

B. CT 增强扫描,盆腔内肿块壁均匀强化,内见多个分隔(粗箭头),为多囊状改变。膀胱向前移位(细箭头)

时,边界模糊或不规则,密度/信号混杂。肿瘤多向周围浸润,最常受侵的是膀胱底部及前列腺,而直肠受累相对较少。

鉴别诊断:精囊腺癌应与精囊腺良性肿瘤鉴别。精囊腺良性肿瘤形态较规则、局限,边界清楚光滑,周围组织无明显浸润性改变。精囊腺癌边界模糊或不规则,CT密度/MRI信号混杂,肿瘤多向周围浸润。较大的精囊腺癌还需与来自邻近器官(前列腺、直肠、膀胱、结肠)的腺癌侵犯精囊腺鉴别。如肿瘤同时侵犯精囊腺和前列腺,则很可能来自前列腺。鉴别时还应密切结合临床表现和实验室检查,如血精(对精囊腺癌的诊断有一定帮助)、前列腺特异性抗原PSA(部分精囊腺癌患者PSA阴性而癌胚抗原CEA阳性)。来自邻近泌尿系或消化道的肿瘤也具有相应的临床症状,对鉴别诊断有一定帮助。

(三)精囊腺结核

精囊腺结核(tuberculosis of seminal vesicle)除了可以引起精囊腺的弥漫性改变(如前所述),还可表现为局限性病变,病理上以结核肉芽肿、干酪样坏死、纤维化或钙化以及精囊腺梗阻积液为主要形态学改变。临床见全身乏力、低热等症状,实验室检查尿液白细胞、红细胞增多等。

CT、MRI表现:局限性精囊腺结核病变区精囊腺的边缘不清楚和不规则,内可见单发囊状病变,囊壁厚薄不均匀;也可为结节病变。CT为低密度区,同时显示高密度钙化灶;MRI为长T_1、T_2信号,干酪样坏死T_2WI为低信号,增强扫描呈结节状和环形强化灶(图3-4-11)。

鉴别诊断:局限性精囊腺结核需与精囊腺化脓性炎症鉴别。化脓性炎症临床上有发热、寒战、会阴疼痛等症状及血白细胞明显升高;影像学上精囊腺体积增大,出现脓腔时见囊变区,CT为环形低密度,MRI为长T_1、T_2信号。精囊腺结核多无明显症状或症状较轻,CT上显示钙化,T_2WI为低信号改变是精囊腺结核的特点。精囊腺结核常伴有泌尿系和生殖系其他部位的

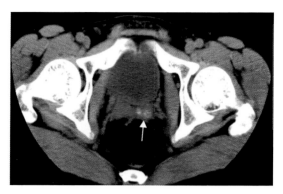

图3-4-11 精囊腺结核,CT平扫,左侧精囊腺缩小,见结节状钙化灶(箭头)

结核(常为肾结核),发现其他部位结核,更有利于本病的诊断。

(四)精囊腺囊肿

精囊腺囊肿(cyst of seminal vesicle)可分为先天性和后天性两类。先天性精囊腺囊肿常合并泌尿生殖系统其他器官畸形,其中以同侧上尿道畸形为多见。此外,先天性精囊腺囊肿与常染色体显性遗传的成人多囊肾病(adult polycystic kidney disease,APKD)也明显相关,据文献报道,约有60%的男性多囊肾患者同时存在精囊腺囊肿。后天性精囊腺囊肿常由炎症引起射精管或精囊腺憩室口狭窄或闭塞,或者膀胱颈部病变压迫或血精凝固物阻塞射精管,导致精囊腺内压上升而形成后天性精囊腺囊肿。临床可出现会阴疼痛、尿频和便秘。

CT、MRI表现:膀胱后壁偏于中线一侧的局限性单腔薄壁囊性密度/信号,边界清楚规则,与膀胱相交面呈锐角,其密度/信号特点视囊内容物成分而定。增强扫描囊壁强化不明显或轻度强化(图3-4-12,图3-4-13)。精囊腺囊肿也可为多房囊肿,其内可见分隔改变。若为先天性精囊腺囊肿,腹、盆腔CT、MRI检查或者CTU、MRU可以显示同侧肾缺如等发育畸形。此外,可同时合并其他多种发育异常,如射精管囊肿、输尿管开口异位于射精管内或精囊腺囊肿内、输精管发育不全、对侧精囊腺缺如等。

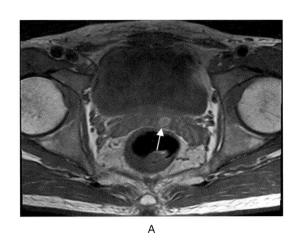

A

图 3 - 4 - 12　A. 左侧精囊腺囊肿（后天性），T₁WI，左侧精囊腺近中线处可见一类圆形囊状高信号（箭头），边缘光滑

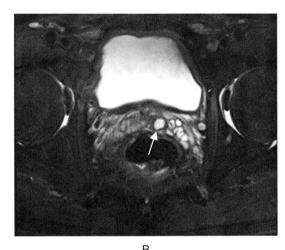

B

B. T₂WI - fs，病变为高信号，边界清楚光滑，信号均匀（箭头）

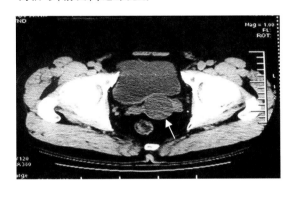

图 3 - 4 - 13　左侧精囊腺囊肿（后天性），CT 平扫，左侧精囊腺内见一局限圆形囊状低密度影（白箭头），边界清楚光滑，密度均匀，未见分隔，膀胱后壁受压

鉴别诊断：精囊腺囊肿一般不必鉴别。但当囊肿合并感染时，囊肿边界不清，其内密度也变得不均匀，软组织成分增多，此时需与结核、炎症、恶性肿瘤等鉴别。结核与炎症边缘较囊肿模糊，范围也较大，常累及一侧或双侧精囊腺。恶性肿瘤边缘不清，以软组织密度/信号为主，增强有强化。密切结合临床症状，注意是否合并同侧泌尿生殖系的其他畸形也是一个鉴别要点。

（王　　刚）

参考文献

[1]Bohyun Kim, Akira Kawashima, Jeong-Ah Ryu. Radiographics. Imaging of the Seminal Vesicle and Vas Deferens[J]. Radio Graphics, 2009, 29:1105 - 1121.

[2]沈新平，赵清洲，夏晰辉，等. MRI 对血精性精囊腺炎的诊断价值[J]. 中国医师杂志，2005，7（3）：299 - 301.

[3]阙艳红，王学梅. 经直肠超声在诊断精囊腺炎中的应用价值[J]. 中国超声医学杂志，2006，22（1）：47 - 50.

[4]王长水，刘家佩，郑贵宪，等. 精囊腺炎的 CT 及临床表现[J]. 中国男科学杂志，199,1（3）:178 - 179.

[5]张其林，张　凌，王智清，等. 精囊腺炎的 MRI 诊断价值[J]. 华西医学，2006，21（3）:510 - 511.

[6]雷益，李顶夫，邱德正，等. 血精性精囊腺炎的 MR 诊断[J]. 中国医学影像技术，2004,20（5）:766 - 767.

[7]Bernard F. King, Bryn Williamson, Robert P. Hattery. Seminal vesicle imaging[J]. 1989,9：653 - 676.

[8]谭仰明，尚克中，吴海林，等. 精囊腺炎的介入诊

断和治疗(附 33 例报告)[J]. 实用放射学杂志，1997,13(3):135-137.

[9] Sanjay Sinha, Sreenivasa R Siriguri, Rama Subba Rayudu. Simultaneous Computed Tomography and Seminal Vesiculography in a Patient With Ejaculatory Duct Obstruction[J]. Urology Journal, 2010, 7(2): 79.

[10] 王新举，李雯，张国瑞. 精囊腺结核 CT 诊断(附二例报告)[J]. 医学影像杂志,1999,3(1):42-43.

[11] 姜伟，王英英，王伟群，等. 精囊腺结核的超声诊断 2 例[J]. 中国超声医学杂志,1999,15(5): 335.

[12] 王强，宣枫，刘峰. 巨大精囊腺结核性肉芽肿 1 例[J]. 临床泌尿外科杂志,2002,17,(12):658.

[13] Sandeep S, Aroral Richard S, Breiman Emily M. CT and MRI of Congenital Anomalies of the Seminal Vesicles[J]. AJR,2007,189:130-135.

[14] 王霄英，孙非，丁建平，等. 精囊腺的磁共振扩散成像初步研究[J]. 中国医学影像技术,2004,20(2):268-271.

[15] 任静，宦怡，葛雅丽，等. 扩散加权成像对前列腺癌侵犯膀胱精囊腺的诊断价值初探[J]. 中国医学影像技术,2008,24(2):254-256.

[16] 王浩，徐丹枫，刘玉杉，等. 腹腔镜治疗精囊腺良性肿瘤 3 例报告[J]. 腔镜外科杂志,2009,14:310-312.

[17] 张红，徐薇. 精囊腺孤立性纤维性肿瘤超声表现 1 例[J]. 中国超声医学杂志,2006,22(11):812.

[18] 倪良玉，吴宏飞，宋宁宏. 巨大精囊腺孤立性纤维性肿瘤 1 例报道[J]. 中华男科学杂志, 2005,11(5):385-386.

[19] 姜丽丽，王景林. 巨大精囊腺孤立性纤维性肿瘤一例[J]. 临床放射学杂志,2008,27(1):142.

[20] 贾本忠. 原发性精囊腺癌 2 例报告[J]. 贵阳医学院学报，2000,25(1):106-107.

[21] 霍军，杜强，吴斌. 原发性精囊腺癌(1 例报告并文献复习)[J]. 中国男科学杂志，2006，20(2): 51-52.

[22] 全昌斌，朱月强，黎晓林. 原发性精囊腺癌的影像学表现[J]. 中国医学影像学杂志,2002,10(4): 297-298.

[23] 钱叶勇，石炳毅，姜伟. 原发性巨大精囊腺癌一例报告[J]. 中华泌尿外科杂志,2002,23(10):619.

[24] Seo I, Kim H, Rim J. Congenital Seminal Vesicle Cyst Associated with Ipsilateral Renal Agenesis[J]. Yonsei Med J, 2009, 31,50(4): 560-563.

[25] Linda Livingston and Carl R. Larsen. Seminal Vesicle Cyst with Ipsilateral Renal Agenesis[J]. AJR, 2000,175:177-180.

[26] D. Passomenos, C. Dalamarinis, P. Antonopoulos, et al. Seminal Vesicle Hydatid Cysts: CT Features in Two Patients[J]. AJR, 2004,182:1089-1090.

[27] 蔡雅富，方建军，邬旭明. 精囊腺囊肿的影像学诊断[J]. 临床泌尿外科杂志, 2004, 19(11): 690-691.

[28] 张波，王禾，张更，等. 精囊腺囊肿的诊断和治疗[J]. 中华外科杂志,2003,41(6):433-435.

[29] 叶慧，胡道予，王秋霞. 精囊腺囊肿合并同侧肾缺如的 CT 和 MRI 诊断(附 2 例报告)[J]. 医学影像学杂志,2006,16(3):321-323.

[30] 张文清，王玉祥. 精囊腺囊肿一例[J]. 临床放射学杂志,2003,22(4):279.

[31] 陈向志，刘安甫. 巨大多房精囊腺囊肿 1 例报告[J]. 实用放射学杂志,2006,22(9):1160.

[32] 白强. 先天性精囊腺囊肿合并同侧肾发育不全三例报告[J]. 中华泌尿外科杂志,2004,21(12): 711.

[33] 齐桓，谭万龙，郑少斌. 左侧巨大精囊腺囊肿伴同侧肾输尿管缺如及隐睾一例报告[J]. 中华泌尿外科杂志,2002,23(4),205.

第五节　膀胱病变

一、膀胱病变的定位征象

膀胱病变的定位征象可分为：膀胱壁病变和膀胱腔内病变。一般充盈状况下膀胱壁的厚度1～3mm（随膀胱充盈程度而异），膀胱壁厚度超过3mm，提示有病变。病变基底部宽度局限，且病变局限在膀胱一侧的侧壁范围内称为局部性病变。当病变累及膀胱一侧壁或超过一侧壁时称为弥漫性病变。病变基底部附着在膀胱壁并突向膀胱腔内或向膀胱壁内外突起，或者膀胱外病变突向膀胱壁或腔内的，称为结节性或肿块性病变。病变完全位于膀胱腔内，不与膀胱壁相连的游离物称为膀胱腔内病变。

二、膀胱壁弥漫性增厚病变

膀胱壁弥漫性增厚是指膀胱壁在一般充盈状态下，壁的厚度超过3mm，且累及膀胱壁一侧壁或超过一侧壁，甚至累及全膀胱壁。

（一）常见的膀胱壁弥漫性增厚病变

1. 慢性膀胱炎　慢性膀胱炎（chronic cystitis）是由细菌感染引起的尿道感染性疾病。长期慢性的炎性刺激，导致膀胱壁黏膜移行细胞增生，息肉形成，黏膜固有层和肌层纤维组织增生，膀胱壁弥漫性增厚。临床表现有尿频、尿急、尿痛，实验室检查尿白细胞增多甚至脓尿。

CT、MRI表现：慢性膀胱炎早期CT、MRI上可显示正常。进展期可见膀胱壁不规则增厚、僵硬，内壁不光滑，或有息肉样突出。CT上膀胱壁为中等密度（图3－5－1），MRI上膀胱壁层次不清，可为等T_1、长T_2信号（图3－5－2），纤维组织增生明显，T_2WI为低信号。增强后

CT、MRI都见膀胱壁均匀强化（图3－5－3）。晚期可见膀胱挛缩，膀胱内膜纤维化，增强后强化不明显。膀胱容量降低，伴有膀胱憩室。慢性膀胱炎常有刺激因素，如膀胱结石、前列腺增大，导致排尿不畅，反复诱发炎症。

鉴别诊断：慢性膀胱炎需与神经源性膀胱（包括痉挛性和弛缓性膀胱炎）鉴别。慢性膀胱炎有长期尿道感染病史，壁厚薄不均、僵硬，无小梁增粗和膀胱壁局限性膨出，可有小的息肉样结节突出，常有膀胱结石、前列腺增大等诱因。神经源性膀胱有脊髓及周围神经损伤病史，其中痉挛性神经源性膀胱见膀胱壁增厚，容量减小，小梁突出，小梁之间膀胱壁膨出、变薄，膀胱壁不僵硬；弛缓性神经源性膀胱则见膀胱体积增大，张力减低，壁变薄。慢性膀胱炎若并发膀胱壁纤维化，膀胱体积缩小，还要与结核性膀胱炎鉴别。结核性膀胱炎膀胱可见钙化，常伴有输尿管增粗、扩张和肾结核，临床上常有血尿，尿常规除白细胞增多外还有红细胞增多。

2. 神经源性膀胱　神经源性膀胱（neurogenic bladder）分为痉挛性和弛缓性两种。痉挛性神经源性膀胱是高位（圆锥以上）的中枢神经受到损伤，使逼尿肌处于痉挛性收缩的状态。弛缓性神经源性膀胱则是比较低位的中枢或周围神经受到损伤，逼尿肌处于松弛状态。神经源性膀胱患者出现逐年加重的排尿困难症状，如不能自主排尿、排尿中断和余尿增加等。

CT、MRI表现：痉挛性神经源性膀胱，患者膀胱呈挛缩状态，容量减小，常不足300 mL，膀胱壁增厚，膀胱小梁增宽，小梁间膀胱壁向外膨出、变薄，呈波浪状。CT、MRI密度/信号正常，增强

扫描壁明显均匀强化（图3-5-4）。弛缓性神经源性膀胱,膀胱多处于充盈状态,膀胱壁较薄,平坦,膀胱容积增大。由于尿液反流,输尿管扩张,长期尿液潴留继而并发膀胱炎,常伴有膀胱炎的CT、MRI征象。

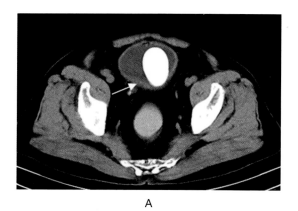

A

图3-5-1 A. 膀胱结石伴慢性膀胱炎,CT平扫,膀胱壁增厚,壁内缘较模糊（箭头）,膀胱腔内巨大结石

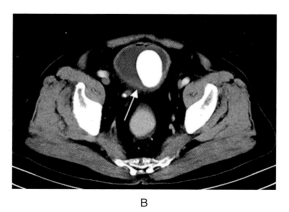

B

B. 同一层面,CT增强扫描,膀胱壁增厚,不均匀强化（箭头）

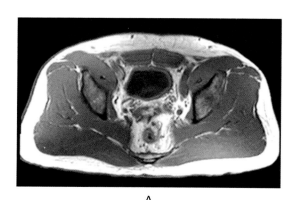

A

图3-5-2 A. 慢性膀胱炎,T$_1$WI,膀胱壁增厚,厚薄不均匀,较僵硬。左侧壁较右侧增厚明显,膀胱壁呈等信号

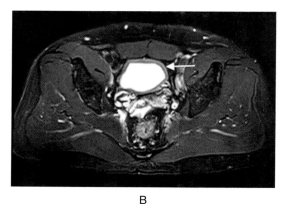

B

B. T$_2$WI-fs,膀胱内膜和肌层增厚,未见正常层次,信号增高（箭头）

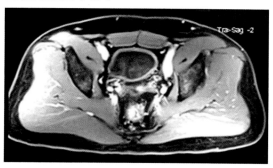

C

C. T$_1$WI-fs增强扫描,膀胱壁均匀、明显强化

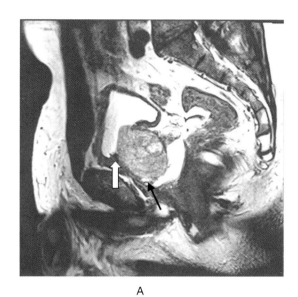

A

图 3-5-3　A. 前列腺中央带增大伴慢性膀胱炎，T₂WI矢状位，膀胱壁不均匀增厚，僵硬，信号减低，见少许突起（粗箭头）。膀胱颈部以下见前列腺中央带增大（细黑箭头）

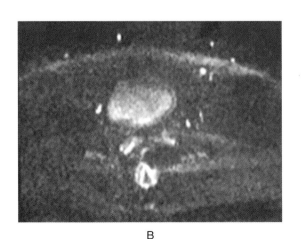

B

B. DWI(b =800 s/mm²)，膀胱壁呈等信号

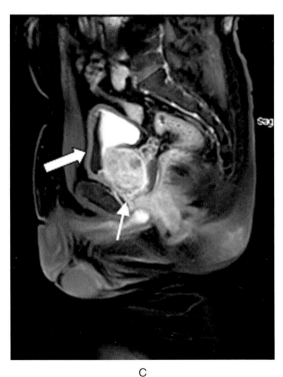

C

C. T₁WI - fs 增强扫描，膀胱壁见强化（粗箭头），增大前列腺中央带不均匀强化（细箭头）

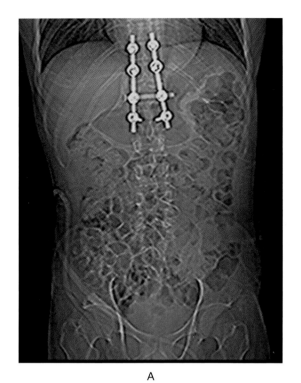

A

图3-5-4　A.胸11至腰1骨折伴同平面胸腰段脊髓损伤截瘫,CT定位像,见胸腰椎骨折及内固定

B. 胸腰段脊髓损伤截瘫,神经源性膀胱炎,CT平扫,膀胱呈挛缩状态,膀胱壁增厚,膀胱壁及小梁增粗(细箭头),小梁间膀胱壁向外膨出(粗箭头)

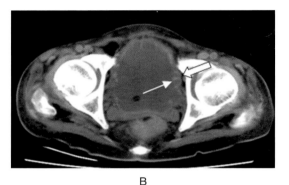

B

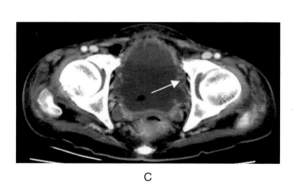

C

C. CT增强扫描,膀胱壁均匀强化,厚薄不均匀,小梁显示清楚,小梁之间壁变薄(箭头),其余壁增厚

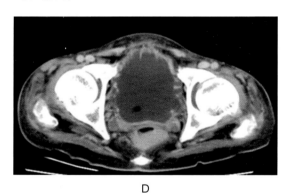

D

D. CT增强延迟扫描,膀胱壁持续强化

鉴别诊断:神经源性膀胱根据患者特有的临床病史与典型CT、MRI表现,临床上可以与慢性膀胱炎鉴别。神经源性膀胱还需与梗阻性膀胱炎鉴别。梗阻性膀胱炎是由前列腺肥大、膀胱结石等导致尿道口梗阻所引起,由于排尿阻力增大,导致膀胱壁增厚、小梁增粗、膀胱壁

局限性突出等改变。CT、MRI还能见到膀胱结石和前列腺肥大等表现。

3. 结核性膀胱炎　结核性膀胱炎(tubercular cystitis),多继发于肾结核,少数也可由前列腺结核、精囊腺结核蔓延而来。最常累及膀胱三角区,主要位于输尿管开口处,然后向整个膀

胱蔓延。早期黏膜有浅表的小范围干酪样病灶。病情进展，有较多的增生肉芽和纤维组织增生，严重者波及肌层，形成挛缩膀胱。临床上有尿频、血尿、脓尿及肾功能不全。

CT、MRI表现：早期显示膀胱内壁毛糙，边缘不整；病变进展，膀胱壁不规则增厚，以膀胱三角区为主，并有小溃疡形成，结节状突起，还可见点状、线状或不规则钙化。晚期膀胱挛缩。CT上增厚的膀胱壁为等密度，钙化为高密度；MRI早期膀胱壁为长 T_1、T_2 信号，晚期因干酪性坏死或纤维化则呈短 T_2 信号（图 3-5-5A~F）。增强扫描，膀胱壁明显强化，以膀胱三角区强化为主，膀胱壁内缘不规则，其中强化的、突向腔内的小结节为增生的结核性肉芽组织，而干酪性坏死和小溃疡则不强化（图 3-5-5G~I）。病变累及输尿管口发生狭窄或闭锁不全时，常导致肾盂、输尿管积水，肾功能减退。MRU可同时显示肾盏、肾盂和输尿管的异常改变。

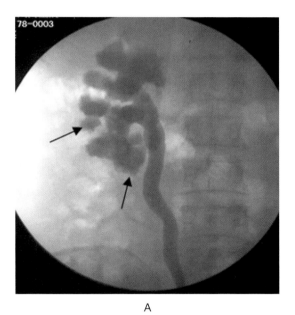

A

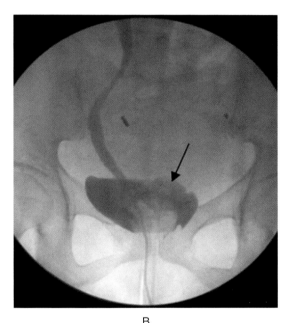

B

图 3-5-5　A. 右肾结核，逆行肾盂造影，肾小盏扩大，杯口消失，周围见对比剂充盈的脓腔（箭头），肾盂、肾盏边缘不规则、僵硬

B. 膀胱结核，逆行造影见膀胱体积缩小，边缘不规则、僵硬（箭头）

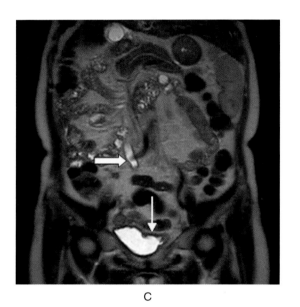

C

C. T$_2$WI 冠状面，膀胱缩小，上缘壁增厚，壁厚薄不均匀（细箭头），信号减低。右侧输尿管扩张、管壁增厚（粗箭头）

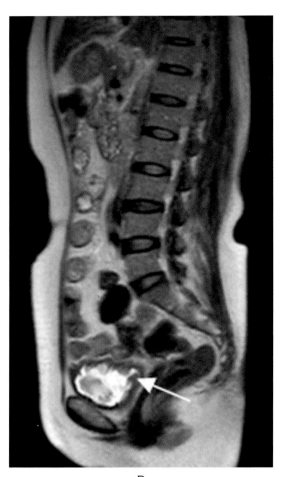

D

D. T$_2$WI 矢状面，膀胱壁增厚，信号减低，并见多发小溃疡（箭头）

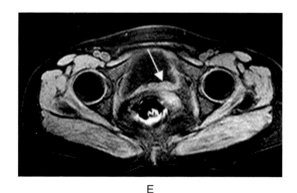

E

E. T$_1$WI－fs，膀胱壁增厚，内缘不规则突起，以膀胱三角区明显（箭头）

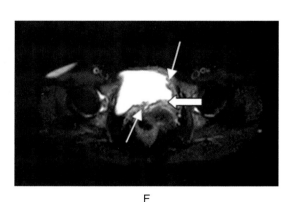

F

F. T$_2$WI－fs，膀胱壁不均匀增厚，黏膜呈较低信号（粗箭头），黏膜面有多个浅表小溃疡（高信号，细箭头）

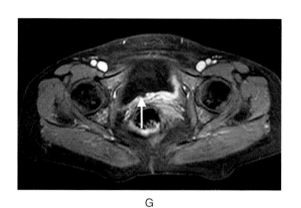

G

G. T₁WI – fs 增强扫描,膀胱壁明显强化,以三角区为主。黏膜面浅表小溃疡未见强化(低信号,箭头)

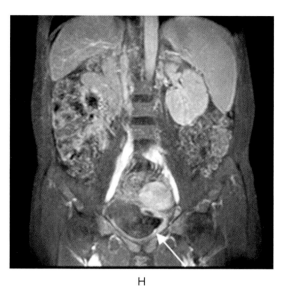

H

H. T₁WI – fs 冠状面增强扫描,膀胱壁不均匀强化(箭头)

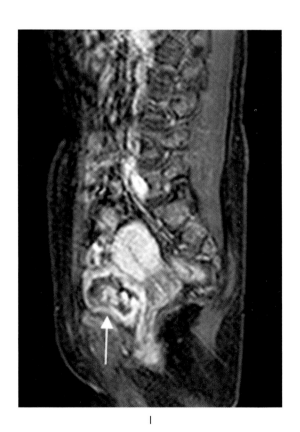

I

I. T₁WI – fs 矢状面增强扫描,膀胱壁不均匀增厚,明显强化(箭头)

鉴别诊断:结核性膀胱炎需与慢性膀胱炎、放射性膀胱炎鉴别。结核性膀胱炎常伴有肾、输尿管病变,膀胱壁增厚以三角区为主,增强后明显强化,干酪样坏死与纤维化MRI上T₂WI为低信号,CT能见钙化,晚期见挛缩膀胱等,均为结核性膀胱炎的影像学特点。慢性膀胱炎膀胱壁相对规则,病变部位不以三角区为主,膀胱壁强化程度较低,CT上无钙化,MRI上T₂WI信号较高,输尿管、肾正常等,与结核性膀胱炎表现明显不同。放射性膀胱炎临床上有放疗病史,除膀胱壁弥漫性增厚外,盆腔脏器、盆壁与盆底筋膜广泛水肿,这些改变与结核性膀胱炎也不相同。

4. 放射性膀胱炎 放射性膀胱炎(irradiation cystitis)见于盆腔肿瘤放射治疗后的患者,子宫颈癌、直肠癌等较常见。病理上早期为膀胱黏膜炎症水肿、充血,膀胱黏膜增厚,继而形成动脉炎、动脉闭塞,黏膜下层及肌层大量纤维结缔组织增生,严重者形成挛缩膀胱。临床上有原发肿瘤病史,可伴有尿频、尿急、血尿等放射性膀胱炎症状。临床症状出现时间可为放疗期间至放疗后数月甚至数年。

CT、MRI表现:早期仅有膀胱黏膜水肿,CT表现阴性,但MRI上T₂WI可见膀胱黏膜增厚,呈高信号,增强后明显强化。晚期膀胱壁纤维组织增生,CT见膀胱体积缩小,膀胱壁僵硬、增厚,增强后可强化或不强化;MRI膀胱壁为等T₁、短T₂信号,正常层次消失,增强后可强化或不强化。此外,还可见盆腔内腹膜增厚、水肿,盆壁的盆底筋膜增厚,T₂WI-fs为线条状高信号,脂肪信号较模糊(图3-5-6)。原发肿瘤如子宫颈癌或直肠癌、乙状结肠癌的病灶也可同时显示。

鉴别诊断:放射性膀胱炎需与慢性膀胱炎鉴别。慢性膀胱炎膀胱壁增厚强化,但盆腔周围组织无水肿,盆壁或盆底筋膜无增厚、强化,也无原发肿瘤表现,临床无放射治疗病史。放射性膀胱炎还需与膀胱结核鉴别。膀胱结核常伴有肾结核,临床上有发热、乏力,肾功能不全,

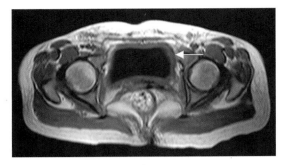

图3-5-6 A. 宫颈癌放疗后改变,T₁WI,膀胱壁弥漫性水肿、增厚,呈均匀稍低信号(箭头)

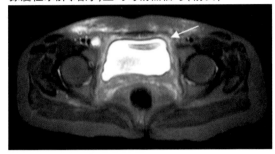

B. T₂WI-fs,膀胱壁弥漫性水肿、肿胀,呈不均匀稍高信号(箭头),膀胱壁外盆腔筋膜广泛水肿

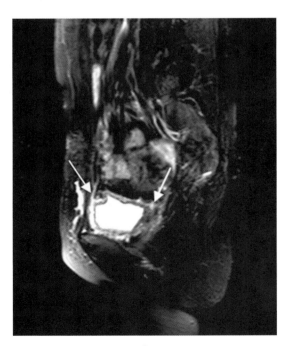

C. T₂WI-fs 矢状面,膀胱壁弥漫性水肿、肿胀,呈均匀稍高信号,膀胱壁外盆腔筋膜水肿(箭头)

血尿明显；膀胱壁病变以三角区为主，膀胱壁T_2WI信号减低，增强后明显强化等，均与放射性膀胱炎不同。

（二）少见的膀胱壁弥漫性增厚病变

1. 腺性膀胱炎　腺性膀胱炎（cystitis glandularis）属于膀胱瘤样病变，为慢性炎性增生的一种类型。一种或多种理化因素如泌尿系统感染、梗阻、结石等不断刺激，导致腺性膀胱炎性增生。大体病理为多灶性（弥漫性）和息肉样（局限性）改变。镜下为膀胱固有层多量巢状腺体样增生，内含黏液，周围有炎性细胞浸润。有报道称腺性膀胱炎是一种癌前病变，若不及时处理，约4%的患者数年后演变为膀胱癌。

CT、MRI表现：弥漫性腺性膀胱炎表现为膀胱壁不均匀弥漫性增厚，其中一侧增厚可呈局限隆起或形成宽基底结节，病灶表面较光滑。膀胱容量略缩小。腺性膀胱炎膀胱壁增厚的特征为"夹心饼"征，即膀胱壁内、外层于CT上呈高密度，中层呈低密度；MRI上膀胱壁内、外层呈稍长T_1、T_2信号，中层为长T_1、T_2信号，增强扫描后膀胱壁分层改变较为明显。增强后由于膀胱壁中层是内含黏液的腺体组织，强化程度较轻，密度/信号低于膀胱壁内、外层，故也见"夹心饼"征（图3-5-7~图3-5-9）。膀胱壁外缘光滑，周围脂肪密度/信号均匀，盆腔无淋巴结肿大。

鉴别诊断：腺性膀胱炎需与晚期膀胱癌鉴别（详细鉴别见本节"晚期膀胱癌"部分）。

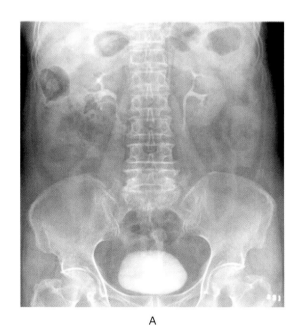

A

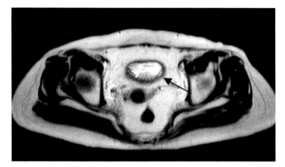

B

图3-5-7　A. 腺性膀胱炎，IVP，膀胱体积略缩小，膀胱内壁毛糙　　B. T_2WI，膀胱壁增厚，壁内见线条状高信号（箭头）

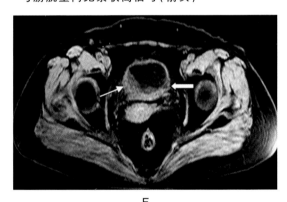

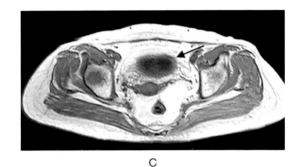

C

C. T₁WI,膀胱壁（箭头）不规则增厚,呈等低信号,内壁毛糙,不光滑,膀胱外脂肪规则

D. T₂WI 矢状面,膀胱壁弥漫性增厚,相对低信号膀胱壁内见条状高信号（箭头）

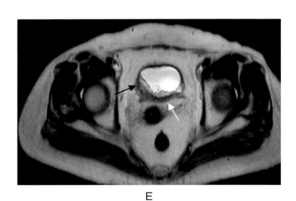

E

E. T₂WI,膀胱壁弥漫性增厚,相对低信号的膀胱壁内见条状高信号（箭头）,为"夹心"征

F. T₁WI–fs,膀胱壁弥漫性增厚（细箭头）,部分区域见相对低信号（粗箭头）

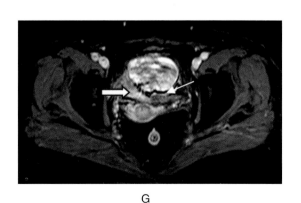

G

G. T₁WI–fs 增强扫描,弥漫性增厚的膀胱壁强化（粗箭头）,膀胱内膜无强化（细箭头）

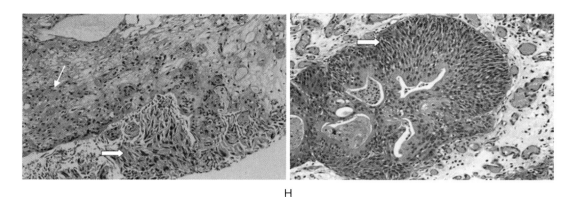

H

H. 病理表现(×100):黏膜固有层内见腺体增生,内有黏液成分(粗箭头),间质疏松水肿,伴慢性炎细胞浸润(细箭头)。提示腺性膀胱炎,伴灶性上皮非典型增生

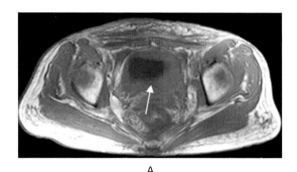

A

图3-5-8　A. 腺性膀胱炎,T_1WI,膀胱壁弥漫性增厚,左、后壁增厚明显,后壁见"夹心饼"征(箭头)

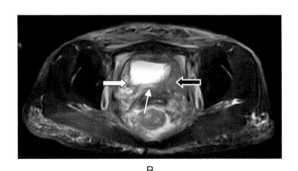

B

B. T_2WI-fs,增厚的膀胱壁呈等信号且壁内见多数细带及斑点状高信号(内含黏液的腺体组织,粗黑箭头),向腔内突起部分呈稍高信号(粗白箭头)。后壁"夹心饼"征的三层信号恰好与T_1WI时相反,中层(内含黏液的腺体组织)从T_1WI的低信号变成T_2WI高信号(细箭头)

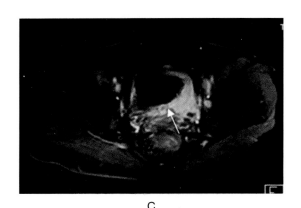

C

C. T_1WI-fs 增强,增厚膀胱壁明显强化且壁间夹有细带状稍低信号(箭头)

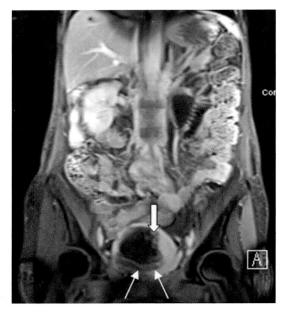

D

D. T_1WI-fs 冠状位增强扫描,增厚的膀胱壁呈"夹心饼"样强化,中层为内含黏液的腺体组织,强化程度低于内、外壁(细箭头),向膀胱腔内扁平样突起部分轻微强化(粗箭头)

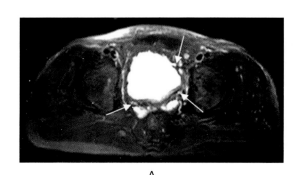

A

图3-5-9 A. 腺性膀胱炎,膀胱壁弥漫性增厚型,T_2WI-fs,膀胱壁弥漫性增厚,内见局灶性细带状及斑点状高信号区,为内含黏液的腺体组织(箭头)

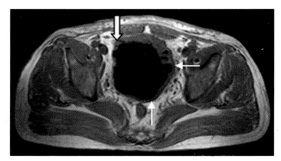

B

B. T_1WI,增厚的膀胱壁为分层信号并见"夹心饼"征(中层低信号为内含黏液的腺体组织,细箭头),膀胱黏膜面小结节突起(粗箭头)

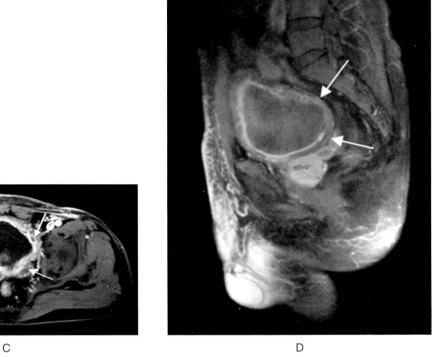

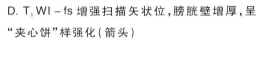

C

C. T₁WI - fs 增强扫描,增厚的膀胱壁明显强化,边缘规则,内见局灶性低信号区("夹心饼"征,箭头)

D. T₁WI - fs 增强扫描矢状位,膀胱壁增厚,呈"夹心饼"样强化(箭头)

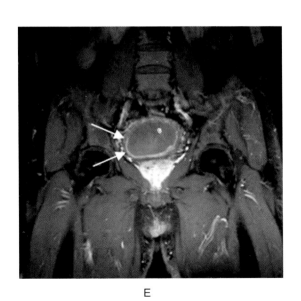

E

E. T₁WI - fs 增强扫描冠状位,膀胱壁增厚,呈"夹心饼"样强化(箭头)

2. 氯胺酮相关性膀胱炎 氯胺酮(Ketamine)又被称为 K 粉,是一种新型毒品。氯胺酮及其代谢产物引起的腹部器官损害,目前主要见于泌尿系统和肝胆系统,其发病机制尚不清楚。有学者认为氯胺酮导致泌尿系统损害可能通过以下机制:①直接损伤机制,尿中氯胺酮及其代谢产物可以直接对泌尿系统造成损害，引起炎症反应；②自身免疫机制，病理学检查证实膀胱黏膜表层细胞发生变性、坏死，黏膜下层充血、水肿，嗜酸性粒细胞、淋巴细胞、中性粒细胞浸润以及肉芽组织生长。氯胺酮所致膀胱炎被称为氯胺酮相关性膀胱炎（Ketamine-associated cystitis），又称 K 粉性膀胱炎。临床表现有肝、肾功能损害，尿频、尿急、排尿困难、尿潴留等。

CT、MRI 表现：氯胺酮引起的膀胱损害在 CT、MRI 上表现为膀胱挛缩，容量变小，膀胱壁增厚可达 4~14 mm。病变轻者，膀胱壁局限性增厚主要累及膀胱两侧壁；病变重者，膀胱全壁受累，且出现明显向心性增厚，致膀胱腔挛缩呈束腰状改变。本文认为，束腰状改变也许是本病的特征性表现（图3-5-10~图3-5-12）。CT 上增厚的膀胱壁为软组织密度，增强后膀胱黏膜增厚，呈线状明显强化，膀胱肌层强化。MRI 上增厚的膀胱壁 T_1WI 为等信号，T_2WI 为低信号，增强后膀胱黏膜呈线状明显强化，膀胱肌层也强化（图3-5-13）。有的患者同时见肾盂、输尿管扩张积水，双肾损害，表现为肾小盏边缘肾乳头破坏、消失，肾实质多发局灶性未强化灶，或呈较大范围扇形未强化灶，同时能观察到胆管壁增厚（图3-5-14）。CT、MRI 征象显示，随吸食时间延长病情加重，停止吸食后病情减轻（图3-5-15~图3-5-17）。

鉴别诊断：氯胺酮相关性膀胱炎需与膀胱癌鉴别。膀胱癌有时也可以表现为膀胱壁局限性或弥漫性增厚，但无本病的束腰状增厚改变。此外，膀胱壁弥漫性增厚的膀胱癌边缘不规则，而本病引起的膀胱壁弥漫性增厚边缘却比较规则。临床上膀胱癌发病年龄为 50~70 岁，而本病好发于青年人。慢性膀胱炎性病变在 CT 上也可表现为膀胱壁广泛增厚及膀胱缩小，因此需与本病鉴别。鉴别要点是慢性膀胱炎性病变无本病的膀胱壁束腰状增厚改变，且实验室检查可有尿白细胞增多、尿细菌培养阳性，抗感染治疗后病情好转。若观察到氯胺酮相关性膀胱炎的典型表现——膀胱形态为束腰征、上下径增大、膀胱颈延长、黏膜线较肌层强化明显以及胆管、肝肾损害，结合患者 K 粉吸食史，能明确诊断。

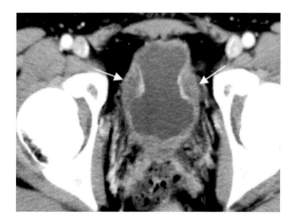

图3-5-10 氯胺酮相关性膀胱炎，CT 增强扫描，膀胱挛缩，膀胱壁广泛增厚，以两侧壁明显，呈束腰状改变（箭头），增强均匀中度强化，膀胱黏膜明显强化，黏膜规则

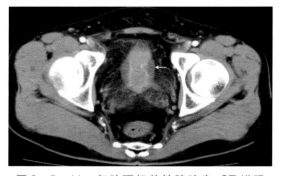

图3-5-11 氯胺酮相关性膀胱炎，CT 增强扫描，膀胱挛缩，膀胱壁广泛增厚，呈束腰状改变（箭头）

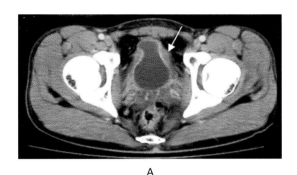

A

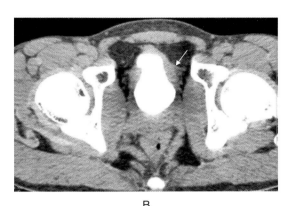

B

图3-5-12 A.氯胺酮相关性膀胱炎,CT增强扫描,膀胱挛缩,膀胱壁广泛增厚,以两侧壁增厚明显,呈束腰状改变(箭头)

B.CT增强扫描,膀胱壁广泛增厚,以两侧壁及前壁增厚明显,呈束腰状改变(箭头),并均匀中度强化。膀胱挛缩,充满对比剂

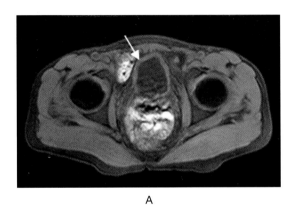

A

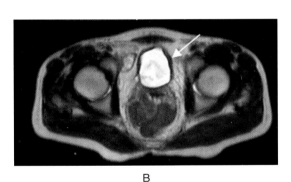

B

图3-5-13 A.氯胺酮相关性膀胱炎,MRI,T_1WI-fs,膀胱挛缩,膀胱壁广泛增厚,以两侧壁及前壁增厚明显,等信号

B.T_2WI,膀胱挛缩,膀胱壁增厚,以两侧壁增厚明显(箭头),呈稍低信号

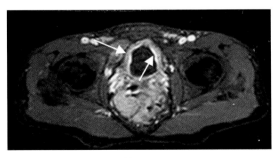

C

C.T_1WI-fs,增强扫描,膀胱壁明显强化,黏膜层强化更明显(箭头)

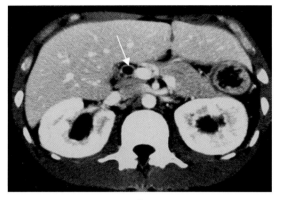

A

图3-5-14　与图3-5-12同一病例,CT增强扫描,肾实质期,胆总管扩张,管壁均匀增厚强化(箭头)

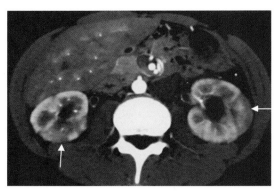

B

B. CT增强扫描,肾皮质期,双肾乳头区边缘模糊,肾皮质中断、缺损(箭头)

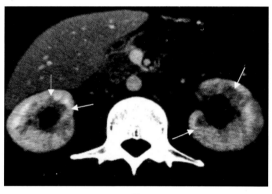

C

C. CT增强扫描,肾实质期,双肾多灶性乳头坏死,呈点状/斑片状低密度影(箭头)

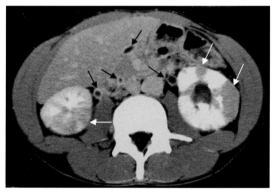

D

D. CT增强扫描,肾实质期,双肾实质见扇形片状强化减低区(白箭头),双侧输尿管管壁、胆囊壁及胆总管下段管壁增厚并强化(黑箭头)

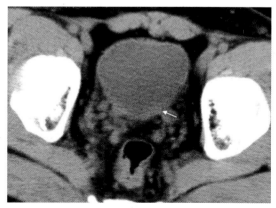

A

图3-5-15　A. 氯胺酮相关性膀胱炎,首次CT平扫,膀胱容量稍小,膀胱壁轻度增厚(箭头)

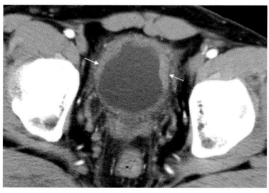

B

B. 继续吸毒两周后CT复查,膀胱挛缩,膀胱壁不规则增厚,以两侧壁增厚明显(箭头)

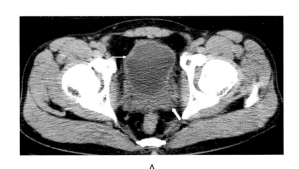

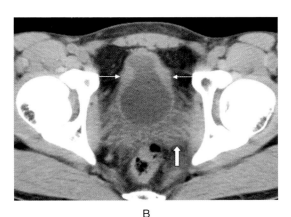

A

图3-5-16　A. 氯胺酮相关性膀胱炎,首次CT平扫,膀胱容量稍小,膀胱壁轻度增厚(细箭头),精囊腺肿胀(粗箭头)

B

B. 继续吸毒两周后CT复查,膀胱挛缩,膀胱壁不规则增厚,以两侧壁增厚明显,呈束腰状改变(细箭头),精囊腺肿胀更明显,膀胱精囊三角消失(粗箭头)

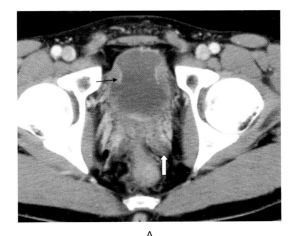

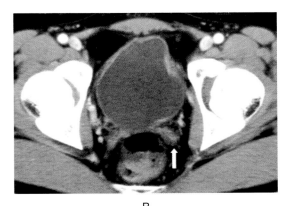

A

图3-5-17　A. 氯胺酮相关性膀胱炎,首次CT增强扫描,膀胱壁广泛增厚,以两侧壁明显,呈束腰状改变(细黑箭头),精囊腺肿胀(粗白箭头)

B

B. 戒毒后2.5个月CT增强扫描复查,膀胱壁增厚明显减轻,精囊腺肿胀消失(箭头)

3. 晚期膀胱癌　膀胱癌(cystic carcinoma)为泌尿系统较常见的肿瘤,多见于中老年男性。病理上多来源于移行上皮,现称尿道上皮癌,也可以是腺癌、未分化癌、鳞癌。形态上膀胱癌有单纯乳头状癌、弥漫性浸润癌及乳头状突出加弥漫性浸润癌同时存在3种。肿瘤形成肿块,也可由黏膜面侵犯肌层沿膀胱壁浸润性生长。晚期膀胱癌侵犯范围广泛,沿膀胱黏膜上皮匍匐生长,累及一侧膀胱壁甚至整个膀胱,导致膀

胱壁弥漫性增厚。临床表现为血尿、尿频,腹痛、盆腔转移、压迫症状。

CT、MRI表现:膀胱壁全部或大部分增厚,膀胱腔缩小,增厚的膀胱壁出现不规则乳头状突起或肿块突向腔内,肿块基底较宽,表面不规整呈菜花样,增强后瘤体常有较明显的强化,病变内可有坏死区及斑点状钙化灶。CT上增厚的膀胱壁为软组织密度,低于肌肉组织,坏死部分为更低密度,MRI上T_1WI为稍低信号、T_2WI

为稍高信号,坏死区 T_2WI 为高信号。膀胱癌外壁脂肪可模糊,周围受侵蚀的脂肪组织见强化（图3-5-18,图3-5-19）。可有盆腔淋巴结转移性肿大,膀胱癌对抗感染治疗没有效果。

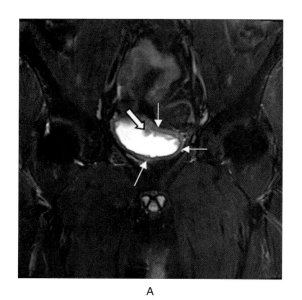

A

图3-5-18　A. 晚期膀胱癌, T_2WI - fs 冠状位,膀胱壁弥漫性增厚,信号增高（细箭头）,左上壁见多个结节突向腔内（粗箭头）

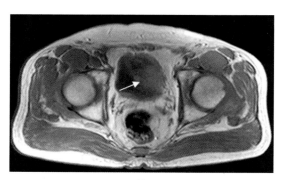

B

B. T_1WI,膀胱壁弥漫性增厚,左侧壁结节突向腔内（箭头）

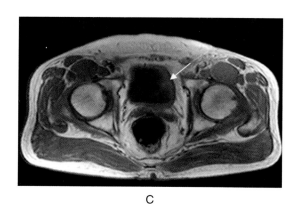

C

C. T_1WI 另一层面,膀胱壁明显增厚并有结节突向腔内（箭头）

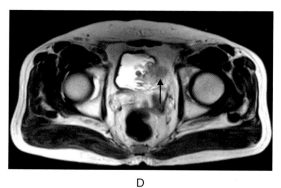

D

D. 与 B 同一层面, T_2WI 膀胱左侧结节突向腔内,边缘见多个突起,肿块为稍高信号,部分侵犯膀胱外脂肪（箭头）

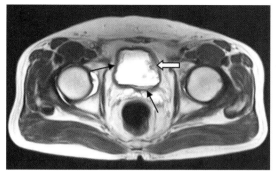

E

E. 与C同一层面,T₂WI,膀胱壁弥漫性增厚(细箭头),左侧壁见多个结节突向腔内,信号增高(粗箭头)

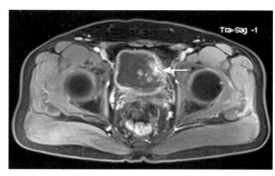

F

F. 与C同一层面 T₁WI - fs 增强扫描,膀胱壁明显强化,左侧壁多个结节明显强化(箭头)

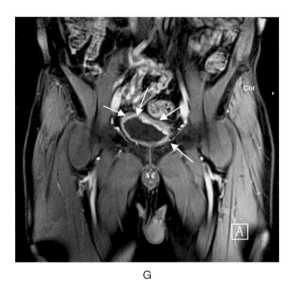

G

G. T₁WI - fs 冠状位增强扫描,膀胱壁弥漫性明显强化,左前壁不规则增厚(箭头)

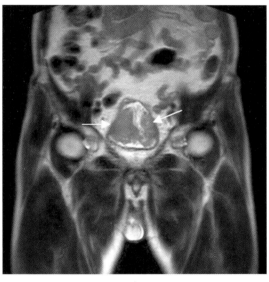

A

图 3 - 5 - 19 A. 晚期膀胱癌,T₂WI 冠状位,膀胱见多发肿块突入膀胱内(箭头)

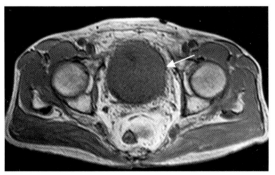

B

B. T₁WI,膀胱正常结构消失,表现为稍低信号肿块(箭头)

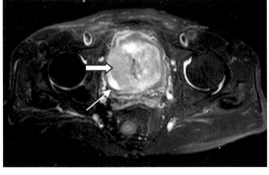

C

C. T₂WI - fs,膀胱壁弥漫性增厚,呈高信号(细箭头),内见稍高信号的肿块(粗箭头)

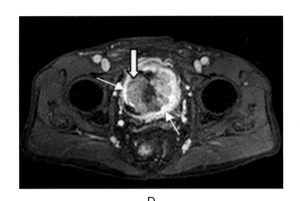

D

D. T$_1$WI - fs 增强扫描,膀胱壁弥漫性明显强化（细箭头）,膀胱内肿块中度强化（粗箭头）

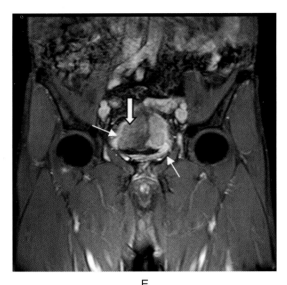

E

E. T$_1$WI - fs 增强扫描冠状位,膀胱壁弥漫性明显强化（细箭头）,膀胱内肿块中度强化（粗箭头）

鉴别诊断:晚期膀胱癌的膀胱壁弥漫性增厚,此时主要与弥漫性增厚的腺性膀胱炎鉴别。弥漫性腺性膀胱炎膀胱壁增厚呈"夹心饼"样改变,膀胱外壁脂肪清楚,无盆腔淋巴结肿大,部分腺性膀胱炎在抗感染治疗2周左右病灶可缩小,有时腺性膀胱炎的诱发病因（如前列腺肥大、膀胱结石等）被消除后,病灶可缩小甚至痊愈（图3-5-9）。晚期膀胱癌也可以表现为膀胱壁弥漫性增厚,但无"夹心饼"征,增厚的膀胱壁出现不规则乳头状突起或肿块突向腔内,增强后瘤体常有较明显的强化,病变内可有坏死区及斑点状钙化灶。膀胱癌外壁脂肪可模糊,可有盆腔淋巴结转移性肿大,膀胱肿瘤对抗感染治疗没有效果。

三、膀胱壁局部性增厚病变

膀胱壁局部性增厚是指膀胱壁在一般充盈状态下,壁的厚度超过3 mm,但病变范围未超过膀胱壁一侧壁。

（一）膀胱癌（早期）

膀胱癌（cystic carcinoma）逐渐生长即形成膀胱结节或肿块。膀胱癌发生于膀胱黏膜,肿瘤局限于黏膜层和黏膜下层,但未侵犯肌层且未出现转移的,称为早期癌。以膀胱三角区、两侧壁常见。

CT、MRI 表现:膀胱壁局部增厚并向腔内隆起或形成乳头状结节,或浸润性膀胱壁增厚,边缘僵硬、不规则,可形成浅表溃疡。肿瘤所在膀胱壁的外壁规则,脂肪组织清晰,未受侵犯。CT平扫肿瘤呈软组织密度,CT 值约为 20~50 Hu。增强后中度以上强化,CT 值增加 40~80 Hu（图3-5-20）。肿瘤表面可有钙化,呈弧形或小结节状。肿瘤较大时,内部可有坏死,坏死区平扫密度较低,增强后无强化。MRI 上肿瘤呈长 T$_1$、长 T$_2$信号,由于 MRI 能清晰显示正常膀胱壁的分层,故可见到肿瘤所在膀胱壁的肌层和外层完整,无增厚,信号正常,增强有强化（图3-5-21）。增强扫描能进一步明确膀胱癌的位置,从而对肿瘤提出分期。值得注意的是,诊断早期膀胱癌时,膀胱必须充分充盈,才能显示膀胱壁增厚和壁结节。MRI 多方位成像有助于对膀胱癌的显示（图3-5-22）。

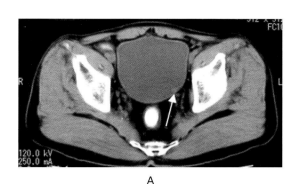

A

图 3 - 5 - 20　A. 早期膀胱癌，CT 平扫，膀胱左后壁轻微隆起，呈等密度（箭头）。膀胱外层规则，脂肪清晰

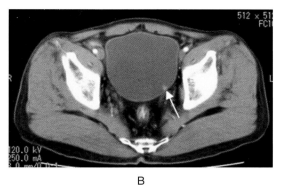

B

B. CT 增强扫描，膀胱左后壁隆起小结节轻度强化（箭头）

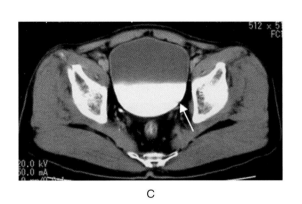

C

C. 增强延迟扫描，膀胱左后壁充盈缺损（箭头）

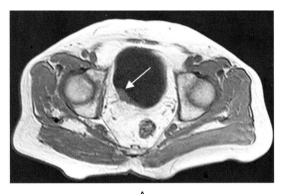

A

图 3 - 5 - 21　A. 膀胱癌，T₁WI，膀胱右后侧见膀胱壁局限性增厚，内缘僵硬（箭头），为稍低信号，外壁脂肪规则

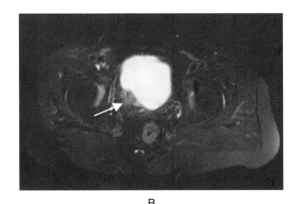

B

B. T₂WI - fs，膀胱右后侧见膀胱壁局限性增厚，内缘僵硬（箭头），为稍高信号

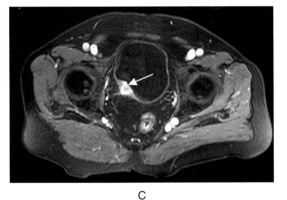

C

C. T₁WI - fs 增强扫描，局部增厚病变明显强化（箭头）

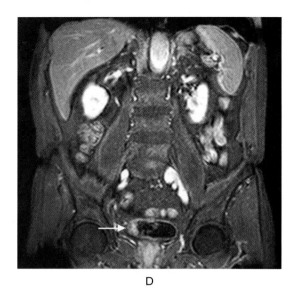

D. T₁WI-fs 增强扫描冠状位,局部增厚病变明显强化(箭头),外壁规则

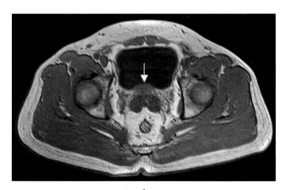

图 3-5-22 A. 早期膀胱癌,T₁WI,膀胱壁三角区局限性增厚、隆起(箭头)

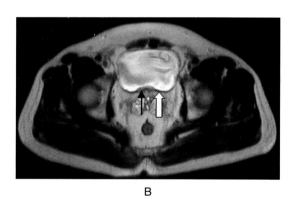

B. T₂WI,膀胱壁三角区局限性增厚、隆起,中等信号(细箭头),其后方线状低信号为完整的正常肌层(粗箭头)

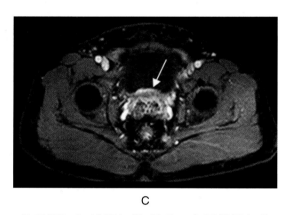

C. T₁WI-fs 增强扫描,膀胱三角区增厚部分明显强化(箭头)

鉴别诊断:早期膀胱癌需与膀胱乳头状瘤和膀胱息肉鉴别。膀胱乳头状瘤和膀胱息肉与膀胱壁相连处的基底部较窄,也可形成窄颈状或带蒂,病变边缘较光滑,这些表现与早期膀胱癌不同。但是,临床上不典型病例时有发生,此时单凭以上形态改变难以鉴别早期膀胱癌与膀胱乳头状瘤或息肉。进行膀胱镜检查并取得病理组织学资料是可靠的确诊手段。

(二)膀胱结核

结核性膀胱炎(tubercular cystitis)可引起膀胱壁局部性增厚,病变多继发于肾结核,少数也可由前列腺结核、精囊腺结核蔓延而来。继发于肾结核的局限性膀胱结核,最常累及膀胱三角区,主要位于输尿管开口处;由前列腺结核或精囊腺结核蔓延而来的局限性膀胱结核,病变位于膀胱后壁。临床上有尿频、血尿、脓尿及肾功能不全,部分患者有不育症。

CT、MRI 表现：CT、MRI 上局限性膀胱结核表现为输尿管开口处或膀胱后壁局部性增厚、隆起，边缘不规则，黏膜面可见结节突起和溃疡，膀胱外壁边缘模糊。CT 上增厚的膀胱壁为等密度，钙化为高密度（图 3－5－23）；MRI 病变处为长 T_1、T_2 信号，晚期因干酪性坏死或纤维化呈短 T_2 信号。增强扫描，膀胱壁病变明显强化（图 3－5－24）。病变累及输尿管口发生狭窄或闭锁不全时，常导致肾脏、输尿管积水，肾功能减退。MRU 可同时显示肾盏、肾盂和输尿管的异常改变。精囊腺结核累及膀胱的，还可见精囊腺肿大、密度/信号异常，病变精囊腺与膀胱壁的分界不清。

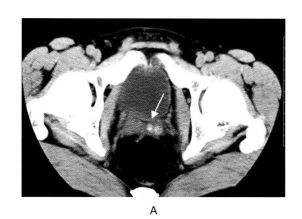

A

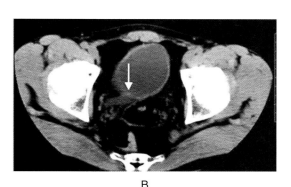

B

图 3－5－23　A. 精囊结核累及膀胱后壁，CT 平扫，右侧精囊腺体积稍增大，左侧精囊腺钙化，精囊腺与膀胱后壁分界不清，膀胱后壁增厚（箭头）

B. 另一层面，见膀胱后壁局限性轻度增厚（箭头）

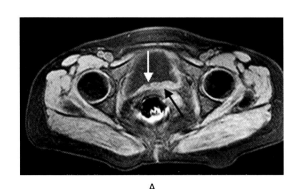

A

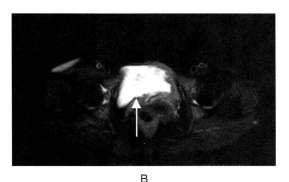

B

图 3－5－24　A 膀胱结核，$T_1WI－fs$，膀胱三角区与膀胱左侧壁局限性增厚、隆起（黑箭头），壁内见小溃疡（低信号；白箭头）

B. $T_2WI－fs$，局部增厚的膀胱壁为稍高信号，内缘不规整，壁内见小溃疡（高信号小三角；箭头）

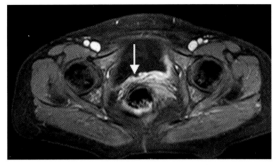

C

C. T$_1$WI－fs 增强扫描,增厚的膀胱后壁明显强化,小溃疡不强化,呈低信号(箭头)

鉴别诊断:局限性膀胱结核应与膀胱壁局部炎症、局限性腺性膀胱炎鉴别。膀胱壁局部炎症的膀胱壁相对规则,病变部位不一定位于三角区,膀胱壁强化程度较低,CT上无钙化。MRI上T$_2$WI信号较高,输尿管、肾正常。局限性腺性膀胱炎,膀胱壁增厚较明显,甚至形成肿块,增厚的膀胱壁内见条状、斑点状低密度/长T$_1$、T$_2$信号的含黏液增生腺体("夹心饼"征)。病变不钙化,抗感染治疗后病变可缩小。

(三)膀胱壁局部炎症

膀胱壁局部炎症(local cystitis)也称息肉状膀胱炎(polypoid cystitis),可引起膀胱壁局部性增厚。大体病理为膀胱黏膜面局部呈灶状隆起,基底宽窄不一,可以有蒂。镜下为少量炎细胞浸润,假乳头状或息肉状增生。临床表现无特异性。

CT、MRI 表现:膀胱壁局部性增厚隆起,边缘光滑,增厚隆起部的基底较宽或有蒂。CT密度均匀,MRI为均匀稍长T$_1$、T$_2$软组织信号。增强后明显、均匀强化,内无液化、坏死(图3－5－25)。

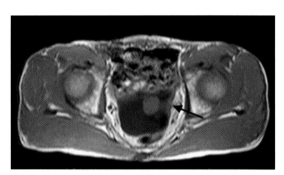

A

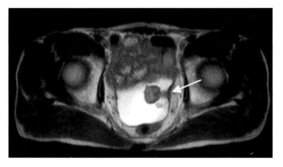

B

图3－5－25　A. 膀胱炎性息肉,T$_1$WI,膀胱左侧壁带蒂乳头状结节突向腔内,信号均匀,边缘光滑,基底部膀胱壁增厚(箭头)

B. T$_2$WI,膀胱左侧壁带蒂乳头状结节突向腔内,呈稍高信号,信号均匀、边缘光整,其基底部膀胱壁增厚(箭头)

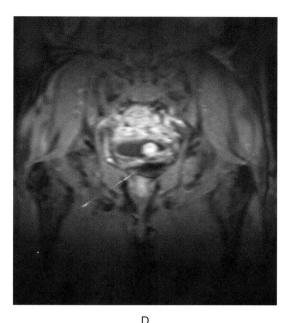

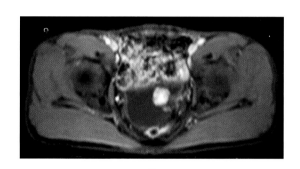

C

C. T₁WI – fs 增强扫描,膀胱左侧壁带蒂乳头
状结节显著均匀强化

D

D. T₁WI – fs 增强扫描冠状位,膀胱左侧壁带
蒂乳头状结节显著均匀强化

鉴别诊断:膀胱壁局部炎症如果病变有蒂、边缘光整和增强后均匀强化,则可以与膀胱癌鉴别。膀胱壁局部炎症如果无蒂,与早期膀胱癌、膀胱乳头状瘤较难鉴别,诊断常依靠膀胱镜检查和组织病理学诊断。

(四)输尿管入口(或开口)部癌

输尿管癌(ureter carcinoma)发生于膀胱的输尿管入口(或开口)部较为少见,但如果发生则可引起膀胱输尿管入口(或开口)处及其周围膀胱壁局部性增厚、隆起,导致输尿管积水、扩张。临床上腰痛、肉眼血尿为常见症状。

CT、MRI 表现:输尿管下端增粗、管壁增厚,并沿输尿管口向周围膀胱壁蔓延,引起输尿管入口(或开口)周围膀胱壁局部性增厚、隆起,输尿管与肾盂积水、扩张。CT 上薄层、高分辨率扫描,可见增粗的输尿管、增厚的膀胱壁呈软组织密度。MRI 上输尿管入口(或开口)的管壁呈厚环状增厚,内见输尿管腔,增厚的管壁为等 T₁、稍长 T₂ 信号,管腔内为长 T₁、长 T₂ 液体信号。

如果输尿管入口(或开口)闭塞,则可见结节状病变,呈等 T₁、稍长 T₂ 信号。增强后增厚的膀胱壁明显强化,增厚的输尿管壁也呈厚环形或结节性明显强化,增厚的膀胱壁与输尿管壁强化程度相似(图 3 – 5 – 26)。

鉴别诊断:输尿管入口(或开口)部癌累及膀胱需与膀胱癌累及输尿管鉴别。前者以输尿管下端管壁增厚为主,输尿管下段也可被累及,同时输尿管入口(或开口)旁的膀胱壁也增厚;后者以膀胱壁增厚、肿块为主,累及输尿管时,仅见输尿管扩张,输尿管壁无增厚(图 3 – 5 – 27)。当输尿管入口(或开口)部癌较大并累及膀胱三角时,CT、MRI 较难判定肿瘤起源,临床上则以膀胱癌侵犯输尿管入口(或开口)部多见。输尿管入口(或开口)部癌还需与局限性膀胱结核、输尿管结核鉴别。结核病变范围较广,输尿管全段甚至对侧输尿管壁增厚、僵硬,膀胱病变也较广泛,一般无肿块,可见钙化。

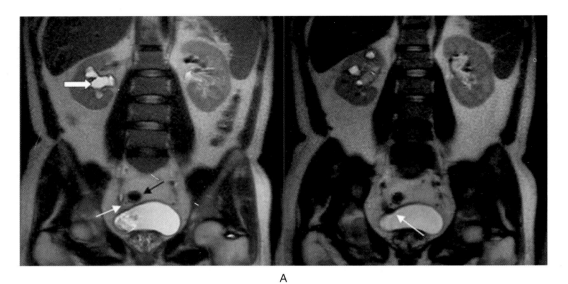

A

图3-5-26 A. 右输尿管下段癌侵犯膀胱，T₂WI冠状位，左图见右侧输尿管下段管壁增厚，管腔细小（细白箭头），病变以上输尿管扩张，肾盂扩张（粗白箭头）。右图见输尿管下段闭塞，膀胱入口处膀胱壁局部性增厚（箭头）

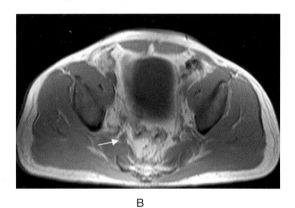

B

B. T₁WI，右侧输尿管增粗（箭头）

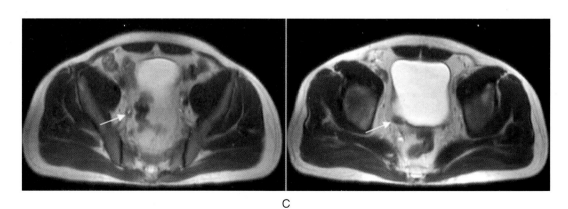

C

C. T₂WI，左图见右侧输尿管下段壁增厚、管腔细小呈高信号（箭头）。右图见右侧输尿管壁增厚、管腔消失，汇入膀胱处膀胱壁增厚（箭头）

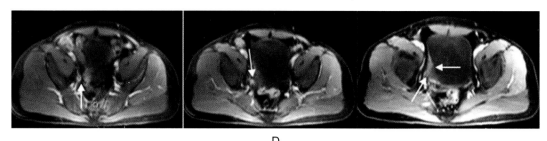

D

D. T$_1$WI－fs增强扫描,左图见右侧输尿管壁增厚环状强化,管腔细小无强化(箭头),中图为左图下一层面,右侧输尿管呈实性结节状强化(箭头),右图见膀胱输尿管结合处膀胱壁增厚(箭头)

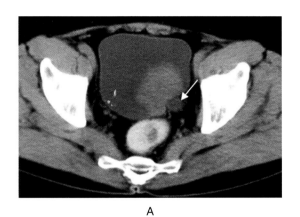

A

图3－5－27　A. 膀胱癌侵犯左侧输尿管下段,CT平扫,见左侧输尿管扩张(箭头)

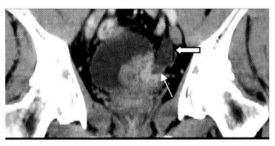

B

B. CT增强扫描冠状位MPR,左输尿管下端局限性受侵(细箭头),下段输尿管管腔扩张(粗箭头)

(五)邻近器官肿瘤侵犯局部膀胱壁

膀胱与盆腔内多个器官相邻,邻近器官发生的肿瘤,在病变进展中常侵犯膀胱,导致膀胱壁出现局部性增厚与肿块。邻近器官肿瘤侵犯膀胱,常见的原发肿瘤为前列腺癌、子宫颈癌、子宫体癌、乙状结肠癌、直肠癌等。当膀胱受侵犯时,临床上出现的尿频、尿急、血尿等症状可掩盖原发肿瘤症状,故影像学检查对诊断有价值。

CT、MRI表现:可见原发性肿瘤进展期征象。膀胱受原发性肿瘤侵犯时,可见原发性肿瘤进展期征象。被侵犯的膀胱壁增厚,边缘不规则,僵硬,与原发瘤之间的脂肪间隙消失,并融为一体(图3－5－28,图3－5－29),其余部分膀胱壁正常。增厚的膀胱壁于CT上为软组织密度,较肌肉组织密度略低。MRI为稍长T$_1$、稍长T$_2$软组织信号,但前列腺癌侵犯的增厚膀胱壁T$_2$WI为稍低信号(图3－5－30)。增强扫描,增厚、受侵的膀胱壁强化程度随原发瘤不同而变化。

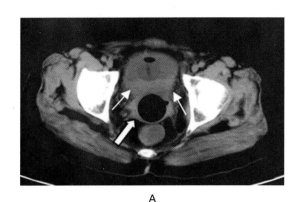

A

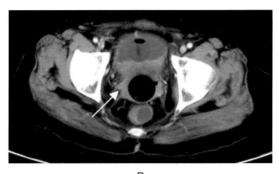

B

图3-5-28　A. 宫颈癌经阴道侵犯膀胱,CT平扫,膀胱后壁增厚形成肿块,呈等密度,肿块位于膀胱壁之外(细箭头),阴道壁增厚(粗箭头),阴道与膀胱之间的脂肪间隙消失

B. CT增强扫描,肿块轻度均匀强化,肿块以外膀胱壁无增厚,并见阴道壁增厚(箭头)

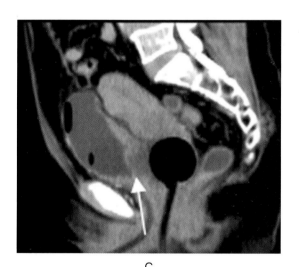

C

C. CT平扫矢状面MPR,子宫颈增厚,密度减低,阴道壁增厚,膀胱后壁增厚形成肿块,肿块位于膀胱壁之外(箭头),膀胱与阴道壁之间的脂肪间隙消失

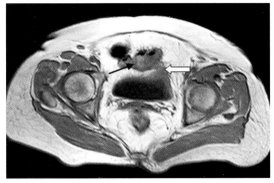

A

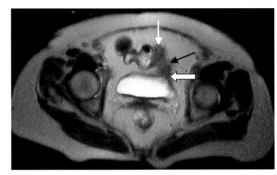

B

图3－5－29　A. 乙状结肠癌侵犯膀胱，T_1WI，盆腔前部乙状结肠后壁见高、等混杂信号肿块（细箭头），肿块左后方脂肪间隙消失，该处膀胱左前壁局部增厚，呈等信号（粗箭头），且与部分结肠肿块信号相同

B. T_2WI，膀胱左前壁局部增厚，呈稍低信号（粗白箭头），与结肠肿块（细白箭头）相连，相连处脂肪间隙消失（细黑箭头）

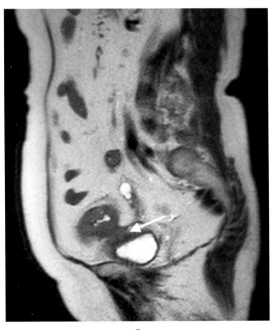

C

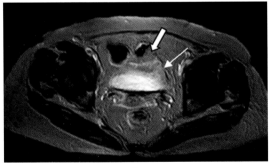

D

C. T_2WI 矢状面，显示结肠肿块直接侵犯膀胱（箭头）

D. T_1WI-fs 增强扫描，膀胱左前壁局部病变（细箭头）及结肠肿块轻度强化（粗箭头）

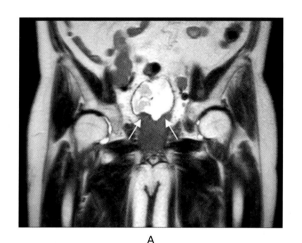

A

图 3 - 5 - 30　A. 前列腺癌侵犯膀胱，T₂WI 冠状位，前列腺增大，内部结构消失。膀胱下壁增厚呈厚弧形低信号（箭头）

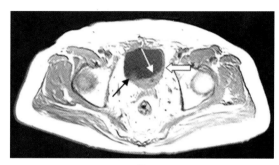

B

B. T₁WI，膀胱后壁呈新月形增厚、等信号（白箭头），新月形凹面向腔内，凹面左缘与增厚的膀胱黏膜线相延连（粗箭头）。膀胱后壁右侧见等信号小结节突进膀胱腔内（黑箭头）

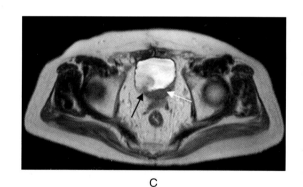

C

C. T₂WI，膀胱后壁增厚，增厚的膀胱壁为低信号（白箭头），膀胱后壁右侧见稍低信号小结节突进膀胱腔内（黑箭头）

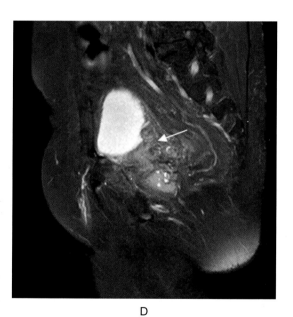

D

D. T₂WI - fs 矢状位，膀胱后壁增厚（箭头），增厚的膀胱壁为低信号，与其下方的前列腺信号一致

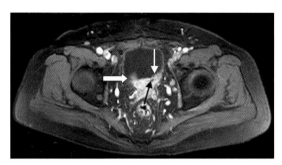

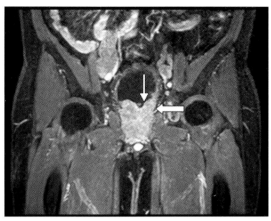

E. T₁WI-fs 增强扫描,增厚的膀胱后壁明显强化且大部分位于膀胱壁(黑箭头)之外,而膀胱内缘规整(细白箭头)。小部分病灶可突进膀胱腔内(粗箭头)

F. T₁WI-fs 冠状位增强扫描,膀胱后壁增厚明显强化(粗箭头),而膀胱内缘规整(细箭头),增厚的膀胱后壁与其下方的前列腺癌信号一致。前列腺与增厚的膀胱后壁之间的脂肪间隙消失,融为一体

鉴别诊断:邻近器官肿瘤侵犯膀胱,导致膀胱壁局部性增厚应与膀胱癌鉴别。膀胱癌起源于黏膜,病变主要局限于膀胱内或膀胱壁,虽向外侵犯但病变主要部分仍然位于膀胱内。邻近器官肿瘤侵犯膀胱时,病变大部分位于膀胱外,而膀胱内缘规整,原发肿瘤与膀胱之间的脂肪间隙消失为重要鉴别点(图3-5-30)。找出侵犯膀胱的原发肿瘤对诊断具有重要意义(图3-5-29)。前列腺癌侵犯膀胱多位于膀胱颈、后下壁处,MRI的T₂WI为稍低信号。消化道肿瘤、子宫来源肿瘤侵犯膀胱时,病变为软组织密度/信号。因常规CT仅有横断面,邻近器官侵犯膀胱容易被误诊为膀胱原发癌,通过多层螺旋CT多平面重建或MRI有助于鉴别。

(六)膀胱壁局部手术切除术后

膀胱局部手术中常见的是膀胱癌的局部切除,其方法有两种:一是影像学显示膀胱癌未侵犯肌层,手术只将肿瘤、局部浅肌层和深肌层进行电切,保留浆膜层,术后膀胱收缩,创口自动愈合;二是膀胱癌侵犯较深和广泛,手术将肿瘤与局部膀胱壁全切,切缘缝合。CT和MRI对局部切除后膀胱的评估,依靠手术方法、切除范围、部位、对合的情况以及手术后检查的时间而定。

CT、MRI表现:局部电切后的膀胱体积与形态基本正常。膀胱壁全切、切缘缝合的手术,术后膀胱变形,体积缩小。术后初期手术区膀胱壁充血、水肿,腔壁增厚,随后术区膀胱壁肉芽组织增生,后期术区膀胱壁多形成瘢痕,表现为局部隆起,边缘较光整,可钙化,其CT密度与非术区膀胱壁无明显差异。MRI为长T₁、稍长T₂信号,与膀胱黏膜不同。增强后轻度或中度强化,边缘较模糊,有延迟强化(图3-5-31,图3-5-32)。手术部位肿瘤复发表现为结节状或明显增厚,边缘不规则,CT平扫密度低于肌肉,MRI为稍长T₁、T₂信号,增强中度强化或较明显强化,持续强化程度不如肉芽增生。膀胱癌手术后容易复发,复发表现和原发膀胱癌相同(图3-5-33)。

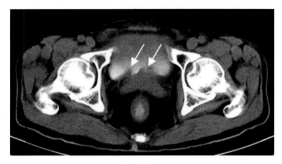

A

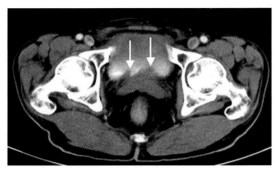

B

图 3 – 5 – 31　A. 膀胱癌术后瘢痕形成, CT 平扫, 膀胱后壁不规则, 局部隆突, 呈等密度（箭头）

B. CT 增强扫描, 膀胱后壁不规则, 局部隆突（箭头）, 轻微均匀强化

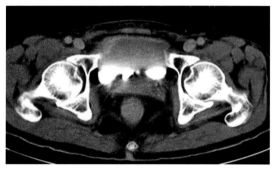

C

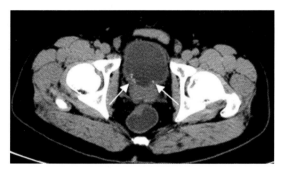

C. 延迟增强, 膀胱后壁不规则, 局部隆突, 轻微均匀强化

图 3 – 5 – 32　膀胱癌术后瘢痕形成, CT 平扫, 膀胱后壁向后略膨出, 壁厚薄较均匀, 两侧有钙化小结节状突起（箭头）

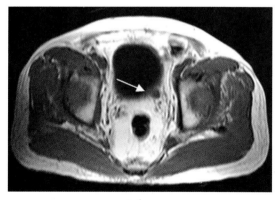

A

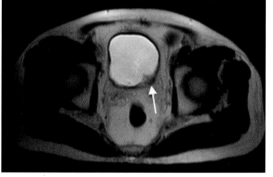

B

图 3 – 5 – 33　A. 膀胱癌术后复发, T_1WI, 术区膀胱左后壁内见稍低信号结节（箭头）

B. T_2WI, 膀胱左后壁病灶呈稍高信号结节（箭头）

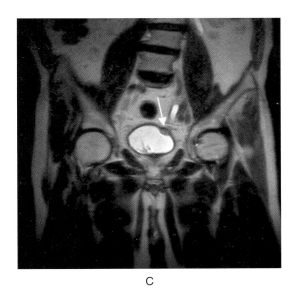

C

C. T$_2$WI 冠状位,膀胱左后壁病灶呈稍高信号结节(箭头)

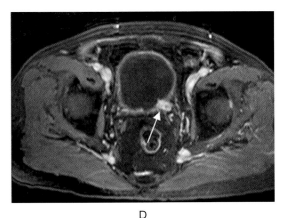

D

D. T$_1$WI – fs 增强扫描,膀胱左侧壁结节明显强化,结节累及膀胱以外(箭头)

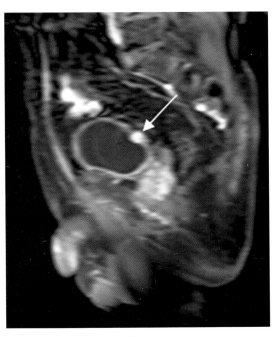

E

E. T$_1$WI – fs 增强扫描矢状面,膀胱后壁结节明显强化(箭头)

鉴别诊断:膀胱癌局部切除术后,诊断必须结合手术时间、手术方式与临床症状。肉芽组织和瘢痕增生与膀胱癌复发鉴别非常重要。肉芽组织增生临床一般无血尿症状,病变可呈结节状突起,但表面较整齐,可钙化,增强后轻度、中度强化,并有持续强化。膀胱癌复发,临床可表现为再发性血尿,CT、MRI 表现为结节或肿块样突起,边缘僵硬、不规则,增强早期明显强化,延迟扫描强化程度降低。

（七）先天性或创伤性膀胱瘘瘘口部增厚

先天性膀胱瘘（congenital bladder-fistula）较少见，常为膀胱直肠瘘（男性）和膀胱阴道瘘（女性），患者年龄较小，多为婴幼儿。创伤性膀胱瘘为创伤或手术愈合不良所致。先天性或创伤性膀胱瘘，瘘口的膀胱壁可以形成不规则局部增厚，并向膀胱内突起，类似膀胱肿物。突起部分可以是炎性肉芽组织，也可以是瘢痕。

CT、MRI表现：先天性或创伤性膀胱瘘瘘口膀胱壁增厚处，CT为稍低或等密度，MRI呈稍长 T_1、T_2 信号，增强呈中度以上强化；如为瘢痕组织，CT为等密度，MRI于 T_1WI、T_2WI 上都呈低信号，增强后强化不明显。

鉴别诊断：鉴别先天性或创伤性膀胱瘘瘘口膀胱壁增厚，要结合临床病史。创伤性膀胱瘘多有创伤和手术史，重 T_2WI 及三维薄层MRU成像可以在一定程度上发现瘘管，瘘口周围组织结构不清，脂肪组织间隙模糊或消失等，对鉴别本病与单纯性乳头状瘤或早期膀胱癌有一定帮助。

四、膀胱壁肿块性病变

膀胱壁肿块是指膀胱壁的局部隆起，已形成突向膀胱腔内或同时向膀胱壁外突起的结节状或肿块状病变，本小节讨论的病变也包含位于膀胱外但向膀胱壁或腔内突起的结节或肿块性疾病。

（一）常见的膀胱壁肿块性病变

1. 膀胱癌 膀胱癌（cystic carcinoma）有单纯乳头状癌、弥漫性浸润癌及乳头状癌和弥漫性浸润癌同时存在3种类型。在膀胱壁形成结节或肿块的膀胱癌，多数是单纯乳头状癌，其次是乳头状癌和弥漫性浸润癌同时存在的病变。

CT、MRI表现：膀胱壁向腔内突出的结节或肿块，以宽基底附着于膀胱壁，基底部及其周围的膀胱壁可增厚，结节或肿块为类圆形或不规则形。CT平扫结节或肿块呈软组织密度，表面可有钙化。增强后中度或明显强化（图3-5-34，图3-5-35）。肿块较大的内部可有坏死，坏死区不规则、密度较低，增强无强化。MRI上结节或肿块呈长 T_1、长 T_2 信号，增强后强化明显。如果肿瘤部位的膀胱外周围脂肪信号减低，则说明肿瘤已突破膀胱浆膜层向周围侵犯。增强扫描能进一步对肿瘤定位、肿瘤浸润程度以及肿瘤对邻近组织器官是否侵犯做出判断，为术前肿瘤分期提供依据（图3-5-36，图3-5-37）。如肿瘤侵犯输尿管，多表现肾盂、输尿管积水扩张。MRU可较清晰显示膀胱内肿块形态和尿道梗阻积水的程度。累及精囊腺时，膀胱精囊角消失，精囊可向后移位。膀胱移行细胞癌可以继发和（或）伴发于肾盂、输尿管癌，也可以是膀胱多中心癌。膀胱癌晚期常有盆腔淋巴结转移，表现为闭孔淋巴结、髂内外淋巴结、骶前淋巴结和腹股沟淋巴结增大。

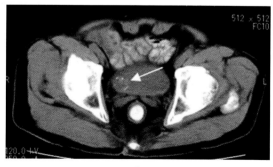

A

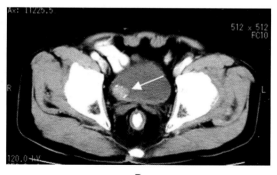

B

图3-5-34　A. 膀胱癌，CT平扫，膀胱右侧见圆形软组织结节（箭头），边缘见点状钙化灶，以宽基底与膀胱壁相连

B. CT增强扫描，结节明显强化，密度增高（箭头）

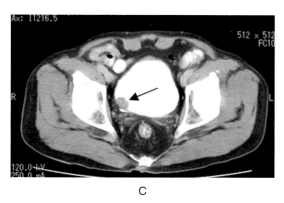

C

C. CT增强后延迟扫描,肿瘤(箭头)形成充盈缺损,基底部较宽,边缘僵硬

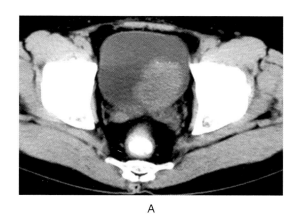

A

图3-5-35　A. 膀胱癌,CT平扫,膀胱左后壁见较大软组织肿块,密度较均匀,边缘不规则,呈分叶状,表面见少许钙化点

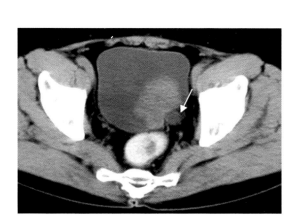

B

B. 不同层面,CT平扫,肿块以宽基底附着于膀胱壁上,左侧输尿管积液、扩张(箭头)

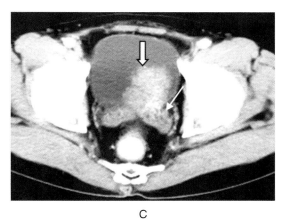

C

C. CT增强扫描,膀胱内肿块明显强化,边缘见分叶及小突起(粗箭头),左侧精囊腺受侵犯(细箭头)

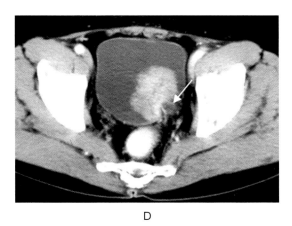

D

D. CT增强扫描,膀胱肿块明显强化,累及左侧输尿管开口,并见输尿管壁增厚(箭头)

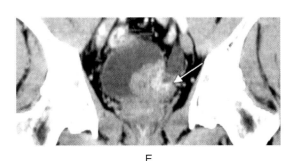

E

E. CT增强扫描,冠状位MPR,膀胱内肿块以宽基底与膀胱壁相连,侵犯左输尿管,引起左输尿管壁增厚(箭头)

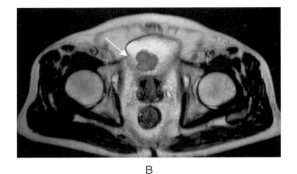

B. T₂WI,膀胱内肿块呈高信号,边缘不规则,呈
分叶状,肿瘤基底部膀胱壁增厚(箭头)

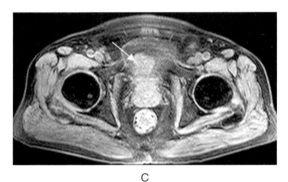

C. T₁WI-fs,膀胱内肿块为稍低信号,边缘呈
分叶状

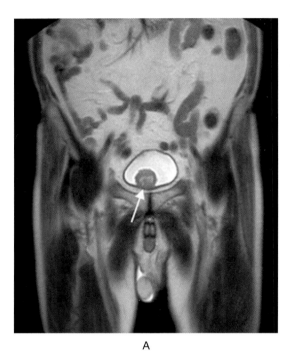

A

图3-5-36 A. 膀胱癌,T₂WI冠状位,膀胱
下壁见肿块,基底较宽,呈高信号,信号不均匀
(箭头)

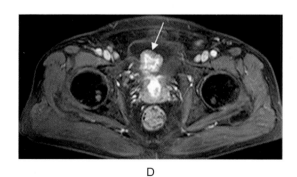

D

D. T₁WI-fs增强扫描,肿块不均匀强化,以中
部强化明显

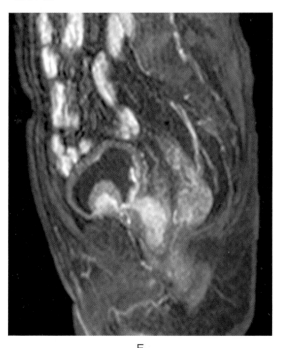

E

E. T₁WI-fs增强扫描,肿块明显强化,信号不
均匀,与膀胱下壁宽基底相连

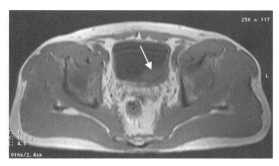

A

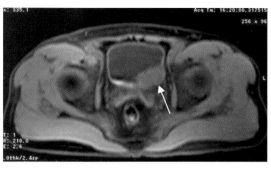

B

图 3 - 5 - 37　A. 膀胱癌,T₁WI,膀胱左后壁见肿块(箭头),为低信号,基底宽

B. T₁WI - fs,膀胱左后侧肿块以宽基底附着于膀胱壁,膀胱壁与肿块融合(箭头)

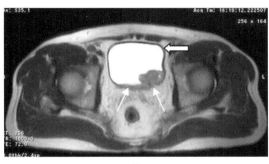

C

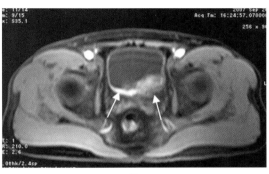

D

C. T₂WI,膀胱左后壁肿块为高信号,边缘僵硬、不规则,肿块附着处的膀胱后壁增厚,膀胱壁肌层低信号影(粗箭头)在膀胱后壁消失(细箭头),说明肿瘤侵犯整个后壁(细箭头)

D. T₁WI - fs 增强扫描,膀胱肿块明显强化,并侵犯膀胱后壁(箭头)

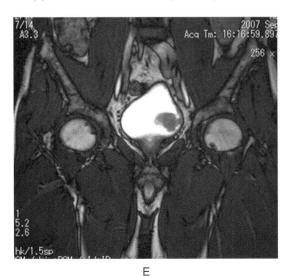

E

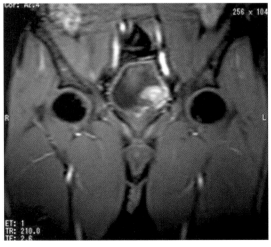

F

E. T₂WI 冠状位,显示肿块形态不规则

F. T₁WI - fs 冠状位增强扫描,肿块明显强化,形态不规则

鉴别诊断:肿块状膀胱癌需与膀胱乳头状瘤鉴别。膀胱癌以宽基底附着于膀胱壁,基底部及其周围的膀胱壁可增厚,膀胱外脂肪组织可被侵犯,MRI上T_2WI和增强扫描可显示肌层受累及。膀胱乳头状瘤基底部较窄或呈细颈附着于膀胱壁,基底部及其周围的膀胱壁都正常,膀胱外脂肪组织也正常,MRI上T_2WI和增强扫描显示肿瘤局限于黏膜层,未累及肌层。肿块状膀胱癌还需与肿块性腺性膀胱炎鉴别。腺性膀胱炎也可表现为肿块状,其边缘规则,肿块内CT密度或MRI信号不均匀,见细带状、小斑点状的CT低密度或MRI上T_2WI高信号的病灶,增厚的膀胱壁可见"夹心饼"征。此外,肿块状膀胱癌也需与膀胱内嗜铬细胞瘤和副神经节瘤鉴别,这两种肿瘤多呈圆形,边缘光整,增强后明显强化,强化程度高于膀胱癌。膀胱嗜铬细胞瘤临床上还表现排尿时血压增高、头晕等症状。

2. 膀胱乳头状瘤 膀胱乳头状瘤(cystic papilloma)为膀胱最常见的良性肿瘤。大体病理为柔软的基底部较窄或呈细颈附着于膀胱壁的肿物。镜下为具有轴心的乳头状结构,覆盖多层移行上皮,异型性小,无浸润现象。青壮年好发,常见症状为间断性肉眼血尿。

CT、MRI表现:膀胱乳头状瘤为基底部较窄或呈细颈附着于膀胱壁的结节状病变。肿瘤表面比较光滑或有乳头状突起,单发或多发,以发生于膀胱侧壁和三角区最多见,有的可带蒂与膀胱黏膜相连。CT平扫等密度,肿瘤附着处膀胱壁无增厚,膀胱周围脂肪密度清晰(图3-5-38~40),MRI上T_1WI为等信号,T_2WI为稍高信号,肿瘤附着处的膀胱肌层厚薄均匀,表示肌层未受累及,增强后轻度到中度强化(图3-5-41,图3-5-42)。

鉴别诊断:膀胱乳头状瘤需与膀胱癌鉴别。膀胱癌好发于中老年,形态不规则,边缘常有分叶,表面可见钙化,宽基底与膀胱壁附着,膀胱肌层和膀胱外脂肪多受侵犯,增强后强化较乳头状瘤明显。膀胱乳头状瘤还需与膀胱炎性增生或息肉鉴别。膀胱炎性增生或息肉也表现为带蒂的结节,与乳头状瘤相似,但膀胱炎性增生或息肉常伴有膀胱慢性炎症的表现。

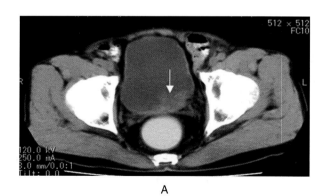

A

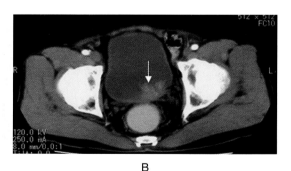

B

图3-5-38 A. 膀胱乳头状瘤,CT平扫,膀胱左后壁见软组织密度肿块,边缘见多个突出(箭头)

B. CT增强扫描,肿块中度、均匀强化,边缘见乳头样突起(箭头),肿瘤附着处膀胱壁未见内凹,周围脂肪组织密度正常

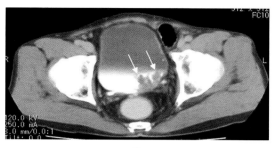

C

C. CT增强扫描延迟期,对比剂覆盖肿块使肿瘤形成充盈缺损,更清楚地显示了多个乳头样突起(箭头)

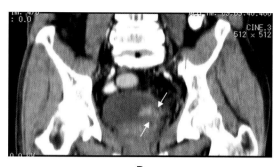

D

D. CT增强扫描冠状位MPR,肿块与膀胱壁相连处呈窄颈改变(箭头)

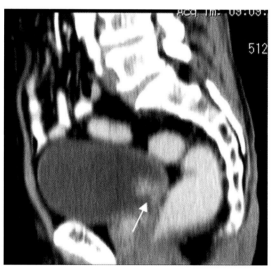

E

E. CT增强扫描矢状位MPR,肿块与膀胱壁相连处呈窄颈改变(箭头)

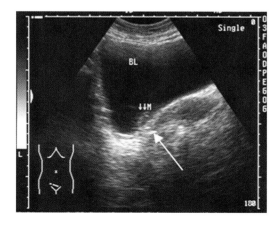

图3-5-39 膀胱乳头状瘤,超声成像,膀胱内异常回声团,附着处膀胱壁规则(箭头)

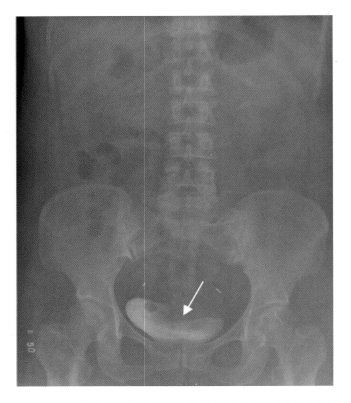

图3－5－40 膀胱乳头状瘤，IVP，膀胱左侧见充盈缺损，边缘光整

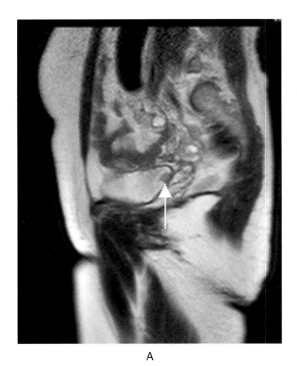

A

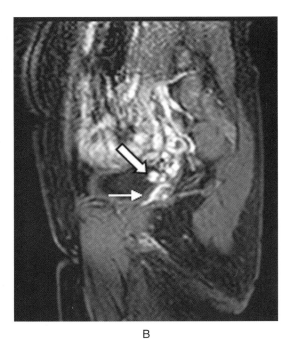

B

图3－5－41 A. 膀胱乳头状瘤，T_2WI 矢状位，膀胱后壁见稍高信号结节（箭头），附着处低信号的膀胱壁规则，信号正常

B. T_1WI－fs 增强扫描矢状位，膀胱后壁结节中度强化（粗箭头），局部膀胱壁信号正常（细箭头）

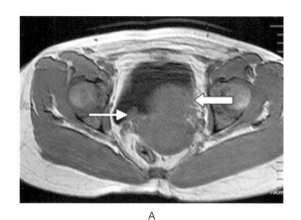

A

图 3 - 5 - 42　A. 膀胱乳头状瘤,T₁WI,肿瘤
信号比肌肉稍低,信号均匀(粗箭头)。膀胱后
壁右侧见信号相同的乳头状突起(细箭头)

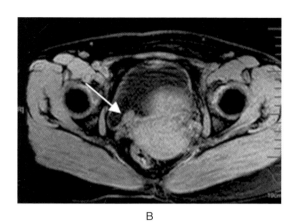

B

B. T₁WI - fs,肿瘤呈等信号,边缘规则。膀胱后
侧见信号相同的乳头状突起(箭头)

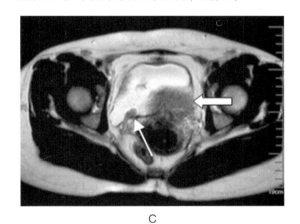

C

C. T₂WI,肿瘤呈中等信号,边缘规则(粗箭
头)。膀胱后壁右侧见信号相同的乳头状突起
(细箭头)

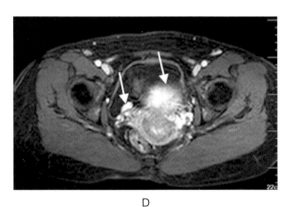

D

D. T₁WI - fs 增强扫描,膀胱后壁肿块与结节
均明显强化(箭头)

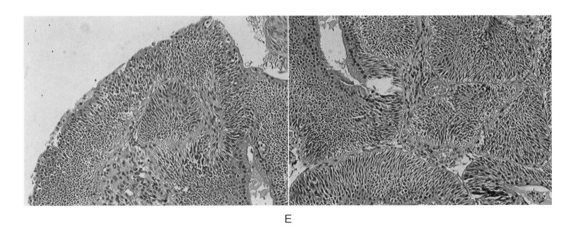

E

E. 病理镜下观(×60),肿瘤细胞排列规则,多层,未见核分裂象,诊断(膀胱)乳头状瘤

3. 前列腺增生、前列腺癌突入膀胱　前列腺增生(prostatic hyperplasia)或前列腺癌(prostatic carcinoma)为男性生殖器官最常见的病变。中央带前列腺增生或前列腺癌都可突进膀胱,形成类膀胱壁肿块。

CT、MRI 表现:前列腺增生表现中央带体积增大,向上突入膀胱内,边缘光整,呈分叶状,膀胱壁受压。CT 平扫为等密度肿块;MRI 为等 T_1、短 T_2 信号肿块,增强后呈结节状明显强化(图 3 - 5 - 43)。前列腺癌 CT、MRI 上,突进膀胱的肿瘤边界不规则、僵硬,膀胱壁受侵犯,与原发的前列腺癌无分界(图 3 - 5 - 44)。

鉴别诊断:前列腺增生或前列腺癌突入膀胱内,主要与膀胱本身的病变鉴别。以往 CT 由于横断面的容积效应,较难与膀胱病变区别。螺旋 CT 的多平面重建及 MRI 的多方位成像能够很方便地解决这个问题,尤其是冠状位及矢状位重建或扫描,可清楚显示病变在膀胱的定位,为膀胱肿块性病变的鉴别提供依据。

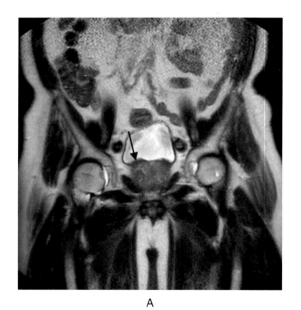

A

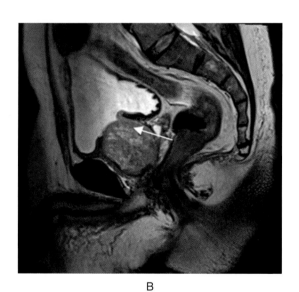

B

图 3 - 5 - 43　A. 前列腺增大突向膀胱,T_2WI 冠状位,膀胱下部见前列腺中央带增大(箭头)

B. T_2WI 正中矢状面,前列腺中央带体积增大,向上突入膀胱下部(箭头),膀胱壁完整

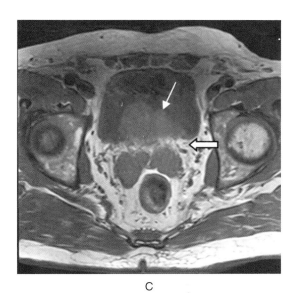

C

C. T₁WI,膀胱后部见等信号肿块(细箭头),与精囊腺分界之间的脂肪组织清楚(粗箭头)。

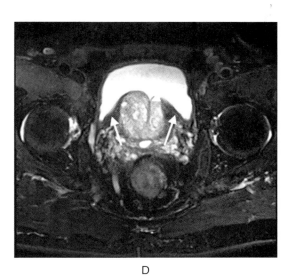

D

D. T₂WI-fs,前列腺中央带增大,突入膀胱后下部,在膀胱内形成充盈缺损,但周围膀胱壁完整(箭头),提示膀胱外病变突入膀胱

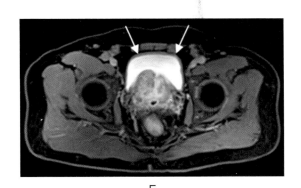

E

E. T₁WI-fs 增强扫描,增大的前列腺不均匀中度强化,膀胱壁均匀强化(箭头)

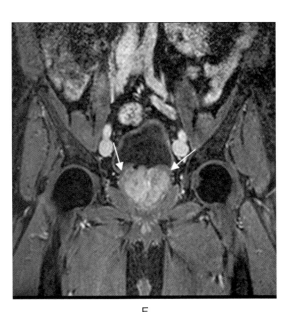

F

F. T₁WI-fs 增强扫描冠状位,增大的前列腺不均匀中度强化,膀胱壁均匀强化,与增大的前列腺分界清楚(箭头)

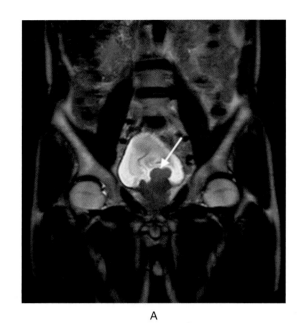

A

图3-5-44 A. 前列腺癌侵犯、突入膀胱，T₂WI冠状位，前列腺中央带增大，呈不规则结节状突入膀胱（箭头）

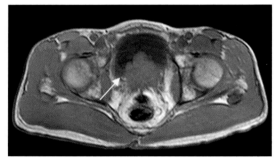

B

B. T₁WI，膀胱后部见肿块，等信号，肿块基底部膀胱壁显示不清（箭头）

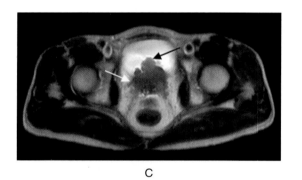

C

C. T₂WI，突入膀胱内的肿块（黑箭头）形态不规则，呈结节状和分叶状，肿块基底部膀胱壁消失（白箭头）

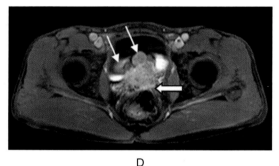

D

D. T₁WI-fs增强扫描，膀胱内肿块较明显强化并与前列腺病变连接（细箭头），连接处膀胱壁消失，肿块与直肠之间也未见脂肪间隙（粗箭头）

4. 脐尿管癌 脐尿管是胎儿早期位于膀胱顶部和脐之间，连接脐和胎儿膀胱的管道。脐尿管癌（urachus carcinoma）多发生于未闭锁的脐尿管，肿瘤位于从膀胱顶沿脐尿管至前腹壁的部位，多为腺癌。临床通常表现为血尿，查体时触及膀胱顶部和前腹壁质地较硬的肿块。

CT、MRI表现：肿瘤为位于膀胱前壁或顶部正中、与腹壁之间的非均质性肿块，膀胱顶部壁增厚并与主体位于膀胱外的肿瘤相接，肿瘤呈不规则长形，边缘呈结节状突起。螺旋CT及MRI多方位观察，可以显示肿瘤特征及其与周围组织的关系（图3-5-45，图3-5-46）。脐尿管癌内部常有囊性或囊实混合结构，但较小的结节样肿物常表现为实性肿物。CT平扫为等密度，囊实性混合时肿块内见囊性低密度。MRI肿块为长T₁、T₂软组织信号，囊性为更明显

的长 T_1、T_2信号。增强后肿块有不同程度强化，囊性部分不强化。

鉴别诊断：典型的脐尿管癌为长条状，位于膀胱与前腹壁之间，诊断较明确，无须与其他肿瘤或病变鉴别。不典型的脐尿管癌如发生在膀胱顶部，未累及前腹壁，需与原发的膀胱癌鉴别。膀胱癌一般发生于膀胱侧后壁或膀胱三角区，很少发生在顶壁，病变一般以向腔内生长为主，邻近膀胱壁可以增厚，但是很少向膀胱外生长。而发生于膀胱顶部的脐尿管癌，多为外生性生长。

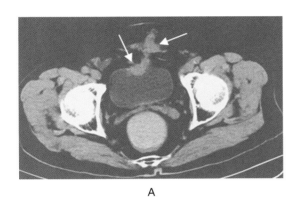

A

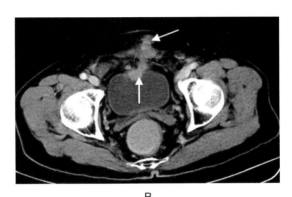

B

图 3 - 5 - 45 A. 脐尿管癌，CT 平扫，膀胱前壁见软组织密度肿块，形态不规则，肿块向前沿脐尿管侵及前腹壁（箭头）

B. CT 增强扫描，膀胱前壁、脐尿管、前腹壁肿块轻度均匀强化（箭头）

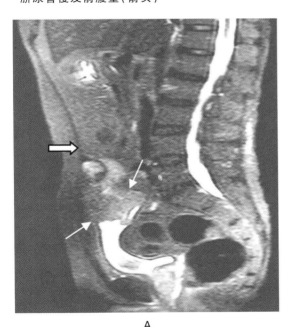

A

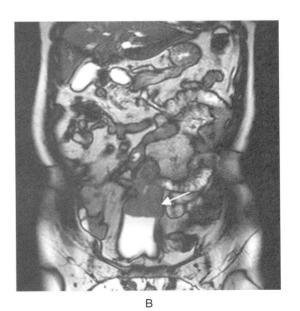

B

图 3 - 5 - 46 A. 脐尿管癌，T_2WI - fs 矢状位，膀胱前上壁至前腹壁稍高信号软组织肿块，形态不规则（细箭头），前腹壁肌肉低信号影（粗箭头）在肿块处消失

B. T_2WI 冠状位，肿块位于膀胱上部，形态不规则（箭头）

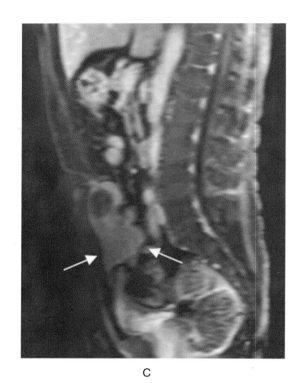

C

C. T_1WI-fs 矢状位增强扫描,膀胱前上部与前腹壁之间肿块较均匀强化(箭头)

(方学文)

(二)少见的膀胱壁肿块性和囊性病变

1. 膀胱子宫内膜异位症　子宫内膜异位症(endometriosis)发病原因不明,多认为与自身免疫有关。子宫内膜进入血管,随血流可到达全身任何部位。当子宫内膜细胞经血流种植于膀胱壁时,则形成膀胱子宫内膜异位症。膀胱子宫内膜异位症比较少见,病理表现为膀胱壁、膀胱内有子宫内膜及其周围增生的结节,含不同时期经血的囊腔等改变。典型症状为膀胱刺激症状以及经期肉眼血尿等。

CT、MRI表现:膀胱内子宫内膜异位症的主要表现是膀胱壁增厚并有结节状与囊状病变,病变可突出于膀胱腔内,也可突向膀胱壁外,并与膀胱外子宫内膜异位症的囊性病变相连接。CT平扫结节为等密度,表面多不规则(图3-5-47),囊性病变为低、中等和高密度(反映囊性病变内存在不同时期的经血),囊壁厚薄均匀。MRI结节为稍长T_1、T_2信号,囊性部分于T_1WI、T_2WI为高、低不等的信号(图3-5-48,图3-5-49)。CT或MRI增强后结节轻度至中度强化(图3-5-50,图3-5-51)。

鉴别诊断:膀胱子宫内膜异位症临床上出现与月经周期一致的周期性血尿,常可提示诊断。CT上膀胱壁增厚及软组织密度结节需与膀胱癌鉴别。如果膀胱病变经膀胱壁与膀胱外囊性病变相连,则可考虑子宫内膜异位症,但仍需要与转移瘤或炎性病变鉴别。MRI信号具有一定特征性,在CT不典型的情况下,若结节MRI上T_2WI不是高信号而是低信号,则不一定是膀胱癌。如果膀胱子宫内膜异位症只有膀胱壁不规则增厚或结节,而T_2WI信号也不典型,则难以与癌、膀胱炎性肉芽肿等鉴别。若同时合并卵巢或盆腔子宫内膜异位症,对膀胱子宫内膜异位症诊断有很大帮助。

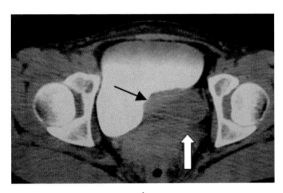

A

图 3 - 5 - 47　A. 膀胱子宫内膜异位症,CT增强延迟扫描,膀胱充盈高密度对比剂,膀胱左后壁增厚,轻度强化,内缘不规则(细箭头),与膀胱外子宫内膜异位症的囊性病变相连(粗箭头)

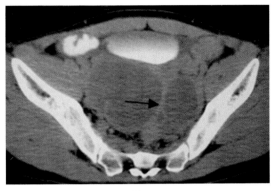

B

B. 不同层面,膀胱外见囊性病变,囊壁厚薄均匀(箭头),轻度强化,囊内液体低密度

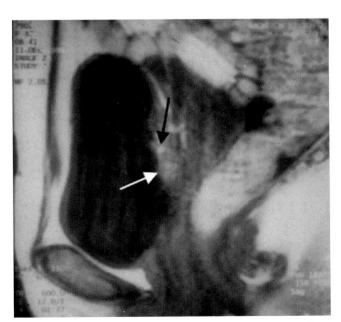

图 3 - 5 - 48　膀胱子宫内膜异位症,T_1WI 矢状位,膀胱三角区壁增厚(白箭头),边缘不规则,信号不均匀,以等信号为主,内见点状高信号(黑箭头)

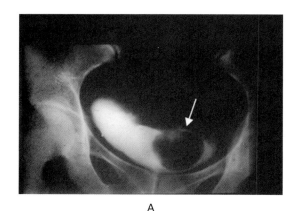

A

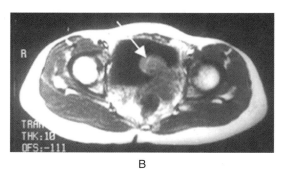

B

图 3 − 5 − 49　A. 膀胱内子宫内膜异位症,膀胱造影,膀胱左侧见类圆形充盈缺损(箭头),不能定性

B. T₁WI,膀胱左后壁见信号不均匀结节,边缘规则,有蒂连于膀胱壁(MRI 上未能显示),结节内见短 T₁信号(箭头)

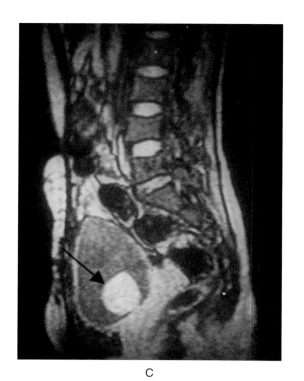

C

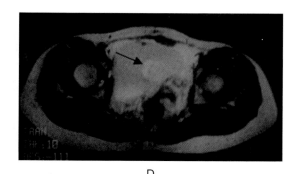

D

C. T₁WI 矢状位,膀胱内结节为稍高信号(箭头)

D. T₂WI,膀胱左后壁结节(箭头)与膀胱内液体均为高信号

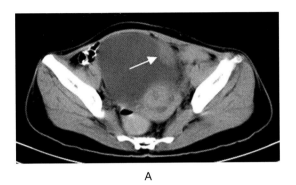

A

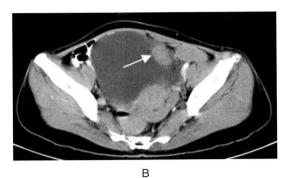

B

图3-5-50　A. 膀胱子宫内膜异位症,CT平扫,膀胱左前壁局部结节状增厚,呈等密度病变(箭头)

B. CT增强扫描,膀胱左前壁结节轻微均匀强化(箭头)

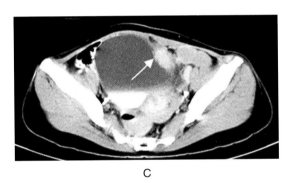

C

C. CT增强延迟扫描,膀胱左前壁结节呈渐进性强化(箭头)

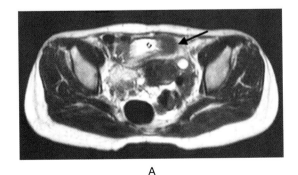

A

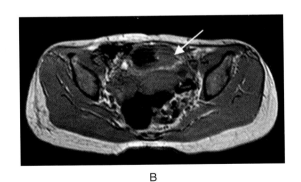

B

图3-5-51　A. 膀胱左侧前壁子宫内膜异位症,MRI横断面T$_2$WI,膀胱左侧前壁呈均匀低信号(箭头)

B. T$_1$WI,膀胱左侧前壁呈均匀等信号(箭头)

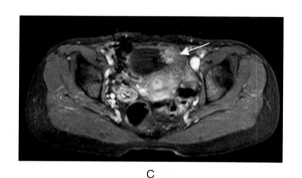

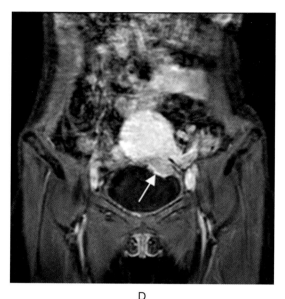

C. T₁WI-fs 增强扫描,膀胱左侧前壁肿块轻度不均匀强化(箭头)

D. T₁WI-fs 增强扫描冠状位,膀胱左侧前壁肿块轻度强化(箭头)

2. 输尿管膀胱入口(或开口)部癌 输尿管膀胱入口(或开口)部癌为泌尿系肿瘤的特殊类型,组织学上多为移行上皮(尿道上皮)来源。但原发部位难以确定来自膀胱还是输尿管末端,或者可能来自输尿管膀胱结合部。由于肿瘤位于输尿管膀胱入口(或开口)部,故较早出现输尿管全程梗阻。临床表现除血尿外,还有腰痛症状。

CT、MRI表现:一侧膀胱三角区的肿块或膀胱壁局限性增厚,伴同侧输尿管明显扩张,肿块与增厚的膀胱壁均以输尿管入口(或开口)处为中心,入口(或开口)可受牵拉、凹陷(图 3-5-52),同时见输尿管末端增厚,上段明显扩张、积水。CT 平扫病变为软组织密度,MRI 为长 T₁、T₂ 软组织信号。增强后肿块与局限性增厚的膀胱壁明显强化(图 3-5-53)。

鉴别诊断:输尿管入口(或开口)部癌就诊时肿瘤较大,已形成肿块,一般容易诊断。肿瘤较小时诊断的关键在于检出肿瘤,避免漏诊,可根据一侧输尿管扩张的表现查找梗阻原因,此时扫描技术非常重要,需要薄层、多方位扫描和重建。肿瘤仅表现为膀胱壁增厚时,需与结核和炎性病变鉴别。鉴别点为结核累及范围广泛,增强为轻度强化;癌累及范围局限,明显强化。膀胱炎性病变也可表现为黏膜局限性增厚,但输尿管梗阻性积水较轻或无梗阻,明确诊断需要进行膀胱镜检查和病理活检。

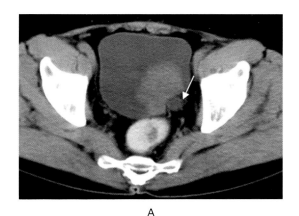

A

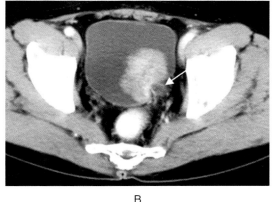

B

图3-5-52　A. 输尿管入口处癌,CT平扫, 于膀胱三角区左侧见一软组织肿块,密度均匀, 分叶状,同侧输尿管扩张(箭头)

B. CT增强扫描,肿块明显强化,输尿管入口管壁 增厚(箭头),肿块基底部以输尿管入口处为中心 向腔内凹陷

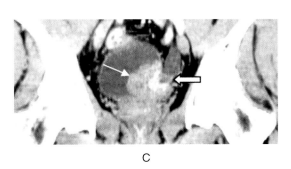

C

C. CT增强扫描冠状位MPR,肿块明显强化(细 箭头),输尿管近膀胱段管壁增厚(粗箭头)

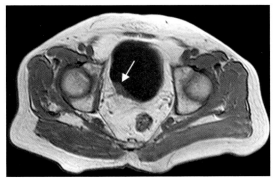

A

图3-5-53　A. 输尿管入口处膀胱癌, T₁WI,膀胱右后侧见膀胱壁局限性增厚,内缘 僵硬(箭头),为稍低信号,外壁脂肪规则

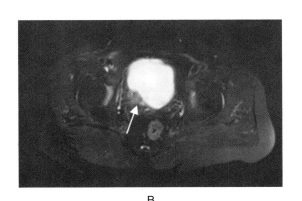

B

B. T₂WI-fs,膀胱右后侧见膀胱壁局限性增 厚,内缘僵硬,为稍高信号(箭头)

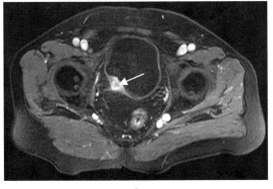

C

C. T₁WI-fs增强扫描,右后侧膀胱壁半环形 明显强化,为增厚的右输尿管入口部管壁,其旁 侧膀胱壁局部增厚、明显强化并向腔内凹陷 (箭头)

3. 输尿管囊肿 输尿管囊肿(ureteric cyst)又称膀胱内囊肿、输尿管口囊肿、输尿管下端囊性扩张。本病为先天性发育异常,中肾管末端与尿生殖窦之间有一瓣膜,被吸收而形成输尿管口,此瓣膜不被吸收或吸收不全,致输尿管口闭塞、狭小,输尿管内压力增高,下端输尿管扩张形成囊肿并凸入膀胱内。囊肿外层为膀胱黏膜所覆盖,内层为输尿管黏膜,中层有肌纤维及结缔组织。输尿管囊肿分为二型:①膀胱内输尿管囊肿(单纯型输尿管囊肿),囊肿完全位于膀胱内。②异位型输尿管囊肿,输尿管囊肿的一部分位于膀胱颈部或尿道,其开口可位于膀胱内、膀胱颈或尿道。临床表现以反复泌尿系感染为主,有的伴有腰痛、不适;异位型输尿管囊肿有排尿困难。

CT、MRI表现:单纯型输尿管囊肿于膀胱内输尿管开口处见囊性结构,呈圆形,囊壁厚薄均匀,边缘光整,与膀胱壁构成"囊内囊"征象。可见同侧输尿管扩张。异位开口型输尿管囊肿位于膀胱下部即膀胱颈旁。CT平扫囊壁为线状等密度,囊内为液性均匀低密度(图3-5-54)。MRI根据囊内液体性质不同,T_1WI可为低信号,也可为高信号,T_2WI囊内容物一般为明显高信号。MRI能清楚显示囊壁的信号,因为含结缔组织与少量肌纤维,T_2WI囊壁为低信号,MRI冠状位扫描能更好判断囊肿的位置,有利于囊肿的分型(图3-5-55)。增强扫描囊壁轻度强化,囊肿内无强化。如果输尿管与囊肿相通,且肾功能存在,囊内可以充盈对比剂;相反囊肿闭塞或肾功能不全,囊内则无对比剂充盈(图3-5-54)。

鉴别诊断:只要了解膀胱内输尿管囊肿分为单纯型输尿管囊肿和异位型输尿管囊肿,以及两型不同的发病部位,结合CT、MRI表现,一般都能明确诊断而不必作鉴别诊断。

4. 膀胱副神经节瘤 副神经节瘤(paraganglioma)以前归为嗜铬细胞瘤,但按照WHO软组织学分类,它属于化学感受器瘤。位于膀胱内的副神经节瘤少见,10%~20%有家族性。功能性副神经节瘤无论临床还是影像都与嗜铬细胞瘤类似,排尿后头晕、头痛,阵发性高血压、无痛性血尿,血液和尿液中儿茶酚胺及其代谢物VMA升高。无功能性副神经节瘤缺乏临床症状。

CT、MRI表现:副神经节瘤呈半圆形或椭圆形突向膀胱腔内,体积较小,多有包膜,边缘光整。CT平扫为等密度结节;MRI为长T_1、T_2软组织信号,信号均匀。增强后明显、均匀强化,早期强化明显(图3-5-56)。

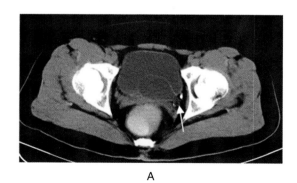

A

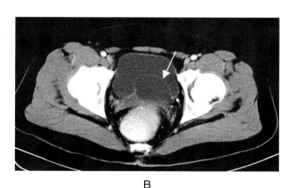

B

图3-5-54 A. 左侧输尿管囊肿,CT平扫,左侧输尿管下端(箭头)可见一薄壁囊性结构突入膀胱内,囊壁较薄

B. CT增强扫描,囊内无对比剂充盈

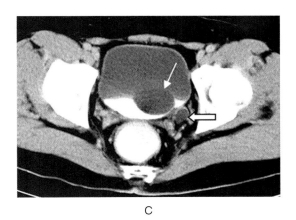

C

C. CT 增强延迟扫描,囊内仍无对比剂充盈,囊肿与膀胱内对比剂形成充盈缺损(细箭头)。
同时见左侧输尿管扩张(粗箭头)

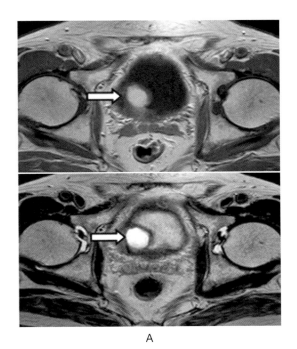

A

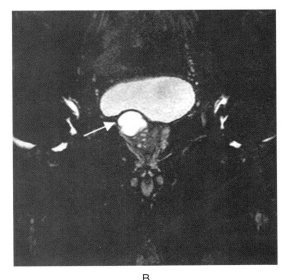

B

图 3-5-55　A. 异位型输尿管囊肿,上图为
T₁WI,近膀胱颈部见圆形病变(箭头),边缘光
整,呈高信号。下图为 T₂WI,近膀胱颈部见圆
形病变(箭头),呈明显高信号,周壁厚薄均匀
为较低信号

B. 重 T₂WI 冠状位,囊性病变位于膀胱颈右侧
(箭头)

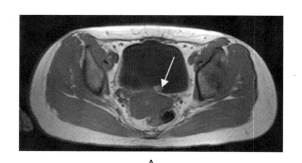

A

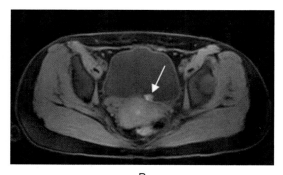

B

图3-5-56　A.膀胱副神经节瘤,T₁WI,膀胱后壁见结节状突起,呈圆形,基底不宽,结节为等信号(箭头)

B.T₁WI-fs,膀胱后壁结节信号类似肌肉组织(箭头)

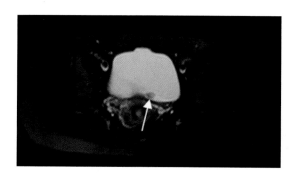

C

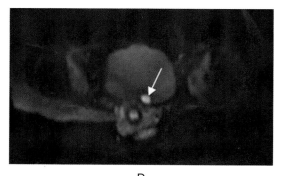

D

C.T₂WI-fs,膀胱后壁结节呈稍高信号(箭头)

D.DWI(b=800 s/mm²),膀胱后壁结节为明显高信号(箭头)

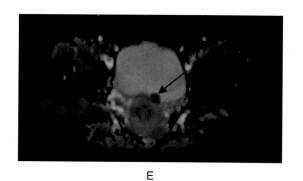

E

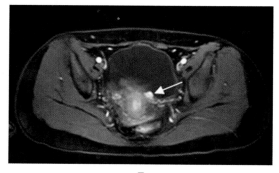

F

E.ADC图,结节为明显低信号(箭头)

F.T₁WI-fs增强扫描,膀胱后壁结节明显强化(箭头),结节附着处膀胱壁正常

鉴别诊断:膀胱副神经节瘤需与膀胱癌鉴别。副神经节瘤表面光滑,密度/信号均匀,体积较小,附着处膀胱壁完整,未受侵犯,增强后明显强化等,都与早期膀胱癌不同。膀胱副神经节瘤还应与膀胱乳头状瘤鉴别。膀胱副神经

节瘤的基底相对较宽、无蒂,表面无乳头状突出,增强后明显强化等,可与乳头状瘤鉴别。特别是膀胱副神经节瘤强化程度较膀胱癌和乳头状瘤更明显,具有诊断特征。如果有膀胱副神经节瘤的临床症状,诊断就更明确。若有膀胱

副神经节瘤家族史,可作为诊断依据之一。副神经节瘤的病理、影像学表现甚至临床和实验室表现都与膀胱内嗜铬细胞瘤相似,鉴别诊断困难。

5. **膀胱嗜铬细胞瘤** 嗜铬细胞瘤(pheochromocytoma)是由嗜铬细胞组织发生的肿瘤。膀胱嗜铬细胞瘤为膀胱非上皮性肿瘤,多为良性,起源于膀胱壁内的交感神经丛嗜铬细胞的胚胎残余。肿瘤位于膀胱肌层内,突向膀胱腔,边界清楚,就诊时体积较大,有坏死、囊变。镜下见多角形或长形的细胞组成肿瘤小叶。发病年龄20~50岁,临床症状主要为当膀胱逼尿肌收缩时导致儿茶酚胺大量释放,可引起与排尿有关的高血压、头痛、心悸等一系列表现。

CT、MRI表现:膀胱嗜铬细胞瘤呈圆形或类圆形肿块附着于膀胱壁,并突向膀胱内,境界清楚。CT平扫密度多数均匀,肿瘤内可见小点状钙化灶,增强后动脉期强化程度非常明显,静脉期强化呈持续性(图3-5-57),瘤体较大及血供相对不足或血管变性时,易发生瘤体中心坏死、出血和囊变,囊变及坏死部分始终无强化。MRI上肿瘤实体部分T_1WI呈等信号,信号强度类似膀胱肌层,T_2WI明显高于膀胱肌层,增强扫描有明显强化,与膀胱黏膜类似。动态增强扫描肿瘤实体部分动脉期强化很明显,静脉期持续强化。少数病例肿瘤强化不明显,甚至无强化。

鉴别诊断:膀胱嗜铬细胞瘤与副神经节瘤鉴别诊断十分困难,主要依据膀胱镜下活检做出病理诊断。膀胱嗜铬细胞瘤与膀胱癌也要鉴别。膀胱癌为结节状或肿块状,形态不规则,边缘分叶状,以宽基底附着膀胱壁,膀胱壁受侵犯,密度/信号异常,并可向外侵犯。增强后膀胱癌强化不均匀,强化程度低于嗜铬细胞瘤。临床上膀胱癌无嗜铬细胞瘤的排尿性高血压、头痛、心悸等症状,实验室检查儿茶酚胺不高。

6. **膀胱平滑肌瘤** 膀胱平滑肌瘤(cystic leiomyomas)是一种病因不明、较罕见的膀胱良性肿瘤。本病多发于年轻女性,发病率是男性的4倍。一般不出现肉眼血尿。好发于膀胱三角区及侧壁。大体病理将膀胱平滑肌瘤分为3型:黏膜下、壁间及浆膜下型平滑肌瘤。组织学上与子宫平滑肌瘤相类似,由分化好的平滑肌组成。

CT、MRI表现:CT上肿瘤为类圆形软组织肿块,呈等或稍高密度,由膀胱壁向膀胱腔内突出,境界清楚,轮廓光滑或有浅分叶,肿瘤基底部与膀胱壁呈锐角,基底部与邻近膀胱壁不增厚。肿瘤可有钙化或可带蒂。增强扫描肿块呈均匀轻度强化(图3-5-58)。MRI上肿瘤为边缘清楚圆形或卵圆形肿物,T_1WI为中等信号,T_2WI为中等-稍高信号。T_2WI高信号区可能不均匀。

鉴别诊断:膀胱平滑肌瘤应与膀胱癌鉴别。膀胱癌以50~70岁男性最多见,75%以上患者以肉眼血尿为第一症状,几乎全部患者均可出现血尿。膀胱平滑肌瘤多见于年轻女性,一般不出现肉眼血尿。CT、MRI上膀胱癌表现为宽基底向腔内突出的结节或肿块,轮廓不规则,膀胱壁呈局限性浸润性增厚;晚期可见肿瘤侵犯周围组织和邻近淋巴结转移征象。此外,T_2WI膀胱癌信号高于平滑肌瘤,增强扫描膀胱癌强化较平滑肌瘤明显。膀胱平滑肌瘤还需与平滑肌肉瘤鉴别,平滑肌肉瘤就诊时体积较大,由于生长较快,坏死囊变较常见。

7. **膀胱黄色肉芽肿** 黄色肉芽肿性膀胱炎(xanthogranulomatous cystitis,XC),又称膀胱黄色肉芽肿,是一种病因不明、少见的慢性特异性炎性疾病,病理学基础为黏膜下单发、多发的黄色肿瘤样结节。镜下见大量泡沫巨噬细胞(假黄瘤细胞),以及淋巴细胞、浆细胞浸润。成人多见,女性多于男性。好发于膀胱顶部及侧壁。

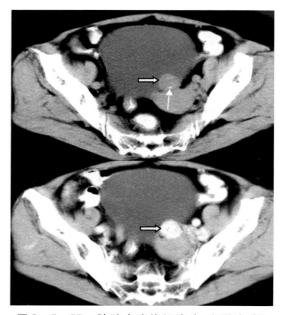

图 3-5-57　膀胱内嗜铬细胞瘤，上图为 CT 平扫，膀胱左后侧可见软组织密度结节（粗箭头），密度均匀，内可见斑片状钙化灶（细箭头）。下图为 CT 增强扫描，增强后结节明显强化，密度均匀增高

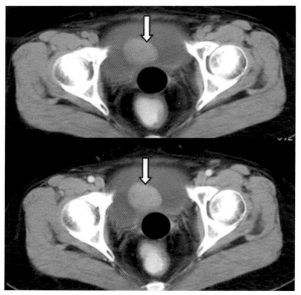

图 3-5-58　膀胱内平滑肌瘤，上图为 CT 平扫，于膀胱后壁向膀胱腔内突出类圆形软组织肿块，CT 密度均匀，边缘清楚、光滑（箭头），与膀胱壁相交呈锐角，邻近膀胱壁不增厚。下图为 CT 增强扫描，肿块呈均匀轻度强化（箭头）

　　CT、MRI 表现：膀胱顶壁或侧壁梭形实性肿块，肿块以膀胱壁为中心，突向膀胱内、外，病变区膀胱壁增厚，邻近膀胱壁也增厚且层次不清。肿块无明显坏死、囊变。突向膀胱内、外的肿块边缘都不规则，突向膀胱外的肿块与周围组织如脂肪组织、腹膜、肠管广泛粘连。CT 平扫肿块密度低于肌肉组织，较均匀。MRI 为等 T_1、稍长 T_2 信号。增强扫描呈轻-中度强化，邻近的膀胱壁也强化（图 3-5-59）。

　　鉴别诊断：发生于膀胱顶部的膀胱黄色肉芽肿需与脐尿管癌鉴别。脐尿管癌不同于膀胱黄色肉芽肿，其病变位于膀胱至前腹壁区域之间，突向膀胱外的病变为长条状，边缘呈多发结节隆起，无周围脂肪组织、腹膜、肠管广泛粘连的改变，增强后强化较黄色肉芽肿明显。膀胱黄色肉芽肿还应与腺性膀胱炎鉴别。腺性膀胱炎也可为肿块状病变，CT 上肿块密度不均匀，MRI 肿块呈长 T_1、T_2 信号，T_2WI 肿块信号不均，内见较多细带状、斑点状高信号。此外，腺性膀胱炎与周围结构粘连相对较轻，边缘较清楚，增强后强化明显但不均匀，黏膜面和外围强化程度比中间高，而黄色肉芽肿为轻度、均匀强化。

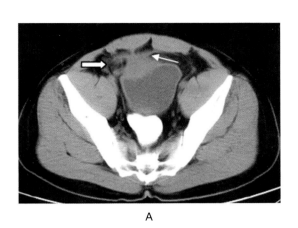

A

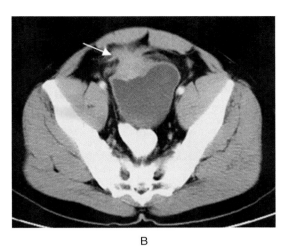

B

图3-5-59　A.黄色肉芽肿性膀胱炎,CT平扫,膀胱右前壁可见一不规则软组织密度肿块,病变向膀胱内、外突出,外侧边缘与腹膜相连(细箭头),周围脂肪间隙模糊(粗箭头)

B. CT增强扫描,膀胱前壁肿块呈均匀中度强化(箭头)

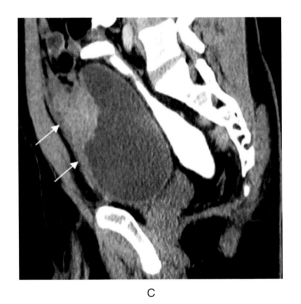

C

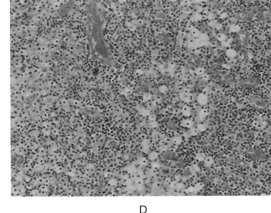

D

C. CT矢状位MPR,显示病变位于膀胱前顶壁交界处,与周围广泛粘连(箭头)

D. 病理镜下观(×40),见大量泡沫巨噬细胞,PAS染色强阳性

8. 腺性膀胱炎　腺性膀胱炎(cystitis glandularis)属于膀胱瘤样病变,为慢性炎性增生的一种类型。局限性腺性膀胱炎可表现为膀胱壁的结节或肿块状病变。主要病理特点是:膀胱固有层有多数的Brunn巢(腺体样增生)聚集,内含黏液,周围有炎性细胞浸润。有报道腺性

膀胱炎是一种癌前期病变,若不及时处理,约4%的患者几年后会演变为膀胱癌。

CT、MRI表现:局限性腺性膀胱炎表现为膀胱壁结节或肿块,病灶表面较光滑,以较宽基底附着于膀胱壁。肿块或结节的主要特点是"夹心饼"征,即CT上肿块周围呈高密度,中间为稍

低密度(病理上中部聚集了内含黏液的腺体样增生组织,故呈局限性稍低密度)。MRI上T₁WI周围为稍低信号、中间为低信号;T₂WI周围为稍高信号、中间为高信号且信号不均(病理上中部聚集了内含黏液的腺体样增生组织,故为高信号、信号不均)。增强后周边部分强化较中间部分明显(图3-5-60)。膀胱外壁光滑,周围脂肪密度/信号均匀,盆腔无淋巴结肿大。

鉴别诊断:局限性腺性膀胱炎需与膀胱癌鉴别。局限性腺性膀胱炎密度/信号不均匀,呈"夹心饼"征改变,这一征象未见于膀胱癌。有时局限性腺性膀胱炎呈结节状,"夹心饼"征不明显,这种情况难以与膀胱癌鉴别(图3-5-61)。腺性膀胱炎膀胱外壁脂肪无受侵,无盆腔淋巴结肿大,部分腺性膀胱炎在抗感染治疗2周左右病灶可缩小。甚至当腺性膀胱炎的诱发

病因(如前列腺肥大、膀胱结石等)消除后病灶可缩小甚至痊愈。膀胱癌病灶多呈乳头状突起,因缺血坏死致使病灶表面不光整、僵硬,充盈缺损和龛影同时出现,内部可有液性坏死区及斑点状钙化灶,膀胱外壁可受到侵犯而变得模糊,晚期膀胱癌可有盆腔淋巴结转移性肿大;膀胱癌血供丰富,增强后扫描瘤体常有较明显的增强。膀胱肿瘤对抗感染治疗没有效果。

9. 膀胱转移瘤 膀胱转移瘤(cystic metastasis)以盆腔原发肿瘤直接侵犯为多,常见输尿管、前列腺、宫颈及结、直肠等膀胱临近器官肿瘤的直接侵犯,以及肾盂、输尿管尿道上皮癌脱落,肿瘤细胞种植于膀胱。本节主要讨论通过血行播散的膀胱转移瘤,这种转移瘤虽然比较少见,但可在膀胱壁形成结节性或小的肿块病变。

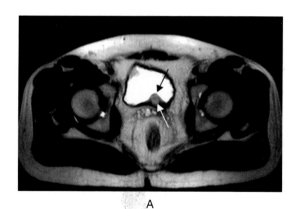

A

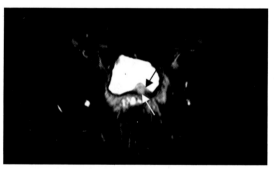

B

图3-5-60　A. 腺性膀胱炎,T₂WI,膀胱左后壁病灶呈宽基底向腔内突起,表面规整。病灶中央高信号(白箭头),内有斑点状低信号,周边为稍高信号(黑箭头)

B. T₂WI-fs,膀胱左后壁病变中央部位高信号更明显(白箭头),内有斑点状低信号,周边信号为稍高信号(黑箭头)

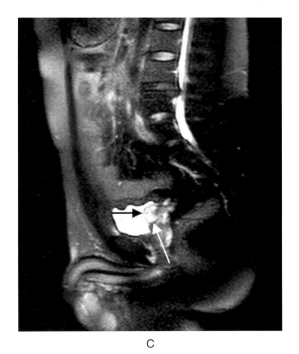

C

C. T$_2$WI-fs 矢状面,膀胱后部病变中央为高信号(白箭头),内有斑点状低信号(病变小而有信号不均),周围为稍高信号(黑箭头)

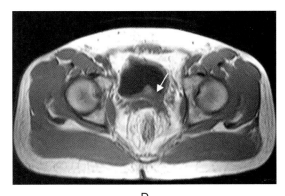

D

D. T$_1$WI,病灶中央等信号,内有斑点状低信号,周边信号比中央稍低(箭头)

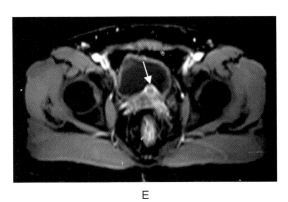

E

E. T$_1$WI-fs 增强扫描,病灶周边均匀环形强化(箭头),病灶中央轻微强化,信号不均

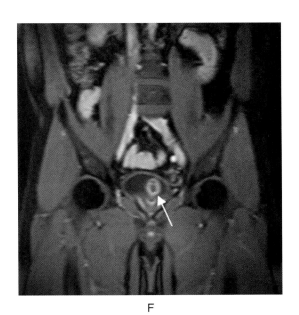

F

F. T$_1$WI-fs 增强扫描冠状位,病灶周边均匀强化,中央部分轻微强化(箭头)

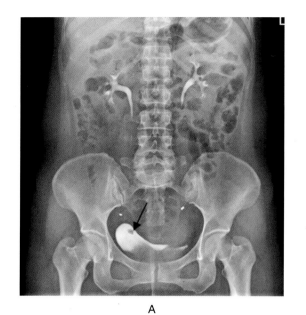

A

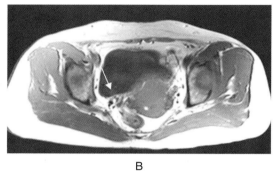

B

图3-5-61　A. 腺性膀胱炎,IVP,膀胱右上方见一结节状充盈缺损,病灶表面光滑(箭头)

B. T_1WI,膀胱右后壁一结节状病灶向膀胱腔内突起(箭头),表面规整,无分叶,信号均匀

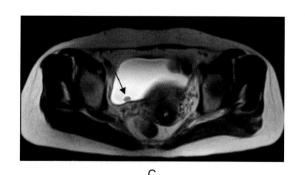

C

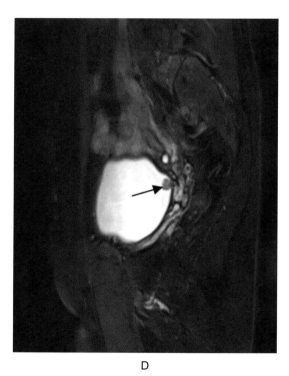

D

C. T_2WI,膀胱右后壁一结节状病灶呈等信号(箭头)

D. T_2WI-fs 矢状面,膀胱右后壁结节呈等信号(箭头),内有斑点状高信号

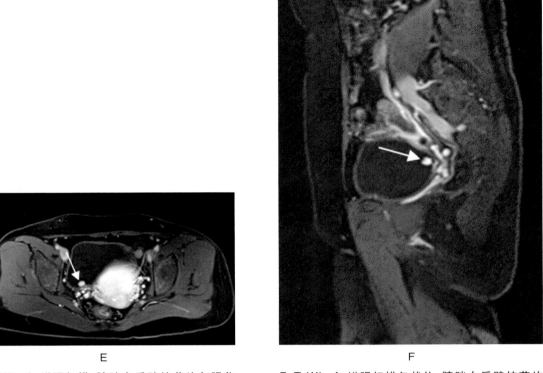

E. T₁WI – fs 增强扫描,膀胱右后壁结节均匀强化
(箭头)

F. T₁WI – fs 增强扫描矢状位,膀胱右后壁结节均
匀强化(箭头)

CT、MRI 表现:由血道播散到膀胱的转移性肿瘤,在 CT、MRI 上表现为膀胱壁多发性大小不等的结节,分布散在,基底宽窄不等、多数较宽,边缘规则或不规则。CT、MRI 为软组织密度/信号,增强后有不同程度强化(图3 - 5 - 62)。

鉴别诊断:血行转移性膀胱转移瘤需与多发性膀胱乳头状瘤鉴别。鉴别的重点是肿瘤的基底部:多发性膀胱乳头状瘤基底部表现为狭颈或带蒂,而血行转移性膀胱转移瘤多为较宽的基底附着于膀胱壁。血行转移性膀胱转移瘤还需与膀胱炎性息肉鉴别。炎性息肉一般为带蒂的结节,单发或数目较少,增强后强化程度高于转移瘤。临床上有原发瘤病史也是诊断转移瘤的依据。

五、膀胱腔内病变与异常

本章节所述膀胱内病变与异常,是指病变完全位于膀胱腔内,呈游离状态,不与膀胱壁相连。

(一)膀胱结石

膀胱结石(cystic calculi)是泌尿系常见病。膀胱结石可由于潴留、感染或异物而产生,亦可为肾结石排入膀胱。潴留可能是最常见的原因。膀胱结石一般由尿酸、磷酸钙、镁和草酸等组成。可以发生于任何年龄,临床症状为下腹痛、血尿、排尿困难,合并炎症时出现尿频、尿急、尿痛等症状。

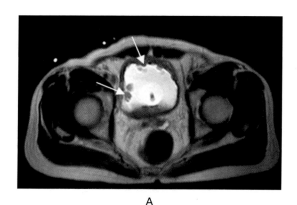

A

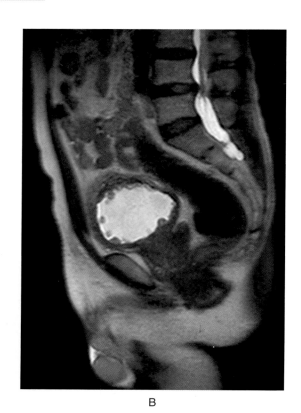

B

图 3 – 5 – 62　A. 膀胱转移瘤，T_2WI，膀胱黏膜层见多发性大小不等的结节状病灶，基底部宽窄不一（箭头），结节呈中等 – 稍高信号

B. T_2WI 矢状面，膀胱壁见多个结节

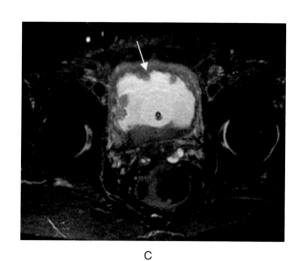

C

C. T_2WI – fs，膀胱内结节为高信号，边缘僵硬，基底部较宽（箭头），膀胱正常黏膜线消失

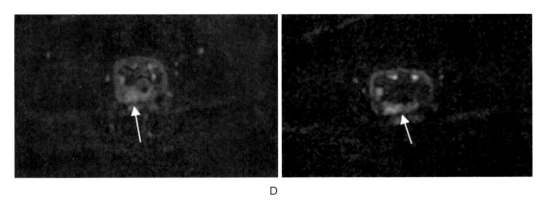

D

D. DWI,b = 800 s/mm², 膀胱病变呈明显高信号

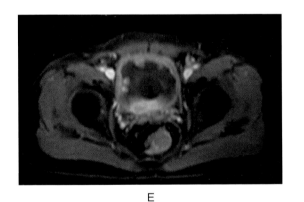

E

E. T₁WI-fs 增强扫描,膀胱病变明显强化

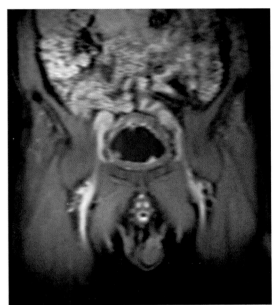

F

F. T₁WI-fs 增强扫描冠状位,膀胱病变明显强
化

  CT、MRI 表现:结石可单发、多发,大小不等,较小者数毫米,较大者占据整个膀胱,圆形或卵圆形,CT 呈高密度,与尿液形成良好对比,不需要增强扫描即能明确诊断。膀胱结石在 MRI 上 T₁WI、T₂WI 均表现为低信号病灶,水成像显示更清晰,其边缘光滑,增强后无强化(图 3-5-63,图3-5-64)。结石随体位改变而移动。

  鉴别诊断:①膀胱肿瘤:当肿瘤较大且表面有钙质沉积时,易被误认为结石,但肿瘤不随体位改变而移动。②膀胱内异物:有的异物同结石一样具有移动特点,但其具有特殊形状,追问患者均有异物放入史。③膀胱内血块:CT上高密度的血块是新鲜的血,其形态多样,但比较少呈结石的圆形或卵圆形,且 CT 复查血块的密度和形态有明显变化。④膀胱钙化。

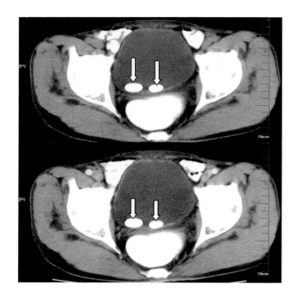

图3-5-63　膀胱结石,上图为CT平扫,膀胱内见2个高密度区(箭头),为卵圆形,边缘光滑、锐利。下图为CT增强扫描,膀胱内高密度病变的密度无改变(箭头)

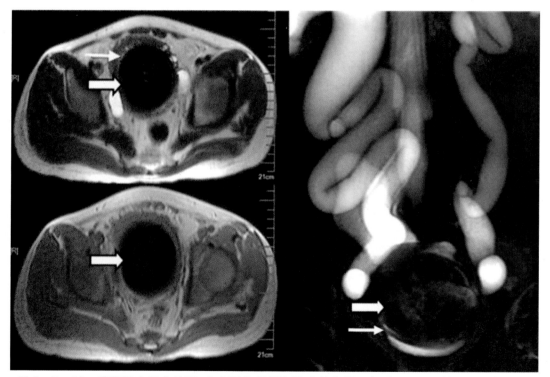

图3-5-64　膀胱腔内巨大结石,左上图为T_2WI,膀胱被卵圆形低信号影(粗箭头)充填,边缘光滑、锐利,周围见少许高信号尿液(细箭头)。左下图为T_1WI,膀胱内见卵圆形低信号(箭头)。右图为MRU,显示膀胱内较大充盈缺损,边缘光整(粗箭头),下缘见弧形液体(细箭头),并见双侧输尿管明显扩张迂曲,均为高信号

(二)血　块

血尿在临床上较常见,引起血尿的原因很多(肿瘤、结石、创伤、手术创伤、前列腺增生等),一般情况下出血量少,较少出现血块。但

当排尿受阻、出血较多时,血液易存积于膀胱并形成血块。

CT、MRI表现:血块形态不规则,密度取决于血块形成的时间,CT值为20～80 Hu,新鲜血块CT值为55±10 Hu,与血液类似,血液凝固后收缩,CT值为80 Hu左右。血块比软组织密度稍高,边缘清楚,增强不强化。罕见大的血块被纤维组织包裹而形成血肿,血肿内可见液-液平面。大血块或血肿也可形成肉芽组织的包膜,增强后有强化(图3-5-65)。血块(血肿)机化后CT上类似于软组织密度,CT值为40～60 Hu。陈旧血块(血肿)可出现钙化。血块一般位于坠积部位,且随着患者体位改变而发生移动。MRI上血块信号随出血的时间不同而变化。例如,新鲜出血T_1为等或稍低信号、T_2为稍高信号,随时间推移T_1WI可为等或高信号,T_2WI为等或低信号。

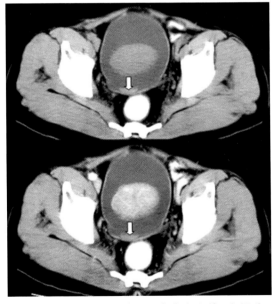

图3-5-65　肿瘤出血,膀胱内血块,上图为CT平扫,膀胱中部见肿块,后壁处见条片状稍高密度灶,CT值为50 Hu(箭头)。下图为CT增强扫描,膀胱内肿块强化,后壁处高密度未见强化(箭头)

鉴别诊断:膀胱凝血块应与肿瘤、结石、膀胱异物、脓肿相鉴别。膀胱肿瘤表现为相应膀胱壁上软组织密度灶,肿瘤基底甚至向膀胱壁外生长,呈浸润性,改变体位观察,肿瘤形态及位置均无变化,增强明显强化。膀胱结石CT值明显高于血块,边缘锐利,MRI上T_1WI、T_2WI均为低信号。膀胱异物表现取决于异物的种类,具有特定的结构,容易辨认,结合临床病史可以鉴别。

(三)膀胱异物

膀胱异物(cystic hetero-things)是泌尿系最常见的异物,多为外源性,医源性极少。异物种类繁多,进入膀胱的途径多种多样,经尿道由他人或自动放入膀胱最常见,多数是心理因素。膀胱异物也可因创伤、手术、病理性膀胱穿孔所致。临床症状出现早,病史短,常表现为尿道出血、排尿不适、排尿困难,下腹胀、尿道刺激征、发热等。

CT、MRI表现:CT为诊断膀胱异物最佳的检查方法,能检出透X光和不透X光的异物。除观察异物的位置、大小、形态外,尚需注意有无穿孔、出血等并发症,多方位重建并观察异物与膀胱壁之间的关系尤为重要(图3-5-66)。手术遗留物如棉球、纱布等极少见,CT上与软组织密度相似;MRI上T_1WI、T_2WI均为低信号,并具有一定的形状,增强无强化,膀胱有手术后改变。诊断时密切结合临床病史和体征,尤其注重病史的真实性,能为诊断提供可靠依据。

(四)气　泡

膀胱内可见气体影,原因有以下几种:①膀胱瘘;②气肿性膀胱炎,常见于产气菌感染,尤其是糖尿病患者;③医源性因素,如空气膀胱造影,膀胱内器械操作等;④手术后;⑤创伤;⑥脓肿;⑦膀胱内真菌球。

CT表现为膀胱前壁下极低密度区,变更体位气泡位置可随之改变(图3-5-67)。MRI膀胱内气体于任何序列均为无信号区(图3-5-68)。

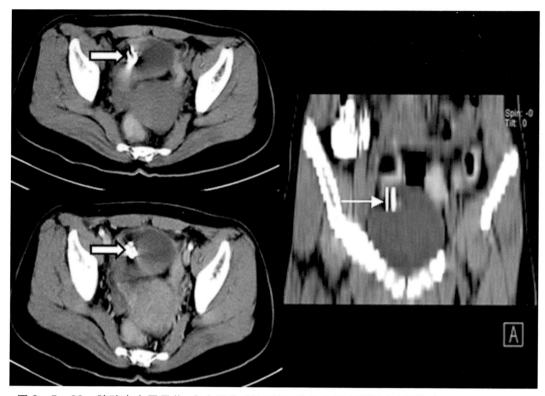

图3-5-66 膀胱内金属异物,左上图为CT平扫,膀胱内见金属异物(粗箭头),周围见放射状伪影,左下图为CT增强扫描,异物形态不规则(粗箭头)。右图为CT冠状位MPR,异物镶嵌膀胱顶壁(细箭头)

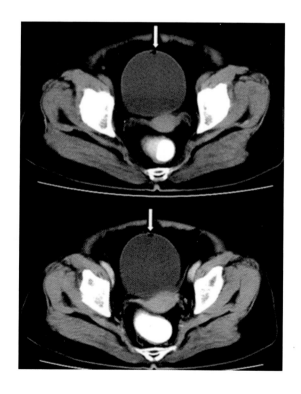

图3-5-67 膀胱内气泡,上图为CT平扫,下图为CT增强扫描,于膀胱前壁下可见一极低密度气泡(箭头)

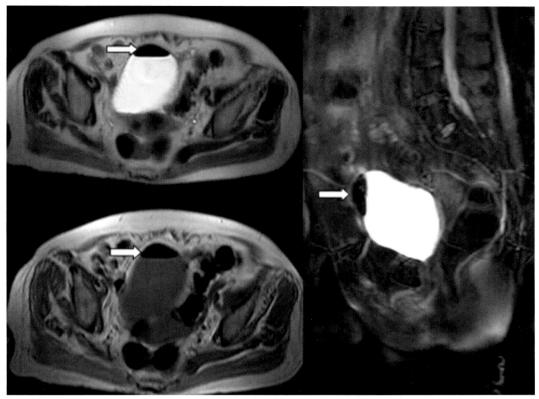

图3-5-68　膀胱内积气,左上图为T_2WI,左下图为T_1WI,右侧图为T_2WI-fs矢状位,以上各序列见膀胱前壁下方半月形的无信号区(箭头)

在诊断中发现膀胱内气体,需要查找产生气体的原因和病变。

(杨沛钦)

参考文献

[1]任静,宦怡,葛雅丽,等.扩散加权成像对前列腺癌侵犯膀胱精囊的诊断价值初探[J].中国医学影像技术,2008,24(2):254-256.

[2]李正明,黄时杰,舒慧芳,等.进展期腹、盆腔脏器肿瘤侵犯膀胱21例诊治分析[J].岭南现代临床外科,2006,6(4):288-290.

[3]朱玉秀,张晖,李宇东.膀胱癌CT表现与术后复发的相关性的探讨[J].中国航天医药杂志,2003,5(5):64.

[4]解超,苏平,马天星,等.CT对膀胱癌术前评估与术后随访的意义[J].临床放射学杂志,2001,20(7):524-526.

[5]李艳明.多排螺旋CT对早期膀胱癌的诊断价值[J].现代泌尿外科杂志,2010,15(2):140-141.

[6]陈忠,苏荣森,马超进.膀胱壁子宫内膜异位MRI表现一例[J].临床放射学杂志,1999,18(7):430.

[7]钟群,张雪林,张玉忠,等.膀胱子宫内膜异位症一例[J].中华放射学杂志,2006,40(7):768.

[8]许国宇,何宝明,由昆,等.膀胱结核的CT诊断[J].临床放射学杂志,2005,24(10):897-899.

[9]孟亚丰,邱雨,帕米尔,等.泌尿系结核的影像诊断[J].临床放射学杂志,2000,19(8):504-507.

[10]姜海洋,谭明波,张定,等.滥用氯胺酮致膀胱炎2例[J].实用医学杂志,2009,21:3714.

[11]张克云,汪立娟,汪家骏,等.氯胺酮相关性肝胆、泌尿系统损害的CT诊断[J].影像诊断与介入放射学,2011,20(5):234.

[12]吴芃,朱秀群,姚铭广,等.氯胺酮相关性泌尿系统损害[J].中华泌尿外科杂志,2008,29(7):489-492.

[13]Chu PS,Kwok SC,Lam KM,et al. Street ketamine-associated bladder Dysfunction:a report of 10 cases

[J]. Hong Kong Med J, 2007, 13 : 311 − 313.

[14] SW Wong, KF Lee, John Wong, et al. Dilated common bile ducts mimicking choledochal cysts in ketamine abusers[J]. Hong Kong Med J, 2009, 1:53 − 56.

[15] Shahani R, Streutker C, Dickson B, et al. Ketamine-associated ulcerative cystitis, a new clinical entity[J]. Urology, 2007, 69:810 − 812.

[16] Chu SK, Ma WK, Wong CW, et al. The destruction of the lower urinary tract by Ketamine absue: a new syndrome[J]? BJU Int, 2008, 102:1616 − 1622.

[17] Chung SD, Chang HC, Chiu B, et al. Ketamine-related urinary bladder ulceration [J]. Incont Pelvic Floor Dysfunct, 2007, 1:153.

[18] 喻汉华, 彭俊红. 氯胺酮相关性泌尿系统损害MSCT表现及文献复习[J]. 放射学实践, 2009, 24 (11):1237 − 1239.

[19] 魏辉, 黄英, 张晓忠, 等. 碱化利多卡因膀胱灌注治疗氯胺酮相关性膀胱炎[J]. 中华泌尿外科杂志, 2010, 31(9):621 − 623.

[20] 王伟, 杨昕, 腺性膀胱炎的影像诊断及病理特征[J]. 新疆医科大学学报, 2008, 31(8):1052 − 1054.

[21] 雷益, 徐化剑, 李涛, 等. 腺性膀胱炎的临床与MRI分析[J]. 放射学实践, 2007, 22(11):1199 − 1201.

[22] 郝楠馨, 诸静其, 王葳, 等. 多层螺旋CT对膀胱癌的诊断价值[J]. 中国医学计算机成像杂志, 2010, 16:135 − 138.

[23] 李宝平, 曾庆玉, 周云芝, 等. 多排螺旋CT在膀胱癌诊断中应用价值的探讨[J]. 中华肿瘤防治杂志, 2006, 24(13):1896 − 1898.

[24] 王小宁, 谭小欣, 黄庆娟, 等. 膀胱癌的CT诊断价值[J]. 徐州医学院学报, 2003, 23(1):83 − 85.

[25] 莫友发, 高代平, 张礼鹃, 等. 膀胱癌的MRI诊断价值[J]. 医学影像学杂志, 2007, 17 (3):227 − 230.

[26] 郝楠馨, 诸静其, 曹开明, 等. 膀胱癌的多层螺旋CT征象与病理表现的关系[J]. 中国医学影像学杂志, 2009, 17(2):134 − 138.

[27] 陈燕萍, 冯文兰, 张英, 等. 膀胱癌的CT诊断与分期[J]. 中华放射学杂志, 1996, 30(4):225 − 227.

[28] 王乐浩, 李星洪, 李光昭. 膀胱癌肉瘤诊治2例报告并文献复习[J]. 中国实用医药, 2008, 3(14):30 − 31.

[29] 李登宝, 谷江, 陈方敏, 等. 膀胱癌肉瘤(附3例报告)[J]. 中国肿瘤临床, 2008, 35(2):75 − 77.

[30] 洪传坤, 张良. 内翻性膀胱乳头状瘤10例报告[J]. 浙江临床医学, 2006, 8(3):258.

[31] 韦嘉瑚, 施发表, 陈海云, 等. 104例嗜铬细胞瘤的CT及其他影像学诊断的评价[J]. 中华放射性杂志, 1993, 27(1):11 − 15.

[32] 黄琦. 膀胱嗜铬细胞瘤2例报告[J]. 实用癌症杂志, 2005, 20(2):200.

[33] 陈雁, 欧阳汉, 张洵. 肾上腺嗜铬细胞瘤MRI与病理学表现的相关性研究[J]. 中国医学影像技术, 2007, 23(2):239 − 241.

[34] 杨世杰, 夏征云. 脐尿管癌的CT诊断[J]. 中国现代医药杂志, 2009, 11(10):104 − 105.

[35] 周吉芝, 居小兵, 华立新. 脐尿管腺癌附14例报告[J]. 罕少见病杂志, 2005, 12(1):20 − 22.

[36] 牛玉军, 陈荣霞, 谷娜, 等. 输尿管囊肿的影像学诊断[J]. 中国临床医学影像杂志, 2003, 14(6):409 − 412.

[37] 林麦华, 邹爱华, 蒋蕴毅, 等. 腺性膀胱炎的CT诊断[J]. 临床放射性杂志, 2001, 20(5):372 − 374.

[38] 张斌, 宋金亮, 张魁君. 无临床症状膀胱子宫内膜异位症一例[J]. 中华腔镜泌尿外科杂志(电子版), 2009, 3 (5):34.

[39] 徐文坚等. 泌尿系统影像诊断学[M]. 北京:人民卫生出版社, 2003:168.

[40] 武淮昌, 韩靖. 多层螺旋CT诊断输尿管移行细胞癌的价值[J]. 医学影像学杂志, 2008, 12(18):1436 − 1438.

[41] 宋岫峰, 张辉, 吴镝. 原发性输尿管癌的影像诊断[J]. 中国辐射卫生, 2005, 14(3):221 − 222.

[42] 王东, 胡鸿群, 陈军, 等. 输尿管癌的螺旋CT评价[J]. 放射学实践, 2007, 22(9):953 − 956.

[43] 宁新礼, 杨卫民, 徐改春, 等. 输尿管囊肿的临床及影像学表现(附9例报告)[J]. 实用医学影像志, 2006, 7(6):387 − 389.

[44] 郭俊渊. 现代腹部影像诊断学[M]. 北京:科学出版社, 2001:1219.

[45] 郦剑云, 张玉琴, 赵素芳, 等. 成人输尿管囊肿的影像学表现[J]. 现代医用影像学, 2006, 15(1):15 − 16.

[46] 艾比布拉. 单纯型输尿管囊肿3例[J]. 医用放射技术杂志, 2006, (4):90 − 91.

[47] 周康荣, 陈祖望. 体部磁共振成像[M]. 上海:上海

医科大学出版社,2000:1134.

[48]杨雄,蒲元义.膀胱嗜铬细胞瘤1例报告[J].川北医学院学报,2009,6(24):606.

[49]吴荣辉,任福锦.膀胱嗜铬细胞瘤(附5例报告与文献复习)[J].浙江临床医学,2005,1(7):57.

[50]任孝英.膀胱嗜铬细胞瘤病理形态学特点分析[J].山西医药杂志,2010,1(39):72.

[51]周康荣,陈祖望.体部磁共振成像[M].上海:上海医科大学出版社,2000:1121.

[52]徐文坚.泌尿系统影像诊断学[M].北京:人民卫生出版社,2003:167-168.

[53]陈海,刘天碧,许国臣,等.膀胱平滑肌瘤CT误诊1例分析[J].中国误诊学杂志,2007,7(5):1031.

[54]潘高争,李鹏,吴密侠,等.膀胱平滑肌瘤1例[J].中国医学影像技术,2009,25(6):1071.

[55]李彦伟,刘立炜.小儿膀胱横纹肌肉瘤的影像诊断[J].中国临床医学影像杂志,2006,6(17):344-346.

[56]范森,李子平,孙灿晖.小儿膀胱横纹肌肉瘤的CT与MR诊断[J].影像诊断与介入放射学,2002,2(11):76-77.

[57]徐文坚等.泌尿系统影像诊断学[M].北京:人民卫生出版社,2003:166.

[58]高汉斌,钟福兴.巨大膀胱结石的影像学诊断[J].赣南医学院学报,2009,(1):151-152.

[59]李果珍.临床CT诊断学[M].北京:中国科学技术出版社,1994:586.

[60]周康荣,陈祖望.体部磁共振成像[M].上海:上海医科大学出版社,2000:1120.

[61]郭俊渊.现代腹部影像诊断学[M].北京:科学出版社,2001:1187.

[62]田和平,马超,毛卫林.CT诊断膀胱内节育环并结石一例[J].放射学实践,2008,8(23):851.

[63]郭俊渊.现代腹部影像诊断学[M].北京:科学出版社,2001:1272.

[64]龚德霖,罗侦锋,李兴志.膀胱内异物9例诊治体会[J].山西医药杂志,2005,34(4):313.

[65]徐文坚.泌尿系统影像诊断学[J].北京:人民卫生出版社,2003:391.

[66]冯翠屏.女性盆腔积液与盆腔炎的关系[J].临床和实验医学杂志,2009,8(8):75-76.

[67]周康荣,陈祖望.体部磁共振成像[M].上海:上海医科大学出版社,2000:1129.

[68]郭俊渊.现代腹部影像诊断学[M].北京:科学出版社,2001:1273.

第六节　盆腔钙化性病变

一、盆腔钙化性病变概述

本章节所指钙化(calcify)为盆腔骨骼以外出现的组织内固态钙盐的沉积,一般为病理性钙化。发生原因主要为组织营养不良,包括结缔组织玻璃样变(血管性钙化),以及局部变性、坏死组织和病理产物中异常钙盐沉积,如结核病干酪样坏死、脂肪坏死和肿瘤变性坏死等。另外尚有代谢失调性体腔内钙盐凝集,如结石。CT、MRI将根据钙化的形态、数目来帮助鉴别诊断。

二、血管性钙化

盆腔内血管性钙化(vascular calcify)是指盆腔内动脉与静脉壁的钙化,也包括血管腔内的钙化,认识血管性钙化,有助于与泌尿系结石及其他病变鉴别。

(一)动脉钙化

动脉钙化(arterial calcify)是动脉粥样硬化、高血压、糖尿病血管病变等疾病共同的病理表现,也见于结缔组织病如类风湿、红斑狼疮及动脉反应性增生等,主要表现为动脉壁增厚变硬,顺应性降低。钙化主要位于血管壁的内膜层或中膜层,可引起管壁增厚、管腔狭窄或闭塞。

CT、MRI表现:CT平扫,动脉钙化为沿动脉血管分布的环形、斑点、虚线状明显高密度区,边缘锐利,动脉管壁厚薄不一,管腔变窄甚至闭塞,增强能观察钙化导致的血管腔狭窄情况。MRI表现为T_1WI及T_2WI低信号。如血管壁钙化斑含有纤维组织或脂质,薄层CT表现为软组织密度,MRI信号复杂,主要表现为T_1WI及T_2WI高信号或混杂信号(图3-6-1)。

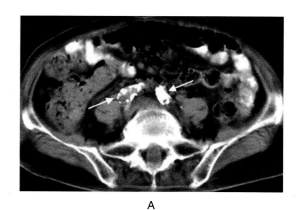

A

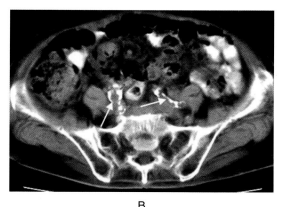

B

图3-6-1　A. 盆腔内动脉钙化,CT平扫,双侧腰大肌内侧见高密度钙化(箭头),沿血管壁分布,厚薄不均匀,较厚处血管腔狭窄、闭塞

B. 不同层面,CT平扫,双侧髂总动脉壁见断续、不均匀之钙化(箭头)

鉴别诊断：动脉壁钙化CT、MRI（特别是CT）容易诊断，主要需对钙化病因进行诊断，如患者患高血压、高脂血症，多为动脉粥样硬化性钙化；如患类风湿或其他结缔组织病，则考虑为免疫性血管损害。

（二）静脉石

静脉硬化及静脉曲张以后静脉腔内血栓形成，若血栓机化后又有弥漫性钙盐沉着，即形成静脉石（venous calculi）。

CT、MRI表现：盆腔静脉石发生于盆腔静脉丛，如膀胱、直肠、子宫、阴道、前列腺周围，靠近盆腔底部与盆壁，也可位于髂动静脉分布区内侧，呈直径数毫米圆点状高密度，可单发或多发，位置较固定。CT显示更清楚（图3-6-2）。

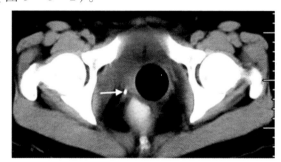

图3-6-2 盆腔内静脉钙化（静脉石），CT扫描，阴道右侧见点状钙化（箭头）

鉴别诊断：盆腔静脉石容易被误诊为输尿管下段结石。后者单发，位于输尿管下段走行区，其上方输尿管常有扩张、积液，MRI水成像有助于诊断。

三、病理性钙化

（一）肿瘤性钙化

肿瘤性钙化是在肿瘤生长过程中，肿瘤组织营养不良，发生变性坏死，最后形成的钙盐沉着；也可以是肿瘤内血管的钙化或组织分化形成的牙齿、骨骼结构。分析钙化特点对肿瘤定性诊断有一定帮助。

1. 卵巢癌　卵巢癌（ovarian carcinoma）发生钙化多见于浆液性囊腺癌，发生率约30%左右，称为砂样瘤，被认为是肿瘤的一种退化，其发病机制目前仍不清楚。

CT、MRI表现：卵巢癌多表现为囊实性肿块，CT上卵巢癌的钙化为高密度，形态特点为：①位于囊实性肿块囊壁上的钙化，多呈乳头状或珊瑚状突起（图3-6-3，图3-6-4）；②位于囊实性肿块实性病变内的钙化，多呈结节状、团状，边缘不规则（图3-6-5）；③囊内漂浮物上有钙化，呈散在、不定形状（图3-6-6）。发生腹膜转移也可在增厚的腹膜上发生钙化，主要表现为砂砾状、斑片状高密度，围绕肿块或肠管，也可位于肝脾周围。MRI检出钙化有一定限度，表现为T_1WI及T_2WI低信号。

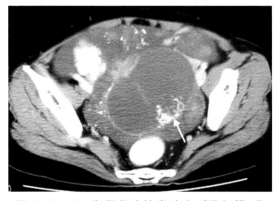

图3-6-3 卵巢浆液性囊腺瘤，CT扫描，盆腔内较大囊实性肿块，囊壁上见多发性钙化结节，呈乳头状突起（箭头）

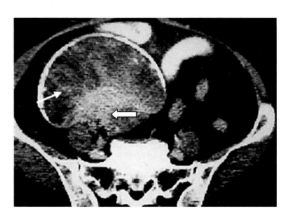

图3-6-4 卵巢浆液性囊腺癌，CT平扫，盆腔内囊实性肿块，壁结节钙化（粗箭头），呈"珊瑚状"突起，珊瑚支上有点状钙化（细箭头）

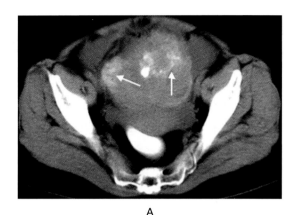

A

图 3-6-5 A. 卵巢癌,CT 平扫,盆腔内较大的软组织肿块,内见团状钙化灶,边缘模糊(箭头)

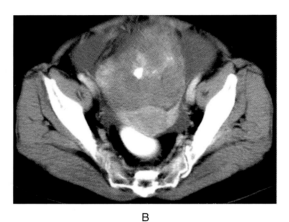

B

B. 增强扫描,肿块有强化,钙化灶位于肿块内

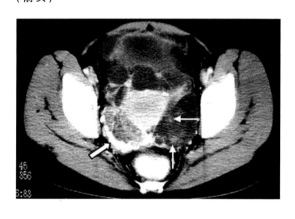

图 3-6-6 卵巢囊腺癌,CT 增强扫描,盆腔内多发囊实性肿块,囊内"漂浮物"上有钙化点(细箭头),囊壁多个乳头状钙化(粗箭头)

鉴别诊断:卵巢癌壁结节钙化具有一定特征,与卵巢良性浆液性囊腺瘤和黏液性囊腺瘤很好鉴别。上述卵巢良性肿瘤的钙化为薄层线状,厚薄均匀,边缘清楚,不呈结节状和乳头状,也不呈囊内"漂浮物"钙化。卵巢畸胎瘤的钙化也具有一定形态,如牙齿状,密度较高,边缘规整,加上肿瘤内见脂肪密度或信号也可鉴别。

2. 膀胱癌 膀胱癌(bladder cancer)为泌尿系最常见的肿瘤,约占所有肿瘤的4%,一般来源于上皮,约90%为移行细胞癌。临床上多见于50岁以上男性,血尿为最常见的症状,可有尿频、尿痛及排尿困难。

CT、MRI 表现:膀胱癌常见于膀胱三角区及两侧壁,表现为不规则形、分叶状,多数宽基底,呈软组织密度/信号。膀胱癌出现钙化时,CT 表现为环状、圆弧形或斑点片状,移行细胞性膀胱癌的钙化一般位于肿瘤表面(图3-6-7,图3-6-8),而膀胱黏液腺癌的钙化灶一般位于肿瘤内部。

鉴别诊断:当肿瘤内钙化灶所占比例较大时,容易被误诊为膀胱结石或血肿机化。膀胱癌钙化表面不规则或不定形,变换体位位置仍固定,增强扫描软组织部分强化。膀胱结石一般呈椭圆形,轮廓光整,改变体位其位置随之改变。血肿机化一般紧贴膀胱后壁,轮廓较光整,密度较钙化低,增强扫描强化的膀胱壁与不强化的血肿分界清楚。

3. 卵巢畸胎瘤 卵巢畸胎瘤(ovarian tera-toma)约占卵巢肿瘤的10%~15%,常见于育龄期妇女。绝大多数为良性,少数恶变。特征性表现为肿瘤内脂肪密度影,钙化、骨化影及脂-液平面。文献报道脂肪显示率93%,钙化显示率56%。一般没有临床症状,少数患者自觉腹部不适、腹胀。

CT、MRI表现:圆形或类圆形肿块,边缘较清楚,壁厚薄均匀,肿块内有多种组织成分,尤其可见脂肪、钙化等特征性改变。CT表现为囊性或囊性为主的不均匀混杂密度肿块,脂肪组织为低密度,CT值为负值,钙化和牙齿影像呈异常增高的密度,边界清晰(图3-6-9,图3-6-10)。MRI肿瘤壁与壁结节为软组织信号,内脂肪为T_1WI、T_2WI高信号,钙化和牙齿为T_1WI、T_2WI低信号。CT、MRI增强扫描示大多数囊壁有轻度强化,壁结节无或轻度强化(图3-6-9,图3-6-10)。约有一半卵巢畸胎瘤在X线平片上可见富有特征性的骨或牙齿结构,以单个点、片、线和结节状多见。

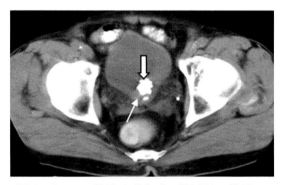

图3-6-7 膀胱癌伴钙化,CT平扫,膀胱三角区见混杂密度病变,宽基底附着于膀胱壁,呈软组织密度(细箭头),表面见结节状、粗大的团状钙化(粗箭头)

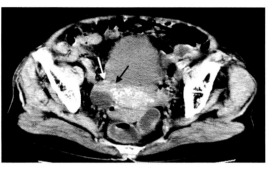

图3-6-8 膀胱癌伴钙化,CT平扫,膀胱三角区见软组织肿块,近表面见少量散在斑片状高密度钙化灶(箭头)

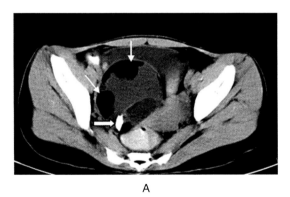

A

图3-6-9 A.盆腔内畸胎瘤,CT平扫,盆腔偏右侧见一混杂密度囊实性肿块,壁厚薄均匀,内见较多的脂肪低密度(细箭头),其后部见一高密度钙化(粗箭头),类似牙齿状,边缘整齐,密度极高

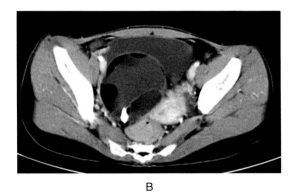

B

B.CT增强扫描,肿块囊壁及其内间隔轻度强化

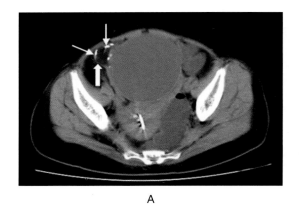

A

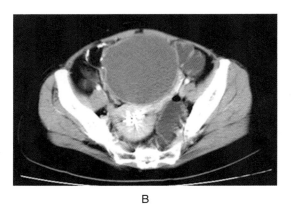

B

图3-6-10　A. 盆腔畸胎瘤,CT平扫,盆腔内见较大囊性病变,囊的右前壁见脂肪密度结节(粗箭头),结节周边见多发小条状、小结节状钙化,密度高,边缘清晰(细箭头)

B. CT增强扫描,肿块囊壁及其内间隔轻度强化

鉴别诊断:本病主要与含有脂肪和钙化成分的肿瘤或肿瘤样病变鉴别,例如脂肪肉瘤也有明显脂肪组织和不同程度的钙化,但脂肪肉瘤一般体积较大,多数 > 10 cm,钙化形态与畸胎瘤不同,多呈结节状、不规则状。

4. 子宫平滑肌瘤　子宫平滑肌瘤(fibromyoma uteri)又称子宫肌瘤,约70%子宫肌瘤(特别是长期存在的子宫肌瘤)可发生不同程度变性与退行性变,继而发生钙化。

CT、MRI表现:CT对子宫肌瘤的钙化显示清楚,肌瘤内呈斑点状、斑片状、蛋壳状或成团的高密度改变,数量不等(图3-6-11)。MRI主要表现为T_1WI及T_2WI低信号。

鉴别诊断:子宫肌瘤钙化主要与肌瘤内出血鉴别。CT上子宫肌瘤内出血也为高密度,呈团状,但边缘模糊,密度明显低于钙化灶,CT值在60~80 Hu;而子宫肌瘤钙化边缘较清楚,密度明显高于出血。

5. 血管瘤　血管瘤(hemangioma)由血管内皮细胞构成,是介于错构瘤畸形与真性肿瘤之间的一种病变。多为先天性,常见于小儿,部分在成年后发现。全身任何部位都可发生,如躯干、四肢、腹盆腔内。发生在盆腔的血管瘤多为大血管性血管瘤(large vessel hemangioma),也称蔓状血管瘤(racemose hemangioma),由杂乱的动静脉组成,无包膜。另一类是全身血管瘤病(angiomatosis)的一部分,由增生的小到中等的、形状不规则的血管组成。血管瘤内钙化主要为静脉石。临床表现差异较大,可无症状,影响器官功能时产生相应的症状。

CT、MRI表现:盆腔血管瘤以累及盆壁肌肉、脂肪组织为主,形态不规则,但边缘清楚,周围脂肪清晰。CT平扫为不均匀软组织密度,内含脂肪密度,有散在点状、结节状、条状钙化。MRI上,T_1WI为等信号,T_2WI为明显高信号,为血管瘤的特征性表现,钙化为明显低信号,较小时难以显示。增强扫描,早期强化程度较低,延迟扫描强化逐渐明显。

鉴别诊断:盆腔血管瘤钙化需与盆腔内淋巴结钙化、静脉丛钙化鉴别,它们的发生部位均接近盆壁。淋巴结钙化为结节状,密度较高,沿髂血管分布,周围无软组织病变。静脉丛钙化为细小点状,位于静脉丛内。上述两种钙化盆壁肌肉、脂肪组织无病变。而盆腔内血管瘤钙化伴有软组织密度/信号肿块,钙化位于肿块内。

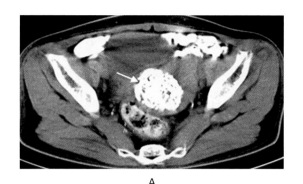

A

图3-6-11　A. 子宫肌瘤钙化,CT平扫,子宫肌瘤内见较大的团状钙化(箭头),钙化灶内密度不均匀,边缘不规整

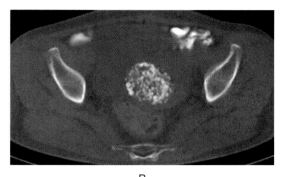

B

B. CT平扫,骨窗,肌瘤内钙化密度不均匀,内呈"沙粒状"和"筛孔状"改变

(二)非肿瘤性钙化

非肿瘤性钙化指肿瘤以外的病理性钙化,包括结石和炎性钙化。

1. 常见的非肿瘤性钙化

(1)前列腺结石

前列腺结石(prostatic calculus)是一种发生在前列腺腺泡内及腺管腔内的结石。常见于40岁以上中老年人。原发结石发生于前列腺的腺泡和导管,一般多发,直径多数小于5 mm;继发结石常与感染、阻塞及腺瘤坏死有关,较原发性结石大而不规则。大多数前列腺结石合并前列腺增生、慢性前列腺炎。前列腺结石患者无特异性症状,常表现为前列腺增生或慢性前列腺炎症状。

CT、MRI表现:前列腺结石常为多发,少数单发,体积较小。CT表现为圆点状、斑片状高密度影,边界清晰(图3-6-12);MRI表现为T_1WI及T_2WI低信号。

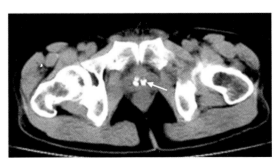

图3-6-12　前列腺结石,CT平扫,前列腺内见数个结节状高密度灶(箭头)

鉴别诊断:前列腺结石需与前列腺钙化鉴别。前列腺钙化与前列腺结石一样,常见于中老年前列腺炎患者,多发,一般位于两侧,两者CT、MRI表现相同,难以鉴别。前列腺结石还需与后尿道结石鉴别。后尿道结石多见于年轻人,位于中线尿道走行区,单发,呈卵圆形,边缘光整,临床上有尿道梗阻、疼痛等症状。

(2)膀胱结石

膀胱结石(vesical calculus)可由肾或输尿管结石排入膀胱,也可由感染、异物或尿潴留引起。临床上多数有尿频、尿急、尿痛及血尿。

CT、MRI表现:膀胱结石根据结石成分不同,X线平片可显示为阴性,造影检查可显示为充盈缺损。CT表现为圆形或椭圆形高密度病变(当膀胱充盈造影剂后,可遮盖高密度结石)(图3-6-13)。MRI表现为T_2WI低信号充盈缺损,T_1WI与尿液等信号或稍高信号(图3-6-14)。改变体位结石位置随之改变。

鉴别诊断:一般CT及MRI对膀胱结石诊断准确,有时需与膀胱癌钙化、膀胱壁钙化、膀胱异物、前列腺结石或钙化鉴别。膀胱结石卧位时位于膀胱后壁,改变体位结石位置随之改变。膀胱癌钙化表现为钙化位于膀胱软组织肿块内或表面,钙化形态不规则,位置不能随体位改变,增强后软组织部分强化。膀胱壁钙化一般有膀胱壁增厚,呈弧形带状或线条状,位置固定。膀胱异物常呈线条状或长条状,且有异物放

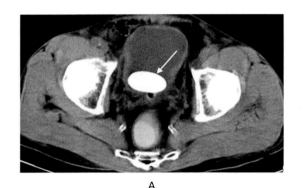

A

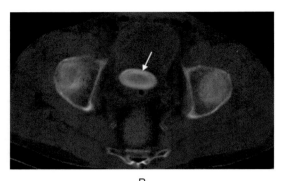

B

图3-6-13　A. 膀胱结石,CT平扫,膀胱后部见一卵圆形、边界光整的高密度灶(箭头)

B. CT平扫,骨窗,结石内部结构为分层状(箭头)

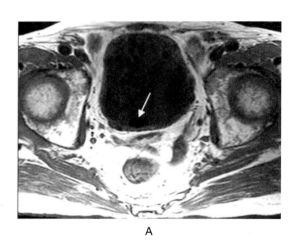

A

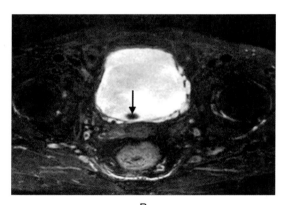

B

图3-6-14　A. 膀胱结石,T_1WI,膀胱后部见更低信号区(箭头),卵圆形,边界清楚

B. T_2WI-fs,膀胱后部见更低信号区(箭头),卵圆形,边界清楚

入史。前列腺结石或钙化位于前列腺组织内,位置固定。

（3）输尿管下段结石

输尿管结石(calculus of ureter)是泌尿外科常见疾病之一,男性多于女性,20~40岁发病率最高。输尿管结石90%以上是在肾内形成后降入输尿管,70%的输尿管结石位于盆腔即输尿管下段。典型临床表现为输尿管绞痛伴血尿,临床表现不典型时易与外科急腹症等混淆。

CT、MRI表现:输尿管下段结石多位于输尿管膀胱入口处,形态多为梭形或枣核样,其长轴与输尿管走行方向一致,其上方输尿管可有不同程度积液扩张。CT上结石表现为高密度(图3-6-15)。MRI上T_1WI呈低或稍低信号,T_2WI呈低信号,水成像呈低信号充盈缺损。如多发肾盂结石,且多个结石进入扩张的输尿管下段,可见多发性CT高密度/MRI低信号的结石(图3-6-16)。

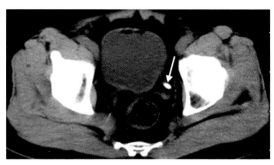

图3-6-15　输尿管下段结石,CT平扫,左侧输尿管下段近膀胱入口处椭圆形
高密度结石(箭头),走行方向与输尿管一致

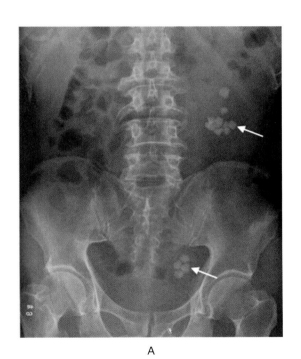

A

图3-6-16　A. 左侧输尿管下段结石(多发性),X光平片,盆腔左侧数个小结节状高密度影(箭头),同侧肾区见多个高密度结石影(箭头)

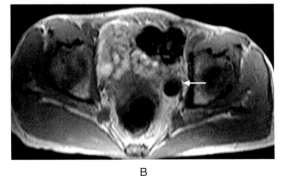

B

B. T₁WI,左侧输尿管下段明显扩张,其内数个结石影呈稍低信号(箭头)

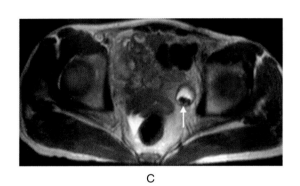

C

C. T$_2$WI,左侧输尿管下段明显扩张,其内数个结石影呈低信号充盈缺损(箭头)

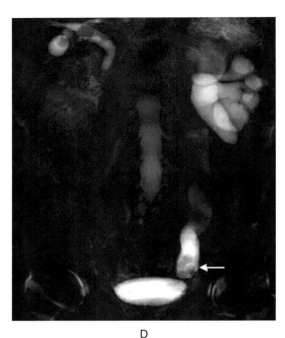

D

D. MRU,左侧输尿管下段近膀胱入口处多个类圆形充盈缺损(箭头),其上方左侧输尿管及肾盂肾盏积液扩张

鉴别诊断:本病主要与盆腔静脉石、盆腔淋巴结钙化及血管壁钙化鉴别。静脉石、淋巴结钙化及血管壁钙化一般没有临床症状,位于盆壁附近,沿髂血管分布,不会引起上方输尿管扩张;静脉石一般较小;淋巴结钙化少见,常位于盆腔两侧,密度欠均匀;血管壁钙化多呈平行条状。

(4)后尿道结石

后尿道结石(retral urethral calculi)是泌尿系的急症之一。临床上称尿道前列腺部和膜部为后尿道,后尿道结石少见,一般是肾、输尿管、膀胱结石嵌顿于尿道口所致。前列腺部后尿道长约2.5 cm,管腔中部扩大,其下方的膜部短而窄,长约1.2 cm,是尿道狭窄之一,因此结石最易嵌顿于此。后尿道结石临床表现主要为排尿困难、排尿疼痛、尿流变细或中断,有时可有急性尿潴留。

CT、MRI表现:X线平片及CT检查可见后尿道走行区圆形或椭圆形高密度影,以CT检查显示较清楚(图3-6-17)。MRI上T$_1$WI呈稍低或低信号,T$_2$WI呈低信号。造影检查可见后尿道局部小圆形低信号充盈缺损。

鉴别诊断:后尿道结石位于前列腺部时应与前列腺结石鉴别。前列腺结石通常为两侧性,多发;后尿道结石多见于年轻人,位于中线尿道走行区,单发,呈卵圆形,边缘光整,临床上有尿道梗阻、疼痛等症状。

(5)盆腔结核

盆腔结核(pelvic tuberculosis)目前较少见,主要见于女性,为不孕症原因之一。一般先发生双侧输卵管结核,破坏输卵管内膜,形成结核性肉芽肿、小脓肿,继而形成瘘管,并向盆腔内播散,形成结核性盆腔炎,结核性病变发生干酪样坏死后,引起钙盐沉着而出现钙化。多见于20~40岁妇女,也可见于绝经后的老年妇女。多数患者表现为腹痛、腹胀,伴有发热、乏力、盗汗、食欲低下及体重减轻。

CT、MRI表现:双侧或单侧输卵管区软组织包块,内含单发或多发囊变区,病变内和囊壁上见条状、斑点状和团状钙化。CT 钙化为高密度,边缘清楚或模糊(图 3-6-18),囊性病变为低密度。MRI 钙化为低信号,囊内含干酪样坏死物质,T$_2$WI 为低信号。增强后囊壁强化,

壁较厚、规则,无壁结节。此外,可见腹膜、大网膜及肠系膜增厚、粘连,腹水及盆腔积液等改变。X 线平片可见输卵管钙化,子宫输卵管造影见输卵管欠通畅,边缘毛糙、不规则。

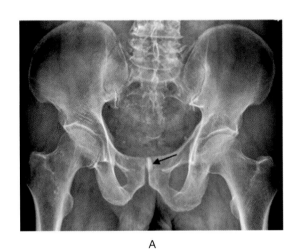

A

图 3-6-17 A. 后尿道结石,X 线平片,耻骨联合重叠处见椭圆形高密度影(箭头),长轴与尿道平行

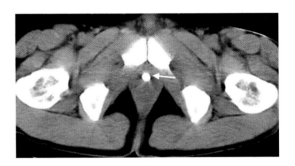

B

B. CT 平扫,耻骨联合后方相当于后尿道走行区见类圆形高密度结石(箭头)

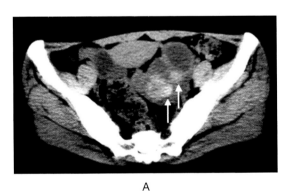

A

图 3-6-18 A. 盆腔结核,CT 平扫,盆腔内多发性囊性病变,左侧病变内见团状高密度钙化灶(箭头),密度不均匀,部分边缘模糊

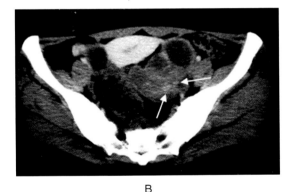

B

B. CT 增强扫描,平扫所见高密度钙化未见强化,囊壁强化、无壁结节(箭头)

鉴别诊断:盆腔结核钙化主要与卵巢肿瘤特别是卵巢囊腺癌鉴别。卵巢囊腺癌的囊实性病变中,实性肿块及壁结节明显,囊壁厚薄不一,钙化多附着于肿块的壁上,呈乳头状、结节状突出,或"漂浮"于囊内,可有腹水及腹膜结

节。上述表现与盆腔结核表现不同。

2. 少见的非肿瘤性钙化

(1)钙化性膀胱炎

钙化性膀胱炎(calcific cystitis)多由膀胱结核和膀胱血吸虫病等引起。结核性膀胱炎病理

改变为结核结节与干酪样坏死,导致膀胱壁纤维组织增生和钙盐沉着。血吸虫性膀胱炎现在较少见,为血吸虫卵经肠道进入血流到不同的器官,主要沉积于肝脏,少数沉积在其他部位如膀胱,虫卵死亡导致膀胱壁的免疫反应,继而虫卵破裂,形成异物性肉芽肿并钙化。

CT、MRI 表现:膀胱壁增厚,以膀胱三角区增厚明显,膀胱体积缩小。于膀胱壁上出现多发结节状、线条状钙化。CT 上增厚的膀胱壁为等密度,钙化为高密度(图 3－6－19);MRI 上非钙化区为稍长 T_1、稍长 T_2 信号,钙化区呈短 T_2 信号,难以辨认。

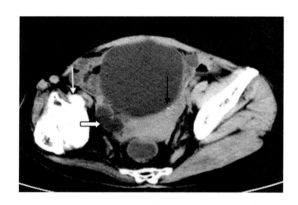

图 3－6－19 钙化性膀胱炎,CT 平扫,膀胱后壁偏左侧见小点状钙化灶(黑箭头),盆腔内右侧髂外动脉组淋巴结钙化,体积增大(白箭头)。同时见右侧输卵管扩张积液(粗箭头)

鉴别诊断:钙化性膀胱炎需与膀胱癌钙化鉴别。膀胱癌钙化表现为膀胱内软组织密度/信号,以宽基底与膀胱壁相连,钙化呈结节状或多发不成形状,增强后钙化以外的病变见强化,其余部分膀胱壁正常,临床症状以无痛性血尿为主。膀胱后壁血块密度低于膀胱壁钙化,边缘较模糊,MRI 和增强后见膀胱壁完整,与血块分界清楚。钙化性膀胱炎除钙化以外,如为结核所致,尚见盆腔淋巴结钙化、输卵管积液等,临床上有长期、慢性膀胱炎症状,有助于鉴别。

(2)盆腔内异物性肉芽肿并钙化

异物性肉芽肿(granuloma of foreign matter)为异物进入盆腔内,引起机体一系列排斥和炎症反应所形成的结节状病灶。异物包括手术源性的滑石粉、缝线、纱布团、金属器械;也可以是寄生虫卵、坏死组织、肠道穿孔内容物进入腹盆腔。以上异物刺激机体发生炎症反应,炎症细胞(包括巨噬细胞、异物巨细胞、成纤维细胞和淋巴细胞等)浸润并产生胶原纤维,包绕异物,最终形成异物性肉芽肿,时间较长者出现钙盐沉积,形成钙化灶。部分病灶为肉芽组织包裹钙化性或高密度异物而形成。临床表现为长期发热、腹痛,腹部包块,白细胞增高。

CT、MRI 表现:异物性肉芽肿为团状不均质肿块样病变,可位于盆腔任何部位。病变常有较厚的壁,壁内所包裹内容物具有一定的结构,如病变时间较长,可见壁上钙化。CT 上病变壁较厚,呈等密度,边缘较模糊,壁上钙化为条状、结节状高密度。如含有金属物,表现为形态各异的更高密度而不是钙化(图 3－6－20)。内容物为纱布团时,表现为"筛孔状"低密度区。MRI 上病变壁为稍长 T_1、T_2 信号,壁上钙化均为低信号,内容物多为无信号区。如含有金属物,T_2WI 为异常高信号,并有较多伪影,影响周围结构的观察。增强扫描,病变壁为中度持续强化。病变周围尚可见肠系膜血管位于其附近,说明腹膜对其进行包绕。

鉴别诊断:盆腔异物性肉芽肿常为厚壁环形,需要与畸胎瘤鉴别。畸胎瘤边缘清楚,内含脂肪,CT 为均匀很低密度,MRI 上 T_1WI、T_2WI 都为高信号,钙化为低信号。异物性肉芽肿边缘不清楚,与肠系膜等腹膜结构粘连,肠系膜血管与之邻近,其内容物 CT 为不均匀低或高密度,MRI 上 T_1WI、T_2WI 为低信号或无信号区,如有金属物质产生伪影有助于诊断。临床病史如手术史、肠穿孔史等有助于异物性肉芽肿的诊断。

(3)盆腔内高密度异物

盆腔高密度异物主要位于尿道、膀胱,多为患者出于好奇或寻求刺激等原因将高密度异物自行置入体内以及医源性遗留等原因所造成。临床表现为尿频、尿急、尿痛、血尿或排尿困难。

CT、MRI 表现:高密度异物 X 线平片即可发现。CT 能进一步显示高密度异物的大小、形态及结构,进行异物的准确定位,明确异物与组织器官之间的关系,以及有无出血、穿孔等并发症。CT 还可显示 X 线为等密度的异物(图 3 - 6 - 21)。MRI 一般不作为诊断高密度异物的方法。CT 表现结合临床异物进入史,可明确盆腔高密度异物的诊断。

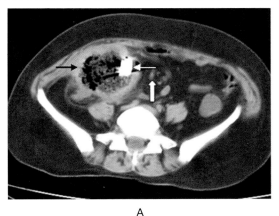

A

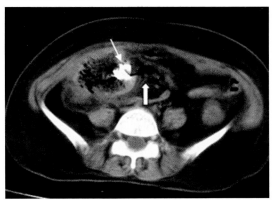

B

图 3 - 6 - 20　A. 盆腔内(钙化性)异物伴肉芽肿形成,41 岁女性,剖宫产手术后 8 个月,腹痛 3 个月来诊。CT 平扫,盆腔内见一环形混杂密度病变(黑箭头),环壁较厚,边缘与前腹壁粘连,与肠系膜血管邻近(粗白箭头),内见"筛孔状"低密度结构,左侧壁上见团状高密度(细白箭头)

B. 不同层面,CT 平扫,盆腔内环形混杂密度病变与前腹壁粘连,与肠系膜血管邻近(粗箭头),内见"筛孔状"低密度结构,左侧壁上见团状高密度(细箭头)

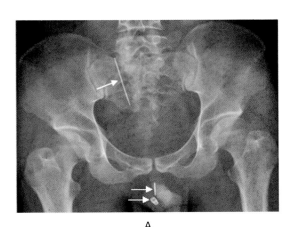

A

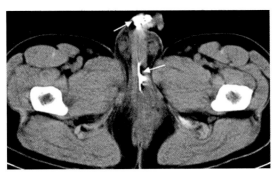

B

图 3 - 6 - 21　A. 盆腔内高密度异物,骨盆 X 线平片,见右侧骶骨及阴茎重叠处长条针状及斑片状金属异物影(箭头)

B. CT 平扫,阴茎前部斑片状及尿道海绵体部长条状高密度异物,可见金属伪影,为尿道金属异物(箭头)。

(4)盆腔淋巴结钙化

盆腔淋巴结钙化(calcify of lymph - nodus)少见,为结核性淋巴结炎或结节病等肉芽肿性病变所致,属于病变愈合阶段,一般无明显临床症状。

CT、MRI 表现:钙化的淋巴结常位于盆壁附近,并且沿盆腔淋巴结分组而分布,多位于盆腔两侧(沿髂内、外动脉组)和骶骨前方(骶正中血管组），多发常见，位置较固定，圆形或卵圆形，边界清楚，密度欠均匀。CT 显示清楚，其内可见颗粒状、斑点状高密度或同心圆状高密度（图 3 - 6 - 22，图 3 - 6 - 23）。MRI 表现为 T_1WI 及 T_2WI 低信号，较难辨认。

鉴别诊断：钙化的淋巴结主要与静脉石鉴别。静脉石多位于盆腔脏器附近，如直肠、膀胱等处，体积较小，呈小点状。MRI 上钙化的淋巴结主要与流空的血管影鉴别。流空的血管影为连续性低信号，T_1WI 梯度回波可为高信号；钙化的淋巴结为不连续的低信号，结合 CT 扫描能明确诊断。

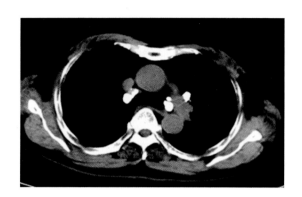

A

图 3 - 6 - 22 A. 纵隔内淋巴结炎钙化，CT 平扫，纵隔内见多发性结节状高密度淋巴结钙化

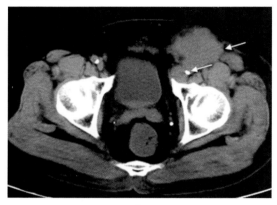

B

B. CT 平扫，见盆腔内淋巴结钙化，左侧腹股沟区淋巴结肿大、钙化（箭头）

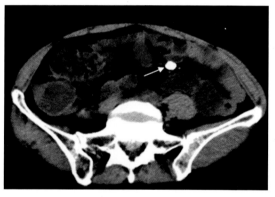

A

图 3 - 6 - 23 A. 腹、盆腔淋巴结钙化（结核性淋巴结炎钙化），CT 平扫，腹腔内见肠系膜淋巴结钙化（箭头），呈结节状高密度

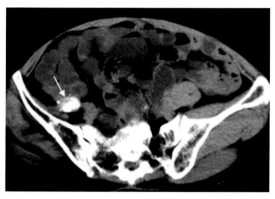

B

B. 不同层面，CT 平扫，盆腔内右侧髂总动脉组淋巴结钙化，体积增大（箭头）

（5）盆腔血肿钙化

钙化的盆腔血肿多为陈旧性血肿，表现为整个血肿钙化，或血肿周边钙化而中央部无钙化。临床上可无症状，也可由于血肿压迫而产生牵拉性疼痛、尿频、大便刺激感等症状。

CT、MRI 表现：钙化的盆腔血肿多为类半圆形，主要见于盆腔侧壁及直肠膀胱凹陷、直肠子宫凹陷。CT 可为整体高密度，也可以是周边高密度、中央等或稍低密度。MRI 上 T_1WI 为低或稍低信号，T_2WI 为低信号。

鉴别诊断：钙化的盆腔血肿以其好发部位及钙化形态，再结合临床有创伤或手术史，一般都可做出诊断。

（邹玉坚）

参考文献

[1]刘彤华.诊断病理学[M].北京:人民卫生出版社, 2006:877-881.

[2]刘艳文.动脉粥样硬化钙化的研究进展[J].心血管病学进展,2009,30(3):467-470.

[3]李果珍.临床CT诊断学[M].北京:中国科学技术出版社,586-609.

[4]吴吉丽,李海云.卵巢癌钙化性转移的CT特征[J].实用医技杂志,2007,14(36):4970-4971.

[5]吴建伟.卵巢浆液性囊腺癌钙化性转移的CT表现[J].中国医学影像技术,1999,15(11):885.

[6]陈桂娥.未成年女性卵巢恶性肿瘤的CT诊断(附42例报告)[J].中国CT和MRI杂志,2005,3(2):52-54.

[7]许有生,沈纪林,王土兴,等.膀胱肿瘤的CT诊断(附23例分析)[J].中国临床医学影像杂志,1999,10(1):69-70.

[8]赵志雄,唐光键.膀胱癌多层螺旋CT分期与手术病理对照[J].临床放射学杂志,2008,27(5):635-638.

[9]黄欣,沈周俊,孙福康,等.伴有结石样钙化灶的膀胱泌尿上皮癌的诊断和治疗(附9例报告)[J].肿瘤,2009,29(10):997-999.

[10]陈炽贤主编.实用放射学[M].北京:人民卫生出版社,2001:706-1049.

[11]程力华,王国栋,时桂兰,等.腹盆良性畸胎瘤的CT表现[J].现代医用影像学,2004,3(3):111-113.

[12]秦伟,罗云.钙化性子宫平滑肌瘤一例[J].放射学实践,2006,21(11):1093.

[13]裴国成.子宫肌瘤巨大球形漩涡状钙化1例报告[J].现代医用影像学,2005,14(1):28.

[14]刘昆.前列腺钙化与结石的超声检查及其鉴别诊断[J].中国临床医药实用杂志,2005,31(6):8-9.

[15]安文海.前列腺结石23例临床分析[J].山西医药杂志,2003,32(6):565.

[16]应国度,陈世福.前列腺结石95例诊治分析[J].浙江医学,2001,23(10):636.

[17]高汉斌,钟福兴.巨大膀胱结石的影像学诊断[J].赣南医学院学报,2009,(1):151-152.

[18]张志,向立.输尿管下段结石临床误诊分析(附72例报告)[J].川北医学院学报,2009,24(6):602-603.

[19]叶青.后尿道结石12例超声鉴别诊断分析[J].中国误诊学杂志,2008,8(1):226.

[20]李雪丹,高思佳,关丽明.女性结核性盆腔炎的CT特征[J].中国医学影像学杂志,2007,15(6):415-418.

[21]钱旭芳,陈云琴,赵红琴,等.女性盆腔结核的临床特点及诊断[J].现代中西医结合杂志,2005,14(21):2797-2798.

[22]朱珠华,杨世堎,庄奇新.女性结核性盆腔炎CT诊断[J].中国医学计算机成像杂志,2004,10(6):395-399.

[23]范志强,李启忠,丁德刚,等.膀胱及尿道异物分析[J].医药论坛杂志,2007,28(3):55-56.

[24]曾绍文,张翠萍,张翠莲,等.膀胱尿道异物的治疗及原因分析[J].潍坊医学院学报,2007,29(6):499.

[25]钱立新,眭元庚,徐正铨,等.膀胱尿道异物诊断与处理(附25例报告)[J].南京医科大学学报(中文版),1997,17(5):492-493.

第七节 盆腔积液与积血

一、盆腔积液与积血概述

盆腔积液包括生理性盆腔积液和病理性盆腔积液。生理性盆腔积液为组织器官在不同的功能周期引发腹膜反应，导致盆腔液体一过性增多。病理性盆腔积液是不同疾病引起的盆腔液体积聚，具体原因有：盆腔腹膜本身的病变，继发于盆腔器官的肿瘤、炎症，门静脉血管压力增高等。创伤引起的出血聚集于盆腔为盆腔内积血。由于盆腔的解剖特点，直肠子宫凹陷（女性）和直肠膀胱凹陷（男性）为最低位置，少量的积液（积血）聚集在此。

二、生理性积液

生理性盆腔积液是指人体正常状态下的盆腔液体。盆腔可有少量（约 5 mL）液体，主要起润滑作用；育龄妇女在排卵后盆腔液体一过性增多，临床上无任何不适。

CT、MRI 表现：生理性盆腔积液的量较少，CT、MRI 于直肠子宫凹陷（女性）和直肠膀胱凹陷（男性）可见到。CT 表现为直肠子宫凹陷或直肠膀胱凹陷内类似弧形的低密度区，边缘清楚（图 3 - 7 - 1，图 3 - 7 - 2），积液量太少时不易辨认。MRI 分辨率高，能显示不同量的液体，呈明显长 T_1/T_2 信号，尤以 MRI 矢状位显示更清楚（图 3 - 7 - 2）。

鉴别诊断：生理性盆腔积液主要与病理性盆腔积液鉴别。生理性盆腔积液一般位于盆腔最低部位，CT、MRI 表现为水样密度/信号，量较少，排卵后液体较多，盆腔各器官均无异常改变，结合临床表现可明确诊断。病理性盆腔积液量较生理性盆腔积液多，少量时多位于病变周围或包裹于某部位，液体因含成分不同，CT 密度或 MRI 信号可有不同，同时可见腹膜和盆腔脏器病变，结合相应临床表现，一般都易于鉴别。

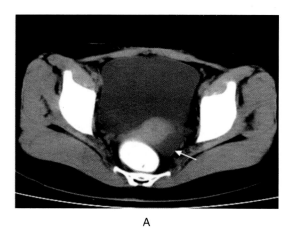

A

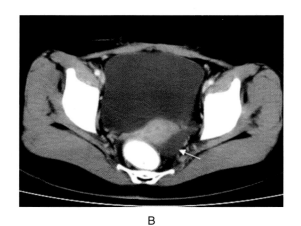

B

图 3 - 7 - 1　A. 生理性盆腔积液，CT 平扫，直肠子宫凹陷内见低密度区（箭头），周围器官未见异常

B. CT 增强扫描，直肠子宫凹陷内见低密度区（箭头），未见强化，子宫、膀胱正常强化

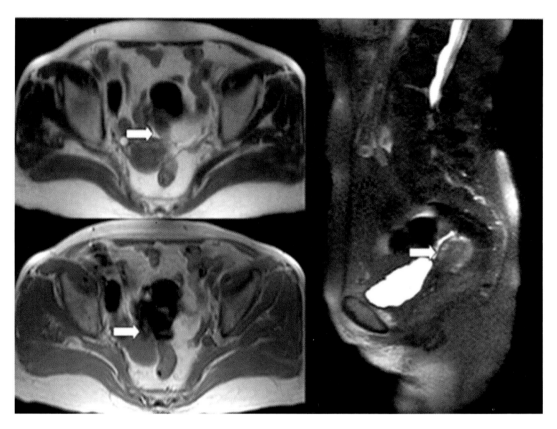

图3-7-2 生理性盆腔积液,左上图为T₂WI,箭头所指为少量条状积液,左下图为同层T₁WI,箭头所指积液为低信号。右图为T₂WI-fs,膀胱与直肠之间的液体高信号显示清楚(箭头)

三、病理性积液

病理性盆腔积液不是独立的疾病,而是多种疾病的一种重要伴随征象,其机制各不相同。炎性病变时,腹膜充血水肿,血管通透性增加,白细胞与血浆渗出导致盆腔积液;肿瘤性病变时,由于肿瘤组织压迫、侵犯,血管和淋巴管回流受阻导致盆腔积液;心脏、肝脏疾病使静脉回流受阻,压力增高,血管内液体漏出到腹腔、盆腔内导致盆腔积液。

CT、MRI表现:盆腔内见多量的液体积聚,主要位于直肠子宫凹陷或直肠膀胱凹陷、膀胱、子宫、肠管周围。液体量较少时呈条片状,位于腹膜、肠管、脏器之间;液体量明显增多时,液体占据盆腔大部分空间,盆腔器官与肠管均推压移位。CT平扫见液体为低密度,密度均匀,含有蛋白等成分时,密度稍增高(图3-7-3)。MRI上漏出液T₁WI为低信号,T₂WI为极高信号,而渗出液、血性积液T₁WI为稍高信号,T₂WI多为高信号(图3-7-4,图3-7-5)。此外,尚可见盆腔腹膜增厚、结节、肿块,盆腔脏器如卵巢、子宫、前列腺、肠管等炎症和肿瘤改变(图3-7-6)。

鉴别诊断:病理性盆腔积液主要与生理性盆腔积液鉴别。

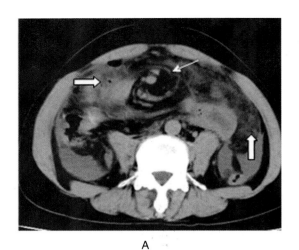

A

图3-7-3　A.小肠系膜扭转,CT平扫,见肠系膜围绕血管呈"同心圆"状(细箭头),周围腹膜水肿,呈"污垢"状(粗箭头)

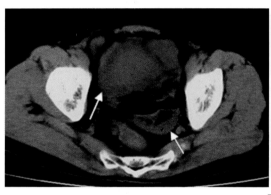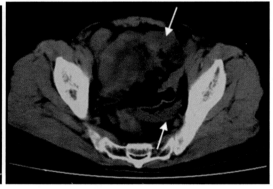

B

B.盆腔层面,CT平扫,盆腔内液体低密度区(箭头),呈条状分布于脏器、肠管与系膜之间

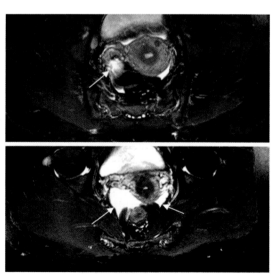

图3-7-4　附件炎伴盆腔积液,T₂WI-fs,上图见右侧附件增大(箭头),信号不均匀,见高信号区。下图见直肠子宫凹陷内较多高信号液体(箭头)

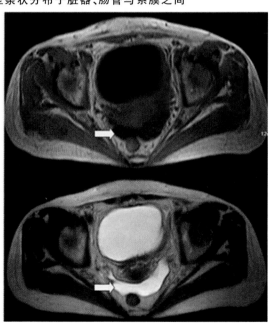

图3-7-5　病理性盆腔积液,上图为T₁WI,直肠子宫凹陷内见较多低信号液体(箭头)。下图为T₂WI,液体为明显高信号(箭头)

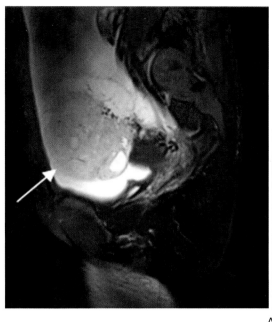
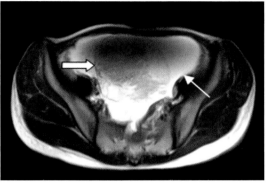

A

图3-7-6　A. 卵巢癌,腹膜转移,伴大量盆腔积液,左图为 T₂WI-fs 矢状位,盆腔内见肿块(箭头)和大量高信号液体。右图为 T₂WI 横断面,肿块为稍高信号(粗箭头),周围为高信号液体(细箭头)

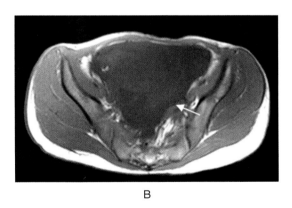
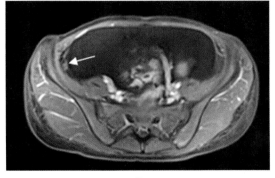

B　　　　　　　　　　　　　　　　　　C

B. T₁WI,盆腔内液体为低信号(箭头)　　　C. T₁WI-fs 增强扫描,壁腹膜增厚强化见小结节(箭头),腹、盆腔器官受压推移

四、盆腔积血

盆腔积血多为创伤或手术后的并发症,也可因使用抗凝药物导致出血或因肿瘤、宫外孕破裂出血等引起。临床表现为突发起病,下腹痛、贫血,出血量大时可出现休克症状。

CT、MRI 表现:出血量少,首先积聚于盆腔最低处,即直肠膀胱/子宫凹陷内;出血量多时,可位于膀胱或直肠周围乃至整个盆腔。可伴有盆腔内血肿,占位效应明显,游离出血盆腔内见高密度液平面。CT 平扫,新鲜积血 CT 值较高(图3-7-7,图3-7-8),为50~90 Hu,陈旧积血 CT 值较低,甚至接近水样密度。MRI 急性期为短 T₁、长 T₂信号,慢性期为长 T₁、长 T₂信号,并且可见短 T₁、短 T₂含铁血黄素沉着。

鉴别诊断:盆腔积血需与盆腔积液鉴别。

急性期积血以其 CT 高密度或 MRI 上 T_1WI 高信号/T_2WI 高信号,与盆腔积液易于鉴别。慢性期 CT 上二者难以鉴别,但 MRI 可凭借含铁血黄素沉着的短 T_1、短 T_2 信号表现来诊断盆腔积血。

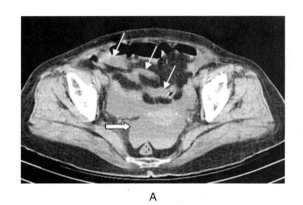

A

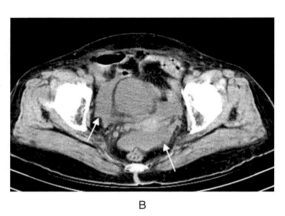

B

图 3-7-7　A. 腹腔肿瘤破裂,盆腔积血,CT 平扫,盆腔内见高密度区位于肠系膜之间(细箭头)及直肠子宫之间(粗箭头),密度近似软组织

B. CT 平扫,盆腔内积血位于膀胱周围、直肠子宫凹陷内(箭头)

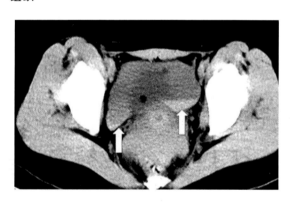

图 3-7-8　创伤患者,盆腔积血,CT 平扫,于膀胱子宫凹可见高密度液平面(箭头)

五、盆腔血肿

盆腔某处血管破裂,自血管流出的血液被周围结构限制或被组织包绕而局限一处时,形成血肿。血肿的原因与盆腔内积血相同。

CT、MRI 表现:CT 上血肿形态不规则,密度取决于血肿进展的时间,一般没有强化,新鲜血肿 CT 值为 55 ± 10 Hu,与血液类似,血液凝固后收缩,CT 值为 80 ± 10 Hu,血块比软组织密度稍高(图 3-7-9,图 3-7-10),边缘清楚。罕见血肿内有液-液平面。大血肿形成肉芽组织的包膜,增强后有强化。血肿机化后 CT 值类似于软组织密度,CT 值为 $40 \sim 60$ Hu。陈旧血肿可能出现钙化。MRI 上,血肿信号取决于血肿进展的时间,一般急性期(0~2 d)T_1WI 为等信号,T_2WI 为低信号;亚急性期(3~14 d)T_1WI 为高信号,T_2WI 为低信号或高信号;慢性期血肿为长 T_1、长 T_2 信号,并且血肿周围可见短 T_1、短 T_2 含铁血黄素沉着。

鉴别诊断:发现盆腔血肿,查明出血原因非常重要(创伤性出血有明确的创伤史;肿瘤合并出血,可见软组织肿块、淋巴结肿大等征象;宫外孕破裂出血,临床上有停经、早孕反应病史,血肿位于输卵管部位)。盆腔血肿吸收期,CT

表现为近似软组织的等密度,需与肿瘤鉴别。血肿密度均匀一致,增强不强化;肿瘤的肿块密度不均匀,内可见坏死囊变,增强有强化。MRI上两者信号不同,对鉴别有帮助。机化的盆腔血肿周围有结缔组织包裹,应与盆腔肿瘤鉴别。

血肿周围机化性组织较薄,且厚薄均匀,增强有明显的强化,边缘规则;盆腔肿瘤边缘不规则,有结节状突出,增强后强化不均匀,伴周围淋巴结转移等征象。

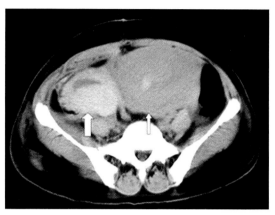

图3-7-9 创伤患者,盆腔、腹腔内巨大血肿,CT平扫,盆腔右侧可见团状高密度灶,CT值为61Hu(粗箭头),其左侧稍低密度为子宫周围血肿(细箭头)

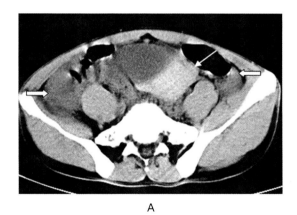

A

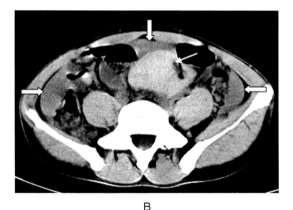

B

图3-7-10 A.盆腔内血肿(男性,创伤),CT平扫,盆腔左侧见团状高密度血肿(细箭头)。周边见腹、盆腔内游离稍高密度积血(粗箭头)

B.上一层面,CT平扫,盆腔左侧见团状高密度血肿(细箭头)。周边见腹、盆腔内游离稍高密度积血(粗箭头)

(杨沛钦)

参考文献

[1]徐文坚等.泌尿系统影像诊断学[M].北京:人民卫生出版社,2003:391.

[2]任金英,郑平丽,乔志红,等.超声检查诊断排卵期盆腔积液对盆腔炎诊治价值的探讨[J].中国中医药咨询,2010,(35):44.

[3]冯翠屏.女性盆腔积液与盆腔炎的关系[J].临床和实验医学杂志,2009,8(8):75-76.

[4]周康荣,陈祖望.体部磁共振成像[M].上海:上海

医科大学出版社，2000：1129.

[5]郭俊渊.现代腹部影像诊断学[M].北京：科学出版社，2001：1273.

[6]吕宗敏.不典型宫外孕诊断的体会[J].山东医学，1992，32（10）：52.

[7]张崇高.骨盆骨折合并盆腔血肿的髂内动脉介入栓塞治疗[J].中国普通外科杂志，2007，16（12）：1208－1209.

第四章 阴囊内及阴囊病变的 CT、MRI 鉴别诊断

第一节 睾丸病变

睾丸病变中肿瘤的影像诊断十分重要,因此,在讨论睾丸病变的CT、MRI鉴别诊断时,了解睾丸肿瘤的有关问题,将有助于睾丸病变的鉴别诊断。

青春期前睾丸肿瘤的发生率、组织类型分布与青春期后截然不同。青春期前的发生率仅为青春期后的1/10,其中约90%是生殖细胞肿瘤;良性肿瘤主要是畸胎瘤,恶性肿瘤主要是卵黄囊瘤(或内胚窦瘤)。而精原细胞瘤、胚胎癌、恶性畸胎瘤、混合生殖细胞瘤和绒毛膜癌(简称绒癌)等通常至青春期及其以后年龄段才见到。40岁以后,睾丸恶性肿瘤的发病率稳定下降,老年患者中淋巴瘤发病率上升,当患者年龄超过70岁时,应重点考虑淋巴瘤。此外,隐睾被认为是发生睾丸肿瘤的危险因素,其发生肿瘤的机会比正常睾丸高3~4倍,所以了解清楚是否存在隐睾病史对睾丸病变鉴别诊断有一定的参考价值。

睾丸肿瘤以恶性肿瘤常见,多数表现为病变侧睾丸弥漫性增大,了解其淋巴结转移途径对诊断和鉴别诊断有一定帮助:一般是先转移至同侧供血动脉旁及髂血管旁的淋巴结,然后可转移至纵隔及锁骨上淋巴结。可出现腹股沟淋巴结肿大。淋巴结转移以病变同侧转移最为多见,也可双侧淋巴结转移,但是仅发生病变对侧淋巴结转移者非常罕见。

在实验室检查方面,3种肿瘤标记物,即甲胎蛋白(AFP)、绒毛膜促性腺激素(HCG)和胎盘碱性磷酸酶(PLAP),对部分睾丸肿瘤的诊断和鉴别具有非常重要的价值。AFP是妊娠期由胎儿的肝组织、胃肠道及卵黄囊所产生的一种蛋白(即甲胎蛋白),卵黄囊瘤(或内胚窦瘤)和

含有该肿瘤成分的混合性生殖细胞瘤患者中,AFP都是升高的,特别是AFP > 1 000 ng/mL时,对卵黄囊瘤有诊断意义。少数含有肠黏液腺或肝细胞巢的畸胎瘤患者中,AFP也会升高。HCG是生长期胎盘的合体滋养层所产生的一种糖蛋白,绒癌、胚胎癌及含有以上成分的混合性生殖细胞肿瘤都含有合体滋养层细胞,故HCG值升高。如果HCG > 1 000 mIU/mL,绒癌或含有绒癌成分的混合性生殖细胞肿瘤可能性大;当HCG > 2 000 mIU/mL时,对绒癌有诊断意义。80%非精原细胞瘤性生殖细胞瘤患者将有上述两种(AFP和HCG)肿瘤标记物中的一种或两种升高,而精原细胞瘤仅5% HCG阳性。PLAP在胎盘合体滋养层细胞可正常表达,故对生殖细胞瘤的诊断有一定帮助,但无特异性;精原细胞瘤中约50%患者PLAP可升高。概括而言,常见睾丸肿瘤中卵黄囊瘤的AFP阳性且升高明显;绒癌的HCG明显升高;胚胎癌的HCG和AFP都阳性,但都不是很高;精原细胞瘤的HCG和AFP都不升高,但PLAP升高。

一、睾丸弥漫性增大病变

睾丸弥漫性增大是指单侧或双侧睾丸或大部分睾丸体积增大,边界可清楚或不清楚,正常形态消失,并伴有病变侧睾丸信号的异常。睾丸弥漫性增大常见疾病有精原细胞瘤、睾丸结核;少见疾病有非精原细胞瘤性生殖细胞瘤、睾丸梗死、结核以外的其他睾丸炎症。

(一)睾丸精原细胞瘤

睾丸精原细胞瘤(testicular seminoma)是睾丸最常见的肿瘤,占生殖细胞瘤的40%~50%。精原细胞由原始生殖细胞分化而来,其细胞形

态类似原始生殖细胞。病理学大体观察细胞较均匀,可含有境界鲜明的坏死区,出血囊变及钙化少见,镜下可见瘤细胞被条索状的纤维结缔组织分隔成大小不一的瘤巢。好发年龄为35～45岁,常为单侧发病。临床表现为肿块、疼痛,可触及腹股沟淋巴结肿大。

CT、MRI表现:睾丸体积增大,边缘清楚(主要是因为其生长受到白膜的限制),形态为类圆形或不规则形。信号/密度异常,肿块内可见条索状分隔呈低密度/低信号,还可伴有边界清楚的坏死区。正常睾丸组织消失或少量残留,病变侧白膜完整,常常伴有同侧精索增粗,附睾呈受压改变。CT平扫肿瘤为等或稍高密度,密度均匀或不均匀,坏死区为低密度(图4-1-1～

图4-1-3)。MRI平扫绝大部分肿瘤信号均匀,T_1WI和质子密度加权序列呈等信号,T_2WI序列呈低、稍低或等信号(与正常睾丸信号比较),睾丸门/网区结构可见。肿块内的条索状分隔T_2WI低信号,T_1WI稍低或低信号,包绕睾丸边缘的白膜完整,呈低信号。CT或MRI增强扫描初期,肿瘤轻度强化,延迟扫描肿瘤则明显强化(正常睾丸组织基本不强化或轻中度强化)。肿块内条索状分隔不强化(图4-1-4)。右侧睾丸精原细胞瘤首先转移至低位主动脉旁及腔静脉前淋巴结;左侧睾丸精原细胞瘤首先转移至左肾门水平的腹主动脉旁淋巴结,转移灶与原发灶密度或信号、强化方式相同。

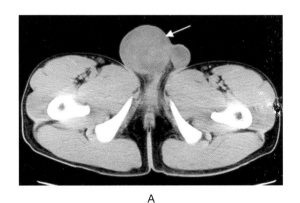

A

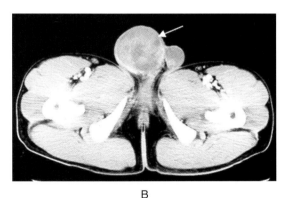

B

图4-1-1 A. 右侧睾丸精原细胞瘤,CT平扫,右侧睾丸弥漫性增大,呈不均匀软组织密度,形态异常,边缘光整(箭头)

B. CT增强扫描,右侧睾丸不均匀强化,未见正常睾丸组织,边缘呈线状强化(箭头)

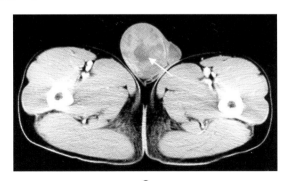

C

C. CT增强扫描,右侧睾丸呈明显不均匀强化,其内见散在分布的斑片状不强化坏死区(箭头)

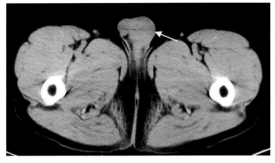

A

图4-1-2 A. 左侧睾丸精原细胞瘤,CT平扫,左侧睾丸体积轻度弥漫性增大(箭头),密度均匀,边界清楚

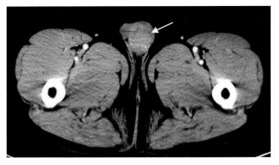

B

B. CT增强扫描,左侧睾丸内见结节状异常强化灶(箭头)

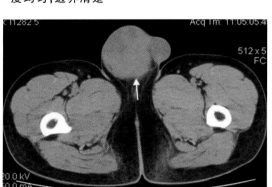

A

图4-1-3 A. 右侧睾丸精原细胞瘤,CT平扫,右侧睾丸体积弥漫性增大(箭头),形态失常,呈团块状软组织密度,密度均匀,边界清楚

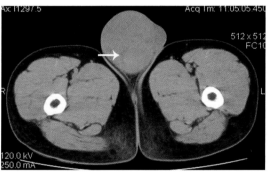

B

B. CT平扫,肿大的睾丸内见条索状分布低密度分隔(箭头)

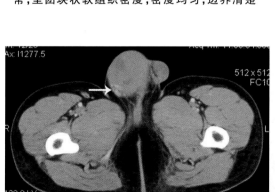

C

C. CT增强扫描,右侧睾丸病灶呈轻度强化,其内见点状明显强化(箭头)

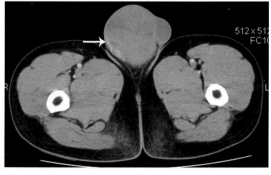

D

D. CT增强扫描,右侧睾丸病灶呈轻度强化,内见条状强化(箭头)

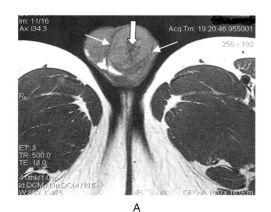

A

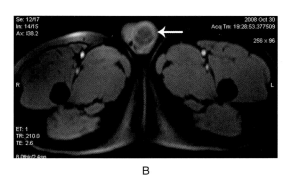

B

图 4 - 1 - 4　A. 左侧睾丸精原细胞瘤，T_1WI，左侧睾丸弥漫性增大，呈等信号，信号不均匀，中部见条索状分隔样低信号（粗箭头），边缘见白膜呈低信号带包绕，白膜未被破坏（细箭头）

B. T_1WI - fs 增强扫描，早期见左侧睾丸肿瘤强化程度明显低于右侧正常睾丸，瘤内条索状分隔样低信号未强化，但左侧睾丸肿瘤周围的正常睾丸组织的强化程度与右侧相同（箭头）

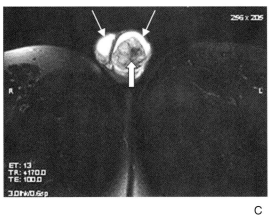

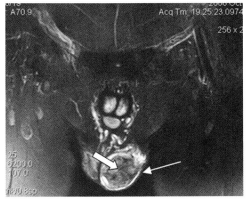

C

C. T_2WI - fs，左图为横断面，右图为冠状位，左侧睾丸肿瘤较右侧正常睾丸信号减低，以稍高信号为主，内部见条索状分隔样低信号及小斑块更低信号（粗箭头）。细箭头指示正常睾丸信号

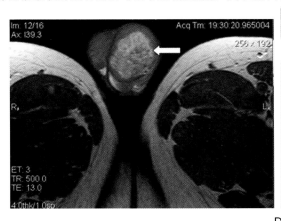

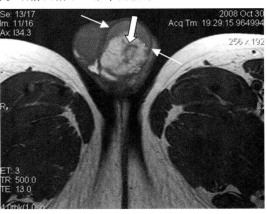

D

D. T_1WI 增强延迟扫描，左图见左睾丸肿瘤强化明显（粗箭头），信号不均匀。右图见肿瘤内条索状低信号分隔无强化（粗箭头），包绕左睾丸的低信号白膜未强化（细箭头）

精原细胞瘤除上述 CT、MRI 表现外,还可以有以下征象:①肿块信号/密度可以较为混杂,除了实性软组织成分外,可以单独或同时合并出血、坏死、钙化,钙化通常为单发或少量散在分布,位于边缘,呈点状或斑点状,直径 1 ~ 5 mm;肿块甚至可以发生广泛的纤维化及骨化(图 4 - 1 - 5 ~ 图 4 - 1 - 7)。②肿块体积较大的可超出阴囊轮廓,向上生长侵犯同侧精索及腹股沟区(图 4 - 1 - 8)。③肿块体积较大的,患侧白膜也可以局部受侵犯并与肿块粘连,以 MRI 检查显示更为清楚,表现为围绕肿块边缘的环形低信号局部中断,与肿块分界不清,T_2WI 或 $T_2WI - FS$ 呈高信号,增强扫描可见明显强化(图 4 - 1 - 8)。睾丸门/网区结构亦可受累。④增强扫描,有的肿瘤可表现为环状或多个环状强化,可见小的壁结节强化(图 4 - 1 - 7)。

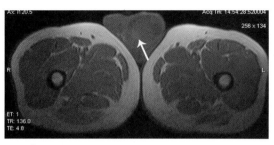

A

图 4 - 1 - 5 A. 左侧睾丸精原细胞瘤出血并鞘膜积液,T_1WI,左侧阴囊体积增大,内见比右侧正常睾丸稍低信号的大结节状肿瘤,大结节中有一高信号小结节出血灶(箭头),新月形低信号为鞘膜积液

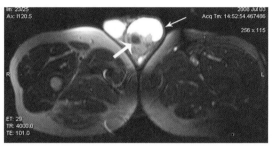

B

B. T_2WI,大结节状肿瘤为稍高信号(信号稍低于对侧睾丸),内部见小结节状低信号出血(粗箭头),新月形高信号为鞘膜积液(细箭头)

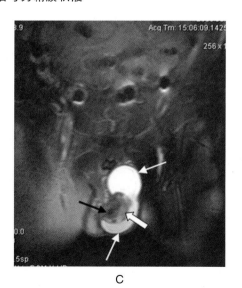

C

C. $T_2WI - fs$ 冠状位,大结节状肿瘤为稍高信号,内部见小结节状低信号出血(黑箭头),边缘见残存的少量正常睾丸组织(粗箭头),外周新月形、弧形高信号为鞘膜积液(细箭头)

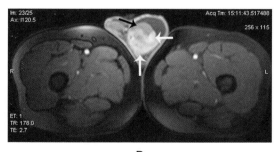

D

D. $T_1WI - fs$ 增强扫描,大结节状肿瘤呈明显不均匀强化(白箭头),边缘见呈弧形的残存正常睾丸组织强化(黑箭头)。左侧新月形睾丸鞘膜积液未强化

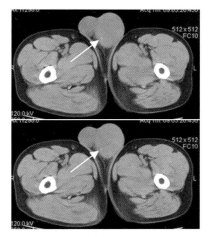

图4-1-6 左侧睾丸精原细胞瘤,CT 平扫(左图)、增强扫描(右图),左、右图为不同层面,左侧睾丸明显增大,均匀轻度强化,内见散在钙化(箭头)

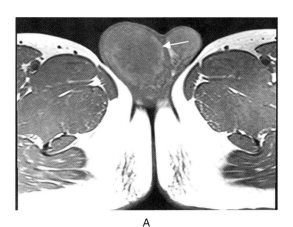

A

图4-1-7 A. 右侧睾丸精原细胞瘤并坏死、囊变、出血,T_1WI,右侧睾丸明显肿大,边缘见呈环形稍高信号的出血灶(箭头)

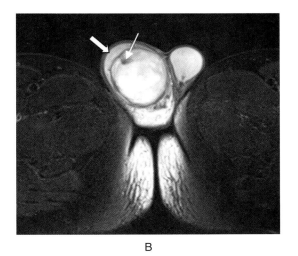

B

B. T_2WI-fs,右侧肿大的睾丸呈明显高信号,其内信号不均匀,边缘呈环形稍低信号(出血灶),前部见低信号小灶性出血(细箭头)。边缘见新月形的残存正常睾丸组织(粗箭头)

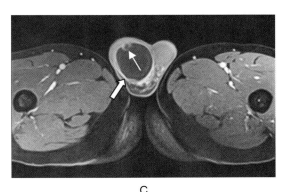

C

C. T_1WI-fs,增强扫描,右侧睾丸肿瘤呈环形强化(粗箭头),其内囊变无强化,前部小灶性出血边缘呈小环形强化,其内无强化(细箭头)

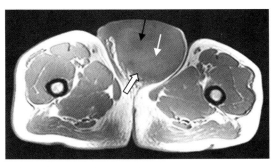

A

图4-1-8 A. 左侧睾丸精原细胞瘤并出血、坏死,T_1WI,左侧睾丸体积弥漫性增大(粗白箭头),其内信号混杂,分别见高信号区(黑箭头)、低信号区(细白箭头)

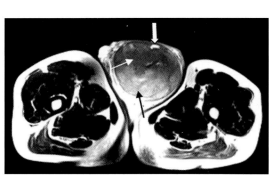
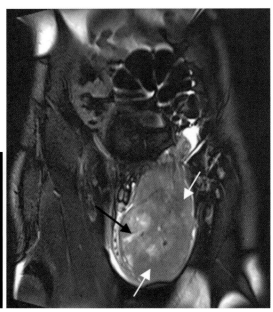

B

B. 左图为 T_2WI 横断面,右图为 T_2WI-fs 冠状位,左侧阴囊内肿块信号不均匀,肿块右后部肿瘤实质为等信号(其内有条索状低信号分隔及斑点、片状高信号坏死灶,黑箭头),肿块前部为不规则形稍低信号出血(白箭头),其内也见几个小斑片的高信号囊变坏死灶(粗箭头)

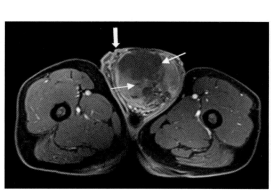
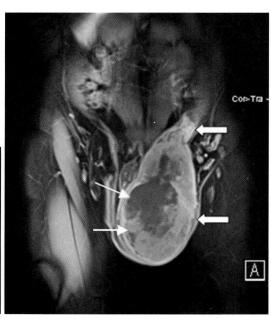

C

C. T_1WI-fs 增强扫描,左图为横断面,右图为冠状位,左侧阴囊内肿块为明显不均匀强化,其内出血、坏死区无强化(细箭头),左侧附睾、精索、白膜因受累而强化(粗箭头)

鉴别诊断:精原细胞瘤应与非精原细胞瘤、结核或其他炎症性病变鉴别。肿块表现典型时鉴别不难,若出现不典型征象时,要注意密切结合发病年龄、实验室检查（AFP、HCG、PLAP等）、临床病史,仔细分析CT/MRI表现特点,以发现一些具有鉴别诊断价值的征象（鉴别诊断内容详见后述章节）。此外,睾丸弥漫性增大若发生在中老年人,则要注意淋巴瘤的可能。睾丸淋巴瘤以转移性居多,原发性较少,肿瘤无明显界限,易累及附睾和精索,可见坏死灶,临床上多通过术后病理才能明确诊断。

(二)睾丸(其他)生殖细胞肿瘤

睾丸肿瘤除精原细胞瘤外,还有多种病理类型的生殖细胞瘤,发病率均明显低于精原细胞瘤,影像学表现有相似之处,故本节归为睾丸(其他)生殖细胞瘤(testicular germ cell tumor)。引起睾丸弥漫性增大的非精原细胞瘤性生殖细胞瘤主要包括:胚胎癌(embryoma)、畸胎瘤(teratoma)、内胚窦瘤(endodermal sinus tumor)/卵黄囊瘤(yolk sac tumor)、混合性非精原细胞瘤性生殖细胞瘤(mix germ cell tumor of non-seminoma),这4种均为生殖细胞肿瘤。睾丸生殖细胞瘤好发于15~45岁的患者。儿童期睾丸肿瘤中以生殖细胞瘤多见。临床表现为阴部肿块。

畸胎瘤由成熟或不成熟的3个胚层的组织混杂构成,良性即成熟型畸胎瘤多表现为多发囊性改变,占所有睾丸肿瘤的5%~10%。胚胎癌是一种起源于原始生殖细胞的高度恶性肿瘤,生殖细胞肿瘤中发病率仅次于精原细胞瘤,发病年龄较精原细胞瘤年轻,常见于25~35岁。卵黄囊瘤在小儿和年轻成人均可发病,发病年龄较精原细胞瘤年轻,小儿一般发生在2岁以内,病理上为单纯型,可见多发微囊状改变;成人为混合型,多为混合性生殖细胞瘤中的一种主要成分。混合性生殖细胞瘤主要由畸胎瘤和胚胎癌组成,亦可包含卵黄囊瘤、绒毛膜上皮癌等类型。

CT、MRI表现:这一类肿瘤组织成分多样,CT/MRI表现为密度/信号不均匀、混杂,其内常合并出血、坏死、囊变,以MRI检查显示更为明显,由于组织成分多样,其内可见长T_1长T_2、长T_1短T_2、短T_1长T_2信号及短T_1短T_2信号同时存在。

(1)畸胎瘤,CT/MRI表现为睾丸实质内多囊性或实性成分,伴有不同程度钙化和(或)脂肪组织影像,边界多清楚,白膜完整,增强扫描为不均匀强化,囊壁及实性成分呈不同程度强化(图4-1-9,图4-1-10)。

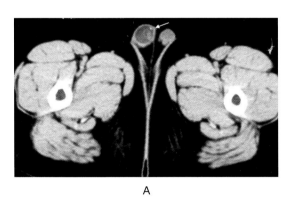

A

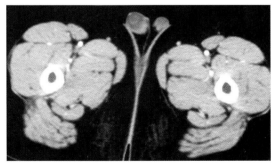

B

图4-1-9 A.右侧睾丸畸胎瘤。CT平扫,右侧睾丸增大,呈囊性低密度为主,壁厚薄均匀,内见环状等密度及斑点状钙化灶(箭头)

B.CT增强扫描,右侧睾丸病变大、小囊壁轻度强化

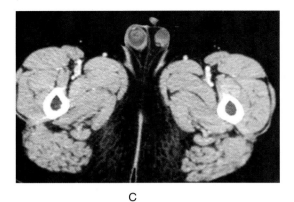

C. CT 增强扫描,右侧睾丸病变大、小囊壁轻度强化

C

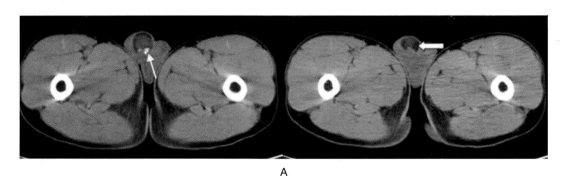

A

图 4 - 1 - 10　A. 右侧睾丸畸胎瘤,CT 平扫,左、右图为不同层面,右侧睾丸轻度增大,内见混杂密度肿块,以分叶状等密度灶为主,混杂囊性低密度、小斑点状钙化(细箭头)、弧形及片状脂肪密度灶(粗箭头)

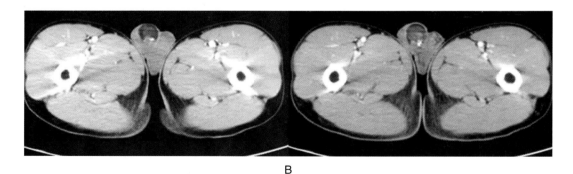

B

B. CT 增强扫描,左、右图为不同层面,病灶内分叶状软组织实性成分可见不均匀轻度强化,CT 值上升约 10 ~ 20 Hu,其余部分无强化

（2）胚胎癌,属高度恶性肿瘤,侵袭性强,CT/MRI 表现为密度/信号混杂,常伴有多发甚至广泛的出血,坏死灶呈不均匀分布,肿块可呈分叶状,边界不清,容易直接侵犯白膜、附睾及精索。增强扫描肿块明显不均匀强化,其内实性软组织成分明显强化,出血坏死区无强化,周围包膜可呈局部明显强化,提示白膜受累,早期即可出现淋巴结转移并坏死,多位于腹膜后、髂血管旁（图 4 - 1 - 11）。

（3）卵黄囊瘤或内胚窦瘤,小儿卵黄囊瘤多为单纯型,平扫密度/信号相对均匀,分叶状,增强扫描早期为边缘强化,延迟期强化范围及幅度进一步扩大,密度/信号不均匀,内可见坏死区。成人型多为混合性生殖细胞瘤中的一种主要成分,所以表现为密度/信号混杂,伴不规则坏死区,增强扫描亦表现为延迟强化,早期呈散在分布条索状、线条状明显强化,延迟期强化范围扩大,软组织实性部分明显强化(图4-1-12,图4-1-13)。

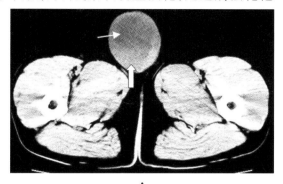

A

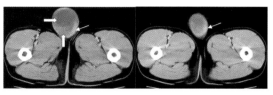

B

图4-1-11 A.右侧睾丸胚胎癌,CT平扫,右侧睾丸肿块,边界不清,肿块密度不均匀,内见稍高密度出血(粗箭头)及低密度坏死(细箭头)

B.CT增强扫描,左、右图为不同层面,肿瘤边缘的实性部分呈明显强化(细箭头),出血、坏死区无强化(粗箭头),边缘模糊

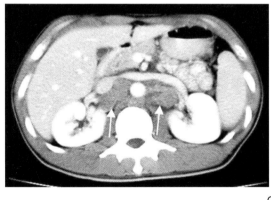

C

C.腹部、盆腔CT增强扫描,腹膜后双侧肾门旁、右侧髂血管旁见多发肿大淋巴结(箭头)

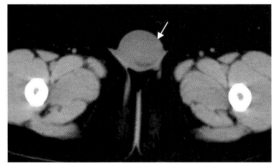

A

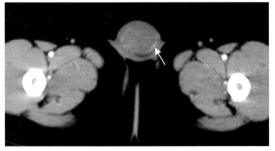

B

图4-1-12 A.左侧睾丸卵黄囊瘤,CT平扫,左侧睾丸肿块密度均匀,呈稍高密度,边缘光整(箭头)

B.CT增强扫描动脉期,肿瘤边缘早期强化(箭头)

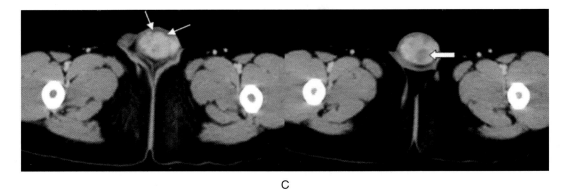

C

C. CT 延迟期扫描，左、右图为不同层面，强化范围及幅度进一步扩大、密度增高，密度不均匀，内
可见坏死区（粗箭头），边缘呈分叶状（细箭头）

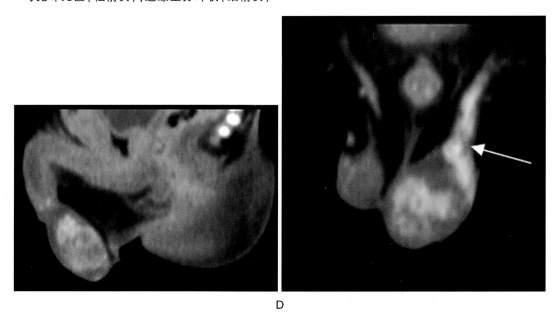

D

D. CT 增强扫描 MPR，左图为矢状位，右图为冠状位，显示肿瘤密度不均匀，同侧精索增粗强化（箭头）。

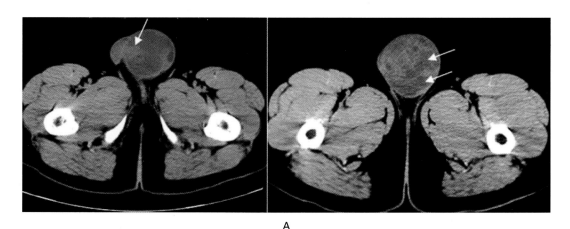

A

图 4 –1 –13　A. 左侧睾丸卵黄囊瘤，CT 平扫，左、右图为不同层面，左图见左睾丸肿块大部分为低密
度，内见等密度实性结节（箭头）。右图见左睾丸肿块大部分为低、等混杂密度（箭头）

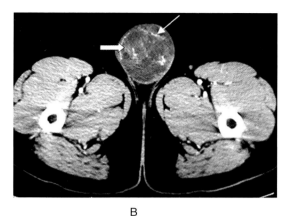

B

B. CT 增强扫描,增强后肿块内不均匀强化(粗箭头),其中有散在分布的条索状、线条状明显强化灶(细箭头)

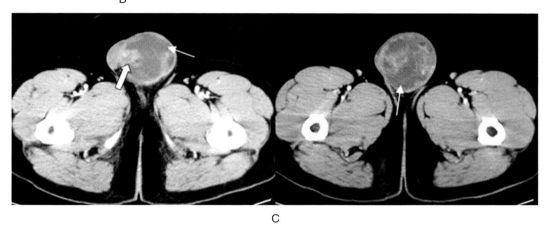

C

C. CT 延迟增强扫描,左、右图为不同层面,见结节明显不均匀强化(粗箭头),其内见不强化囊变、坏死区(细箭头)

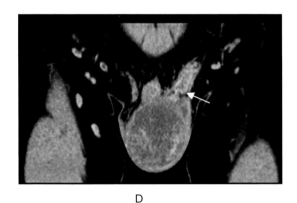

D

D. CT 增强扫描,冠状位 MPR,肿块内呈线条状强化,同时见同侧精索增粗、强化(箭头)

(4)混合性生殖细胞瘤,其组成成分多样,因此信号/密度较为混杂,体积较大,实性部分呈条索、斑片、结节状分布,伴有囊变、出血、坏死、钙化,增强扫描实性部分呈明显强化,白膜、附睾可完整或部分受累(图 4 - 1 - 14)。

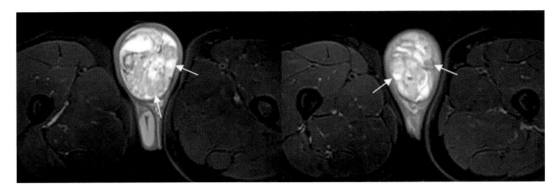

A

图 4 – 1 – 14　A. 左侧睾丸混合性生殖细胞瘤，T_2WI-fs，左、右图为不同层面，左侧阴囊内见较高信号肿块，信号高低不一，形态多样（反映肿块内实性、缺血、囊变、出血、坏死同时存在，箭头）

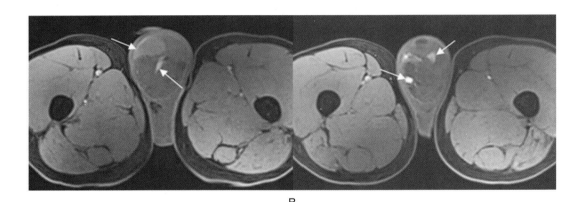

B

B. T_1WI-fs，左、右图为不同层面，见肿块内散在结节状、条状高信号（箭头）

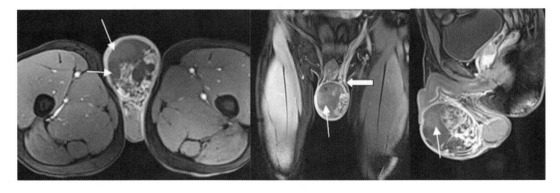

C

C. T_1WI-fs 延迟增强扫描，左、中、右图分别为横断面、冠状位和矢状位，肿块呈明显不均匀强化，强化结构呈筛孔状，不同部位无强化区的信号也不同（反映肿块内实性、缺血、囊变、出血、坏死同时存在，细箭头），肿瘤累及邻近附睾、精索下部（粗箭头），白膜完整，阴囊皮肤完好

鉴别诊断：

（1）典型畸胎瘤由于存在 3 个胚层成分的 CT/MRI 表现，与其他睾丸肿瘤（胚胎癌、卵黄囊瘤、混合性生殖细胞瘤）鉴别不难。畸胎瘤内的钙化和（或）脂肪是较为特征性的鉴别点。若畸胎瘤内仅伴有钙化而无脂肪成分时，应注意与精原细胞瘤伴钙化鉴别。畸胎瘤内钙化一般较多较大，而精原细胞瘤钙化小而少。MRI 检查 T_2WI 畸胎瘤的信号较精原细胞瘤信号低，增强扫描畸胎瘤多为不均匀强化，而精原细胞瘤强化相对均匀并可见条索状纤维分隔。良性畸胎

瘤有时仅表现为单囊或多囊性病变，不伴钙化及脂肪，此时密度/信号较均匀，囊壁厚薄均匀，增强扫描仅囊壁呈轻中度强化，在诊断中应加以注意，并注意从囊壁的厚薄及强化方式等方面与单发睾丸结核鉴别。

（2）胚胎癌虽然侵袭性强，但是也可以不突破白膜，表现为边界清楚，不伴或伴有少量出血坏死灶，增强扫描呈不均匀强化（图 4 - 1 - 15），此时单凭 CT/MRI 表现难以与精原细胞瘤鉴别，实验室检查和发病年龄可提供一定的鉴别诊断信息。

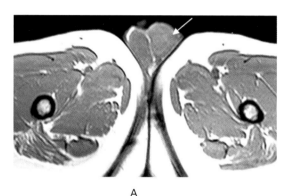

A

图 4 - 1 - 15　A. 左侧睾丸胚胎癌，T_1WI，左侧睾丸体积增大，呈等信号肿块状（箭头）

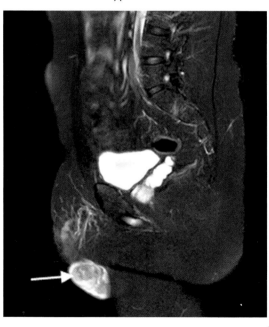

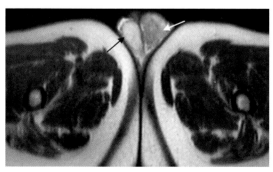

B

B. 左图为 T_2WI - fs 矢状位，右图为 T_2WI 横断面，左侧睾丸肿块（白箭头）为稍高信号，信号不均匀，低于对侧睾丸（黑箭头）

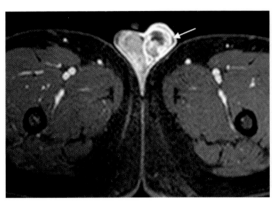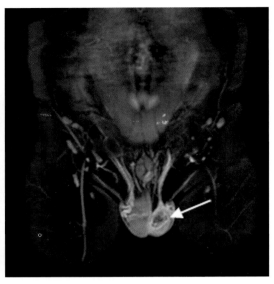

C.T₁WI－fs增强扫描,左图为横断面,右图为冠状位,左侧睾丸肿块不均匀强化,内见少量不强化坏死区,周围白膜、附睾及精索未见受累(箭头)

(3)卵黄囊瘤发生在小儿应注意与精原细胞瘤鉴别,二者均可表现为密度/信号均匀,分叶状,但是卵黄囊瘤多为延迟强化,且强化较精原细胞瘤明显,很少见纤维条索状分隔,另外更要注意结合 AFP 检查加以鉴别。

(4)混合性生殖细胞瘤中常含有出血、囊变、坏死及钙化等成分,此时需与不含脂肪成分的畸胎瘤、精原细胞瘤伴出血和钙化、胚胎癌及成人型卵黄囊瘤鉴别,单凭 CT/MRI 表现难以鉴别,发病年龄、实验室检查可提供一定的参考信息。

(三)睾丸结核

单独发生的睾丸结核(testicular tuberculosis)比较少见,仅引起睾丸弥漫性增大改变的更为少见,一般是由附睾、前列腺结核直接蔓延所致,常常与附睾结核同时存在,少数病例由血行播散引起,也可为全身粟粒性结核病中的一种表现。病理改变为伴干酪性坏死的肉芽肿性炎症。可发生于任何年龄,20～40 岁多见,患者多有肺结核、泌尿系结核病史。临床症状为会阴部肿胀、疼痛,体检附睾可触及硬结,部分病变累及阴囊可形成窦道。

CT、MRI 表现:睾丸内不规则的单发或多发囊性病变,囊壁厚薄不均,增强扫描囊壁呈环状、蜂窝状、花环状不同程度强化(图 4－1－16);CT 检查可显示其内伴有斑点状或小结节状钙化灶(图 4－1－17)。MRI 显示的信号特点与病灶内的组织成分相关,同一病灶往往成分多样,故 MRI 信号可有多种表现,即同一病灶内可同时见到短 T₁短 T₂、短 T₁长 T₂、长 T₁长 T₂、长 T₁短 T₂各种信号混杂分布,其中以 T₁WI 和 T₂WI 序列都有低信号区为特征性表现(图 4－1－18)。

睾丸结核同时伴有附睾、阴囊内类似的囊状病变,病变侵袭力强,与睾丸、附睾、白膜、阴囊隔分界模糊甚至粘连融合,阴囊及白膜肿胀、强化。若同时发现全身其他部位的结核征象特别是生殖系统的结核,则诊断本病更有把握。

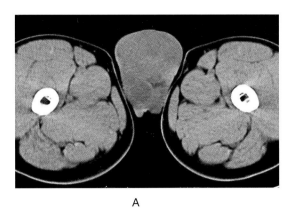

A

图 4 - 1 - 16　A. 左侧睾丸附睾结核,CT 平扫,左侧阴囊、睾丸及附睾肿大,结构模糊,内见多发低密度,其间见等密度

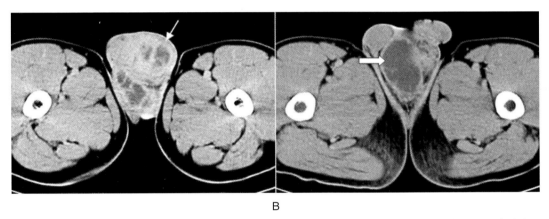

B

B. CT 增强扫描,左、右图分别为不同层面,左侧睾丸、附睾呈明显环状强化,环壁较厚,环内为低密度坏死区(粗箭头),阴囊内还可见不规则囊性病变,呈环状、花环状强化,阴囊皮肤增厚强化(细箭头)

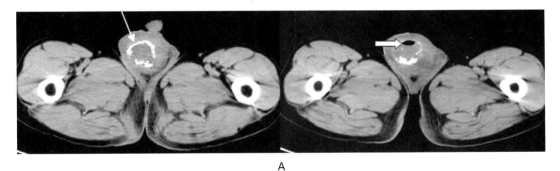

A

图 4 - 1 - 17　A. 右侧睾丸附睾结核,临床上有阴囊流脓、皮肤窦道形成。CT 平扫,左、右图为不同层面,右侧睾丸肿大,边缘不清楚,内见环形钙化(细箭头),环形钙化内见局灶性极低密度气体(粗箭头)

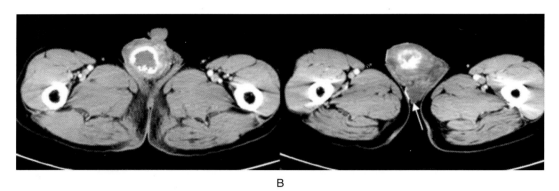

B

B. CT 增强扫描,左、右图为不同层面,囊壁外围见强化,环形钙化内容物未见强化,呈均匀较低密度。右侧附睾体积增大(箭头),密度减低

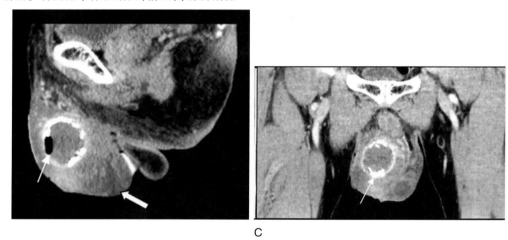

C

C. CT 增强 MPR,左图为矢状位,右图为冠状位,睾丸环状病变、环壁钙化及气体(细箭头)显示清楚,矢状位、冠状位见附睾呈囊性改变,囊壁轻度强化(粗箭头)

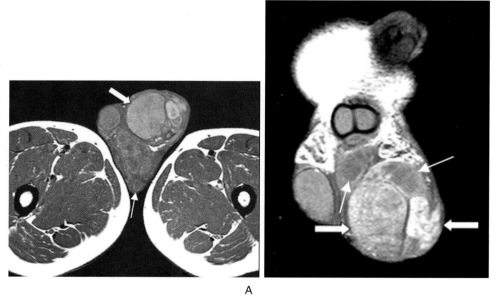

A

图 4-1-18　A. 左侧睾丸附睾结核,T₁WI,左图为横断面,右图为冠状位,左侧睾丸、附睾肿大,左侧睾丸内见团状稍短 T₁ 信号(粗箭头),左侧附睾内见囊状长 T₁ 信号(细箭头)

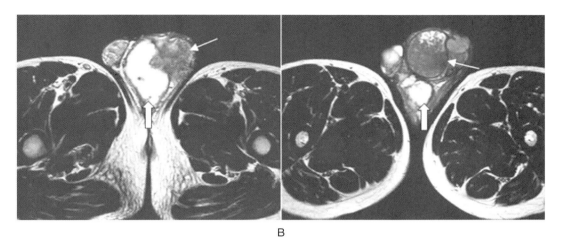

B

B. T₂WI，左、右图为不同层面，左侧睾丸肿块内不均匀低信号（干酪样坏死，细箭头），左侧附睾呈囊样明显高信号（粗箭头）

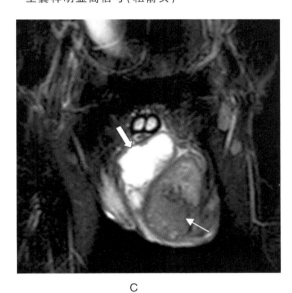

C. T₂WI－fs冠状位，左侧睾丸肿块内见低信号区（干酪样坏死，细箭头），左侧附睾呈囊样明显高信号（粗箭头），形态不规则

C

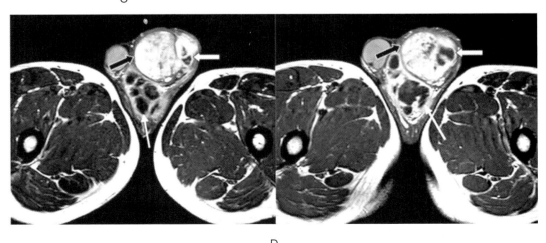

D

D. T₁WI增强扫描，左、右图为不同层面，左侧睾丸肿块明显强化（粗黑箭头），内见小囊状低信号区，囊壁不同程度强化（粗白箭头），附睾呈多囊样强化，部分为蜂窝状（细箭头）

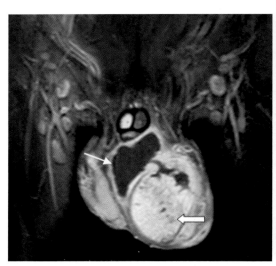
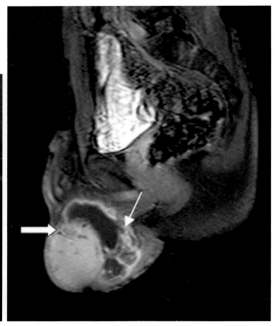

E

E. T$_1$WI-fs增强扫描,左图为冠状位、右图为矢状位,左侧睾丸肿块明显强化。内见小蜂窝状低信号区（粗箭头）,附睾呈多囊样强化,部分为蜂窝状（细箭头）,邻近白膜受累处及阴囊皮肤增厚强化

鉴别诊断:本病信号/密度混杂,累及范围较广泛,需注意与睾丸恶性肿瘤如胚胎癌、混合性生殖细胞瘤、畸胎瘤等鉴别。睾丸恶性肿瘤可以表现为不均质肿块,但是很少呈多囊性改变及环状、花环状囊壁强化。睾丸病变以肿块为主,阴囊、白膜未受侵犯时,较为清楚,受累时可有广泛增厚、强化。睾丸结核一般伴有附睾病变,以囊性病变为主,且增强后囊壁强化,CT常显示有钙化,干酪样坏死灶在T$_2$WI为低信号,均为与肿瘤等病变的鉴别点。鉴别时应密切结合临床及AFP、HCG、PLAP等肿瘤标记物检查。

（四）睾丸炎症

除结核以外,常见的睾丸炎症（testicular inflammation）还包括化脓性炎症、肉芽肿性炎症、慢性结节性睾丸鞘膜炎等。病理上为单核细胞、组织细胞、上皮样细胞在曲细精管周围浸润和管内浸润,生殖细胞破坏和支持细胞增生。中性粒细胞浸润,释放组织溶解酶可引起化脓性炎症。慢性结节性睾丸鞘膜炎又称纤维性假瘤,病理特征是纤维组织或胶原组织增生伴透

明样变性,部分病例的病灶内有钙化或骨化形成,发病年龄为40~80岁。部分患者有创伤病史,临床上可表现为急性或慢性病程,急性者表现为阴囊区疼痛、睾丸肿大、发热、血白细胞增高等,慢性者可以无任何症状。

CT、MRI表现:

（1）慢性炎症表现为睾丸增大,CT平扫密度增高,MRI上T$_2$WI信号减低,增强均匀或不均匀性强化,可有包膜增厚、强化。

（2）化脓性及肉芽肿性炎症累及范围较广,可同时累及附睾、阴囊,周围边界模糊不清,无或少量钙化。增强扫描,早期病变边缘轻度环状强化,静脉期和延迟期环状壁明显强化,环状壁较规整,受累附睾及阴囊皮肤增厚、强化。可伴有精索增粗、强化（图4-1-19）。

（3）慢性结节性睾丸鞘膜炎（纤维性假瘤）,边界可清楚,密度不均匀,多伴囊变、坏死及钙化,周围可见环绕增厚的纤维鞘膜,钙化多为环状、弧形,增强扫描病变实性部分轻至中度强化（图4-1-20）。

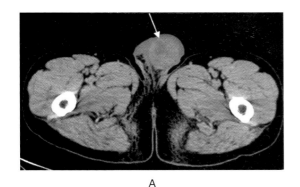

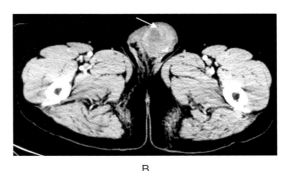

A

图 4 - 1 - 19　A. 左侧睾丸化脓性炎症,CT 平扫,左侧睾丸肿大,边缘模糊,内见局限性低密度区(箭头)

B. CT 增强扫描早期,左侧睾丸病变边缘强化(箭头)

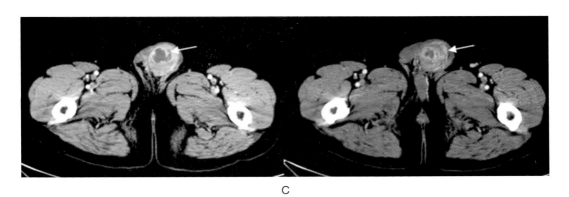

C

C. CT 增强扫描,左、右图为不同层面,左侧睾丸明显强化,强化程度高于早期图像,囊壁明显强化、较规整,囊性部分无强化(箭头)

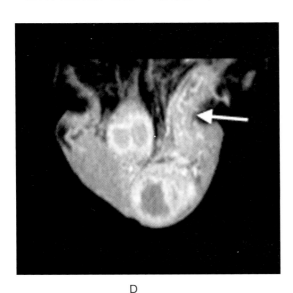

D

D. CT 增强扫描冠状位 MPR,实性软组织密度明显强化,局部呈环状改变,坏死区无强化,病灶邻近阴囊皮肤增厚,皮下脂肪间隙模糊,同侧精索增粗、强化(箭头)

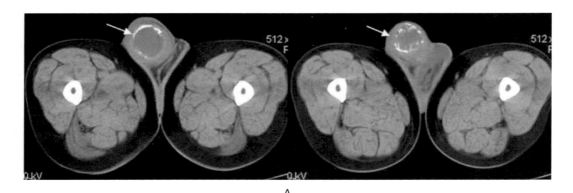

图4-1-20　A. 右侧睾丸纤维性假瘤,CT平扫,左、右图为不同层面,右侧睾丸增大,内见环形钙化病灶,环壁较厚,壁上见多发斑点状、条状钙化沿环壁分布(箭头),边界清楚,环壁内为均匀低密度坏死区

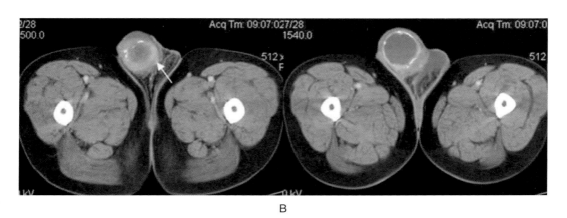

B. CT增强扫描,左、右图为不同层面,见右侧睾丸内环形病变环壁轻中度、均匀强化(箭头),环内无强化

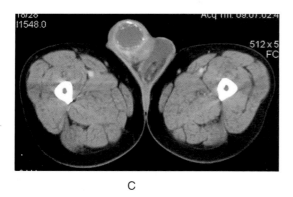

C. CT增强扫描,环壁及实性部分轻中度强化,CT值上升约20~40Hu

鉴别诊断:

(1)睾丸慢性炎症无囊变坏死时需与睾丸精原细胞瘤鉴别。炎症病变发病年龄较精原细胞瘤年长,睾丸轻度至中度肿大,不形成肿块,边缘清楚,包膜呈均匀性增厚;精原细胞瘤发病年龄较早,睾丸肿大明显或形成较大的肿块,常有淋巴结转移。

(2)睾丸化脓性炎症、慢性结节性睾丸鞘膜炎需与睾丸结核鉴别。化脓性炎症临床表现为红、肿、热、痛,血白细胞增高,病程较短,CT平扫一般无钙化灶,MRI上T_2WI脓肿内为明显高信号,增强脓肿壁明显规则强化,附睾受累较轻;睾丸结核病程较长,阴囊皮肤可形成窦道,伴有其他部位结核,脓腔多为多个,常有明显的附睾病变,CT平扫常见钙化,MRI上T_2WI囊腔内为低信号。慢性结节性睾丸鞘膜炎呈单发囊性,囊壁规则,边缘清楚,囊壁常有钙化,囊内为低密度/长T_1、T_2信号,增强轻至中度强化,附睾与阴囊正常;睾丸结核边缘模糊,多为多囊性病变,囊壁强化较明显,伴有附睾结核及阴囊增厚、与睾丸粘连,MRI上T_2WI部分囊腔内为低信号。

(五)睾丸扭转与梗死

睾丸扭转(testicular torsion)确切是指精索扭转(varicosity torsion),精索扭转引起睾丸供血不足或淤血,继而睾丸发生梗死(testicular infraction)。睾丸扭转常由于鞘膜在精索上包裹过高,使睾丸不能附于阴囊后壁,导致睾丸活动度增大,在外因作用下睾丸发生旋转,并带动精索发生了扭转。睾丸扭转多发生于青少年。成人扭转可能与精索静脉和(或)动脉血栓形成或动脉炎等有关。病理上睾丸多为出血性梗死。患者可有创伤史或剧烈运动史。扭转后突发阴部疼痛、肿胀,实验室检查血白细胞可升高,肌酸激酶(CK)可明显增高,尿常规无明显改变。

CT、MRI表现:患侧睾丸弥漫性增大,形态可保持正常或表现为不规则,位置可发生旋转,其内见出血灶,呈斑片状,密度/信号可均匀一致,由于睾丸梗死多为出血性,CT为高密度,MRI为T_1WI高信号、T_2WI低信号。梗死的睾丸也可以出血性表现为主,伴有囊变或坏死区。增强扫描病变睾丸无强化,其包膜呈线状、规则强化。同时精索与睾丸起始部可见"同心圆"征和"漩涡"征,也可见附睾与睾丸之间缩窄征象(图4-1-21,图4-1-22)。同侧精索扭曲、增粗,边界模糊,密度增高或MRI上T_1WI信号增高。增强扫描强化程度减低或不强化。

鉴别诊断:精索扭转与睾丸梗死临床症状典型,CT、MRI表现为睾丸肿大、出血,精索起始部和附睾表现为"同心圆"征和"漩涡"征,以及附睾与睾丸之间缩窄征象,诊断较明确。需要指出的是单纯性扭转需与肿瘤合并睾丸扭转鉴别。肿瘤合并睾丸扭转较为少见,单纯性扭转较多见,肿瘤合并睾丸扭转CT/MRI检查可以发现实性的肿瘤结构伴不同程度强化,而单纯睾丸梗死无软组织结构存在,增强扫描梗死睾丸无强化。有时单凭常规CT/MRI表现鉴别二者有一定困难,需紧密结合临床病史。

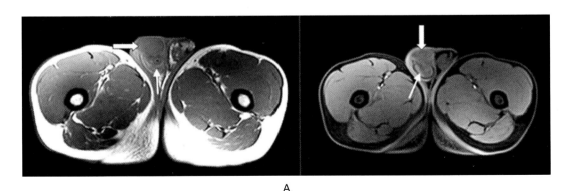

A

图4-1-21 A. 右侧睾丸梗死,左图为T_1WI,右图为T_1WI-fs,右侧睾丸弥漫性增大,边缘规则(粗箭头),呈均匀等信号,精索起始部见"同心圆"状或"漩涡"状结构(细箭头)

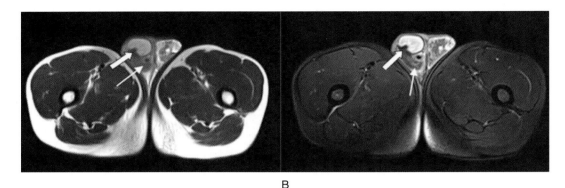

B

B. 左图为 T₂WI,右图为 T₂WI-fs,右侧睾丸肿大,变形,呈高信号,后外侧见一低信号切迹,为缩窄征象(粗箭头),精索起始部见"同心圆"状结构(细箭头)

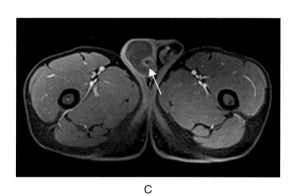

C

C. T₁WI-fs 增强扫描,右侧睾丸无强化,见包膜强化,右侧精索、附睾扭转(箭头)

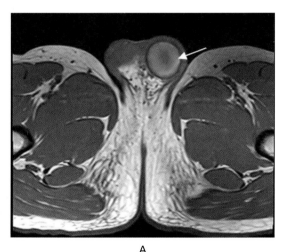

A

图 4-1-22 A. 左侧睾丸附睾出血性梗死,T₁WI,左侧附睾、睾丸正常结构消失,左侧睾丸肿大,为高信号,部分中部信号稍低(箭头)

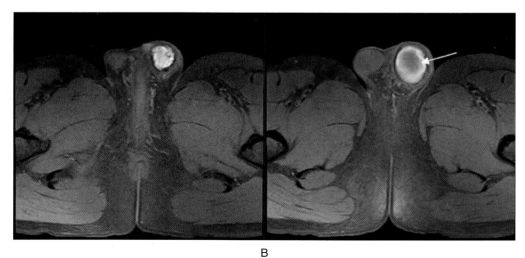

B

B. T₁WI-fs,左、右图为不同层面,左侧附睾、睾丸正常结构消失,左侧睾丸肿大,为高信号,部分中部信号稍低(箭头)

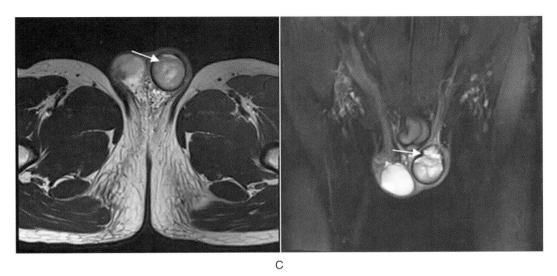

C

C. 左图为 T_2WI，右图为 T_2WI-fs，左侧附睾、睾丸正常结构消失，左侧睾丸肿大，为不均匀高信号，部分边缘信号稍低（左图箭头）。冠状位见附睾增大，与睾丸之间见切迹状缩窄（右图箭头）

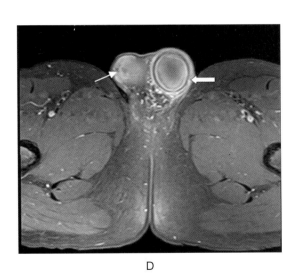

D

D. T_1WI-fs 增强扫描，左侧睾丸无强化，包膜强化（粗箭头），对侧睾丸及附睾正常强化（细箭头）

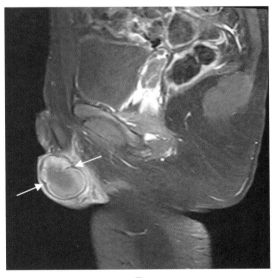

E

E. T_1WI-fs 增强扫描矢状位，左侧睾丸无强化，左侧阴囊增厚、强化。睾丸与附睾之间见切迹，表现为缩窄征象（箭头）

二、睾丸局部性病变

睾丸局部性病变主要指局限发生在睾丸某一部分区域的病变，睾丸没有明显增大或局部轻度增大，形态可保持正常或只是局部异常（突出或凹陷），仍可见部分正常的睾丸结构。引起

睾丸局部性病变的疾病主要有精原细胞瘤、非精原细胞瘤、结核、表皮样囊肿。

（一）睾丸精原细胞瘤

局限结节状病灶的睾丸精原细胞瘤（testicular seminoma）非常少见，其临床及病理学特征与弥漫性病变表现的精原细胞瘤一致。

CT、MRI 表现：病变部睾丸轻度肿大，内见实性均质结节，占据大部分睾丸，因为肿瘤较小，少有坏死、囊变、出血。CT 平扫与正常睾丸不易区分，增强后结节轻至中度强化，有时需要与对侧睾丸比较，才能辨认出病变（图 4－1－23）。MRI 检查能显示睾丸内结节状病变，T_1WI 为较低信号，T_2WI 为稍高信号（与正常睾丸比较为低信号），结节周围可见少量残余的正常睾丸组织呈弧形受压，其信号高于肿瘤结节；增强扫描肿瘤结节轻度或中度均匀强化，肿瘤内见实性结节结构，边缘可呈分叶状（图 4－1－24）。

鉴别诊断：睾丸局限性精原细胞瘤需与睾丸畸胎瘤、表皮样囊肿、睾丸炎症及其他恶性肿瘤鉴别。

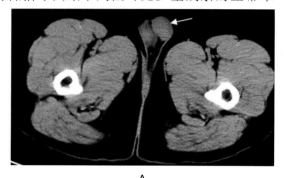

A

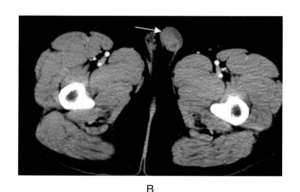

B

图 4－1－23　A. 左侧睾丸精原细胞瘤，CT 平扫，左侧睾丸体积轻度增大（箭头），密度均匀

B. CT 增强扫描，左侧睾丸内侧强化较外侧明显（箭头）

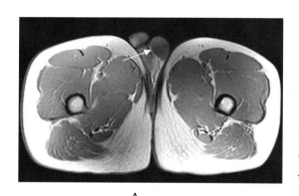

A

图 4－1－24　A. 左侧睾丸精原细胞瘤，T_1WI，左侧睾丸体积略增大，内后部信号稍低（箭头），但睾丸形态尚正常，边缘光整

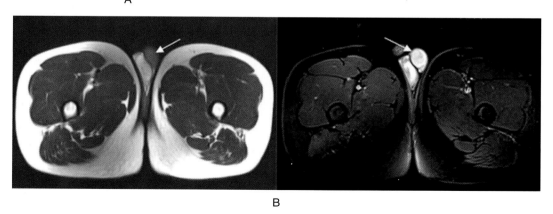

B

B. 左图为 T_2WI，右图为 T_2WI-fs，左图示左侧睾丸内下部信号减低（箭头），右图示左侧睾丸内侧见一稍高信号（但低于正常睾丸信号）结节（箭头）

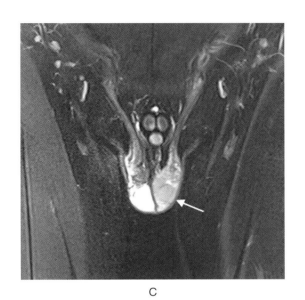

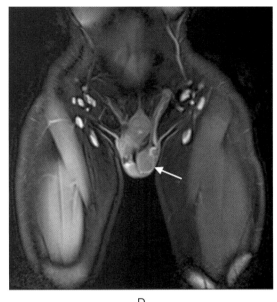

C. T$_2$WI－fs冠状位，左侧睾丸内结节呈相对低信号，边缘见更低信号包绕（箭头）

D. T$_1$WI－fs增强扫描，左侧睾丸内结节轻度强化，强化程度低于右侧正常睾丸，边缘见包膜样强化（箭头）

睾丸畸胎瘤和表皮样囊肿边缘规整，与周围睾丸组织分界清楚。畸胎瘤多为囊实性病变，密度/信号混杂，常伴有不同程度钙化和（或）脂肪组织影像。表皮样囊肿为囊性，囊内密度/信号欠均匀或呈混杂性，MRI观察较为清楚，为多个环状异常信号，环壁为低信号，向内依次为等T$_1$/长T$_2$及等T$_1$/稍长T$_2$信号，增强扫描病灶壁可有强化，其内无强化。精原细胞瘤为实性结节，信号与睾丸组织差别相对较小，边缘不规则，呈分叶状，瘤内为实质性结节，增强有强化。

睾丸炎症中的肉芽肿性炎症需与局限性精原细胞瘤鉴别。MRI分辨率较高，故在鉴别诊断上能提供一定信息。睾丸炎症发病年龄为中、老年，MRI上睾丸炎症T$_1$WI为等信号，T$_2$WI为稍低信号、信号均匀或不均匀，病灶与正常睾丸之间分界清楚，有时可见线状低信号环状包膜，增强扫描病灶明显强化。而精原细胞瘤与周围正常睾丸组织分界欠清楚，无包膜，病变相对弥漫，增强后病变为实质性轻至中度强化，强化程度低于炎症。

睾丸其他恶性肿瘤，如类癌、间质细胞瘤等，肿瘤边界较清楚，但无包膜，类癌密度/信号与精原细胞瘤较相似，间质瘤于T$_2$WI信号较低，两者强化为中度至明显强化，强化程度较精原细胞瘤明显。精原细胞瘤边缘欠清楚，范围较广泛，占据睾丸的大部分，仅有少量正常残留组织，强化程度相对较轻。单凭常规CT/MRI鉴别诊断仍有一定困难时，应紧密结合临床病史及相关实验室检查（肿瘤标记物等）。

（二）睾丸非精原细胞瘤

睾丸非精原细胞肿瘤（testicular non-seminoma）中可表现为局限性病变的主要包括：性索间质细胞肿瘤（sex-cord stromal tumor）（间质细胞瘤等）、类癌（carcinoid tumor）、畸胎瘤（teratoma）、绒毛膜上皮癌（choriocarcinoma，简称绒癌），临床及病理学上这一组肿瘤各有特点，影像学诊断及鉴别诊断应与之密切结合。

性索间质细胞肿瘤中较为常见的是间质细胞瘤，约3%间质细胞瘤可双侧睾丸同时发生，成人(20岁以上)多见,常伴有男性女性化、性激素水平升高的特点。少数发生于儿童(5～10岁),表现为性早熟,肿瘤体积较小、实性。另外有一种较为特征性的性索间质细胞肿瘤是钙化性大支持细胞瘤,多发生于20岁以下,常为双侧、多灶性,常常伴有其他系统疾病,成为全身一些特殊综合征的表现之一,可有大量钙化是其特点之一。

类癌分为原发性和继发性,前者来自睾丸本身的神经内分泌细胞,后者多来自胃肠道,原发性睾丸类癌为实性,境界清楚,可以是畸胎瘤的一部分。绒癌体积较小,但常见出血、坏死,并可较早发生纵隔、肺、脑的多发转移,血清HCG明显升高,常伴有乳腺肿大。类癌和绒癌常与胚胎癌、畸胎瘤和精原细胞瘤混合存在,成为混合生殖细胞瘤的一部分。

CT、MRI表现:这一组肿瘤由于均局限在睾丸内,因此边界清楚。

(1)畸胎瘤:由人体3个胚层的组织混杂构成,CT/MRI表现为肿瘤体积虽小,但密度/信号不均匀,同时存在不同比例的钙化、囊性及脂肪密度/信号影,也可以表现为完全多房样囊性改变,边界清楚。MRI显示病变内同时存在短T_1、短T_2和长T_1、短T_2信号,这种混合信号较具特征性,增强扫描实性部分呈轻至中度强化(图4-1-25,图4-1-26)。

(2)间质细胞瘤:间质细胞瘤可表现为睾丸局部性实性结节,CT平扫呈等或稍高密度,MRI表现为T_1WI等、低信号、T_2WI低信号,信号明显低于正常睾丸组织。CT或MRI增强后均匀一致强化,强化明显,延迟扫描可进一步强化(图4-1-27,图4-1-28)。

(3)类癌:类癌MRI表现为局部结节状等T_1、短T_2信号,CT为等或稍高密度,信号/密度均匀,增强扫描明显均匀强化(图4-1-29)。

(4)绒癌:单侧或双侧发生,表现与类癌相似,但是密度/信号可以不均匀,病灶较小,但常合并出血、坏死,且就诊时往往发现其他部位有多发转移。

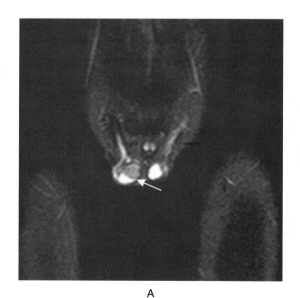

A

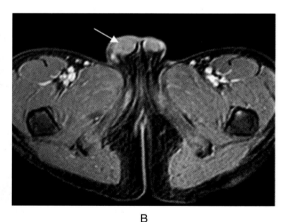

B

图4-1-25　A. 右侧睾丸畸胎瘤,T_2WI-fs冠状位,右侧睾丸内见一局限结节状病灶,为较低信号(箭头),与周围正常睾丸组织分界清楚　　B. T_1WI-fs增强扫描,结节灶无明显强化,病灶边界清楚(箭头),邻近结构无受侵

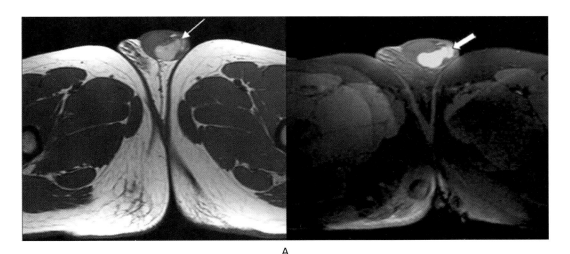

A

图4－1－26　A. 左侧睾丸畸胎瘤,左图为 T$_1$WI,左侧睾丸内见一局限不规则结节状病灶,向睾丸轮廓外突出,致睾丸局部形态失常,信号不均匀,为高信号(细箭头),内见点状高低混杂信号区。右图为 T$_1$WI－fs,结节为明显高信号(粗箭头)

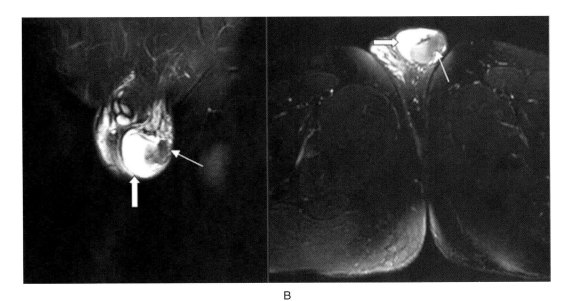

B

B. T$_2$WI－fs,左图为冠状位,右图为横断面,左侧睾丸内病变为程度不同的低信号,内见极短 T$_2$信号(细箭头)。睾丸正常部分为高信号(粗箭头)

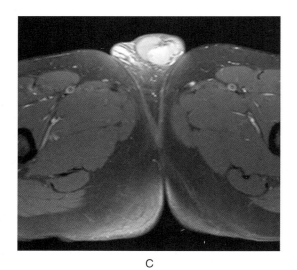

C

C. T₁WI – fs 增强扫描,结节灶无强化,病灶边界清楚,邻近结构无受侵

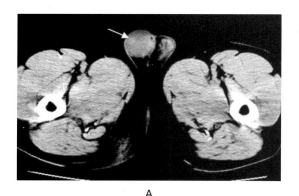

A

图 4 – 1 – 27　A. 右侧睾丸间质细胞瘤,右侧
睾丸形态、大小正常,偏外侧见稍高密度结节
(箭头)

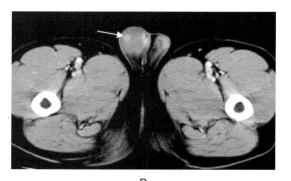

B

B. CT 增强扫描,右侧睾丸内结节明显强化,密
度均匀增高,边缘清楚(箭头),睾丸其余部分
密度正常

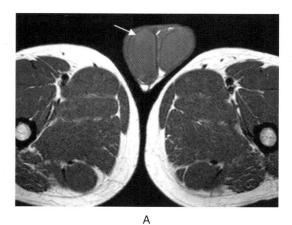

A

图 4 – 1 – 28　A. 右侧睾丸间质细胞瘤,T₁WI,双侧睾丸形态大小正常,右侧睾丸前部偏外
侧见略高信号结节(箭头)

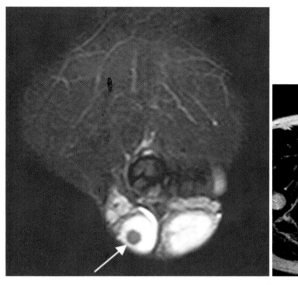

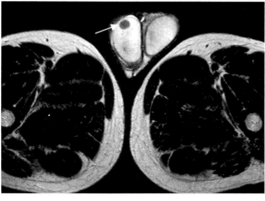

B

B. 左图为 T₂WI – fs 冠状位,右图为 T₂WI 轴位,右侧睾丸内结节信号低于正常睾丸,边缘清晰(箭头)

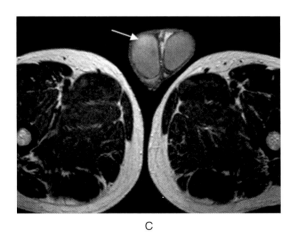

C

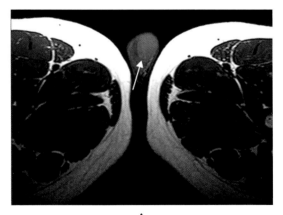

A

C. T₁WI 增强扫描,右侧睾丸内结节明显均匀
强化(箭头),其余睾丸组织正常强化

图 4 – 1 – 29　A. 左侧睾丸类癌,T₁WI,左侧
睾丸形态、大小正常,边缘整齐,其后部似见等
信号结节(箭头)

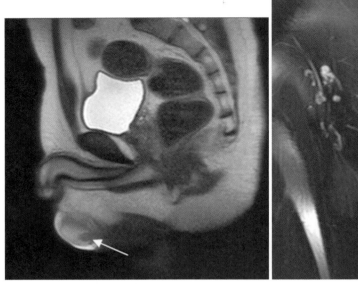
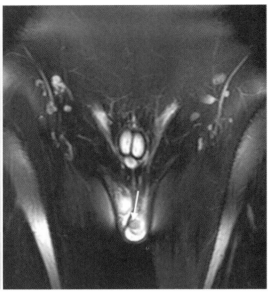

B

B. 左图为 T_2WI 矢状位,右图为 T_2WI-fs 冠状位,左侧睾丸内结节信号低于正常睾丸组织(箭头),呈圆形,边缘清晰

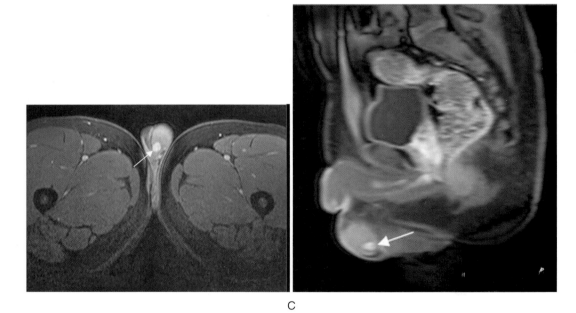

C

C. T_1WI-fs 增强扫描,左图为轴位,右图为矢状位,左侧睾丸内结节明显均匀强化(箭头)。左侧其余睾丸组织和附睾、精索及白膜正常

鉴别诊断:这一组肿瘤与精原细胞瘤均为边界清楚的结节灶,应注意鉴别。畸胎瘤如瘤内可见钙化和(或)脂肪密度/信号以及多囊性病灶时,与其他肿瘤容易鉴别。间质细胞瘤、绒癌、类癌与精原细胞瘤的鉴别要点在于,前3种肿瘤的体积较精原细胞瘤小,其典型强化方式

为中度以上明显均匀强化,而精原细胞瘤为轻中度强化,强化程度低于其他肿瘤。间质细胞瘤、绒癌、类癌这3种肿瘤之间单凭CT/MRI表现鉴别有一定难度,我们注意到在MRI的T_2WI序列中,绒癌与类癌的信号较低,但稍高于间质细胞瘤的信号,增强扫描绒癌与类癌强化程度比间质细胞瘤高;而绒癌相较于类癌,密度/信号不均匀,常合并出血坏死,且转移较早、广泛。上述鉴别诊断需密切结合临床及实验室检查。

(三)睾丸结核

睾丸结核(testicular tuberculosis)除了可以引起睾丸的弥漫性病变(如前所述),还可以表现为睾丸内单发或多发的结节或肿块,其发病机制及病理改变与弥漫性睾丸结核病变基本相同。

CT、MRI表现:病侧睾丸内结节灶,单发或多发,以多发常见,边缘清楚,密度/信号均匀或不均匀,内可见单发囊状病灶或数个小囊性病变,伴液化坏死,各囊的囊壁厚薄不一,增强扫描囊壁呈环形、花环状强化,可合并钙化(图4-

1-30)。若同时发现全身其他部位的结核征象特别是生殖系统的结核,则诊断本病更有把握。

鉴别诊断:本病需注意与前述的睾丸肿瘤鉴别。结核可以单侧多发,而肿瘤多为单侧单发。睾丸局限结核伴钙化及多囊性病变,需注意与不含脂肪成分的畸胎瘤鉴别。二者均可以表现为信号/密度混杂,结核的囊壁较畸胎瘤不均匀且厚,增强扫描结核的囊壁及实性成分多为环状、花环状强化,且强化程度高于畸胎瘤。睾丸结核还需与精原细胞瘤、间质细胞瘤、绒癌及类癌鉴别。结核可为多发性,病变大小不等,常伴有钙化及附睾肿大,增强后呈环状、结节状明显强化。睾丸肿瘤局限于睾丸内时,除精原细胞瘤外,其他肿瘤位置局限,附睾正常,增强扫描强化程度可为轻度、中度、明显强化,但一般无环形强化。单纯依靠CT/MRI鉴别困难时,应结合临床,如患者有无肺结核和泌尿生殖系结核,并密切注意AFP、HCG、PLAP等肿瘤标记物的水平。

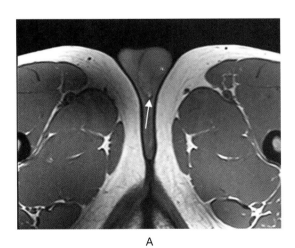

A

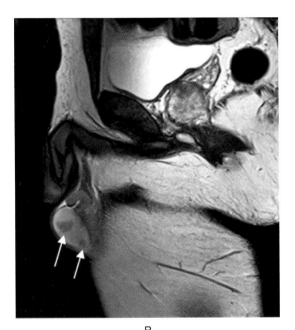

B

图4-1-30　A. 左侧睾丸结核,T_1WI,左侧睾丸体积局部增大,信号不均匀。附睾体积增大(箭头),内见点状高信号

B. T_2WI矢状位,左侧睾丸内见多发性局灶性病变,信号低于正常睾丸组织(箭头)

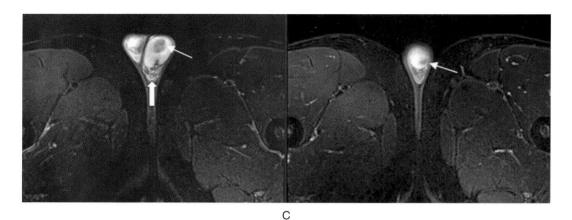

C

C. T₂WI－fs,左、右图为不同层面,左侧睾丸内局灶性病变形态不规则、大小不一(细箭头),附睾增大,信号不均匀(粗箭头)

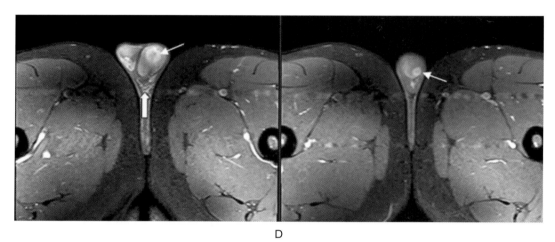

D

D. T₁WI－fs 增强扫描,左、右图为不同层面。左侧睾丸内结节呈明显环状强化(细箭头),邻近白膜受累,残余正常睾丸信号强化均匀,同侧附睾不均匀强化(粗箭头)

(四)睾丸其他炎症

除结核以外,睾丸炎症(testicular inflammation)表现为局限性病变的还有肉芽肿性炎症。

CT、MRI 表现:睾丸内局限性结节,边界清楚,MRI 为等 T₁稍短 T₂信号,信号均匀,增强扫描呈明显结节状均匀强化,邻近局部白膜的正常低信号消失,边缘变模糊,有强化(图4－1－31)。

鉴别诊断:本病结节与结核结节的鉴别要点是,结核结节于 MRI 检查 T₂WI 及 T₂WI－fs 序列中信号较肉芽肿性炎症结节信号低,增强扫描结核结节为环形强化,而肉芽肿性炎症结节为全结节性均匀强化。此外本病需注意与类癌、间质细胞瘤鉴别。由于是炎症性病变,因此可有周围白膜结构受累征象,这一点可为鉴别诊断提供一定依据。但是单凭常规 CT/MRI 鉴别诊断仍有一定困难,应紧密结合临床病史及相关实验室检查(肿瘤标记物等)。

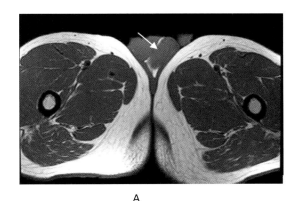

图 4-1-31　A. 左侧睾丸炎症,T₁WI,左侧睾丸大小形态正常,边缘整齐,病变等信号而未能显示(箭头)

A

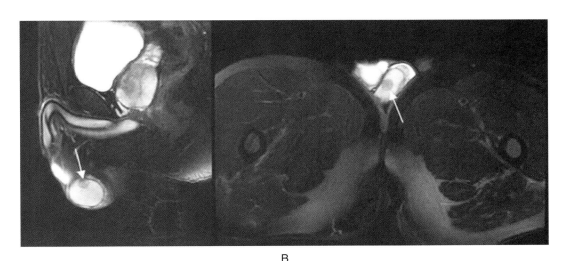

B

B. T₂WI-fs,左图为矢状位,右图为轴位,左侧睾丸内结节呈圆形低信号(箭头),边缘光整

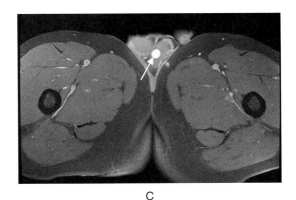

C

C. T₁WI-fs 增强扫描,左侧睾丸内结节明显强化,信号明显增高(箭头)

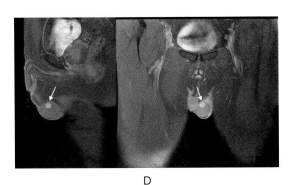

D

D. T₁WI-fs 增强扫描,左图为矢状位,右图为冠状位,结节呈明显均匀强化,上缘邻近白膜边缘毛糙、强化(箭头),左侧其余睾丸正常强化

（五）睾丸表皮样囊肿

睾丸表皮样囊肿（testicular epidermoid cyst）单侧多见，双侧发病或单侧多发罕见，仅占该病的0.5%。本病发生机制尚不清楚，有恶变倾向。睾丸表皮样囊肿形态结构与皮肤表皮样囊肿相似，囊内表面衬以角化鳞状上皮，囊内充满层状角化物。可发生于任何年龄阶段，但好发于15～35岁之间，多无临床症状，临床表现为无痛性阴囊包块，类圆形，表面光滑，质地较坚硬，紧贴睾丸，多在靠近睾丸边缘的白膜下，直径多在3cm以下，偶有触痛。

CT、MRI表现：睾丸内的局限性囊性病变，壁厚薄均匀，边缘清晰，密度/信号欠均匀或呈混杂性。MRI观察较为清楚，病灶呈多环状结构，外缘为低信号环，向内依次为等T_1/长T_2环状改变，中心为等T_1/稍长T_2信号，增强扫描病灶壁可有强化，其内无强化（图4-1-32）。

鉴别诊断：表皮样囊肿位置局限，边界清楚，呈囊性，囊壁厚薄均匀，囊内增强时无强化，以上典型表现与睾丸肿瘤（畸胎瘤除外）可以鉴别。睾丸肿瘤增强扫描时均有不同程度强化，且很少伴有多环状结构及环形钙化。畸胎瘤内一般含有钙化、脂肪，如钙化和脂肪不明显，表皮样囊肿与畸胎瘤难以鉴别。睾丸结核可为多发性，病变大小不等，伴有附睾肿大，增强后病变呈环状、结节状明显强化等，与表皮样囊肿不同。

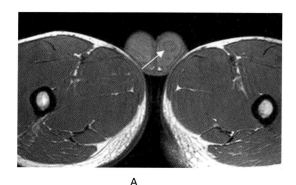

A

图4-1-32　A. 左侧睾丸表皮样囊肿，T_1WI，左侧睾丸内见小圆形病灶，以不均匀等信号为主，外缘为低信号环、清楚，环内为不均匀等信号（箭头）

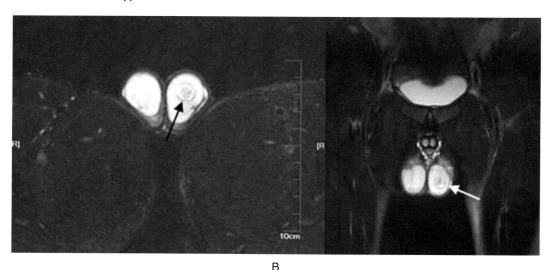

B

B. T_2WI-fs，左图为轴位，右图为冠状位，左侧睾丸小圆形病灶（箭头），外缘为低信号环，中心信号较低，中间为高信号环

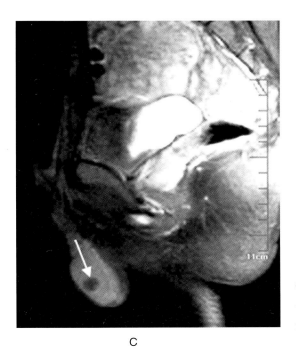

C

C. T₁WI – fs 增强扫描，左侧睾丸小圆形病灶，原 T₁WI 平扫时外缘的低信号环强化，其余病灶无强化。左侧残余睾丸、附睾、精索及白膜正常

第二节　附睾病变

附睾为贮存精子的结构，附着于睾丸后、上缘，经输出小管与睾丸相连。附睾病变主要包括肿瘤、结核、囊肿。附睾最常见的病变为结核。原发性附睾肿瘤非常少见，临床所见主要为良性肿瘤（如腺瘤样瘤），恶性肿瘤极为少见（包括恶性间皮瘤、腺癌、恶性间叶性肿瘤等）。

一、腺瘤样瘤

腺瘤样瘤（adenomatoid tumor）是睾丸旁组织（睾丸支持组织、睾丸被膜、附睾、精索和附属组织）中的良性肿瘤，最常发生的部位是附睾。病理上肿瘤呈结节状，境界清楚或不清楚，由于肿瘤无包膜，可累及周边的邻近组织，肿瘤细胞呈实性、中空小管状排列。多数患者表现为阴囊无痛性肿块，平均发病年龄为 35 岁。

CT、MRI 表现：阴囊内单侧、单发实性结节，边界不清，形态不规则，常位于阴囊的后或外侧，肿瘤内侧、前方甚至后方能见到正常或受压变形的睾丸。病灶较小（直径多小于 2 cm），一般无出血、坏死及钙化。CT 平扫为等密度结节，与睾丸难以分清，增强后结节轻度至中度强化，边缘强化明显（图 4 - 2 - 1）。MRI 上结节 T₁WI 信号比睾丸稍高或等信号，T₂WI 为稍高信号，但较睾丸信号低，增强扫描为中度不均匀或均匀强化（图 4 - 2 - 2）。

鉴别诊断：定位在诊断中较为关键，因为发生于附睾的肿瘤非常少见，若发现肿瘤性病变且定位在附睾，则诊断首先要考虑附睾腺瘤样瘤。MRI 对定位非常有价值，正常睾丸为均匀的稍长 T₁ 信号和长 T₂ 信号，与肿瘤能形成较好的对比。附睾腺瘤样瘤需与单发的局限性附睾结核鉴别。附睾结核常为环形，增强呈环形强化,可伴有睾丸结核和精索增粗等表现。附睾腺瘤样瘤还需与附睾恶性肿瘤鉴别。附睾恶性肿瘤如横纹肌肉瘤,体积较大,边缘不清,可侵

蚀睾丸,肿瘤坏死、囊变明显。而腺瘤样瘤体积较小,呈实性结节状,无睾丸精索病变,无坏死、囊变。

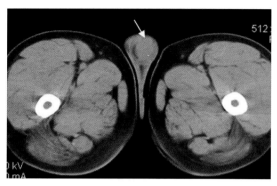

A

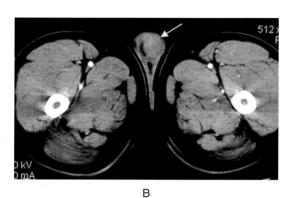

B

图4-2-1　A. 左侧附睾腺瘤样瘤,CT平扫,左侧睾丸下极旁见小结节状等密度影,密度均匀,CT值约50~60 Hu,边界不清(箭头)

B. CT增强扫描,左侧睾丸下部旁小结节边缘见弧形、线状明显强化(箭头)

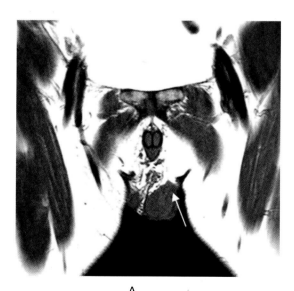

A

图4-2-2　A. 左侧附睾腺瘤样瘤,T₁WI冠状位,左侧睾丸上部见等-稍高信号小结节(箭头)

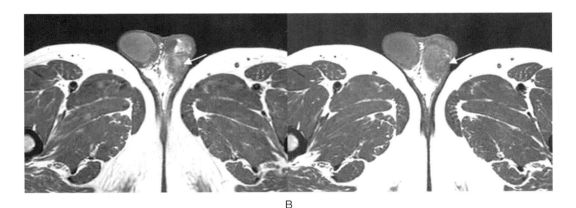

B

B. T₁WI,左、右图为不同层面,左侧阴囊后部见稍高信号小结节(较对侧睾丸信号略高),边缘不规则(箭头)

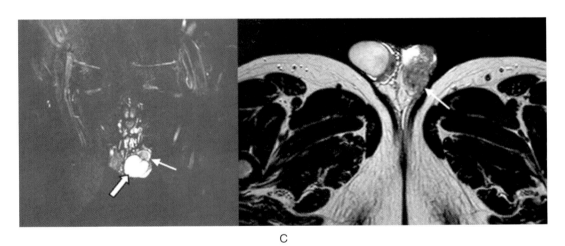

C

C. 左图为 T₂WI－fs 冠状位,右图为 T₂WI 轴位,小结节与睾丸(粗箭头)比较呈较低信号(细箭头),信号不均匀,位于睾丸的上、外侧

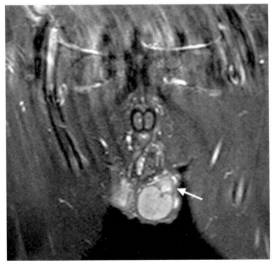

D

D. T₁WI－fs 增强扫描,睾丸上方结节状不均匀强化(箭头)

二、胚胎性横纹肌肉瘤

胚胎性横纹肌肉瘤(embryologic rhabdomyosarcoma)可发生于附睾,非常少见,组织学上由原始分化差的肿瘤细胞组成。附睾胚胎性横纹肌肉瘤一般发病年龄较轻,多在 10 岁以下。单侧发生,多位于附睾尾部,生长迅速,可累及同侧睾丸及精索。早期即可发生其他部位转移,常有出血、坏死和囊变,钙化少见,肿瘤边缘常见新生血管反应区。临床症状包括阴部迅速增大的肿块、疼痛、发热、消瘦等。

CT、MRI 表现:一侧阴囊内巨大肿块,与附睾、精索分界不清,同侧睾丸可见明显受压移位,睾丸亦可受侵犯。CT 平扫肿块为低密度,内见更低密度囊变区(图 4-2-3)。MRI 上 T_1WI 为低信号,内见多发更低信号,发生出血时见团状等信号或稍高信号,T_2WI 以稍长 T_2 软组织信号为主,内见不规则囊样高信号和低信号出血灶,仔细观察可见信号与正常睾丸相同的残留睾丸,呈受压、变形、移位改变。增强扫描肿块呈明显不均匀强化,以周边环形强化/分隔样强化为主,环壁及分隔厚薄不均匀,形态不规则。同时可见腹膜后、髂血管旁等区域的转移性肿大淋巴结(图 4-2-4)。

鉴别诊断:胚胎性横纹肌肉瘤需与睾丸精原细胞瘤和睾丸其他恶性肿瘤鉴别。胚胎性横纹肌肉瘤肿块较大,坏死、囊变明显,可呈不规则多囊性改变,附睾消失,还可辨认出残留睾丸呈变形、移位等改变。睾丸精原细胞瘤与其他恶性肿瘤位于睾丸,正常睾丸组织消失,肿瘤实性为主,坏死、囊变较少,肿瘤较小时能观察到附睾的存在。附睾的胚胎性横纹肌肉瘤还需与

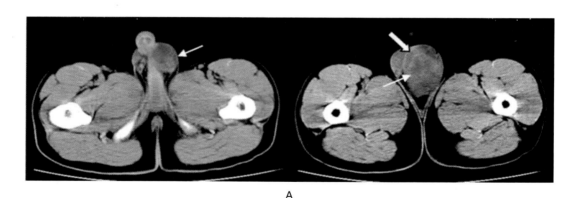

A

图 4-2-3 A. 左侧附睾胚胎性横纹肌肉瘤,CT 平扫,左、右图为不同层面,左侧阴囊内见低密度肿块,密度不均匀(箭头),左侧睾丸受压呈弧形,向前、内移位(粗箭头)

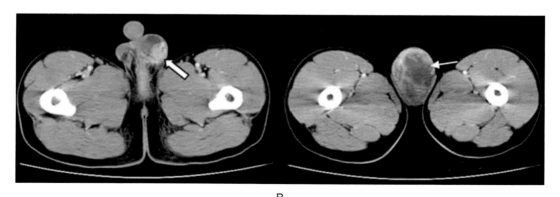

B

B. CT 增强扫描,左、右图为不同层面,阴囊内肿块不均匀强化,实性部分明显强化(粗箭头),下部见形态不规则坏死囊变区,无强化(细箭头)

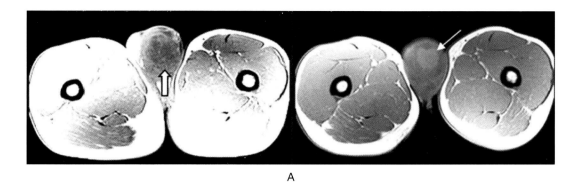

A

图4-2-4 A. 左侧附睾胚胎性横纹肌肉瘤，T₁WI，左、右图为不同层面，左侧阴囊内见软组织肿块，呈明显低信号，形态不规则，边缘不清楚（粗箭头），内见团状稍高信号出血灶（细箭头）

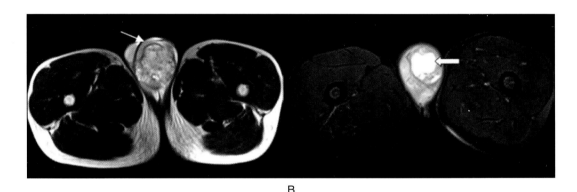

B

B. 左图为 T₂WI，左侧阴囊内肿块呈不均匀性高信号，并见睾丸受压，呈弧形向前移位（细箭头）。右图为 T₂WI-fs，肿块内见不规则坏死囊变区（粗箭头）

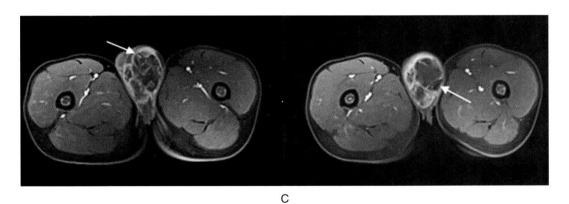

C

C. T₁WI-fs 增强扫描，左侧阴囊内肿块呈不均匀强化，内见多个坏死囊变区，肿块呈多个不规则囊样改变（箭头）

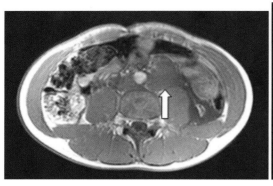
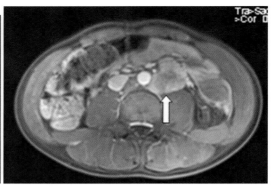

D

D. T₁WI,左图为平扫,右图为增强扫描,腹膜后主动脉左侧见肿大的淋巴结,呈肿块状不均匀强化(箭头)

腺瘤样瘤鉴别。腺瘤样瘤体积较小,边界相对清楚,一般不发生坏死、囊变、出血,睾丸仅受推移,无破坏征象;而附睾横纹肌肉瘤表现为体积大、坏死、囊变、出血常见。胚胎性横纹肌肉瘤与其他附睾恶性肿瘤的鉴别,由于临床病例太少,目前仍是个难题。

三、附睾结核

附睾结核(tuberculosis of epididymis)远较睾丸结核多见,为附睾最常见的炎性病变,感染途径常为血行播散。病理改变可为局限性和弥漫性,局限性病变范围较小,为结核结节;弥漫性病变则范围广泛,位于单侧或双侧附睾全部,常累及睾丸,以结核性脓肿、干酪样坏死灶为主。发病年龄以20~40岁多见,临床表现为发热、消瘦、乏力等全身症状,局部表现为阴部肿胀、窦道形成。常伴有肺结核或泌尿系生殖系其他部位结核。

CT、MRI表现:附睾结核CT、MRI表现与睾丸结核相仿,呈单发结节状或多个厚壁囊性病变,囊壁不规则,病变局限或广泛,单侧或双侧。CT平扫为附睾肿大,等密度结节,脓肿形成的厚壁囊性低密度区,可伴有钙化灶。MRI信号特点与病灶内的组织成分相关,结节性病变为等T₁、稍短或稍长T₂信号,囊性病变为形态不规则的长T₁、长T₂信号,干酪样坏死为低信号。CT、MRI增强扫描结节状病变不均匀强化,中部见低密度/低信号无强化区(图4-2-5)。弥漫性病变呈环状、蜂窝状、花环状明显强化,囊壁不光整(图4-2-6,图4-2-7)。本病累及范围广泛,常同时伴有阴囊内和(或)睾丸内结核病变,附睾病灶与睾丸、白膜、阴囊隔分界模糊甚至粘连融合,阴囊及白膜肿胀、强化。

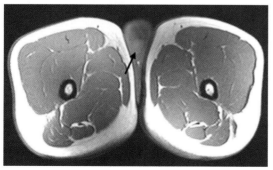

A

图4-2-5 A. 右侧附睾结核,T₁WI,右侧阴囊后部见类圆形结节,呈略高信号(箭头)

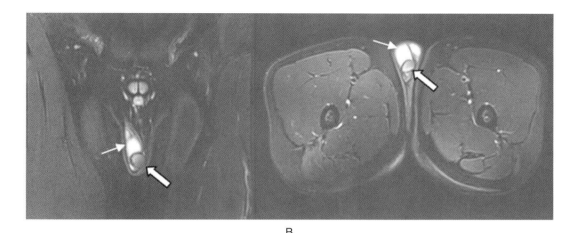

B

B. T₂WI-fs,左图为冠状位,右图为轴位,右侧阴囊内见稍高信号结节(粗箭头),位于睾丸的下、后方,与睾丸分界清楚,睾丸信号正常(细箭头)

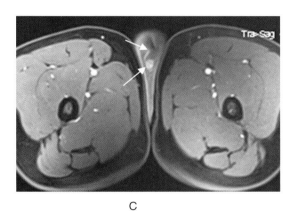

C

C. T₁WI-fs增强扫描,左侧阴囊内病变呈结节状、线状强化(箭头)。结节中部见点状无强化区

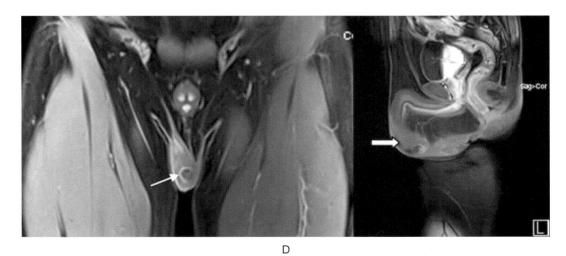

D

D. T₁WI-fs增强扫描,左侧附睾病变呈环状强化(细箭头),睾丸正常(粗箭头)

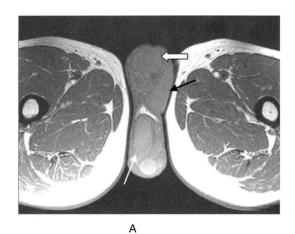

A

图4-2-6　A. 双侧附睾结核,T₁WI,左附睾肿大(黑箭头),右附睾肿大(白箭头)边缘清楚,右附睾后方见结节状稍高信号,左睾丸正常(粗箭头)

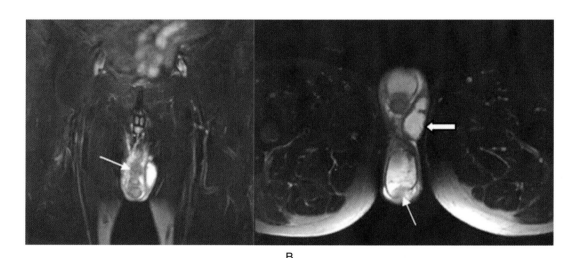

B

B. T₂WI-fs,左图为冠状位,见右附睾病变呈多囊性较低信号(箭头)。右图为轴位,左附睾见高信号囊性病变,囊壁不规则(粗箭头);右附睾后方原T₁WI的结节状稍高信号影现为稍低信号

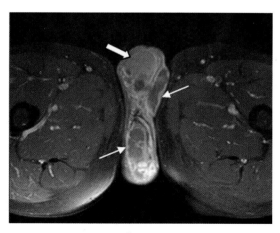

C

C. T₁WI-fs增强扫描,双侧附睾见多个环状强化灶,环大小不等,厚薄不均,形态不规则(细箭头)。左睾丸正常(粗箭头)

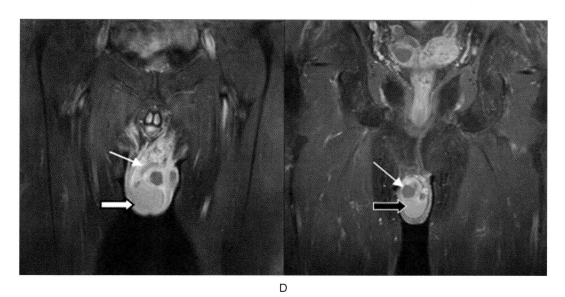

D

D. T₁WI-fs增强扫描冠状位,左、右图为不同层面,双侧附睾见多个环状强化灶,环大小不等,厚薄不均,形态不规则(细箭头)。左睾丸(粗白箭头)和右睾丸正常(粗黑箭头)

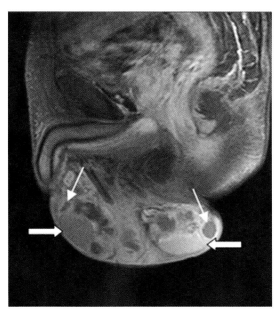

E

E. T₁WI-fs增强扫描矢状位,双侧附睾见多发环状强化灶,环大小不等,厚薄不均,形态不规则(细箭头)。睾丸正常(粗箭头)

鉴别诊断:局限性附睾结核需与腺瘤样瘤鉴别。附睾结核强化时常表现为中央局灶性低信号/低密度,而腺瘤样瘤为实性、不均匀强化,无中央低密度/低信号。若同时发现全身其他部位的结核征象特别是生殖系统结核,则对鉴别本病与其他病变更有帮助。弥漫性附睾结核需与附睾恶性肿瘤(横纹肌肉瘤)鉴别。横纹肌肉瘤发病年龄在10岁以下,多为单侧,体积较大,无钙化,对侧阴囊、睾丸正常,可发生转移;而附睾结核发病年龄为20～40岁,侵犯广泛,一般为双侧病变,常有钙化灶,可合并肺、泌尿生殖系结核。

四、附睾囊肿

附睾囊肿(cysts of epididymis)可分为先天性和后天性两种。先天性囊肿细小,壁薄,内容物为清亮液体。后天性囊肿常为精液囊肿,是由附睾管和(或)输精管炎症或结扎引起的附睾管囊状扩张所形成。附睾囊肿常见部位是附睾头部,体部及尾部很少发生,以单发单囊多见。囊肿一般不引起临床症状,多于体检时被发现。

CT、MRI表现:附睾区单发囊性病变,体积较小,CT平扫为低密度,MRI为明显长T₁、T₂信号,密度/信号均匀,边缘光整。增强扫描囊壁呈轻度强化,内容物无强化(图4-2-8)。

鉴别诊断:附睾囊肿需与阴囊内或睾丸来

源的囊肿或囊性病变鉴别,鉴别要点是通过 CT
或 MRI 进行多方向观察,以确定囊肿的确是在

附睾内而不是在阴囊或睾丸。

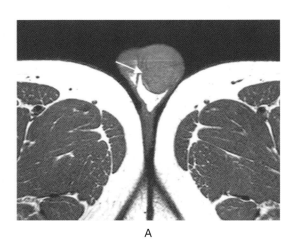

A

图 4-2-7 A. 左侧附睾结核,T₁WI,左侧阴囊内见肿块样病变,呈不均匀等信号,周围脂
肪清晰(箭头)

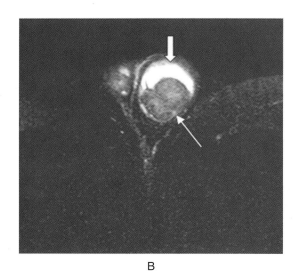

B

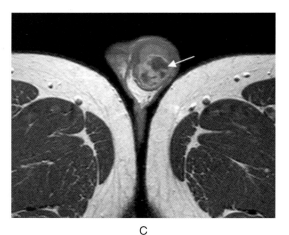

C

B. T₂WI-fs,左阴囊内病变呈稍高信号(细箭
头),形态不规则,边缘呈分叶状,左侧睾丸存
在,呈弧形受压、前移(粗箭头)

C. T₁WI 增强扫描,病变内见多个环状强化,形
态不规则,壁厚薄不均匀,内为不强化坏死区
(箭头)

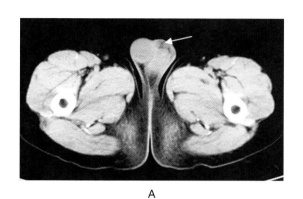

A

图 4-2-8　A. 左侧附睾囊肿,CT 平扫,左侧附睾区单发囊性病变,为低密度(箭头)

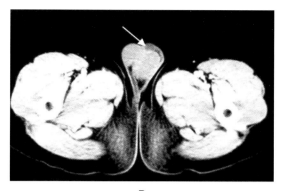

B

B. CT 增强扫描,左侧睾丸前方病变未见强化,呈低密度,圆形,边缘光整,见较薄的壁(箭头)

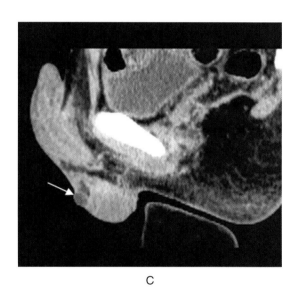

C

C. CT 增强扫描矢状位 MPR,囊性病变囊壁呈轻度强化,内容物无强化(箭头)

第三节　阴囊病变

　　阴囊的良、恶性肿瘤和病变均较少见,大部分来自于阴囊皮肤,其形态结构与其他皮肤肿瘤相似,例如皮肤鳞状细胞癌和 Paget 病。阴囊壁成分包括肌肉等间叶组织,故也可发生间叶组织来源的肿瘤,如平滑肌瘤、血管平滑肌脂肪瘤等。另外有 1% 的男孩 1 岁以后睾丸未下降到阴囊内,使阴囊内睾丸缺如,呈空虚状,形成隐睾症。

一、阴囊平滑肌瘤

　　阴囊平滑肌瘤(scrotal leiomyoma)为间叶组织来源的肿瘤,发生于阴囊者少见。病理表现为孤立结节,境界清楚,组织学表现为成束的平滑肌细胞交织而成。平均发病年龄40岁,一般无特殊不适,阴部可触及无痛性结节,可移动。

CT、MRI 表现:以宽基底附着于阴囊壁的结节状病变,与阴囊壁之间无分界,边缘清楚,与睾丸、附睾等结构之间有脂肪间隙相隔,故分界清楚。CT 平扫表现为中等密度结节,密度均匀,边缘光整(图 4-3-1)。附睾、睾丸受压、移位。MRI 上 T_1WI 为等信号,T_2WI 为偏低信号,信号均匀。增强扫描结节明显均匀强化。

鉴别诊断:阴囊平滑肌瘤需与阴囊错构瘤鉴别。阴囊错构瘤形态不规则,密度/信号不均匀,其内可见钙化和脂肪密度/信号,增强为不均匀、结节状强化,如钙化和脂肪成分不能分辨,则难以与平滑肌瘤鉴别。而平滑肌瘤密度/信号均匀,无钙化和脂肪成分,增强均匀、明显强化。阴囊平滑肌瘤还需与附睾来源的肿瘤(腺瘤样瘤)鉴别,病变定位是鉴别诊断的重要依据。附睾来源的肿瘤(腺瘤样瘤)病变位于附睾内,与阴囊分界清楚,有脂肪相隔,阴囊壁完整,肿瘤与睾丸关系相对密切,CT 密度均匀或不均匀,可稍低于平滑肌瘤,MRI 上 T_2WI 信号较阴囊平滑肌瘤略高,增强不均匀、结节状强化;而阴囊平滑肌瘤与附睾和睾丸分开,附着于阴囊壁上,密度/信号均匀,增强均匀强化。

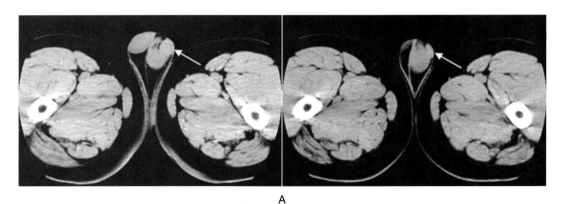

A

图 4-3-1　A. 左侧阴囊奇异型平滑肌瘤,CT 平扫,左、右图为不同层面,左侧阴囊内软组织密度结节,边界清楚,密度均匀(箭头)。病变推压周围睾丸、附睾,并与之分界清晰,与邻近阴囊皮肤分界不清,使阴囊皮肤增厚

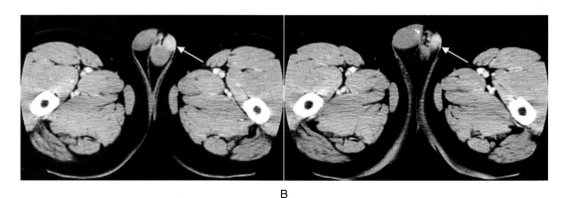

B

B. CT 增强扫描,左、右图为不同层面,左侧阴囊内软组织密度结节均匀强化,强化明显。结节以宽基底与阴囊壁相连(箭头)

二、阴囊错构瘤

错构瘤(hamartoma)又称血管平滑肌脂肪瘤,为良性间叶组织来源肿瘤,好发于肾,发生于阴囊者非常少见。组织学上为平滑肌、血管、骨、脂肪等成分。阴囊错构瘤一般发生在成人,儿童少见,一般无特殊不适,阴部可触及无痛性结节,可移动。

CT、MRI表现:阴囊内单发结节,边界清楚,与睾丸、附睾分界清晰,肿瘤较大时可压迫邻近结构。典型特征是其内可见脂肪成分影像,还可显示钙化灶。CT平扫为软组织密度内有点状钙化、脂肪样低密度;MRI上脂肪组织 T_1WI、T_2WI 均为高信号,脂肪抑制序列信号减低。CT或MRI增强扫描,阴囊错构瘤强化非常明显,且不均匀,部分肿瘤内可见明显强化的血管影像(图4-3-2)。

鉴别诊断:阴囊错构瘤需与阴囊平滑肌瘤鉴别。阴囊错构瘤形态不规则,密度/信号不均匀,其内可见钙化和脂肪密度/信号,增强为不均匀、结节状强化,如钙化和脂肪成分不能分辨,则难以与平滑肌瘤鉴别。平滑肌瘤密度/信号均匀,无钙化和脂肪成分,增强均匀、明显强化。阴囊错构瘤还需与附睾来源的肿瘤(腺瘤样瘤)鉴别,病变定位是鉴别诊断的重要依据。附睾肿瘤(腺瘤样瘤)位于附睾内,与阴囊分界清楚,有脂肪相隔,阴囊壁完整,肿瘤与睾丸关系相对密切,CT、MRI上无脂肪、钙化样密度/信号,增强不均匀、结节状强化。而阴囊错构瘤与附睾和睾丸分开,附着于阴囊壁上,含有脂肪、钙化密度/信号,增强后明显强化,有时见血管影像。

三、阴囊 Paget 病

阴囊湿疹样癌是乳房外湿疹样癌的一种,又称为阴囊 Paget 病(scrotal Paget' disease),发病率较低。病理学镜下表现为阴囊皮肤表面角化增厚,皮下有淋巴细胞浸润,癌细胞可侵犯皮下脂肪,并容易发生腹股沟淋巴结转移。临床进展缓慢,病变区域的瘙痒可能是患者唯一的、最重要的主诉,部分患者皮损表面出现糜烂、溃疡,经久不愈。本病具有较高的局部复发率,即使病灶完全切除,也仍然可能出现肿瘤复发。

CT、MRI表现:病变区阴囊皮肤增厚、僵硬,边缘可不光整,局部可见溃疡、凹陷。CT平扫增厚的阴囊壁为均匀等密度(图4-3-3);MRI为长 T_1、稍长 T_2 信号,非脂肪抑制序列见皮肤脂肪高信号中断消失(图4-3-4)。增强扫描强化非常明显,累及范围可以较广泛,整个阴囊皮肤甚至腹股沟区、会阴部皮肤均可受累(图4-3-5)。常见腹股沟区淋巴结肿大、坏死。

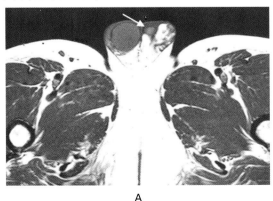

A

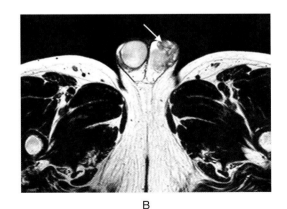

B

图4-3-2 A. 左侧阴囊错构瘤,T_1WI,左侧阴囊内前部可见一单发结节灶,边界清楚,呈低信号(箭头)

B. T_2WI,结节呈稍高信号(箭头)

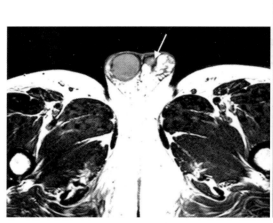
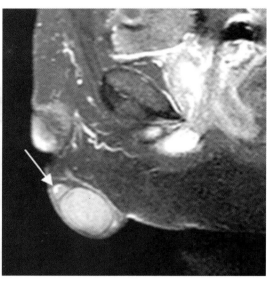

C

C. T₁WI 增强扫描，左图为横断面，右图为矢状位并脂肪抑制。左侧阴囊内结节为轻度强化，其前外侧见点状明显强化（箭头），强化程度与血管强化相仿。矢状位结节上缘见弧形明显强化区域，程度与血管强化程度相仿（箭头）

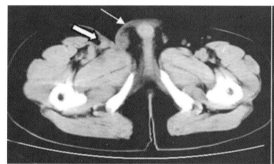
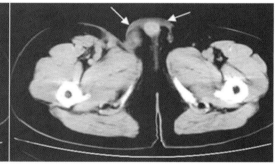

A

图4-3-3　A. 阴囊 Paget 病，CT 平扫，见阴囊壁较广泛增厚（细箭头），呈等—稍低密度，病变向上累及右侧腹股沟（粗箭头）

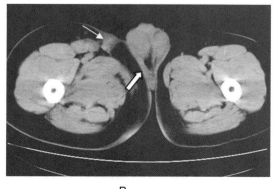

B. CT 平扫，阴囊壁增厚（粗箭头），病变向上累及右侧腹股沟（细箭头）

B

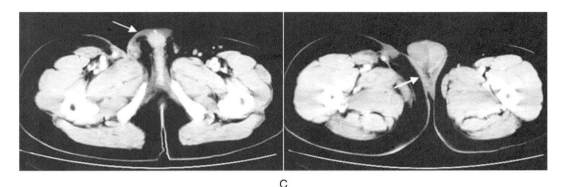

C

C. CT 增强扫描,增厚的阴囊壁均匀强化(箭头)

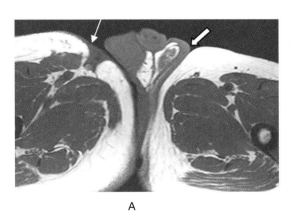

A

图 4-3-4 A. 阴囊 Paget 病,T_1WI,本例为 Paget 病术后复发,右侧腹股沟区见手术瘢痕(细箭头),阴囊壁弥漫性增厚,厚薄均匀,皮肤脂肪均消失,呈低信号(粗箭头)

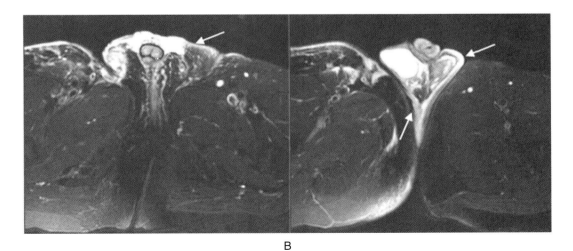

B

B. T_2WI-fs,左、右图为不同层面,见阴囊壁均匀增厚,呈明显高信号(箭头)

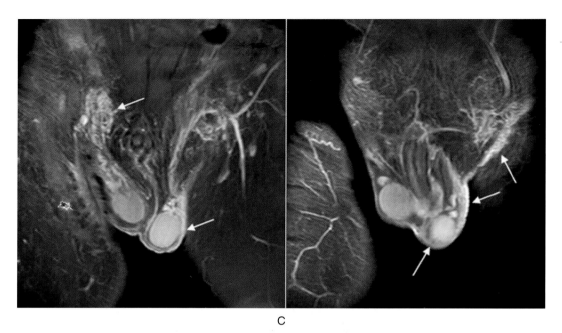

C

C. T₁WI – fs 增强扫描冠状位,阴囊壁广泛强化,强化程度异常明显(箭头),以外缘强化为主,向内侧强化程度减低,病变向上累及双侧腹股沟、精索。右侧腹股沟区瘢痕见强化(箭头)

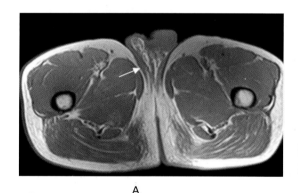

A

图 4 – 3 – 5　A. 阴囊 Paget 病,T₁WI,阴囊壁弥漫性增厚,厚薄均匀,皮肤脂肪消失,呈低信号(箭头)

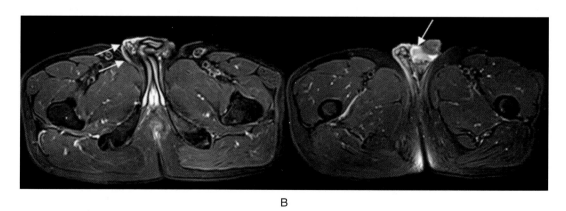

B

B. T₂WI – fs,左、右图为不同层面,见阴囊壁均匀增厚,呈明显高信号(箭头)

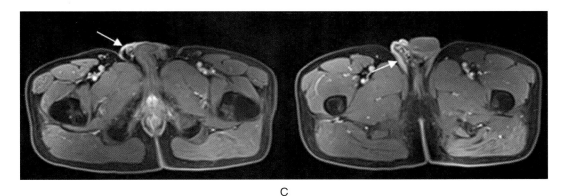

C

C. T_1WI-fs 增强扫描,左、右图为不同层面,阴囊壁广泛强化(箭头)

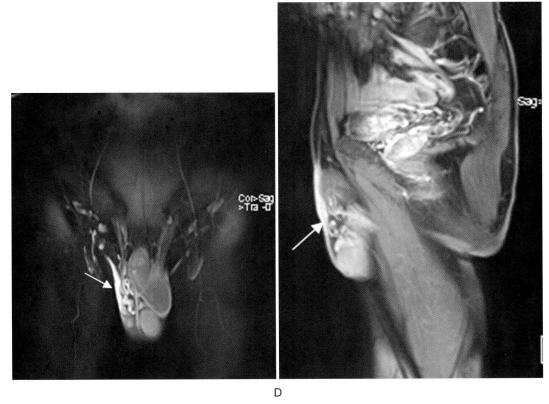

D

D. T_1WI-fs,左图为冠状位,右图为矢状位,右侧阴囊皮肤增厚、僵硬,明显强化(箭头),阴囊内睾丸附睾未见受累

鉴别诊断:Paget 病需与阴囊皮肤慢性炎症鉴别。皮肤慢性炎症因病理上有纤维组织增生,故 T_2WI 上病变部分为长 T_2 信号,部分为稍短 T_2 信号,信号低于 Paget 病,病变较局限,增强后强化程度也低于 Paget 病。Paget 病还需与皮肤鳞状细胞癌鉴别。阴囊皮肤鳞状细胞癌表现为皮肤局限性增厚、隆起,边缘不规则,有溃疡形成,病变远不及 Paget 病广泛。

四、隐睾症

出生时约 10% 男孩的睾丸未下降到阴囊,停留在腹股沟或腹腔内,1 岁以后睾丸下降到阴囊内。然而,约 1% 患儿一个睾丸永久性不下降,使一侧阴囊呈空虚状,称为隐睾症(cryptorchidism）。青春期未下降的睾丸较正常小，质变硬，镜下曲细精管萎缩，基底膜增厚，玻璃样变，纤维组织增生。随后多数发生不同类型的生殖细胞肿瘤，以精原细胞瘤最常见。临床表现为一侧阴囊缩小、空虚，发生肿瘤时出现一系列症状。

CT、MRI 表现：一侧阴囊缩小，其内未见睾丸、附睾等结构。多数患者未下降的睾丸位于腹股沟内，可于腹股沟区见到卵圆形软组织结节，边缘光整。CT 平扫隐睾为均匀稍低密度；MRI 上 T_1WI 为均匀稍低信号，T_2WI 为均匀高信号，信号类似正常的睾丸（图 4 - 3 - 6）。增强时未下降的睾丸轻度、均匀强化。如睾丸位于腹股沟以外，CT、MRI 查找睾丸困难，需要结合超声检查。未下降的睾丸（多位于后腹膜区）发生精原细胞瘤时，表现为圆形、类圆形均质软组织肿块，边缘清楚，部分见少许囊变。CT 平

扫肿块为软组织密度，密度均匀，MRI 为长 T_1、T_2 软组织信号；增强扫描轻中度均匀强化（图 4 - 3 - 7）。

鉴别诊断：腹股沟区的隐睾需与肿大的淋巴结鉴别。肿大的淋巴结一般为多个，密度及信号与睾丸不同；而隐睾为单个，与空虚的阴囊同侧，结合超声检查隐睾为异常均质回声，有助于鉴别。腹腔内隐睾并发精原细胞瘤时，需与腹腔内间质瘤等鉴别。间质瘤形态不规则，密度/信号不均匀，常发生坏死、囊变，增强扫描可见粗大的血管影像，可位于胃肠道和腹腔内，阴囊内双侧睾丸存在。而腹腔内精原细胞瘤形态规则，密度或信号均匀，少有坏死、囊变，增强后均匀强化，多位于腹膜后，同侧阴囊无睾丸。值得注意的是，男性患者若于腹膜后发现均质肿块，应注意检查阴囊，如阴囊空虚，有助于鉴别诊断。

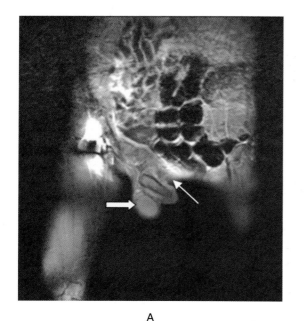

A

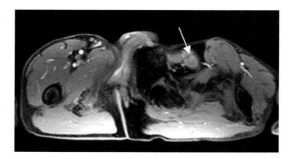

B

图 4 - 3 - 6　A. 左侧隐睾症，男性，45 岁，T_2WI 冠状位，左侧阴囊缩小，睾丸显示不清楚（细箭头），右侧阴囊、睾丸正常（粗箭头）

B. T_1WI - fs 增强扫描，左侧腹股沟区隐睾均匀强化（箭头）

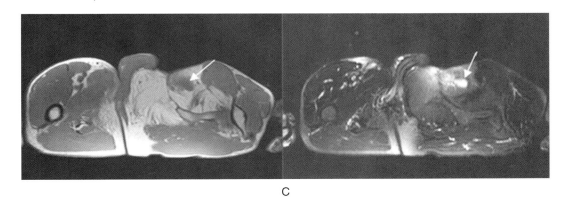

C

C. 左图为 T₁WI,右图为 T₂WI – fs,见左侧腹股沟区类圆形长 T₁、T₂信号,边缘光整,信号与正常睾丸类似,体积较小(箭头)

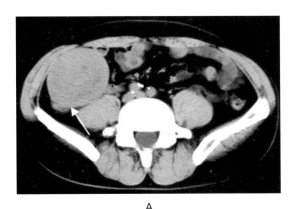

A

图 4 – 3 – 7　A. 右侧腹膜后精原细胞瘤,男性,52 岁,右侧阴囊空虚,CT 平扫,右侧腹腔内见圆形软组织密度肿块(箭头),边缘光整,密度均匀,内见少许小灶状囊变区

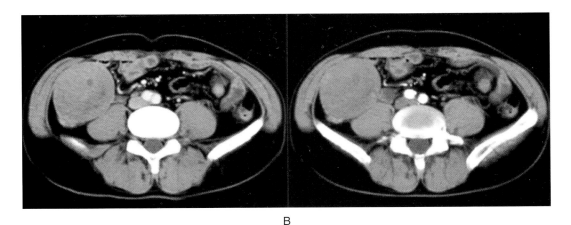

B

B. CT 增强扫描,左、右图为不同层面,腹腔内肿块均匀轻、中度强化

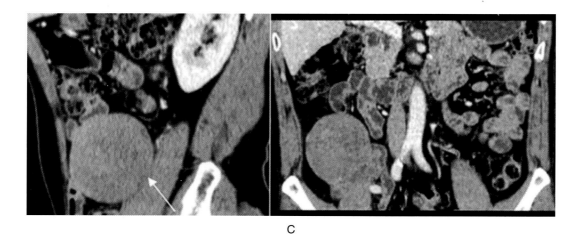

C

C. CT 增强扫描 MPR, 左图为矢状位, 右图为冠状位, 肿块边缘清楚, 密度均匀, 与腰大肌邻近（箭头）

（王　刚）

参考文献

[1] 王刚, 郑晓林, 袁焕初, 等. 睾丸肿瘤与肿瘤样病变的 CT/MRI 诊断 [J]. 现代肿瘤医学, 2010, 18 (11): 2217 – 2220.

[2] 张众, 李连宏, 范姝君, 等. 睾丸生殖细胞肿瘤类型及起源 [J]. 临床与实验病理学杂志, 2009, 25 (1): 5 – 8.

[3] 董丽卿, 陈伟建, 孔祥泉, 等. 睾丸精原细胞瘤的 MSCT 诊断 [J]. 放射学实践, 2006, 21 (7): 702 – 705.

[4] Lyburn ID, Torreggiani WC, Munk PL. Locally advanced testicular seminoma: CT appearances [J]. JBR – BTR, 2006, 89 (5): 281.

[5] Muttarak M, Peh WC, Chaiwun B. Malignant Germ Cell Tumours of Undescended Testes: Imaging Features with Pathological Correlation [J]. Clin Radiol, 2004, 59 (2): 198 – 204.

[6] Shin MS, Odrezin GT, Van Dyke JA, et al. Unusual initial calcification of primary and metastatic seminomas: Detection by computed tomography [J]. Chest, 1991, 99 (6): 1543 – 1545.

[7] Mikita K, Kobayashi H, Osoreda H, et al. Case of metastatic germ cell tumor with testicular calcification detected by MDCT [J]. Nihon Kokyuki Gakkai Zasshi, 2008, 46 (9): 722 – 725.

[8] Ying – Hsu Chang, Cheng – Keng Chuang, Chun – Te Wu, et al. Primary Carcinoid Tumor of the Testis: Case Report [J]. Chang Gung Med J, 2002, 25 (10): 695 – 698.

[9] 黄磊, 张弦, 许崇永, 等. 睾丸畸胎瘤的 CT 和超声表现 [J]. 中国医学影像学杂志, 2007, 15 (4): 313 – 315.

[10] 相龙彬, 丁一波. CT 诊断睾丸畸胎瘤一例 [J]. 临床放射学杂志, 2002, 21 (9): 737.

[11] 宓兵, 刘怀钦. CT 诊断右侧睾丸畸胎瘤 1 例 [J]. 中国医学影像技术, 2003, 19 (3): 323.

[12] 罗洪, 江晓海, 杨长庆, 等. 睾丸纤维性假瘤 [J]. 中华男科学, 2000, 6 (2): 117 – 118.

[13] 蒋婧瑾, 周建英. 以肺部症状就诊的睾丸绒癌一例临床分析 [J]. 中华结核和呼吸杂志, 2007, 30 (8): 616 – 617

[14] 李志义, 张著学, 刘斌, 等. 睾丸精原细胞瘤免疫表型及临床病理分析 [J]. 实用癌症杂志, 2008, 23 (5): 478 – 482.

[15] 沈全力, 黎元, 帕米尔. 儿童睾丸肿瘤的 CT 诊断 [J]. 中国医学计算机成像杂志, 2006, 12 (4): 270 – 274.

[16] 李志军, 马建新, 陈素娟, 等. 急性附睾睾丸炎与精索血运障碍 (附 24 例报告) [J]. 中华泌尿外科杂志, 2001, 22 (11): 686 – 687.

[17] 郭玉刚, 秦文波, 王薇, 等. 睾丸部分梗塞 2 例

［J］. 中华男科学杂志，2006，12（12）：1130 –
1131.

［18］Kodama K，Yotsuyanagi S，Fuse H，et al. Magnetic
resonance imaging to diagnose segmental testicular in-
farction［J］. J Urol，2000，163（3）：910 – 911.

［19］郭本树，吴耀贤，杨长俊，等. 睾丸精原细胞瘤的
低场 MR 诊断［J］. 临床放射学杂志，2008，27
（ll）：1520 – 1522.

［20］曾强，曾秋华. 睾丸生殖细胞类肿瘤的 CT 诊断价
值［J］. 中国 CT 和 MRI 杂志，2010，8（1）：66 –
68.

［21］赵有财，石群立，周晓军，等. 睾丸原发性类癌的
临床病理学观察［J］. 中华男科学杂志，2007，13
（2）：157 – 160.

［22］徐洪恩，吴恩福. 睾丸肿瘤的 CT 诊断［J］. 医学
影像学杂志，2007，17（1）：65 – 68.

［23］李梅. 双侧睾丸表皮样囊肿 1 例［J］. 上海医学影
像，2011，20（1）：79.

［24］徐林，区常学，陈传明. 小儿睾丸内胚窦瘤的 CT
评价［J］.实用医学影像杂志，2010，11（5）：328 –
332.

［25］张墨，王晓彬，单立平，等. 阴囊 Paget 病的诊疗
分析（附 28 例报告并文献复习）［J］. 现代肿瘤医
学，2009，12：2393 – 2395.

［26］邹玉坚，郑晓林，杨沛钦，等. MRI 诊断隐睾症的临
床价值［J］. 放射学实践，2006，21（7）：706 –
708.

第五章　向盆腔生长的盆壁病变的 CT、MRI 鉴别诊断

盆腔壁是由骨盆与附着其上的软组织构成。骨盆是骶骨、尾骨和两侧的髋骨及关节、韧带和软骨相连接而成的环结构；附着其上的软组织有骨骼肌、筋膜、脂肪，以及附着和穿行于各组织间隙的血管、神经和淋巴组织。因此，发生于盆壁的病变具有不同的组织来源，种类较多。盆腔壁的肿瘤可突入盆腔，侵犯盆腔内器官和腹膜结构，有时难以与原发于盆腔内的肿瘤鉴别。本章主要介绍来源于盆壁突向盆腔的病变，以肿瘤性病变为主。

第一节 脊索瘤

脊索瘤（chordate tumor）为低度恶性肿瘤，起源于脊索胚胎残存物或迷走的脊索组织，好发于骶尾部、颅底蝶枕部与第二颈椎，50%发生于骶尾部。脊索瘤大体病理形态呈圆形或不规则结节状，质软呈胶状，有纤维假包膜，边界尚清。切面可见肿瘤由纤维组织分隔成小叶状，灰白色或红褐色，部分为半透明胶冻状或黏液状，瘤内可有出血、囊变、钙化。光镜下脊索瘤由黏液间质和特征性的空泡化的分泌黏液的液滴细胞组成。免疫组织化学 S – 100、Keractin、EMA、Vimentin 阳性、5 – 核苷酸酶阳性、PAS 染色阳性均有助于脊索瘤的诊断。发病年龄为 40 ~ 80 岁，男性较女性多见。骶尾部的脊索瘤可侵入盆腔，累及直肠、膀胱及子宫等，临床症状是骶尾部疼痛、尿失禁、便秘、坐骨神经痛等。肿瘤向骶尾部后方侵犯时累及一侧或双侧臀部，引起尾部疼痛，并出现骶尾部隆起性肿块。

CT、MRI 表现：CT 上，肿瘤位于骶尾部中线或旁正中位置；第 3 ~ 5 骶椎节段常见。肿块呈分叶状向盆部突出，也可同时向前后方向突出，骶尾椎骨质破坏呈溶骨性或膨胀性，骨破坏区被软组织肿块代替，肿块与正常骨分界不清，病灶内可见破坏残存的骨碎片及斑片状钙化灶，可呈低、等和稍高密度。增强扫描后肿瘤明显不均匀强化，肿瘤实质部分强化，而黏液部分不强化，表现为多发囊样低密度区（图 5 – 1 – 1）。

MRI 上，肿瘤组织主要由 T_2WI 高信号的黏液间质和分泌黏液的液滴状瘤细胞构成，常伴有点片状出血和（或）散在斑点、条索状纤维钙化灶。在 T_1WI 呈均匀低信号或不均匀混杂偏低信号，由于肿块侵犯骨髓，表现为正常骨髓高信号被软组织肿块代替，非脂肪抑制序列肿瘤与周围高信号正常骨髓形成对比，可清楚显示其轮廓。在 T_2WI 上呈明显高信号，肿瘤信号不均匀，其内的碎骨片、钙化和纤维组织在肿瘤内表现斑片状低信号。注射 GD-DTPA 后，肿瘤呈不均匀中度到明显强化，肿瘤实质强化明显，黏液部分不强化，类似多发囊样低信号。

鉴别诊断：骶尾部脊索瘤需与盆腔内脏器肿瘤、骨巨细胞瘤、软骨肉瘤、神经源性肿瘤、溶骨性转移瘤鉴别。来源于盆腔内脏器的肿瘤如直肠癌、前列腺癌、子宫肿瘤等，若肿块较大并侵犯骨质时，需与脊索瘤侵犯盆腔鉴别。盆腔内肿瘤主要呈软组织密度/信号，一般无钙化，肿块中心位置位于盆腔内，骶、尾骨多为溶骨性破坏；脊索瘤主要位于骶、尾骨内，突向盆腔使直肠等器官向前移位，肿瘤密度/信号不均匀，内含斑片状钙化。骨巨细胞瘤多位于第 1 ~ 3 骶椎，偏离骶骨中心膨胀性生长，骶骨膨大显著，但轮廓尚在，肿瘤呈分房状、皂泡样改变，无散在钙化。软骨肉瘤钙化为小环状、线状、弓状钙化，对比增强表现为肿块周边强化或分隔样强化。神经源性肿瘤常围绕一侧骶孔呈偏心性生长，使骶孔及骶管呈内压性扩大和变形甚至破坏,这也成为其特征性表现。溶骨性转移瘤临床上往往有明确的原发肿瘤病史,转移瘤破坏边缘无硬化缘,多见于上部骶椎。

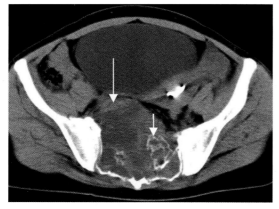

A

图5-1-1　A. 脊索瘤,CT平扫,骶尾骨见骨质破坏,骨质密度减低,骶孔周围见残留骨片(短箭头),并见软组织肿块突向盆腔内(长箭头),肿块密度不均匀,肠管向前移位,子宫向左前移位

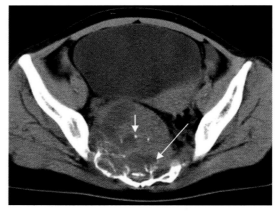

B

B. 不同层面,CT平扫,骶尾部类圆形软组织肿块,呈高低混杂密度,其内见点状钙化灶(短箭头),肿块突向盆腔,后部见残留骶尾椎骨质(长箭头)

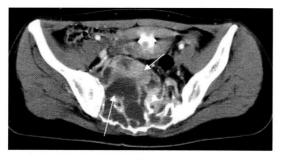

C

C. 不同层面,CT增强扫描,骶尾部软组织肿块实性部分强化(短箭头),坏死囊变区未见强化,类似囊性(长箭头)

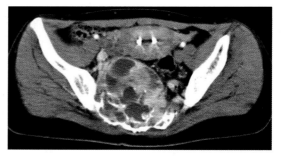

D

D. 不同层面,CT增强扫描,骶尾部类圆形软组织肿块明显强化,低密度区未见强化

第二节 动脉瘤样骨囊肿

动脉瘤样骨囊肿(aneurysmal bone cyst)是良性肿瘤样病变,好发于四肢长骨和椎骨(包括椎骨附件),发生在骨盆等部位较少见。病理上病灶为膨胀性骨破坏区,破坏区内含大小不等、囊样扩张的血管所构成的海绵状血管腔,腔中充满血液,血管腔之间为薄层骨质和纤维结缔组织间隔。本病常见于20岁以下青少年,约占患病人群的76%～85%。发病与创伤有关,或继发于其他骨病,如非骨化性纤维瘤、软骨黏液样纤维瘤、软骨母细胞瘤、骨巨细胞瘤、骨肉瘤、良性骨母细胞瘤、孤立性骨囊肿、骨纤维结构不良等。主要症状是局部疼痛和肿胀。

CT、MRI表现:动脉瘤样骨囊肿为膨胀性骨质破坏,边缘骨壳菲薄,完整或中断,有长短粗细不一的骨性间隔自囊壁伸向病灶内,形成多囊状结构,囊腔大小不一。CT上表现为近似软组织密度和液体样低密度,CT值一般在10～40Hu,无钙化或骨化,部分囊内见液－液平面,即上方为水样低密度,下方为略高密度血液(图5-2-1)。破坏区周围可见不同程度的骨膜反应增生。MRI上T_1WI、T_2WI病变边缘呈环形低信号(病灶的骨壁),病变内为混杂低信号。由于囊内含有不凝固的血液和液体,T_1WI呈稍低信号,并有多发局灶性高信号;T_2WI表现为多囊性结构,囊与囊之间见条状低信号间隔(纤维组织及骨嵴分隔),囊内主要为液性高信号,部分囊内见液－液平面,平面的上部为高信号,下部为低信号(图5-2-2A～D)。T_2WI显示的液－液平面有重要价值。对于初期膨胀不明显的病变,MRI诊断价值大于CT检查。增强扫描CT、MRI均表现囊壁或间隔较明显强化,囊内液性密度无强化(图5-2-2E～G)。

鉴别诊断:动脉瘤样骨囊肿需与骨巨细胞瘤鉴别。盆壁的骨巨细胞瘤为膨胀性实性肿块,其边缘骨质膨胀变薄并突向盆腔内,膨胀的瘤边骨壁可见小嵴状突起,也可中断。病变内无骨间隔和纤维间隔,但可有液化坏死,无液－液平面。增强后肿块强化,无多个囊壁强化的改变。动脉瘤样骨囊肿还需与单纯性骨囊肿鉴别。单纯性骨囊肿膨胀多不明显,边缘无分叶状改变,囊内无间隔,CT上密度均匀一致,囊内液体CT值相对较低;MRI上信号均匀,呈液性长T_1、T_2信号,液－液平面较少见。必须指出,由于动脉瘤样骨囊肿与创伤有关,或可继发于其他骨病,因此诊断动脉瘤样骨囊肿时应注意仔细检查,排除其他原发病变的可能。

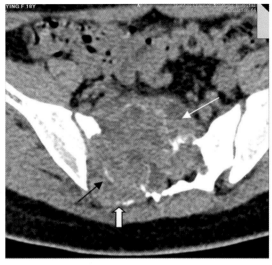

A

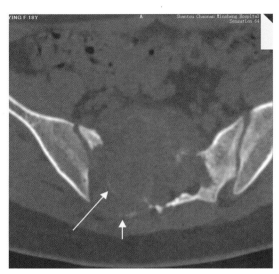

B

图5-2-1　A. 骶骨动脉瘤样骨囊肿,CT平扫软组织窗,骶骨内膨胀性骨质破坏,骨壳菲薄,部分不完整(粗白箭头),与肌肉相比呈不均匀略低密度,可见多个液-液平面(细白箭头),残存骨性间隔形成条状钙质样高密度(黑箭头)

B. 同一层面,CT平扫骨窗,右侧骶骨骨质破坏,残存条状钙质样骨性间隔(长箭头)。破坏区边缘骨质硬化不明显(短箭头)

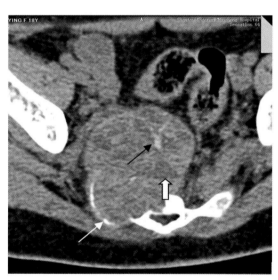

C

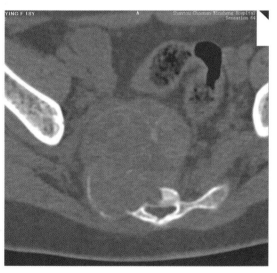

D

C. 不同层面,CT平扫软组织窗,骶骨内膨胀性骨质破坏,骨壳菲薄(细白箭头),部分不完整,与肌肉相比呈不均匀略低密度,可见多个液-液平面(粗白箭头),残存骨性间隔形成条状钙质样高密度(黑箭头)

D. 与B同一层面,CT平扫骨窗,右侧骶骨内骨质破坏,残存骨壳菲薄

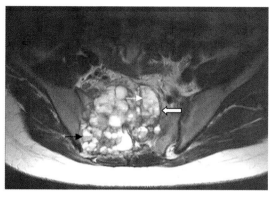

A

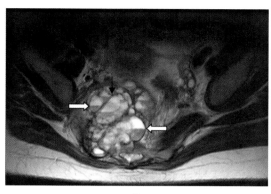

B

图 5 - 2 - 2　A. 骶尾骨动脉瘤样骨囊肿，T₂WI，骶骨见骨质破坏区，边缘见线状低信号（粗箭头），内见多个囊状长 T₂ 高信号，其内可见液 - 液平面（下部低信号血液，上部高信号液体，黑箭头），囊间见低信号（白箭头）

B. 不同层面，T₂WI 平扫，多个囊状长 T₂ 高信号，其内可见多个液 - 液平面（粗箭头），囊间隔为低信号（黑箭头）

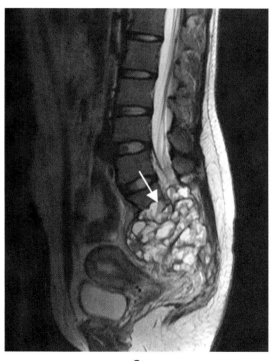

C

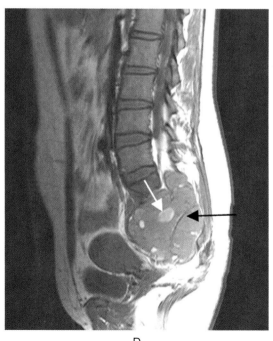

D

C. T₂WI 矢状位，病变内多个囊状长 T₂ 高信号，其内可见液 - 液平面（箭头），囊间隔为低信号

D. T₁WI，病灶呈长 T₁ 信号，内见线状低信号（白箭头），少量 T₁ 高信号（黑箭头）

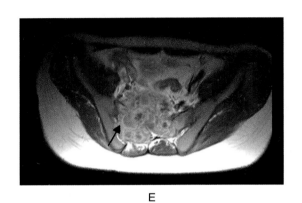

E

E. T₁WI 增强扫描:囊壁或间隔强化,囊液无强化(箭头)

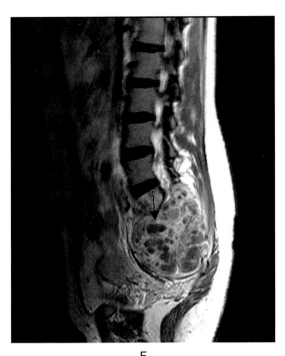

F

F. T₁WI 增强扫描矢状位,囊壁或间隔强化,囊液无强化(箭头)

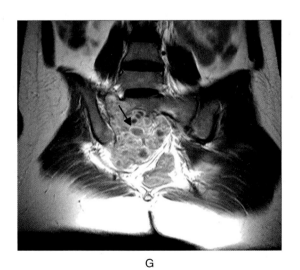

G

G. T₁WI 增强扫描冠状位,囊壁或间隔强化,囊液无强化(箭头)

第三节　神经源性肿瘤

盆部神经源性肿瘤主要为神经鞘瘤（neurolemmoma）和神经纤维瘤（neurofiroma）（包括神经纤维瘤病，neurofiromatosis），其他神经类肿瘤如神经节细胞瘤、副神经节细胞瘤、神经母细胞瘤和异位嗜铬细胞瘤等非常少见，故本节仅描述神经鞘瘤和神经纤维瘤。神经鞘瘤起源于神经鞘膜细胞，病理上为异常排列的神经鞘膜样细胞，肿瘤内常有出血、坏死、囊变及黏液变。神经纤维瘤起源于神经束膜细胞，坏死、囊变、出血较少见。两者均为周围神经的肿瘤，多为良性，有包膜。神经源性肿瘤发病年龄较轻，多为中、青年。临床症状主要是肿块压迫神经引起的相应症状，如神经根疼痛、肢体麻木、酸胀感、感觉减退或运动障碍等。神经纤维瘤病，除身体各部位的多发神经纤维瘤之外，还可伴有骨骼病变和皮肤"牛奶咖啡斑"。有时可恶变，并常合颅内或脊髓内其他肿瘤。

CT、MRI 表现：CT 上，神经鞘瘤和神经纤维瘤为形态规则或不规则、边界清楚的结节或肿块，可见包膜。肿瘤呈较低密度，密度不均匀，内见囊变区为更低密度。神经鞘瘤常有囊变，且边缘或肿块内有高密度细点状钙化灶。增强扫描，肿瘤无囊变者为均匀中度或明显强化，有囊变者为不均匀强化，囊变区无强化。少数肿瘤囊变区较大，表现为囊性低密度，壁厚薄均匀，增强呈环形强化。发生于骶尾部的神经源性肿瘤，重要特征为骶孔或骶管扩大，周围骨质吸收，边缘规整，有轻度硬化边缘，为肿瘤生长缓慢的表现（图 5 - 3 - 1，图 5 - 3 - 2）。

MRI 上，神经鞘瘤和神经纤维瘤常有包膜，在 T_1WI、T_2WI 能见到线状低信号包膜，边缘清楚。肿瘤于 T_1WI 呈低信号，如内含黏液或出血可见局灶性高信号，T_2WI 呈明显高信号，信号常高于脂肪组织，易与囊变及坏死混淆（图 5 - 3 - 3）。增强扫描中等或明显强化，延迟扫描见持续强化。肿瘤以囊变为主时 T_1WI 和 T_2WI 表现为均匀长 T_1、长 T_2 信号，类似囊肿，增强扫描见瘤壁呈厚薄均匀的环形强化。非脂肪抑制序列能清楚显示肿瘤骨质吸收破坏情况，骨质破坏区边缘清楚。

鉴别诊断：大部分囊变的骶尾部神经源性肿瘤需要与位于直肠子宫凹陷处的卵巢囊肿鉴别。卵巢囊肿边缘光滑，境界清楚，呈圆形或卵圆形，密度/信号均匀一致，其 CT 值与水接近，MRI 呈明显长 T_1、长 T_2 信号。增强扫描无强化，单纯性卵巢囊肿具有较厚的壁，增强为中度强化，但卵巢来源的囊性病变与骶尾骨分界清楚，不引起骶孔、骶管扩大。而神经源性肿瘤与骶骨关系密切，有骨质吸收性改变，不累及卵巢，双侧卵巢可显示。

卵巢浆液性囊腺瘤可为单房，需与囊变为主的神经源性肿瘤鉴别。卵巢囊腺瘤体积常较神经源性肿瘤大，可自盆腔突向腹腔，而神经源性肿瘤较少突向腹腔内。囊腺瘤的囊内液体 CT 值接近于水，MRI 呈明显长 T_1、长 T_2 信号，无骶尾骨骨质破坏吸收，而神经源性肿瘤与骶尾骨关系密切，伴有骨质吸收破坏。

卵巢畸胎瘤也可位于骶尾骨前方，应与神经源性肿瘤鉴别。卵巢畸胎瘤密度/信号混杂，多含有脂肪，肿块内见结节状钙化及软组织成分，无骨质破坏。而神经源性肿瘤的密度/信号相对均匀，无较大的钙化和牙齿结构，常伴有骶尾骨骨质破坏。

脊索瘤常位于下部骶椎，肿瘤穿破骨皮质

向盆腔内突起,形成软组织肿块,故也要与神经源性肿瘤鉴别。脊索瘤中,患骨明显膨胀,正常骨结构消失,肿瘤穿破骨皮质向盆腔内突起,瘤区可见残余骨质硬化或散在的不成形钙化点或斑片钙化灶。而神经源性肿瘤范围较脊索瘤局限,骨质破坏限于骶管扩大或神经孔扩大,肿瘤

边界清楚,于MRI上肿瘤周围见低信号包膜(脊索瘤无包膜),密度/信号较脊索瘤均匀。

发现骶椎部神经纤维瘤后,还需结合患者临床表现并进行颅脑等处的CT、MRI检查,以判断患者是否为神经纤维瘤病。

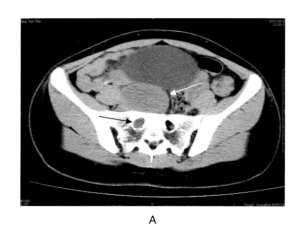

A

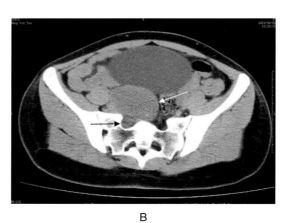

B

图5-3-1 A. 神经纤维瘤,CT平扫,骶椎右前方类圆形软组织肿块(白箭头),边缘光整,右侧骶孔扩大、孔内密度高于左骶孔,提示病变(黑箭头)

B. 不同层面,CT平扫,骶椎右前方类圆形、边缘光整软组织肿块(白箭头),右侧骶孔扩大(黑箭头),内见软组织影与骶椎右前方类圆形软组织肿块相连

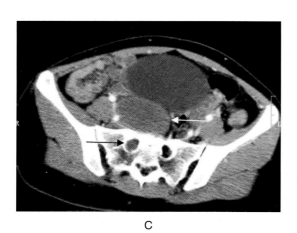

C

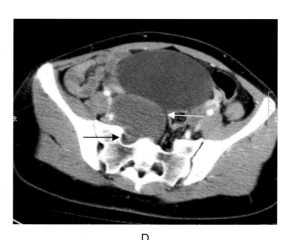

D

C. CT增强扫描,骶椎右前方类圆形软组织肿块(白箭头)及骶孔内软组织密度未见强化,右侧骶孔扩大(黑箭头)

D. CT增强扫描,骶椎右前方类圆形软组织肿块(白箭头)及骶孔内软组织密度未见强化,右侧骶孔扩大(黑箭头)

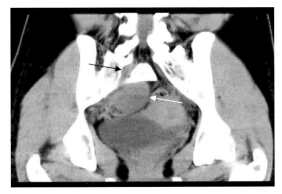

E

E. CT平扫冠状MPR,盆腔右侧类圆形软组织肿块(白箭头),右侧骶孔扩大(黑箭头),内见软组织影与骶椎右前方类圆形软组织肿块相连,肿块与骶骨密切相贴

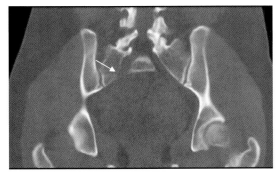

F

F. CT平扫冠状MPR骨窗,盆腔右侧类圆形软组织肿块,右侧骶孔扩大(箭头),内见软组织影与骶椎右前方类圆形软组织肿块相连,肿块与骶骨密切相贴,相贴处骨质吸收,密度减低(箭头)

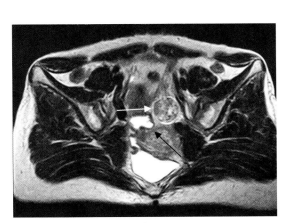

A

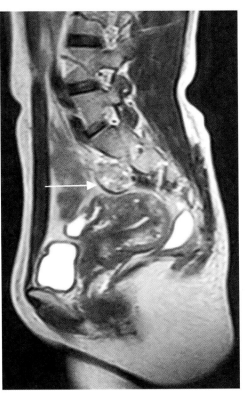

B

图5-3-2　A. 盆腔神经鞘瘤,T₂WI,盆腔左侧、第一骶骨左前侧见圆形高低混杂信号,有厚薄均匀低信号包膜,包膜周围环绕薄层高信号脂肪(白箭头),后外侧条状神经纤维(黑箭头)。同时见骶管内较大的长T₂信号囊肿

B. T₂WI矢状位,上部骶椎前方圆形高低混杂信号肿瘤,边缘光整,周围见薄层低信号包膜(箭头),包膜周围环绕薄层高信号脂肪

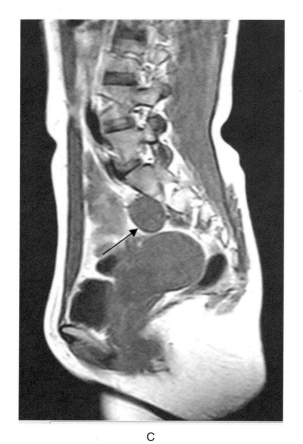

C

C. T₁WI 矢状位，上部骶椎前方圆形稍低信号肿瘤，边缘光整，周围见薄层低信号包膜（箭头），包膜周围环绕薄层高信号脂肪

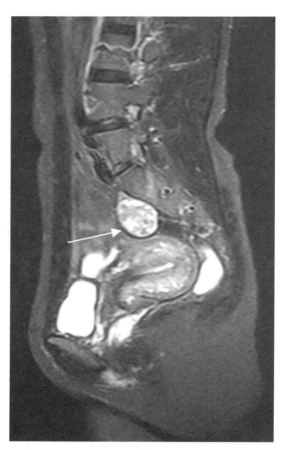

D

D. T₂WI－fs 矢状位，上部骶椎前方圆形高低混杂信号肿瘤，边缘光整，周围见薄层低信号包膜（箭头）

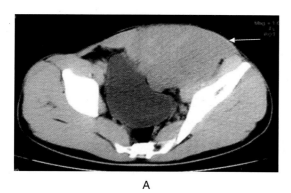

A

图 5－3－3　A. 盆腔左前壁神经鞘瘤，CT 平扫，盆腔左前方巨大软组织肿块（箭头），密度均匀，边缘清晰，但不规则，肿块与前腹壁不能分开，膀胱受压移位

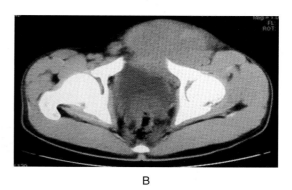

B

B. 不同层面，CT 平扫，盆腔左前方巨大软组织肿块，密度均匀，向下延伸到左侧耻骨下方

第四节　淋巴瘤

盆壁淋巴瘤(lymphoma)分为原发性骨淋巴瘤和继发性骨淋巴瘤,原发性骨淋巴瘤少见。原发性骨淋巴瘤多见于四肢管状骨,其次是骨盆。继发性骨淋巴瘤好发于中轴骨,最常见于脊椎和骨盆。骨淋巴瘤病理类型多为非霍奇金淋巴瘤。可发生于任何年龄,多见于30岁以上,10岁以前较为少见,男性较女性多见。原发性骨淋巴瘤临床表现为局部症状重,而全身症状轻,疼痛可能是唯一症状,软组织肿胀和活动受限,可持续数月至数年。即使病变范围广泛,骨质破坏程度严重,也较少出现病理性骨折,这是原发性骨淋巴瘤较为特征的临床表现。继发性骨淋巴瘤则局部症状较轻,常有发热、盗汗和体重减轻等全身症状。

CT、MRI表现:CT上,肿瘤区骨质破坏并出现软组织肿块,肿块边界清楚但不规则,骨皮质中断,一般不伴有骨质硬化,软组织肿块可向外突出(图5-4-1)。CT平扫软组织肿块与肌肉对比呈等密度,密度均匀一致,无明显囊变、坏死,即使发生坏死囊变,囊变区也小。增强扫描呈轻至中度均匀强化。继发性骨淋巴瘤中的骨髓浸润型,由于肿瘤尚未破坏小梁和骨皮质,CT未见明显骨质破坏。

MRI上,肿瘤区骨质破坏和软组织肿块,T_1WI等信号或稍低信号,在非脂肪抑制序列,低信号骨破坏区与正常高信号的骨髓对比明显;T_2WI为稍高信号或高信号,非脂肪抑制序列肿瘤与正常骨髓信号接近,呈等信号或稍低信号,压脂T_2WI骨破坏区内肿块呈高信号,信号明显高于被抑制的正常骨髓,故能更清楚显示病变。MRI上骨破坏区内肿块信号均匀,无明显囊变区(图5-4-2)或仅有少量小范围囊变区(图5-4-3)。增强扫描肿瘤多数呈轻至中度强化,信号仍然均匀,少数可呈明显强化。

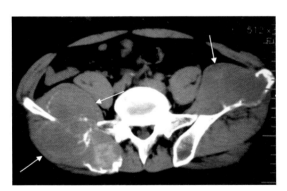

图5-4-1　骨盆淋巴瘤,CT平扫,双侧髂骨骨质破坏,以右侧髂骨破坏为主,并有较大的软组织肿块,肿块包绕骨质生长,密度均匀,未见囊变坏死,部分肿块突向盆腔内

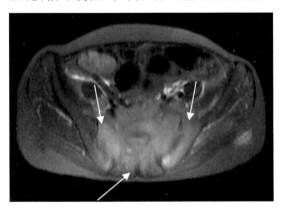

A

图5-4-2　A. 骶骨与髂骨淋巴瘤,T_2WI-fs,骶骨、双侧髂骨见大范围T_2高信号(箭头),类似软组织肿块,病变信号均匀一致,无囊变坏死,骨破坏区轮廓基本存在

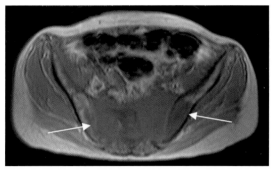

B

B. T₁WI，骶骨、双侧髂骨见大范围长 T₁ 低信号，与周围正常骨髓脂肪形成对比（箭头），病变信号均匀一致，无囊变坏死

C

C. T₁WI－fs 增强扫描，骶骨、双侧髂骨病变中度强化，信号均匀增高（箭头）

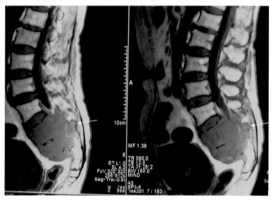

A

图 5－4－3　A. 骶骨淋巴瘤，T₁WI，骶骨骨质破坏，被稍低信号软组织肿块代替，信号均匀一致，骨质轮廓尚存，椎间隙存在，部分向后侵犯椎骨外肌肉（箭头）

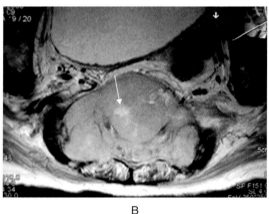

B

B. T₂WI，骶骨变形、膨大，轮廓存在，呈稍长 T₂信号，信号均匀，内见少许小灶状囊变（箭头）

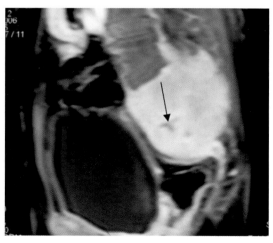

C

C. 增强扫描，骶骨肿块较明显强化，其内小局灶性囊变区未见强化（箭头）

值得注意的是,淋巴瘤细胞侵犯周围软组织后,可形成不同程度的盆腔内软组织肿块,原发性骨淋巴瘤的软组织肿块很常见,呈"围骨生长"表现。软组织肿块在 T_1WI 呈等或稍低信号,与周围未受累的肌肉信号相近,T_2WI 软组织肿块呈显著高信号,与周围较低信号未受累的肌肉差别明显,很容易区分,脂肪抑制 T_2WI 可消除周围高信号脂肪的干扰,病变呈明显高信号,得以清楚显示。增强扫描 T_1WI 脂肪抑制序列,肿瘤实性部分明显强化,水肿或囊变部分不强化,强化多均匀,一般无明显坏死或囊变,与 T_2WI 对照能准确确定病变的范围。继发性骨淋巴瘤骨质破坏以中轴骨多见,常累及多骨,骨硬化比例提高,MRI 表现与原发性骨淋巴瘤相似。继发性骨淋巴瘤的骨髓浸润型,当肿瘤浸润正常骨髓组织后,与未受累的正常骨髓对比,MRI 上 T_1WI 呈低信号,T_2WI 为等或稍低信号,压脂 T_2WI 可有一定的变异,呈等、稍高或高信号,但多呈高信号。

鉴别诊断:盆壁淋巴瘤主要与骨嗜酸性肉芽肿、Ewing 肉瘤和骨转移瘤鉴别。

嗜酸性肉芽肿是一种骨肿瘤样病变,为局限性的组织细胞增生症。病灶一般较局限,多呈囊样

骨质破坏,边缘清楚,可见增生硬化。骨膜反应较成熟,密度较高,骨膜反应与骨皮质之间见透亮线,不形成放射状骨针。软组织肿块薄而长,包绕病变区,较对称,MRI 矢状面或冠状面增强扫描常出现较特征的"袖套征"。

Ewing 肉瘤(即尤文肉瘤)多见于 5~30 岁个体,90% 发生于 30 岁之前。患者常有低热、白细胞增高、红细胞沉降率升高。Ewing 肉瘤好发于红骨髓活动的部位,2/3 病例发生于下肢及骨盆,其溶骨浸润性骨质破坏和软组织肿块与骨淋巴瘤难以鉴别,但 Ewing 肉瘤的骨膜反应广泛且与骨破坏不成比例,这种表现与淋巴瘤不同,可作为鉴别诊断的参考。

骨转移瘤多有原发肿瘤病史,常多骨发病,早期侵犯范围小,病变进展形成软组织肿块。转移瘤由于生长速度快,骨破坏区软组织肿块的密度/信号不均匀,边缘模糊,常有坏死、囊变,且范围较大而不规则。以上征象与骨淋巴瘤不同。部分骨转移瘤单发于骨盆,不发生坏死囊变,也没有明确的原发灶,难以与淋巴瘤鉴别,需要穿刺活检并进行免疫组化检查才能鉴别。

第五节　软骨肉瘤

软骨肉瘤(osteochondroma)是一种以肿瘤细胞形成软骨为特征的恶性肿瘤,约占所有原发性恶性骨肿瘤的15%,组织学上表现为受累骨髓脂肪和松质骨被伴有不同形式钙化的恶性透明软骨代替,病理类型包括普通髓腔型、黏液型、间质型、透明细胞型和去分化型。骨盆在胚胎发育期为软骨内成骨所形成,故骨盆为软骨肉瘤的好发部位。发病年龄一般在 30 岁以上,主要临床症状为局部疼痛,以夜间疼

痛较为明显。

CT、MRI 表现:软骨肉瘤 CT 与 MRI 表现的特点与其病理类型有关。其基本表现包括软骨钙化、软组织肿块和骨质破坏。CT 上,平扫见肿瘤形态呈分叶状,中等密度的软组织肿块,密度多不均匀,其内可有散在的高密度钙化灶,钙化灶量多少不等,形态多样,呈小环形、点状、斑片状、大块状、半环形等,骨窗肿块边缘无明显硬化和骨膜反应。增强扫描多表现为轻度的不

均匀强化(图5-5-1,图5-5-2)。MRI上,肿瘤呈分叶状,T₁WI上呈不均匀低到中等信号,T₂WI呈不均匀高信号,内有明显结节状高信号(软骨结节),钙化呈低信号或无信号区。增强后能够显示出扇贝样花边状的边缘强化和分隔样强化,同时伴有独特的环状、弧形强化(图5-5-3)。

鉴别诊断:骨盆软骨肉瘤需与骨肉瘤、骨巨细胞瘤、脊索瘤、骨转移瘤鉴别。

骨肉瘤很少发生在骨盆,发病年龄较软骨肉瘤轻,病程进展迅速。以溶骨性破坏为主时,骨破坏区见虫蚀状改变,并见不规则软组织肿块,周围骨膜反应明显,呈放射状或层状。以成骨性破坏为主时,则见大量团块状、棉花絮状肿瘤骨和肿瘤性钙化形成,与软骨肉瘤表现相似,但软骨肉瘤骨破坏相对较轻,成骨量较少,小环状钙化具有一定特征性,MRI上T₂WI见明显高信号的软骨结节。

当软骨肉瘤钙化、骨化很少时,需与巨细胞瘤鉴别。骨巨细胞瘤有偏心性、膨胀性生长,骨破坏区边缘多无硬化,一般在骨皮质区无骨膜反应,肿瘤内少有或无钙化灶,软组织肿块较局限。

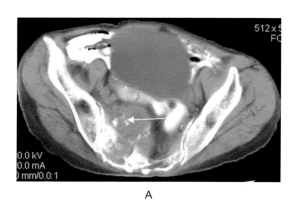

A

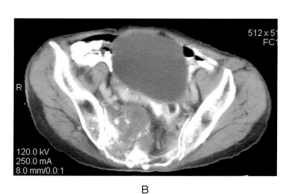

B

图5-5-1　A. 骨盆软骨肉瘤,CT平扫,骶尾部偏右侧类圆形软组织肿块,其内可见形态多样的钙化(箭头),骶尾椎右侧骨质破坏

B. CT增强扫描,骶尾部偏右侧类圆形软组织肿块中度强化,其内可见形态多样的钙化影,骶尾椎右侧骨质破坏

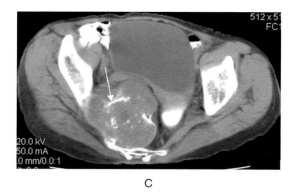

C

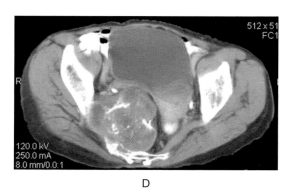

D

C. 下方层面,CT平扫,骶尾部偏右侧类圆形软组织肿块,其内可见形态多样的钙化,呈条状或点状(箭头)

D. 与C同一层面,CT增强扫描,骶尾部偏右侧类圆形软组织肿块不均匀强化,其内可见形态多样的钙化灶,骶尾椎右侧骨质破坏

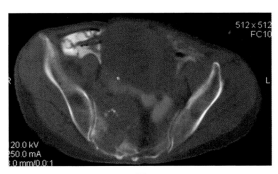

E

E. CT 平扫骨窗,骶尾椎右侧骨质破坏,破坏区边缘骨质硬化。骨膜反应不明显

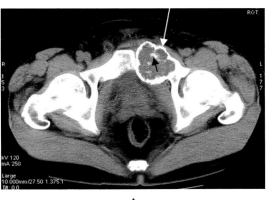

A

图 5-5-2 A. 左侧耻骨软骨肉瘤,CT 平扫,左侧耻骨膨胀性骨质破坏(白箭头),骨皮质变薄,其内可见散在钙化灶(黑箭头)

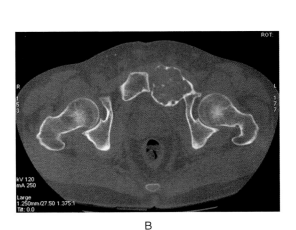

B

B. CT 平扫骨窗,左侧耻骨膨胀性骨质破坏,骨皮质变薄并中断,边缘骨质硬化、骨膜反应不明显,其内可见散在钙化灶

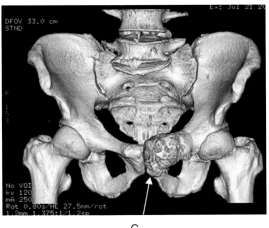

C

C. CT 平扫 VR 重组图像,清楚显示左侧耻骨病变膨胀性改变特点(箭头)

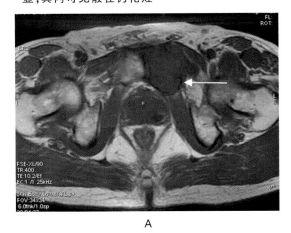

A

图 5-5-3 A. 左侧耻骨软骨肉瘤,T_1WI,左侧耻骨肿块呈低信号,边缘见线状低信号(箭头)

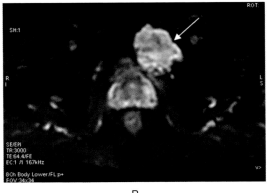

B

B. T_2WI-fs,左侧耻骨肿块明显高信号,其内散在低信号(箭头)

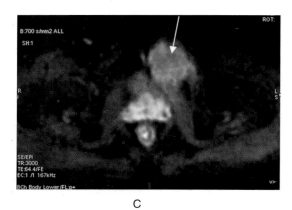

C

C. DWI（b＝800 s/mm²），左侧耻骨肿块呈明显高信号，其内可见散在低信号（箭头）

软骨肉瘤还需与脊索瘤鉴别。脊索瘤多位于骶骨远端，呈膨胀性或溶骨性破坏，破坏区内多有条片状或斑点状钙化，少有软骨肉瘤的小环状和半环状钙化；脊索瘤穿破骨皮质后形成分叶状软组织肿块，肿块内由于脊索瘤内含较多的黏液成分，增强后可见多个无强化的囊性结构。

软骨肉瘤与骨转移瘤的鉴别，病史上有无原发瘤对骨转移瘤的诊断十分重要。此外，骨转移瘤 CT、MRI 病变以溶骨性破坏为主，无肿瘤骨，一般也无骨膜反应。

第六节　横纹肌肉瘤

横纹肌肉瘤（rhabdomyosarcoma）是较常见且恶性程度很高的肉瘤，发生于盆壁的横纹肌肉瘤十分少见。肿瘤分 4 种病理类型，其中胚胎性横纹肌肉瘤和葡萄状胚胎性横纹肌肉瘤主要发生于婴幼儿，位于头颈部、腹膜后、膀胱、阴道等处；腺泡状横纹肌肉瘤发生于 10～25 岁个体，发病部位与前两类相同；多形性横纹肌肉瘤发生于成人，多位于下肢。临床上，由于肿瘤生长迅速，肿块较大，且较早发生转移，故预后较差。本病以局部疼痛为主要表现。

CT、MRI 表现：盆壁较大的软组织肿块，与肌肉关系密切，肿块边缘不规则，与周围结构分界不清，常有坏死、囊变、出血，邻近骨质有溶骨性破坏。CT 平扫为密度低于肌肉的肿块，内有多发性更低密度区，合并出血可见高密度区。MRI 上 T_1WI 为中等或稍低信号，T_2WI 肿块信号明显高于肌肉，内见多个更高信号的坏死囊变区，坏死区合并出血时 T_1WI 为高信号，T_2WI 为低信号。增强扫描肿瘤为不均匀强化，坏死区为多发性环形强化，其内无强化。

鉴别诊断：盆壁横纹肌肉瘤首先需与盆壁转移瘤鉴别。盆壁转移瘤常同时侵犯骨骼和肌肉，病灶多发，有原发瘤病史。而横纹肌肉瘤主要位于某个肌肉，肿块边缘被肌肉包绕，骨质破坏局限于邻近肿块的一侧，肿块囊变、出血较转移瘤常见。

盆壁横纹肌肉瘤需与盆壁神经源性肿瘤鉴别。盆壁神经源性肿瘤与横纹肌肉瘤相比，体积较小,边缘规则,有假包膜,囊变常见但囊变区无出血,位于盆腔肌肉与筋膜间隙,盆壁肌肉受压移位。

盆壁横纹肌肉瘤还需与盆壁纤维瘤鉴别。盆壁纤维瘤 CT 上为等或稍高密度,密度高于横纹肌肉瘤,MRI 上 T_1WI 为等或稍高信号,T_2WI 为稍低信号,与横纹肌瘤的等或稍长 T_1、长 T_2 信号不同。纤维瘤为实性,较少坏死囊变,而横纹肌肉瘤坏死囊变较常见。纤维瘤边缘清楚,推压肌肉使之移位,而横纹肌肉瘤位于横纹肌内,不引起肌肉移位。纤维瘤为持续明显强化,横纹肌肉瘤为动脉期明显强化,静脉期与延迟期强化减退。

第七节　纤维瘤与纤维瘤病

纤维瘤(fibroma)和纤维瘤病(fibromatosis)为间叶组织来源的良性肿瘤,病理上纤维瘤由胶原纤维和成熟的纤维细胞组成,外观为结节状,与周围组织分界清楚,有包膜。纤维瘤病增生的纤维组织较成熟,组织学上类似纤维瘤,但在局部呈浸润性生长,没有包膜,有时成纤维细胞增生活跃。过去将纤维瘤与纤维瘤病归为一类,但目前尚无统一定论。发病年龄可见于儿童与成人,可发生于身体任何部位。发生于盆壁的纤维瘤和纤维瘤病在临床上可无症状,也可有局部不适、疼痛,并可触及包块。

CT、MRI 表现:肿瘤表现为实性软组织肿块,大小不等。部分肿瘤边缘整齐,与周围组织分界清楚,部分肿瘤形态不规则,与周围组织分界不清。肿块位于盆壁肌间隙内,可经间隙位于盆腔内外。CT 上平扫为软组织密度,类似肌肉密度,密度较均匀,无坏死囊变。MRI 上 T_1WI 与肌肉等信号,或稍高于肌肉信号,T_2WI 为稍低信号,信号高于盆壁肌肉,与子宫肌层相近似,其内无长 T_1、长 T_2 坏死囊变区。增强扫描肿瘤明显强化,密度/信号明显增高,边缘清楚,延迟扫描呈持续性强化(图 5-7-1)。

鉴别诊断:当纤维瘤和纤维瘤病位于盆壁时,需与神经源性肿瘤鉴别。神经源性肿瘤平扫为低密度/长 T_1、T_2 信号,边缘规则,有假包膜,部分肿瘤坏死囊变较常见;而纤维瘤和纤维瘤病 CT 平扫密度较神经源性肿瘤高,MRI 上 T_2WI 信号较神经源性肿瘤低,实性多见,少有坏死囊变,增强后强化较明显,呈持续性强化。

纤维瘤和纤维瘤病需与横纹肌肉瘤鉴别。横纹肌肉瘤体积较大,肉瘤部位的横纹肌增粗,肿瘤内有较大范围坏死囊变和出血,CT 平扫密度较低,MRI 为等或稍长 T_1、长 T_2 信号,坏死囊变为不规则更低密度区/更长 T_1、T_2 信号区。纤维瘤则位于肌间隙,横纹肌受推压,密度/信号与横纹肌肉瘤不同,一般无坏死、囊变。

突入到盆腔内的纤维瘤和纤维瘤病还需与子宫浆膜下平滑肌瘤和卵巢实性肿瘤鉴别。浆膜下平滑肌瘤密度/信号类似纤维瘤,但与子宫关系密切,并见明显假包膜,增强于动脉期可见平滑肌瘤内有粗大的肿瘤血管,假包膜强化明显。卵巢来源的实性肿瘤多为卵巢性索间质来源的肿瘤,性索间质来源的肿瘤位于附件区,与盆壁分界清楚,临床上有月经不调等内分泌紊乱症状,实验室检查雌激素增高。卵巢纤维瘤亦位于附件区,常伴有胸腹水。盆壁纤维瘤突入盆腔内,多位于盆壁及附近,与子宫卵巢间可见脂肪间隔分开。

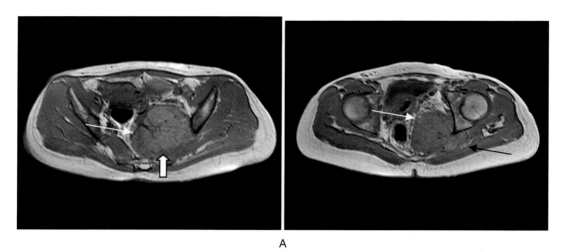

A

图5-7-1　A.盆壁纤维瘤,T₁WI,盆壁骶孔处见等-稍高信号肿块(粗白箭头),左、右图为不同层面,肿块实性,无囊变区,突向盆腔内的部位可见肌肉、脂肪组织与盆腔结构分隔(细白箭头),沿骶孔肌间隙向外生长(黑箭头)

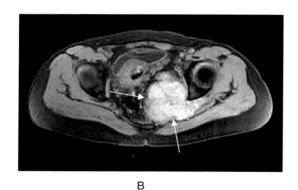

B

B.T₁WI-fs,肿块信号高于肌肉组织(箭头)

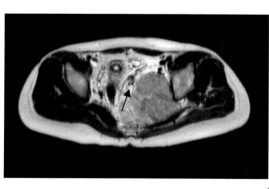
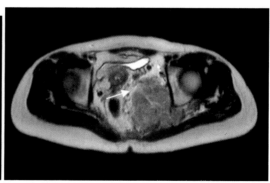

C

C.T₂WI,左、右图为不同层面,肿块为稍低信号,与盆腔内器官见脂肪分隔(箭头)

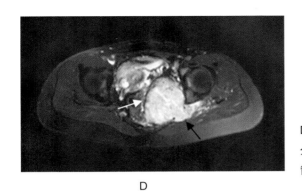

D

D. T₁WI-fs 增强扫描,肿块明显均匀强化,与盆腔内结构分界清楚(白箭头),肿块向外生长部分强化明显(黑箭头)

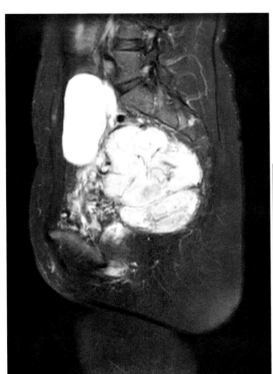

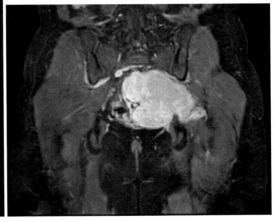

E

E. T₁WI-fs 增强扫描,左图为矢状位,右图为冠状位,肿块呈持续明显强化

第八节　盆壁腹膜转移瘤

　　盆壁腹膜转移瘤(peritoneal metastasis),是全身不同部位的恶性肿瘤转移到盆壁,从外或从内累及腹膜,形成腹膜转移病变,以癌多见,少数为肉瘤。盆壁转移瘤的原发肿瘤包括乳腺癌、肺癌、宫颈癌、甲状腺癌、肾癌、淋巴瘤以及白血病等。盆腔内的肿瘤如卵巢、子宫、膀胱、

消化道肿瘤可直接累及盆壁腹膜,或由盆腔内种植到腹膜,极少数经血液转移到腹膜。盆壁腹膜转移瘤好发于中老年人,40～60岁常见,临床表现以疼痛及局部肿块为主,部分病例可没有症状,一些病例以病理性骨折为骨转移瘤的首发症状。腹膜种植转移病例有腹痛、腹胀等症状,体检可见腹部膨隆。

CT、MRI表现:盆壁转移瘤常为多发,也可单发,依据骨质破坏不同分为溶骨性、成骨性和混合性等类型。肿瘤向盆腔内方向生长,侵入肌层、腹膜外组织到腹膜,使腹膜增厚,呈结节状或肿块状突起,广泛者累及整个腹膜,局部可见液体积聚,形成肿块附近的包裹性积液,也可为盆腔游离性积液。盆壁转移瘤CT上最主要的征象是骨质破坏。溶骨性转移瘤表现为低密度区,边缘相对较清楚;成骨性转移瘤表现为高密度区,边缘较模糊;混合性转移瘤的骨质破坏区呈高、低混合密度。转移瘤很少出现骨膜反应,转移瘤突破骨皮质时在肌层、筋膜及腹膜形成软组织肿块,呈等密度,内见坏死囊变的更低密度区。增强CT可见不均匀强化,腹膜呈线状、带状、肿块状强化。MRI上溶骨性病灶 T_1 加权像上呈低信号,T_2 加权像上呈高信号。成骨性骨转移瘤较少见,T_1 加权像和 T_2 加权像上均呈低信号。肌肉、筋膜及腹膜肿块常为长 T_1、T_2 软组织信号,形态不规则,内见更长 T_1、T_2 信号的囊变区,增强MRI可见不均匀强化,受累腹膜呈线条状、结节状和肿块状强化(图5-8-1,图5-8-2)。

CT、MRI上盆腔内器官腹膜转移的表现,与盆壁转移瘤累及腹膜的表现不同。盆腔内器官如子宫、卵巢、消化道、膀胱、前列腺的恶性肿瘤,其腹膜转移一般表现为以下类型:①囊性病变为主,即表现为脏、壁腹膜上多个囊性病变,囊腔大小不等、边缘模糊,CT囊内为均匀低密度或稍低密度,MRI上囊内为均匀长 T_1、T_2 信号。与盆腔脏器广泛粘连,肠系膜增厚、皱缩,伴有大量腹水。增强囊壁明显强化。此类表现多来源于卵巢黏液腺癌、胃或阑尾黏液癌。②腹膜增厚伴多个或单个实性结节或肿块,CT为软组织密度,MRI为稍长 T_1、T_2 信号,伴有腹水,增强扫描腹膜呈线状强化,壁结节或肿块明显强化。此类转移常为卵巢癌、肝癌、结肠癌等。③肿块直接侵犯,原发瘤呈浸润性生长,体积增大,直接侵入壁腹膜和脏腹膜,腹膜增厚,形成肿块,与膀胱、前列腺、子宫、卵巢、直肠等肿块融合一体,无界限。CT上为软组织密度(图5-8-3),MRI大部分为稍长 T_1、T_2 信号,与原发瘤密度/信号类似,其中前列腺癌腹膜转移肿块表现为 T_2WI 稍低信号。增强后肿块不同程度强化(图5-8-4)。

鉴别诊断:盆壁腹膜发生转移瘤时,诊断中要分清是盆壁的转移瘤累及腹膜,还是盆腔内脏器肿瘤累及腹膜。盆壁转移瘤累及腹膜时,肿块主要位于盆壁,见骨盆骨质破坏、肌肉筋膜软组织肿块,腹膜病变较轻,盆腔内脏器未见异常。盆腔内脏器肿瘤累及腹膜时,腹膜病变明显而广泛,且有盆腔内脏器肿瘤的特征性表现,盆壁病变相对较轻,肌肉可见肿块,但一般无骨质破坏。

腹膜转移瘤需与恶性腹膜间皮瘤鉴别。恶性腹膜间皮瘤也可表现为腹膜增厚、结节和肿块,以实性病变为主,少见囊性,病变腹膜可见钙化,盆腔脏器未见肿瘤,盆壁无骨质破坏。

腹膜转移瘤需与结核性腹膜炎鉴别。结核性腹膜炎腹膜改变表现为腹膜增厚,腹膜上无结节和肿块。同时有盆腔脏器病变如输卵管扩张等,盆腔淋巴结轻度或中度增大,内见环形囊变区,盆腔结核灶与淋巴结可钙化。

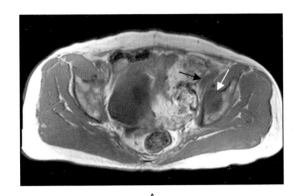

A

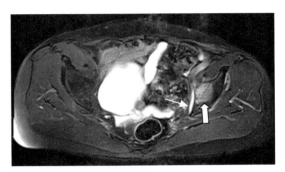

B

图5-8-1　A. 乳腺癌盆壁转移瘤,T₁WI,左侧髂骨体见局灶性骨质破坏(白箭头),低信号,周围在脂肪衬托下显示清楚,盆腔内壁软组织增厚,信号减低(黑箭头)

B. T₂WI-fs,左侧髂骨体见局灶性骨质破坏(粗箭头),高信号,盆腔内壁软组织增厚,呈线状高信号(细箭头)

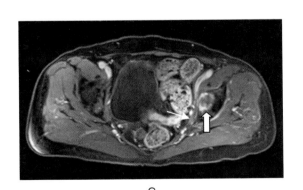

C

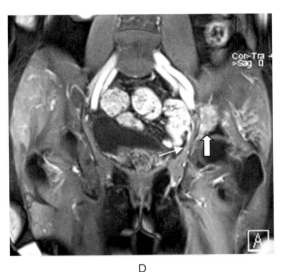

D

C. T₁WI-fs增强扫描,左侧髂骨体见局灶性骨质破坏区见强化(粗箭头),盆腔内壁软组织增厚,呈线状高信号强化(细箭头)

D. T₁WI-fs增强扫描,左侧髂骨体局灶性骨质破坏区见强化(粗箭头),盆腔内壁软组织增厚,呈线状高信号强化(细箭头)

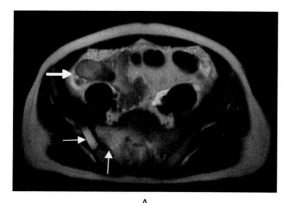

A

图5-8-2　A. 盆壁转移瘤，T₂WI，骶骨及右侧髂骨斑片状长 T₂ 高信号（白箭头），腹腔内腹膜增厚，信号不均匀（粗白箭头）

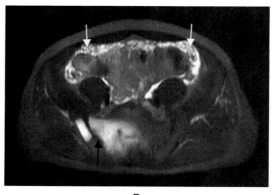

B

B. T₂WI-fs，骶骨及右侧髂骨斑片状长 T₂ 高信号（黑箭头），增厚的腹膜与腰大肌前缘为长 T₂ 信号，部分区域信号不均匀（白箭头）

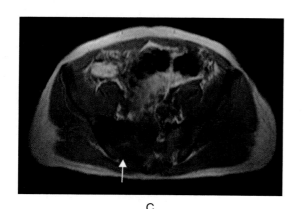

C

C. T₁WI，骶骨及右侧髂骨见斑片状低信号

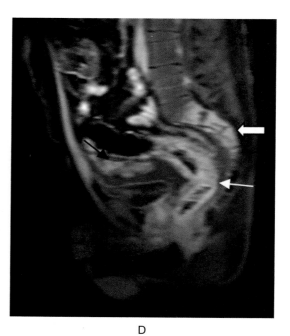

D

D. T₁WI-fs 增强扫描，直肠－乙状结肠癌明显强化（白箭头），前方腹膜（黑箭头）及骶骨病变明显强化（粗白箭头）

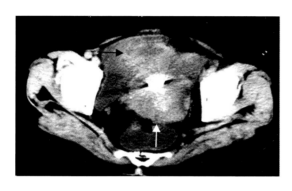

A

图5-8-3　A.子宫颈癌伴腹膜转移,CT平扫,子宫颈见肿块(白箭头),盆腔腹膜腔内见不均匀软组织密度肿块,内见囊变区(黑箭头)

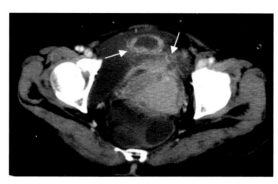

B

B.CT增强扫描,子宫颈肿块见均匀强化,子宫前方腹膜及腹膜腔内见条片状强化和环状强化(箭头),同时见较多量腹腔积液

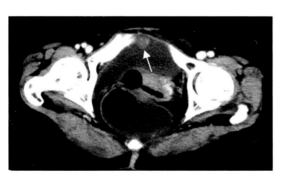

C

C.不同层面,盆腔前腹壁腹膜上见软组织结节,呈较明显强化(箭头)

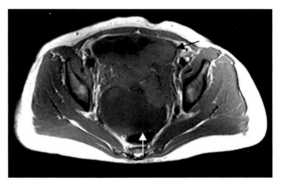

A

图5-8-4　A.卵巢癌腹膜广泛转移,T₁WI,盆腔内见多发性囊实性病变,后部见一较大的囊,为低信号(白箭头),前部见实性结节,为稍低信号(黑箭头)

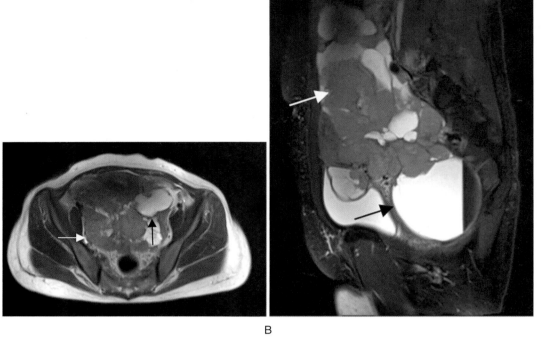

B

B. T$_2$WI,左图为横断面,右图为矢状位并脂肪抑制,盆腔内多发性病变,囊性部分为高信号(黑箭头),实性部分为稍低信号(白箭头)

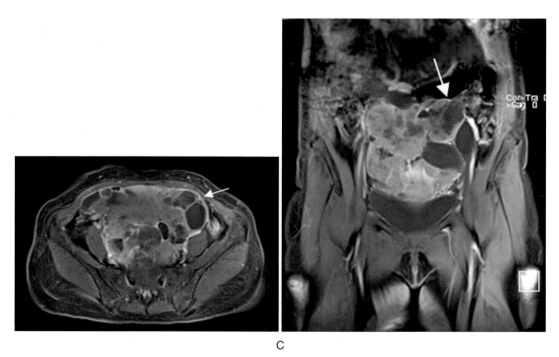

C

C. T$_1$WI-fs增强扫描,左图为横断面,右图为冠状面,见盆腔实性结节,囊壁中度或明显强化,腹膜增厚,呈线状强化(箭头)

盆壁腹膜转移瘤需与原发性盆壁肿瘤如骨巨细胞瘤、脊索瘤、软骨肉瘤鉴别。骨巨细胞瘤呈膨胀性骨质破坏，破坏区边缘无明显硬化，软组织肿块较局限，较少累及肌肉及腹膜结构。脊索瘤发生于骶尾骨，密度不均匀，内见黏液与钙化灶，软组织肿块较局限。软骨肉瘤骨质破坏区内见条片状、小环形、半环形钙化，MRI上T_2WI见明显高信号软骨结节。盆壁腹膜转移瘤与以上肿瘤比较，范围广泛，无边界，骨质破坏区无膨胀性改变，内无钙化灶。

（张克云）

参考文献

[1]陆勇,江浩,张华,等.骶骨肿瘤的CT、MR表现及鉴别[J].中国医学计算机成像杂志,2001,3:188－191.

[2]梁春梅,章文成,刘志艳,等.21例骶尾部脊索瘤临床分析[J].中国肿瘤临床,2008,35（21）:1220－1222.

[3]沈亚芝,方雄,葛祖峰,等.CT、MRI联合应用对软骨肉瘤诊断与鉴别诊断的价值[J].实用放射学杂志,2008,24（5）:667－670.

[4]葛湛,潘恒,黄泽光.Ewing肉瘤的螺旋CT诊断价值[J].实用放射学杂志,2009,25(8):1163－1165.

[5]戴士林.不规则骨骨巨细胞瘤影像诊断探讨[J].罕少疾病杂志,2009,16(12):18－20.

[6]陈义加,陈伦刚,邹建华,等.骶骨恶性纤维组织细胞瘤一例[J].放射学实践,2008,23(4):385.

[7]佘响云,龙莉玲.骶骨平滑肌肉瘤1例[J].实用放射学杂志,2007,23(7):910.

[8]熊丽琴,王亚瑟,徐春华,等.骶骨肿瘤的CT诊断[J].放射学实践,2008,23（6）:667－669.

[9]唐敏,窦鑫,范海健,等.骶骨肿瘤的MRI诊断[J].中国临床医学影像杂志,2009,20（8）:623－627.

[10]丁建平,彭志刚,赵静品,等.骶骨肿瘤的影像学诊断[J].实用放射学杂志,2007,23(1):75－77.

[11]李鹏,孙玉英.骶骨转移瘤与脊索瘤18例MRI分析[J].中国冶金工业医学杂志,2009,26（3）:326－327.

[12]李斌,耿敬标.骶尾部脊索瘤的CT和磁共振成像表现[J].山西医药杂志,2007,36(1):40－41.

[13]赵妍玲,高克勇,王锦明,等.骶尾部巨大浆细胞性骨髓瘤一例[J].放射学实践,2007,22（11）:1224.

[14]李胜奎,周菲,蔡龙波.骶椎神经源性肿瘤CT诊断[J].吉林医学,2010,31(7):975－976.

[15]朱记超,陈燕萍,曲华丽,等.动脉瘤样骨囊肿的影像学表现与诊断价值分析[J].实用放射学杂志,2009,25（5）:696－698.

[16]邱佐.动脉瘤样骨囊肿影像学表现及诊断价值(附15例分析)[J].现代医用影像学,2009,18(4):213－216.

[17]陈平有,胡丽,桑玲,等.骨恶性间叶瘤的CT和MRI诊断[J].中国临床医学影像杂志,2009,20(11):875－876.

[18]杨永岩,皮厚山,许尚文,等.骨恶性淋巴瘤的影像学诊断[J].福州总医院学报,2008,15(3):234－235.

[19]刘玉林,陈宪,付荣,等.骨淋巴瘤的CT、MRI表现[J].中国肿瘤影像学,2009,2(3):68－71.

[20]徐丽莹,田志雄,刘骏方,等.骨盆部软骨肉瘤不同影像学表现的比较[J].重庆医科大学学报,2008,33(10):1204－1207.

[21]崔恒武,陈爱华,田建明,等.骨盆部软骨肉瘤的X线平片及CT影像分析(附20例报告)[J].临床放射学杂志,1999,18(3):168－170.

[22]潘诗农,李琦,吴振华.骨盆骨巨细胞瘤影像特征分析[J].放射学实践,2008,23（12）:1358－1361.

[23]李荣富,王大健,裴云.骨盆软骨肉瘤的CT诊断[J].广西医科大学学报,2004,21（6）:859－860.

[24]张海栋,王仁法,李锋.骨盆肿瘤的MSCT术前评估[J].放射学实践,2008,23(9):1038－1040.

[25]梁丽宁,成官迅.骨肉瘤的X线、CT和MRI诊断分析[J].中国CT和MRI杂志,2009,7（3）:64－67.

[26]李宏,史佩芝,陈文辉.脊索瘤的MRI表现[J].医学影像学杂志,2004,14(8):624－626.

[27]刘松龄,张云亭.脊索瘤的病理和影像学表现[J].国外医学临床放射学分册,2001,24(4):224－227.

［28］马永强,杨宁,林光武.脊索瘤的影像学特点分析［J］.实用放射学杂志,2007,23(7):867－870.

［29］张海栋,王仁法,宋少辉,等.脊柱原发性软骨肉瘤的CT和MRI诊断［J］.中国临床医学影像杂志,2010,21(1):24－27.

［30］杨海涛,王仁法,宋少辉,等.脊椎骨巨细胞瘤的CT、MRI表现及临床研究［J］.中国医学影像技术,2008,24(7):1096－1098.

［31］肖兴才,陆蓉.盆壁肿瘤的CT、MRI诊断［J］.交通医学,2002,16(6):703－704.

［32］董鹏,王滨,常光辉,等.盆部神经源性肿瘤的CT诊断［J］.中国临床医学影像杂志,2007,18(3):205－208.

［33］李胜,侯明伟,许启仲.髂骨硬化性上皮样纤维肉瘤一例［J］.放射学实践,2009,24(12):1330.

［34］周建军,周康荣,曾蒙苏,等.韧带样型纤维瘤病的CT和MR诊断［J］.中国医学影像技术,2007,23(11):1700－1702.

［35］崔久法,郝大鹏,段峰.软骨肉瘤CT与MRI诊断［J］.实用医技杂志,2008,15(2):176－178.

［36］郝大鹏,徐文坚,王振常,等.软骨肉瘤的CT和MRI诊断［J］.中国医学影像技术,2009,25(1):121－123.

［37］周思源,龚向阳.深部纤维瘤病临床及影像学特点分析［J］.实用放射学杂志,2009,25(4):509－511.

［38］祝玉芬,梁志会,杜昱平,等.神经皮肤综合征的临床特征CT及MRI诊断［J］.中国CT和MR杂志,2009,7(6):36－39.

［39］王文献,邹利光,孙清荣,等.神经纤维瘤病7例CT及MRI表现［J］.第三军医大学学报,2008,30(16):1511－1512.

［40］王琦,李俊林,王颖,等.神经纤维瘤病的CT和MRI表现［J］.医学影像学杂志,2008,18(6):593－596.

［41］贾宁阳,王晨光,肖湘生.外周性神经外胚层瘤的CT与MRI诊断［J］.中国医学计算机成像杂志,2004,10(6):400－403.

［42］张海栋,王仁法,万捷,等.腺泡状软组织肉瘤的MRI表现［J］.放射学实践,2009,24(9):1033－1036.

［43］张雷,郁万江,陈志强,等.腺泡状软组织肉瘤的影像学表现(3例报告)［J］.中国医学影像技术,2010,26(1):199－200.

［44］毛青,杨亚英,张丽芳,等.右耻骨中央型软骨肉瘤一例［J］.临床放射学杂志,2004,23(9):751.

［45］熊伟,张雪林,张静,等.原发性骨淋巴瘤的影像学诊断［J］.广东医学,2009,30(11):1688－1690.

［46］彭加友,王吉东,樊长姝.原发性软骨肉瘤的影像诊断［J］.实用医学影像杂志,2009,10(4):236－239.

［47］周建军,丁建国,曾蒙苏,等.原发性软骨肉瘤影像学表现与病理关系［J］.放射学实践,2008,23(1):62－65.

［48］刘明娟,余深平,许达生.女性盆腔与乳腺肿瘤临床CT诊断［M］.广州:世界图书出版公司,2004.

［49］丘锯世,黄兆民,韩士英.骨关节肿瘤学——病理与临床影像三结合［M］.北京:科学技术文献出版社,2006.

［50］彭卫军,朱雄增.淋巴瘤影像诊断学［M］.上海:上海科学技术出版社,2008.

中英文词汇对照

B

半傅立叶采集单次激发快速自旋回波　half-fourier acquisition single-shot turbo-SE，HASTE-SE

包裹性囊肿　encapsulated cyst

壁间的子宫平滑肌瘤　leiomyomas of uterus between muscles

表观弥散系数　apparent diffusion coefficient，ADC

表面遮盖显示法　shaded surface display，SSD

表皮样囊肿　epidermoid cyst

部分容积效应　partial volume phenomena

C

CT 静脉成像　CT vein-angiography，CTV

CT 血管成像　CT angiography，CTA

CT 值　CT value

成熟卵泡　mature ovum

成熟性囊性畸胎瘤　mature cyst teratoma

驰豫　relaxation

窗宽　window width

窗位　window level

磁敏感加权成像　susceptibility weighted imaging，SWI

D

点分辨波谱　point resolved spectroscopy，PRESS

动脉瘤样骨囊肿　aneurysmal bone cyst

动态增强　dynamic enhancement

多囊性卵巢　polycystic ovaries

多平面重组　multi-planar reformation，MPR

E

恶性淋巴瘤　malignant lymphoma

恶性葡萄胎　malign hydatidiform mole

F

反转恢复　inverse recovery，IR

反转时间　time of inverse，TI

仿真内镜　virtual endoscopy，VE

放射性膀胱炎　irradiation cystitis

非霍奇金淋巴瘤　non-Hodgkin lymphoma，NHL

附睾结核　tuberculosis of epididymis

附睾囊肿　cysts of epididymis

副神经节瘤　paraganglioma

腹膜转移瘤　peritoneal metastasis

G

睾丸　testicle

睾丸表皮样囊肿　testicular epidermoid cyst

睾丸非精原细胞肿瘤　testicular non-seminoma

睾丸梗死　testicular infraction

睾丸结核　testicular tuberculosis

睾丸精原细胞瘤　testicular seminoma

睾丸扭转　testicular torsion

睾丸生殖细胞瘤　testicular germ cell tumor

睾丸炎症　testicular inflammation

宫颈癌　cervical carcinomas

宫颈管囊肿　cervical cyst

宫外孕　pregnancy outside uterus

H

海绵状淋巴管瘤　cavernous lymphangioma

核磁共振成像　magnetic resonance imaging, MRI

横纹肌肉瘤　rhabdomyosarcoma

横向磁豫　transverse relaxation

化学位移成像　chemical shift imaging, CSI

黄色肉芽肿性膀胱炎　xanthogranulomatous cystitis, XC

黄素化滤泡囊肿　luteinized follicular cyst

黄体囊肿　corpus luteal cysts

混合性非精原细胞瘤性生殖细胞瘤　mix germ cell tumor of nonseminoma

J

肌肉腱膜纤维瘤病　musculoaponeurotic fibromatosis

畸胎瘤　teratoma

激励回波采集模式　stimulated echo acquisition mode, STEAM

脊索瘤　chordate tumor

计算机体层成像　computed tomography, CT

甲胎蛋白　α-fetoprotein, AFP

浆膜下子宫肌瘤　leiomyoma below chorion of uterus

浆液性囊腺瘤　serous cystadenoma

结核性膀胱炎　tubercular cystitis

结核性盆腔炎　tubercular pelvisis

进动　precession

精囊腺　seminal vesicle

精囊腺癌　seminal vesicle carcinoma

精囊腺结核　tuberculosis of seminal vesicle

精囊腺良性肿瘤　benign tumor of seminal vesicle

精囊腺囊肿　cyst of seminal vesicle

精囊腺炎　seminal vesiculitis

精囊腺转移瘤　metastatic tumor of seminal vesicle

精索　spermatic cord

精索扭转　varicosity torsion

精原细胞瘤　seminoma

K

颗粒细胞瘤　granulosa tumor

克鲁肯贝格瘤　Krukenberg tumor

空间分辨能率　space resolving power

快速自旋回波　fast spin echo, FSE

阔韧带平滑肌瘤　leiomyoma of broad ligament

L

拉莫频率　larmor frequency

类癌　carcinoid tumor

离相位　out-phase

良性葡萄胎（简称葡萄胎）　hydatidiform mole

淋巴管瘤　lymphangioma

淋巴水瘤　cystoid lymphedema

卵巢　ovary

卵巢癌　ovarian carcinomas

卵巢单纯性囊肿　ovarian semplice cyst

卵巢颗粒细胞瘤　granulosa tumor

卵巢淋巴瘤　ovarian lymphomas

卵巢巧克力囊肿　ovarian chocolate-cyst

卵巢上皮性癌　ovarian epithelial carcinomas

卵巢纤维瘤　ovarian fibromas

卵巢黏液性囊腺瘤　mucinous cystadenoma

卵巢支持－间质细胞瘤　sertoli-stromal cell tumors

卵巢转移瘤　ovarian metastatic tumor

卵巢子宫内膜异位症　ovarian endometriosis

卵黄囊瘤　yolk sac tumor

卵泡　ovum

卵泡膜细胞瘤　thecoma

螺旋CT机　spiral CT or helical CT

氯胺酮　Ketamine

氯胺酮相关性膀胱炎　Ketamine-associated cystitis

滤泡囊肿　follicular cyst

M

慢性膀胱炎　chronic cystitis

毛细淋巴管瘤　capillary lymphangioma

弥散加权成像 diffusion weighted imaging,DWI

密度分辨率 density resolving power

苗勒管囊肿 mullerian duct cyst

N

男性尿道 urethra

囊腺癌 cystadenocarcinoma

囊性畸胎瘤 cystic teratoma

囊性淋巴瘤 cystic lymphangioma

内胚窦瘤 endodermal sinus tumor

黏液性囊腺瘤 mucinous cystadenoma

P

膀胱 bladder

膀胱囊肿 bladder cyst

膀胱癌 cystic carcinoma

膀胱结石 cystic calculi

膀胱局部炎症 local cystitis

膀胱平滑肌瘤 cystic leiomyomas

膀胱乳突状瘤 cystic papilloma

膀胱异物 cystic hetero-things

膀胱转移瘤 cystic metastasis

胚胎癌 embryoma

胚胎性横纹肌肉瘤 embryologic rhabdomyosarcoma

盆腔包裹性积液 pelvis encapsulated effusion

盆腔恶性淋巴瘤 pelvis malignant lymphomas

盆腔淋巴结转移瘤 pelvis metastasis of lymph-nodes

盆腔脓肿 pelvis abscess

盆腔炎性包块 pelvis inflammatory mass

盆腔脂肪肉瘤 pelvis liposarcoma

平面回波成像 echo of planar imaging,EPI

平扫 non-enhancement scan

Q

脐尿管 urachus

脐尿管癌 urachus carcinoma

前列腺 prostate

前列腺癌 prostatic carcinoma

前列腺结核性空洞 tuberculous cavity of the prostate

前列腺囊肿 prostatic cyst

前列腺增生 prostatic hyperplasia

侵蚀性葡萄胎 invasion hydatidiform mole

侵袭性纤维瘤病 aggressive fibromatosis

曲面重建 curved planar reformation,CPR

去相位 de-phase

R

绒毛膜癌 choriocarcinoma

容积再现技术 volume rendering,VR

软骨肉瘤 chondrosarcoma

骨软骨瘤 osteochondroma

S

射精管 ejaculatory duct

射精管囊肿 ejaculatory duct cyst

神经鞘瘤 neurolemmoma

神经纤维瘤 neurofiroma

神经纤维瘤病 neurofiromatosis

神经源性膀胱 nerve-relative cystitis

嗜铬细胞瘤 pheochromocytoma

输精管 ductus deferens

输卵管积液 hydrosalpinx

输卵管妊娠 tubal pregnancy

输尿管癌 ureter carcinoma

输尿管囊肿 ureteric cyst

输尿管囊肿 ureterocele

双子宫畸形 abnormity of dual uterus

水抑制 water saturation,WS

死胎 death fetus

T

T_1 加权图像 T1 weighted imaging, T1WI

T_2 加权图像 T2 weighted imaging, T2WI

胎死宫内 fetus death in uterus

探测器 detector

梯度回波 gradient echo,GRE

体素 voxel

同相位 in-phase

透明化处理 transparent technic

团注 bolus injection

W

伪影 artifacts

稳态旋进快速成像 fast imaging with steady state precession,FISP

无性细胞瘤 dysgerminoma

X

先天性膀胱瘘 congenital bladder- fistula

纤维瘤 fibroma

纤维瘤病 fibromatosis

腺瘤样瘤 adenomatoid tumor

腺性膀胱炎 cystitis glandularis

相位重聚 re-phase

像素 pixel

小角度激发快速梯度回波 fast low angle shot,FLASH

性索间质细胞肿瘤 sex-cord stromal tumor

血凝块 blood coagulum

Y

异位妊娠 abnormal local pregnancy

阴道 vagina

阴囊 Paget 病 scrotal Paget' disease

阴囊内错构瘤 scrotal hamartoma

阴囊平滑肌瘤 scrotal leiomyoma

隐睾症 cryptorchidism

硬纤维瘤病 fibromatosis,desmoid tumor

优势卵泡 preponderant ovum

原子核 nucleus

Z

早期妊娠 inchoate gestation

增强扫描 enhancement scan

真实稳态快速自旋回波 TRUE-FISP

支持 - 间质细胞瘤 sertoli-stromal cell tumors

脂肪抑制 fat saturation,FS

直肠 rectum

质子 proton

质子密度 proton density,PD

中子 neutron

潴留性囊肿 retention cyst of prostate

子宫 uterus

子宫恶性淋巴瘤 malignant lymphoma of uterus

子宫浆膜下平滑肌瘤 leiomyoma below chorion of uterus

子宫颈癌 cervical carcinoma

子宫颈平滑肌瘤 cervical leiomyosarcoma

子宫颈妊娠 cervical pregnancy

子宫颈息肉 cervical polypoid

子宫阔韧带 broad ligament of uterus

子宫腺肌症 adenomyosis of uterus

子宫内膜异位 adenomyosis

子宫内膜癌 carcinoma of the endometrium

子宫内膜间质肉瘤 endometrial stromal sarcoma

子宫内膜息肉 polyp of endometrium

子宫内膜异位症 endometriosis

子宫内膜增生症 endometrium hyperplasia

子宫平滑肌瘤 leiomyoma of uterus

子宫平滑肌肉瘤 leiomyosarcoma of uterus

子宫腔内脓肿 endometrium abscess

子宫黏膜下平滑肌瘤 leiomyoma of uterus below mucous membrane

子宫转移瘤 metastatic tumor

自旋 spin

自旋回波 spin echo,SE

自由衰减信号 free induction decay,FID

纵向弛豫 longitudinal relaxation

最大强度投影 maximum intensity projection,MIP

最小强度投影 minimum intensity projection,MinIP